中等职业教育护理类专业第二轮教材

（供护理、助产专业用）

护理学基础

（第2版）

主　编　王书敏　苗晓琦
副主编　邱智超　李霞莉　达朝锦　李　佳
编　者　（以姓氏笔画为序）
王　静（青岛市急救中心）
王书敏（天水市卫生学校）
王秀玲（青岛市急救中心）
邢跃垒（北京市昌平卫生学校）
达朝锦（甘肃卫生职业学院）
朱光宇（中山大学附属第五医院）
牟爱玲（酒泉卫生学校）
杨　竞（黑龙江医药卫生学校）
杨晓肖（天水市第三人民医院）
李　佳（天水市卫生学校）
李霞莉（天水市卫生学校）
邱智超（上海城建职业学院）
苗晓琦（甘肃卫生职业学院）
庞爱菊（青岛市妇女儿童医院）
姜　蕾（山东省青岛第二卫生学校）
袁　元（包头医学院卫生健康学院）

中国健康传媒集团
中国医药科技出版社

内容提要

本教材为“中等职业教育护理类专业第二轮教材”之一，系根据培养目标、教学内容和学生的学习特点等编写而成，突出“做中学、做中教”的职业教育特色。全书共二十一章，涵盖护理理论、基础护理技术的相关内容。本教材为书网融合教材，即纸质教材有机融合电子教材、教学配套资源（PPT、微课、视频、图片等）、题库系统、数字化教学服务（在线教学、在线作业、在线考试）。

本教材可供中等职业院校护理、助产专业师生使用，也可作为其他护理人员的参考用书。

图书在版编目（CIP）数据

护理学基础/王书敏，苗晓琦主编．—2版．—北京：中国医药科技出版社，2022.6

中等职业教育护理类专业第二轮教材

ISBN 978-7-5214-2627-4

Ⅰ.①护…　Ⅱ.①王…　②苗…　Ⅲ.①护理学-中等专业学校-教材　Ⅳ.①R47

中国版本图书馆CIP数据核字（2022）第042655号

美术编辑　陈君杞

版式设计　友全图文

出版　**中国健康传媒集团**｜中国医药科技出版社

地址　北京市海淀区文慧园北路甲22号

邮编　100082

电话　发行：010-62227427　邮购：010-62236938

网址　www.cmstp.com

规格　787mm×1092mm 1/16

印张　32

字数　677千字

初版　2013年8月第1版

版次　2022年6月第2版

印次　2022年6月第1次印刷

印刷　北京紫瑞利印刷有限公司

经销　全国各地新华书店

书号　ISBN 978-7-5214-2627-4

定价　85.00元

出版说明

2012年，中国医药科技出版社根据教育部《中等职业教育改革创新行动计划（2010—2012年）》精神，组织编写出版了“全国医药中等职业教育护理类专业“十二五”规划教材”，受到广大医药卫生类中等职业院校师生的欢迎。为了进一步提升教材质量，紧跟学科发展，根据教育部颁布的《国家职业教育改革实施方案》（国发〔2019〕4号）、《中等职业学校专业教学标准（试行）》（教职成函〔2014〕48号）精神，中国医药科技出版社有限公司经过广泛征求各有关院校及专家的意见，于2020年3月正式启动组织第二轮教材的编写工作。在教育部、国家药品监督管理局的领导和指导下，在本套教材建设指导委员会专家的指导和顶层设计下，中国医药科技出版社有限公司组织全国相关院校教学经验丰富的专家、教师精心编撰了第二轮教材，该套教材即将付梓出版。

本套教材全部配套“医药大学堂”在线学习平台。主要供全国医药卫生中等职业院校护理类专业教学使用，也可供医药卫生行业从业人员继续教育和培训使用。

本套教材定位清晰，特点鲜明，主要体现如下几个方面。

1.立德树人，课程思政

教材内容将价值塑造、知识传授和能力培养三者融为一体，在教材专业内容中渗透我国护理事业人才必备的职业素养要求，潜移默化，让学生能够在学习知识的同时养成优秀的职业素养。优选“实例分析/岗位情景模拟”“你知道吗”内容，体现课程思政。

2.立足教改，适应发展

为了适应职业教育教学改革需要，教材注重以真实护理项目、典型工作任务为载体组织教学单元。遵循职业教育规律和技术技能型人才成长规律，体现中职护理类专业人才培养的特点，着力提高学生的临床操作能力。以学生的全面素质培养和行业对人才的要求为教学目标，按职业教育“需求驱动”型课程建构的过程，进行任务分析。强调教材的针对性、实用性、条理性和先进性，既注重对学生基本技能的培养，又适当拓展知识面，实现职业教育与终身学习的对接，为学生后续发展奠定必要的基础。

3.强化技能，对接岗位

教材体现中等职业教育的属性，使学生掌握一定的技能以适应岗位的需要，具有一定的理论知识基础和可持续发展的能力。理论知识把握有度，既要给学生学习和掌握技能奠定必要的、足够的理论基础，也不要过分强调理论知识的系统性和完整性；

注重技能结合理论知识，建设理论-实践一体化教材。

4.优化模块，易教易学

设计生动、活泼的教学模块，在保持教材主体框架的基础上，通过模块设计增加教材的信息量和可读性、趣味性。例如通过引入实际案例以及岗位情景模拟，使教材内容更贴近岗位，让学生了解实际岗位的知识与技能要求，做到学以致用；“请你想一想”模块，便于师生教学的互动；“你知道吗”模块适当介绍新技术、新设备以及科技发展新趋势、行业职业资格考试与现代职业发展相关知识，为学生后续发展奠定必要的基础。

5.产教融合，优化团队

现代职业教育倡导职业性、实践性和开放性，职业教育必须校企合作、工学结合、学作融合。专业技能课教材，鼓励吸纳1~2位具有丰富实践经验的岗位人员参与编写，确保工作岗位上先进技术和实际应用融入教材的内容，更加体现职业教育的职业性、实践性和开放性。

6.多媒融合，数字资源

本套教材全部配套“医药大学堂”在线学习平台。理论教材在纸质教材建设过程中，建设与纸质教材配套的数字化教学资源，增加网络增值服务内容（如课程PPT、习题库、微课、动画等），使教材内容更加生动化、形象化。此外，平台尚有数据分析、教学诊断等功能，可为教学研究与管理提供技术和数据支撑。

编写出版本套高质量教材，得到了全国各相关院校领导与编者的大力支持，在此一并表示衷心感谢。出版发行本套教材，希望得到广大师生的欢迎，并在教学中积极使用本套教材和提出宝贵意见，以便修订完善，共同打造精品教材，为促进我国中等职业教育护理类专业教学改革和人才培养做出积极贡献。

中等职业教育护理类专业第二轮教材

建设指导委员会名单

主　任　委　员

史瑞芬　南方医科大学护理学院

常务副主任委员（以姓氏笔画为序）

张志强　黑龙江医药卫生学校
宫晓波　哈尔滨市卫生学校
蒋忠元　上海市医药学校

副主任委员（以姓氏笔画为序）

田　晖　上海市医药学校
杨衡铭　哈尔滨市卫生学校
宋向前　天水市卫生学校
陈　方　山东省青岛卫生学校
娄金兰　黑龙江医药卫生学校

委　　员（以姓氏笔画为序）

马　芳　临夏现代职业学院（分校区）
马　强　临沂卫生学校
王书敏　天水市卫生学校
牛秀美　山东省青岛卫生学校
卢　净　上海市医药学校
巩周荣　天水市卫生学校
伞　宁　哈尔滨市卫生学校
刘　斌　天水市卫生学校
刘　蔚　广西中医学校
刘忠立　山东省青岛卫生学校
刘鸿业　山东省青岛第二卫生学校
杨永庆　天水市卫生学校
苏禄晖　上海市医药学校
李　赟　天水市卫生学校
李世杰　山东省青岛第二卫生学校
邱尚瑛　黑龙江医药卫生学校
张　霞　哈尔滨市卫生学校
苗晓琦　甘肃卫生职业学院
谢会平　天水市卫生学校
裴建奎　天水市卫生学校

数字化教材编委会

主　编　王书敏

副主编　李　佳　达朝锦

编　者　（以姓氏笔画为序）

王　静（青岛市急救中心）

王书敏（天水市卫生学校）

王秀玲（青岛市急救中心）

邢跃垒（北京市昌平卫生学校）

达朝锦（甘肃卫生职业学院）

朱光宇（中山大学附属第五医院）

牟爱玲（酒泉卫生学校）

杨　竞（黑龙江医药卫生学校）

杨晓肖（天水市第三人民医院）

李　佳（天水市卫生学校）

李霞莉（天水市卫生学校）

邱智超（上海城建职业学院）

宋婷婷（甘肃卫生职业学院）

苗晓琦（甘肃卫生职业学院）

庞爱菊（青岛市妇女儿童医院）

姜　蕾（山东省青岛第二卫生学校）

袁　元（包头医学院卫生健康学院）

常倩倩（天水市卫生学校）

魏莉萍（天水市卫生学校）

前言

为了贯彻《国家职业教育改革实施方案》精神，融合新的职业教育要求，本教材以教育部颁发的《中等职业学校护理专业教学标准）（试行）》为依据，紧紧围绕培养目标、岗位需求，在充分吸纳同类教材优点及特色，在上一版教材的基础上精心修订而成。

本教材在编写的过程中严格遵循了“教材的继承性与创新性相结合的原则”。在继承以往教材中较为成熟内容的基础上，结合中等卫生职业教育教学改革和发展的新要求，编写时融入了课程思政和标准化患者情景模拟对话等内容，努力实现职业技能、职业精神与沟通能力培养的融合，并以中等卫生职业教育护理、助产专业学生参加护士执业资格考试的实际需求为导向，以“实用、够用、够考”为原则，在编写内容上尽量详略得当、简明扼要、重点突出、层次分明。

和上版教材相比，本教材突出了以下特点：一是通过校院合作，邀请了医疗卫生行业护理岗位技术能手共同编写，编写时坚持贴近实践、关注岗位需求。二是及时将新知识、新技术、新规范，如2020年美国心脏协会（AHA）关于心肺复苏（CPR）指南中关键问题和内容的变更、医院信息系统在护理相关文件管理中的应用等纳入教学内容，使学生能够熟悉最新临床护理实践发生的变化，了解护理发展趋势，毕业后更好地适应护理工作的需要。三是结合“立德树人”的根本要求，深挖各章节中的“德育思政”元素，力求在编写中体现课程思政内容，实现授课过程中知识传授与价值引导的有机统一，培养具有职业素养、职业道德、社会责任感的护理人才。四是贴近护士执业资格考试（以下简称护考），突出岗位所需要的基本理论、基本知识、基本技能的同时，兼顾护士执业资格考试内容。本教材在编写的过程中结合了2021年护考指导中的最新变化，对相关内容进行了修改，如医院常用药的外文缩写、脑死亡的判断标准、血液的保存时间和方法等。章节后的目标检测中精选护考模拟试题，以强化学生的理解和记忆，帮助学生更好地感知护考、了解护考，为日后的护士执业资格考试打基础。五是在内容与形式上体现纸质教材与数字教材的融合，部分内容实现教材内容和线上数字内容的无缝对接，使学习资源更加多样化，学习内容更加形象化，学习过程更加人性化，学习体验更加个性化。六是各章中设置多个模块：“学习目标”“岗位情境模拟”体现任务驱动、项目教学的职业教育理念；“知识链接”可以拓展学生的知识量和阅读兴趣；“本章小结”可以帮助学生建立知识框架、梳理本章内容的脉络；“目标检测”中的案例型思考题有利于学生及时巩固相关知识，提高分析问题、解决问题的能力。“目标检测”答案以二维码形式呈现，置于第一章章末。

本教材由王书敏、苗晓琦担任主编，具体编写分工如下：第一章和第十二章由苗晓琦编写；第二章由李佳编写；第三章和第二十一章由王书敏、邱智超编写；第四章由达朝锦编写；第五章和第九章、附录由王书敏编写；第六章由李霞莉编写；第七章由牟爱玲、王书敏编写；第八章由邢跃垒编写；第十章由朱光宇编写；第十一章由姜蕾编写；第十三章由庞爱菊、杨晓肖编写；第十四章由杨竞编写；第十五章由达朝锦、王书敏编写；第十六章由王书敏、李佳编写；第十七章由袁元、王书敏编写；第十八章由王静、王书敏编写；第十九章由李霞莉、王书敏编写，第二十章由王秀玲、王书敏编写。

本教材在编写过程中，得到了编者所在单位相关领导和同事们的大力支持，在此一并表示感谢。由于编者能力和水平所限，教材中难免有疏漏与不足之处，恳请广大读者给予批评指正，以便我们能够不断修订完善。

编 者

2021 年 11 月

目录

上篇　护理理论

第一章　绪论

第一节　护理学的发展史 …… 2
一、护理学的形成与发展 …… 3
二、中国护理学的发展历程 …… 8
三、中国护理的发展趋势 …… 10
第二节　护理学的任务、范畴及护理的工作方式 …… 11
一、护理学的任务 …… 11
二、护理学的范畴 …… 12
三、护理的工作方式 …… 13

第二章　护士的素质与角色

第一节　护士的素质 …… 17
一、素质的概念 …… 17
二、护士素质的内容 …… 18
第二节　护士和患者的角色 …… 20
一、角色的概述 …… 20
二、护士的角色 …… 20
三、患者的角色 …… 21

第三章　护理学的基本概念

第一节　关于人的概念 …… 24
一、人是统一的整体 …… 25
二、人的基本需要 …… 25
三、人的成长与发展 …… 26
第二节　关于健康的概念 …… 27
一、健康的概念 …… 27
二、健康－疾病轴 …… 30
第三节　关于环境的概念 …… 31
一、人的内环境 …… 31

二、人的外环境 …… 31
三、健康与环境的关系 …… 32
第四节 关于护理的概念 …… 32
一、护理的概念 …… 32
二、护理的内涵 …… 33
三、护理学四个基本概念之间的关系及意义 …… 33
第四章 护理相关理论
第一节 系统理论 …… 38
一、系统的概念与分类 …… 38
二、系统的基本属性 …… 39
三、系统理论在护理工作中的应用 …… 40
第二节 需要层次理论 …… 41
一、需要的概述 …… 42
二、需要层次理论具体内容 …… 43
三、需要层次理论对护理工作的指导作用 …… 46
第三节 压力与适应理论 …… 49
一、压力的概述 …… 49
二、适应的概述 …… 51
三、压力与适应理论在护理中的应用 …… 53
第五章 护理程序
第一节 概述 …… 59
一、护理程序的概念 …… 59
二、护理程序的发展背景 …… 59
三、护理程序的理论基础 …… 60
四、护理程序的意义 …… 60
第二节 护理程序的步骤 …… 61
一、护理评估 …… 61
二、护理诊断 …… 66
三、护理计划 …… 71
四、实施 …… 74
五、评价 …… 76
第六章 护士职业安全与防护
第一节 护士职业安全 …… 82
一、护理职业安全相关概念及意义 …… 82
二、护士职业安全的影响因素 …… 83

三、护理安全的控制 …… 83
第二节 护士职业防护 …… 84
一、护理职业防护的相关概念及意义 …… 84
二、职业损伤的危险因素 …… 85
三、常见护理职业损伤及防护措施 …… 87

下篇 基础护理技术

第七章 医院和住院环境

第一节 医院 …… 96
一、医院的性质、任务 …… 96
二、医院的种类 …… 97
三、医院的组织结构 …… 98
第二节 门诊部 …… 99
一、门诊 …… 99
二、急诊 …… 100
第三节 病区 …… 102
一、病区的设置和布局 …… 102
二、病区环境的管理 …… 102
三、病床单位 …… 104
四、铺床法 …… 105

第八章 患者入院和出院的护理

第一节 患者入院的护理 …… 113
一、入院程序 …… 114
二、入病区后的初步护理工作 …… 114
三、分级护理 …… 115
第二节 运送患者法 …… 116
一、轮椅运送法 …… 116
二、平车运送法 …… 118
三、担架运送法 …… 120
第三节 患者出院的护理 …… 122
一、出院前护理 …… 122
二、出院时护理 …… 122
三、出院后护理 …… 123

第九章 患者卧位和安全的护理

第一节 临床常用卧位 …… 129

一、卧位的概念和分类 …… 129
二、舒适卧位的基本要求 …… 129
三、常用的九种卧位 …… 129
第二节　协助患者更换卧位 …… 135
一、协助患者翻身侧卧法 …… 135
二、协助患者移向床头法 …… 138
第三节　保护具的种类及应用 …… 139
一、保护具的种类 …… 139
二、保护具的适用范围和使用原则 …… 140
三、常用保护具的使用方法 …… 141

第十章　医院感染的预防与控制

第一节　医院感染 …… 148
一、概述 …… 148
二、医院感染的形成 …… 148
三、医院感染的预防及控制 …… 150
第二节　清洁、消毒、灭菌 …… 151
一、概述 …… 152
二、清洁、消毒与灭菌的方法 …… 152
第三节　手卫生 …… 158
一、概述 …… 158
二、手的清洁 …… 158
三、卫生手消毒 …… 160
第四节　无菌技术 …… 161
一、概述 …… 161
二、无菌技术操作原则 …… 161
三、无菌技术基本操作 …… 162
第五节　隔离技术 …… 169
一、隔离基本知识 …… 170
二、隔离原则 …… 170
三、隔离种类及措施 …… 171
四、隔离技术 …… 173
第六节　消毒供应中心 …… 178
一、消毒供应中心的设置及布局 …… 179
二、消毒供应中心的工作内容 …… 179
三、消毒供应中心的相关监测 …… 179
四、消毒供应中心的管理 …… 180

第十一章 患者的清洁护理

第一节 口腔护理…… 183
一、口腔护理的评估 …… 184
二、口腔护理技术 …… 184
三、口腔健康维护 …… 186
第二节 头发护理…… 188
一、头发护理的评估 …… 188
二、头发护理技术 …… 188
三、头发健康及保养 …… 192
第三节 皮肤护理技术…… 193
一、皮肤护理的评估 …… 193
二、皮肤护理 …… 194
三、压疮的预防及护理 …… 197
第四节 会阴部护理…… 203
一、会阴部的清洁护理 …… 203
二、便盆使用法 …… 205
第五节 晨晚间护理…… 206
一、晨间护理 …… 206
二、晚间护理 …… 207
三、卧有患者床更换床单法 …… 207

第十二章 生命体征的评估及护理

第一节 体温的评估及护理…… 216
一、正常体温及生理性变化 …… 216
二、异常体温的评估及护理 …… 218
三、体温测量技术 …… 221
第二节 脉搏的评估及护理…… 225
一、正常脉搏及生理性变化 …… 225
二、异常脉搏的评估及护理 …… 226
三、脉搏测量技术 …… 227
第三节 呼吸的评估及护理…… 229
一、正常呼吸及生理性变化 …… 229
二、异常呼吸的评估及护理 …… 230
三、呼吸测量技术 …… 232
第四节 血压的评估及护理…… 233
一、正常血压及生理性变化 …… 233

二、异常血压的评估及护理 …… 234
三、血压测量技术 …… 235

第十三章　医疗和护理文件的记录与管理

第一节　概述 …… 246
一、医疗和护理文件的概述 …… 246
二、医疗和护理文件记录的意义 …… 247
三、医疗和护理文件记录的原则 …… 247
四、医疗和护理文件的管理要求 …… 248
第二节　医疗和护理文件的记录 …… 250
一、体温单 …… 250
二、医嘱单 …… 253
三、护理记录单 …… 255
四、病室交班报告 …… 258
五、护理病历 …… 260
第三节　医院信息系统在护理相关文件管理中的应用 …… 264
一、医院信息系统概述 …… 264
二、医院信息系统在医嘱处理中的应用 …… 265
三、医院信息系统在护理文件记录中的应用 …… 266

第十四章　冷、热疗法

第一节　概述 …… 271
一、冷、热疗法的概念 …… 271
二、冷、热疗法的效应 …… 271
三、影响冷、热疗法效果的因素 …… 271
第二节　冷、热疗法的应用 …… 273
一、冷疗法 …… 273
二、热疗法 …… 279

第十五章　饮食与营养

第一节　医院饮食 …… 293
一、基本饮食 …… 293
二、治疗饮食 …… 293
三、试验饮食 …… 294
第二节　一般饮食护理 …… 295
一、营养状况的评估 …… 295
二、一般饮食的护理措施 …… 297

第三节 特殊饮食护理 …… 298
一、鼻饲法 …… 299
二、要素饮食 …… 302
三、胃肠外营养 …… 304
第四节 出入液量记录 …… 306
一、内容与要求 …… 306
二、记录方法 …… 307

第十六章 排泄护理

第一节 排尿护理 …… 315
一、排尿的评估 …… 315
二、排尿异常的护理 …… 316
三、排尿相关的护理技术 …… 319
第二节 排便护理 …… 325
一、排便的评估 …… 326
二、排便异常的护理 …… 327
三、排便相关的护理技术 …… 330
第三节 排气护理 …… 335
一、肠胀气患者的护理 …… 335
二、肛管排气 …… 336

第十七章 药物疗法和过敏试验

第一节 给药的基本知识 …… 344
一、药物的种类、领取和保管 …… 344
二、给药原则 …… 345
三、给药途径 …… 346
四、给药次数与时间 …… 346
五、影响药物作用的因素 …… 347
第二节 口服给药法 …… 349
一、安全给药指导 …… 349
二、口服给药法 …… 350
第三节 吸入给药法 …… 352
一、超声波雾化吸入法 …… 352
二、氧气雾化吸入法 …… 354
三、手压式雾化器吸入法 …… 356
第四节 注射法 …… 357
一、注射原则 …… 357

二、注射用物 …… 358
三、药液抽吸法 …… 359
四、常用注射法 …… 361
第五节 局部给药法 …… 371
一、滴药法 …… 371
二、插入给药法 …… 372
三、皮肤给药法 …… 373
四、舌下给药法 …… 373
第六节 药物过敏试验法 …… 374
一、药物过敏反应的特点 …… 374
二、常用药物过敏试验技术 …… 374
第十八章 静脉输液和输血法
第一节 静脉输液法 …… 390
一、静脉输液的原理及目的 …… 390
二、常用溶液及作用 …… 390
三、常用输液部位 …… 391
四、常用静脉输液技术 …… 392
五、输液速度和时间的计算 …… 400
六、常见输液故障及排除方法 …… 400
七、常见输液反应及护理 …… 401
八、输液微粒污染 …… 404
第二节 静脉输血法 …… 404
一、静脉输血的目的及原则 …… 405
二、血液制品的种类 …… 406
三、常用静脉输血技术 …… 407
四、常见输血反应与护理 …… 410
第十九章 标本采集
第一节 标本采集的意义及原则 …… 420
一、标本采集的意义 …… 420
二、标本采集的原则 …… 420
第二节 常用标本采集法 …… 421
一、血标本采集法 …… 421
二、尿标本采集法 …… 425
三、粪便标本采集法 …… 427
四、痰液标本采集法 …… 429

五、咽拭子标本采集法 …… 431
六、呕吐物标本采集法 …… 432

第二十章　危重患者的护理及抢救技术

第一节　危重患者的病情评估与支持性护理…… 440
一、危重患者的病情评估 …… 440
二、危重患者的支持性护理 …… 442
第二节　危重患者的抢救技术…… 443
一、抢救工作管理 …… 443
二、常用抢救技术…… 445

第二十一章　临终护理

第一节　概述…… 475
一、临终关怀 …… 475
二、死亡的概念和标准 …… 477
三、死亡过程的分期 …… 478
第二节　临终患者及家属的护理…… 479
一、临终患者的生理变化及护理 …… 479
二、临终患者的心理变化及护理 …… 481
三、临终患者家属的护理 …… 482
第三节　死亡后的护理…… 483
一、尸体护理 …… 483
二、丧亲者的护理 …… 485

附录

附录一　北美国际护理标准诊断定义与分类（2018—2020）护理诊断条目的变更 …… 490
附录二　临床常用护理诊断…… 491

参考文献 …… 493

1

上篇

护理理论

第一章　绪　论

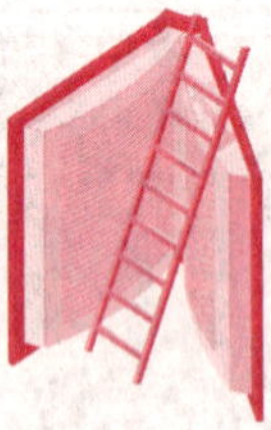

【学习目标】

知识目标

1. **掌握**　护理学的概念与任务；现代护理学的三个发展阶段及特点；护理的工作方式；南丁格尔对护理学的主要贡献。

2. **熟悉**　护理学的范畴；中国护理学发展历程。

3. **了解**　中国护理的发展趋势。

能力目标

能根据服务对象的实际情况选择适当的护理工作方式。

素质目标

1. 树立为人类健康事业服务的观念。

2. 培养热爱护理事业的意识。

岗位情景模拟

情景描述　某同学，女。初中毕业后没有考上高中，进入当地卫生学校护理专业学习。由于受家里人及一些亲朋的影响，认为在医院当护士社会地位低，就是打针输液，干着又累又脏的活还得不到患者的尊重。所以入学以后一直郁郁寡欢，学习兴趣低下。此时学校开设了护理学基础这门课程。

工作任务　1. 请认真分析如何培养她对护理专业的热爱。

2. 请说说如何帮助这位同学正确认识护理工作。

护理学（nursing）是一门以自然科学和社会科学为理论基础，研究维护、促进和恢复人类健康的护理理论、知识、技能及其发展规律的综合性应用科学。其研究内容、范畴与任务涉及影响人类健康的诸多因素，如生物、生理、病理、心理、行为、社会等各个方面。现代护理学强调应用科学的思维方法对护理对象进行整体的研究，使其达到最佳的健康状态，从而揭示出护理的本质及其发展规律。

PPT

第一节　护理学的发展史

护理学的形成及发展与人类文明的进步息息相关，人类健康水平的提高和社会需求的不断变化深刻影响着护理实践，并推动着护理学的发展。了解护理学的发展历史，有助于提高对护理学本质的认识与理解，明确护理工作的目标和时代赋予护士的历史责任。

一、护理学的形成与发展

（一）古代护理的孕育

1. 人类早期的护理 自从有了人类就有生老病死，因而就有了疾病照顾活动，形成了早期的医护照顾。护理活动作为人类生存的需要可追溯到原始社会。原始人最早是靠采集野果和渔猎生活，茹毛饮血，条件十分恶劣。当时人们常常因患病或受伤后不会救治而使生命受到威胁，人均寿命很短。人类为了在恶劣的环境中谋求生存，积累了丰富的生活和生产经验，形成了“自我保护”式的医疗护理照顾。后来通过观察动物的做法并加以模仿，就有了用舌头舔伤口，或用溪水冲洗血污，以防止伤口的感染恶化。后来，火的使用使人们发现食物加热后可防止胃肠道疾病，逐渐开始认识到饮食与胃肠道疾病的关系。另外，当人们吃了某些食物而导致消化不良、腹部不适时，发现将烧热的石块置于腹部或用手抚摸可以减轻疼痛。

为了抵御恶劣的生活环境，人们逐渐按血缘关系群居，这样形成了以家族为中心的母系氏族社会。妇女担负起哺育幼儿，照顾伤病者以及老人的责任，这就形成了原始社会关爱式的“家庭式”护理。

在原始社会中，当人们对天灾人祸或一些自然现象无法解释时，常认为是神灵主宰或鬼怪作祟，于是产生了迷信和宗教，巫师便应运而生。他们采用念咒、祈祷、画符、放血、拳击等驱魔办法祛除疾病折磨。与此同时，还发明了应用砭石、草药等一些治疗疾病的手段。后来在征服伤病的过程中，人们逐渐摒弃了巫术，使医巫逐渐分开，形成医、护、药融为一体的原始医疗活动。

公元初年，由于基督教的兴起，护理的历史也随之受到深远的影响，开始了教会一千多年来对医护的影响。教徒们到处传播以“博爱”“牺牲”等宗教思想，广建修道院，同时开展了医病、济贫等慈善事业。早期建立的医院，主要为收容徒步朝圣者的休息站、救济院，后发展为治疗精神病、麻风病等疾患的医院及孤儿院、养老院等慈善机构。当时妇女的地位提高，又基于基督教慈悲等因素，使得一些有一定文化教养和社会地位，愿意献身于宗教事业的妇女在做教会工作的同时，参与到对老弱病残的照护工作中，并入户做家庭访视，这就是早期护理工作的雏形，使护理工作开始从家庭走向社会。

2. 中世纪的护理 中世纪，欧洲战争频繁，疫病流行，导致社会对医院和护理的需求迫切增加，这对护理工作的发展起到了积极的促进作用。这一时期，护理模式逐渐由“家庭服务式”向“社会化与组织化的服务”迈进，形成了初步为患者提供护理的军队、宗教及其他护理社团。当时有不少医院应运而建，但大多数医院条件很差，医院的护理工作多由修女担任，提供一些简单的生活护理，如喂饭、铺床、洗澡、给药等大量勤杂工作。由于缺乏护理知识，加上医疗水平的落后，患者的死亡率相当高。

3. 文艺复兴时期的护理 公元1400—1600年，随着意大利兴起的文艺复兴运动风行整个欧洲，其间建立了许多图书馆、大学、医学院校等，涌现了一批医学科学的先驱者。但此时护理工作的发展相当缓慢，甚至停滞不前，其主要原因是当时女性往往得不到良好的教育，妇女社会地位很低。特别是1517年的宗教革命使得修道院、教会和医院受到很大摧毁，从事护理工作的男女修士也离开医院，不再照顾患者。此时担任护理工作的人员缺乏专业的素养，致使护理质量大大下降，很多人患病后都不敢去医院，护理的发展进入了历史上的黑暗时期，并持续了200多年的时间。

（二）近代护理学的诞生

19世纪初，随着社会、科学的发展和医学的进步，护理工作的地位有所提高。为了满足社会上对护理的迫切需求，开始出现了训练护士的教育机构。德国牧师弗里德尔，在凯撒斯威尔斯城建立了医院和执事训练所，招收满18岁、身体好、品德优良的女性接受护理训练，这是最早的具有系统化组织的护士学校，弗罗伦斯·南丁格尔曾在此接受训练。

19世纪中叶，南丁格尔（1820—1910年），首创了科学的护理专业，是科学护理学和护理教育的奠基人，被称为护理学的创始人（图1-1）。

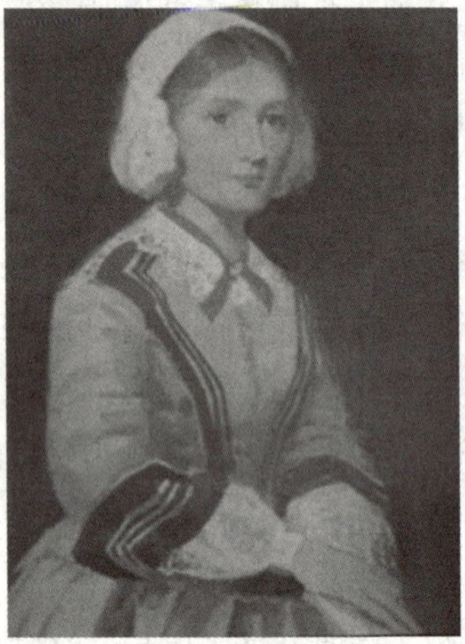

图1-1 弗罗伦斯·南丁格尔

1. 南丁格尔简介 弗罗伦斯·南丁格尔，英国人，1820年出生于意大利的佛罗伦萨。她受过良好的家庭教育，博学多才，精通拉丁文、希腊文、法文、德文和意大利文，具有较高的文化修养。南丁格尔受母亲仁慈秉性的影响，从小就表现出深厚的慈爱心，乐于帮助别人，济困扶危，并对护理工作产生了浓厚的兴趣。她不顾世俗的偏见和父母的反对，毅然投身于当时只有最底层妇女和教会修女才担任的护理工作，并借赴欧洲等国旅游的机会，对这些国家的医院进行了考察。1850年，南丁格尔来到了欧洲当时最好的护士培训基地——德国恺撒斯威尔斯的女执事训练所，参加了3个月的培训学习，从此开始了她的护理生涯。南丁格尔把一生奉献给了护理事业，终生未嫁，于1910年逝世，享年90岁。南丁格尔是历史上最负盛名的护士，开创了科学的护理事业，是现代护理学和护理教育的奠基人。 e 微课

知识链接

南丁格尔誓言

余谨以至诚，于上帝及会众面前宣誓：

终身纯洁，忠贞职守，尽力提高护理之标准；勿为有损之事，勿取服或故用有害之药；慎守患者家务及秘密，竭诚协助医生之诊治，务谋病者之福利。

谨誓！

——弗罗伦斯·南丁格尔

2. 南丁格尔对护理事业的贡献

（1）创建了第一个看护所　1853 年，南丁格尔在英国成立了第一个看护所。在看护所里，她开创了很多措施，如患者采用拉铃式的方式召唤护士；在厨房设置绞盘以运送膳食给患者等，这些护理措施对以后的护理实践都起到了很好的指导作用。她强调“任何妇女，不分信仰、贫富，只要生病，就可收容”。

（2）挽救了战争中大量伤员的生命　1854 年克里米亚战争爆发，战争初期，英国军队前线医院的医疗救护条件非常差，士兵在负伤或患病后，由于得不到很好的照顾，死伤惨重，死亡率高达 42%。南丁格尔闻讯后立即写信给当时的英国陆军大臣，请求带领护士赴战地救护。获准后，她率领 38 名护士奔赴前线战地医院。当时前线医院用物匮乏，水源不足，卫生条件恶劣，她克服种种困难，首先改善医院环境，加强后勤服务，建立医院管理制度，提高护理质量。南丁格尔不仅表现出非凡的组织才能，而且对伤病员关怀备至，她协助医生进行手术，以减轻患者的痛苦；改善伤员膳食，以增强营养；为伤员清洗伤口，消毒物品；建立阅览室和图书馆，以调剂士兵的生活；帮助伤兵写信，满足思乡心理需要。当夜幕降临时，她提着一盏小小的油灯，逐床查看伤员，因而被士兵们亲切地称为“提灯女神”。由于南丁格尔夜以继日地辛勤工作，半年后伤病员的死亡率从 42% 下降到 2.2%。南丁格尔在战争中的巨大成就和忘我的工作精神，震动了整个英国，并改变了英国政府和公民对护理工作的认识。南丁格尔回国后，英国女王授予南丁格尔最高荣誉勋章，这是英国妇女中首次获此殊荣者。

（3）开创了世界上第一所护士学校　经过多方面的考察，南丁格尔于 1860 年在英国伦敦的圣托马斯医院创办了世界上第一所正规的护士学校——南丁格尔护士学校，从而使护理由学徒式的教育成为正式的学校教育，为护理教育奠定了基础。1860—1890 年，南丁格尔护士学校共培养学生 1005 名，她们在世界各地推行护理工作的改革，弘扬南丁格尔精神。护士学校纷纷成立，形成了具有专业知识、受过专门训练的护士队伍，使护理工作有了崭新的面貌，使护理学逐步迈上了科学的发展轨道。在护理发展史上这个时期被称为“南丁格尔时代”，这是护理专业化的开始，也是护理工作的转折点。

（4）著书立说　南丁格尔一生中书写了大量的笔记、书信、报告和论著，其中最著名的代表作有《医院札记》和《护理札记》。在《医院札记》中，她阐述了自己在改进医院的建筑和管理方面的构思、意见及建议。《护理札记》被认为是护士必读的经典著作，曾被译成多种文字，并一直成为护士学校的教科书。它指出良好的护理工作应遵循的指导思想和原理，如精神对身体的影响，同时对环境卫生、采光、声响、个人卫生、饮食以及对患者的观察等作了详细的论述。

（5）推动公共卫生事业的发展　南丁格尔还支持地区家庭护理工作，首创了近代公共卫生和地区家庭护理，并对环境卫生、家庭访视、生命统计及红十字会工作等方面都作出了杰出的贡献。

（6）首创了科学的护理专业　南丁格尔对护理事业的杰出贡献，还在于她使护理走向科学的专业化轨道，使护理从医护合一的状态中成功地分离出来。她确定了护理学的概念和护士的任务，她对护理专业及其理论的概括和精辟论述，形成了护理学知识体系的雏形，奠定了近代护理理论基础，确立了护理专业的社会地位和科学地位，推动护理学成为一门独立的学科。

（7）创立了护理制度　南丁格尔首先提出了护理要采用系统化的管理方式，使护士担负起护理患者的责任，并给予护士适当的权利，以充分发挥护士的潜能；要求每个医院设立护理部，由护理部主任负责全院的护理管理工作。此外她还制定了关于医院设备和环境方面的管理要求，促进了护理工作质量和效率的提高。

南丁格尔以她高尚的品德、远大的目光和渊博的知识，献身于护理工作，开创了科学的护理事业，功绩卓著。人们为了纪念她，1912 年国际护士会建立了南丁格尔国际基金会，并将每年的 5 月 12 日——南丁格尔诞辰日定为“国际护士节”。国际红十字会设立了“南丁格尔奖章”，作为国际护士界的最高荣誉奖，每两年颁发一次。从 1983 年至今，我国已有 80 多人获此殊荣。

思政小课堂

案例回顾：王亚丽，甘肃省定西市人民医院护理部主任，第 40 届南丁格尔奖获得者。1988 年的一个冬天，王亚丽所在的大内科收治了一位重症胆道肿瘤术后的患者。当时患者呕吐不止，高烧不退，生命危在旦夕。王亚丽将 7 岁的女儿交给母亲，接下了特护任务。在接下来的 40 多天里，她日夜守在患者身边，细心地照护患者。一次，她弯腰到病床下取脸盆准备接呕吐物时，不料患者“哇”地一声，吐了她一头一身。家属很难为情，说了患者几句。王亚丽却说：“这是他（患者）的病理反应，他也控制不了，怎么能怪他呢？只要患者能早日康复，这算不了什么。”在特护的日子里，她双眼布满了血丝，体重整整下降了七、八斤，但她没有叫过一声苦，喊过一声累。

案例思考：面对患者的呕吐物，大多数人的第一反应是嫌弃和回避。为什么被吐了一头一身的王亚丽却丝毫不嫌脏，甚至都不会埋怨患者呢？

案例分析：在一次会议上，王亚丽说：“南丁格尔是我心中的明灯，我坚信，无私救护生命的护士生涯才是美丽的人生！”所以，毫无疑问，正是“人道、博爱、奉献”的“南丁格尔精神”深深影响了她，激励她在 30 年的护理生涯中，无微不至地照顾和守护着无数被死神威胁的生命，后被患者和患者家属们称为“生命守护神”。护理的工作是平凡的，但也是伟大的，真正懂得护理的护士，心中都有一束光，这束光就是“南丁格尔精神”，照亮别人的同时也点亮了自己。

（三）现代护理学的发展

现代护理学的发展，大致经历了以下三个阶段。

1. 第一阶段：以疾病为中心的阶段（19 世纪 60 年代至 20 世纪 40 年代） 随着社会的进步，医学科学摆脱了宗教和神学的影响，各种科学学说纷纷建立，生物医学模式形成，使人们认为没有疾病就是健康，重视疾病的生物学因素。因此，一切医疗护理活动都是围绕疾病的治疗而开展。

此阶段的护理工作特点：护士仅仅是医生的助手，协助医生诊断、治疗疾病。护理工作的主要内容是执行医嘱和进行各项护理技术操作，护士的主要工作场所是医院，其工作方式是功能制护理。护理专业没有形成自己专门的理论与实践体系。

2. 第二阶段：以患者为中心的阶段（20 世纪 40 年代至 70 年代） 随着社会科学的发展，西方一些护理工作者将系统论、人的基本需要理论以及人与环境的相互关系等理论与学说引入护理理论中，从而奠定了护理学发展的理论基础。1947 年 WHO 提出了新的健康观“健康不仅仅是没有疾病和身体缺陷，还要有完整的生理、心理状况和良好的社会适应能力”。1955 年，美国护理学者莉迪亚·海尔首次提出了“护理程序”的科学工作方法。1977 年美国医学家恩格尔提出了“生物－心理－社会”这一新的医学模式，这些都促使了护理理论和实践进入了以患者为中心的阶段。

此阶段的护理工作特点：护理被认为是一门独立的专业，是以护理学的知识为基础，以整体护理观为指导，采用护理程序的科学工作方法，为患者实施全面的整体护理。此时，护士和医生已成为合作伙伴关系。护理专业逐渐形成了自己的理论体系和实践体系，建立了以患者为中心的教育和临床实践模式。但护士的服务对象仍以住院患者为主，主要的工作场所仍然是医院。

3. 第三阶段：以人的健康为中心的阶段（20 世纪 70 年代至今） 随着医学技术的发展，过去威胁人类健康的传染性疾病得到了很好的控制，而与人的生活方式和行为习惯相关的疾病，如意外伤害、心脑血管病、恶性肿瘤等逐渐成为威胁人类健康的主要问题。疾病谱的转变使人们对健康的观念发生了改变，对健康的认识由被动变为主动，并积极寻求健康的行为。1977 年 WHO 提出了“2000 年人人享有卫生保健”的全球战略目标，使“以人的健康为中心”成为广大医务人员特别是护理工作者的指导思想和重心。

此阶段的护理工作特点：护理的对象是全人类，护理工作者走出了医院，走向家庭、社区、社会，面对所有有健康保健需求的个体，护士工作范畴也从对患者或疾病的护理扩展到对人的生命全过程的护理。护理学已发展成为一门综合社会人文、自然科学的，独立地为人类健康服务的应用学科。

二、中国护理学的发展历程

（一）古代护理

中国具有悠久的历史文化和医学渊源，传统医学寓护理于医药之中，强调“三分治、七分养”，养即护理。中医有着独特的理论体系，按阴阳、五行、四诊、八纲辨证施治，通过内伤七情、外感六淫等心理及环境因素来考虑病因。从祖国医学发展史、医学典籍及历代名医传记中，记载了不少有关护理的理论和技术，许多内容对现代护理的发展仍有指导意义。

我国现存最早的医学经典著作《黄帝内经》，就记载了疾病与精神因素、饮食调节、自然环境和气候变化的关系，如心理创伤会导致躯体疾病，即“怒伤肝，喜伤心，思伤脾，悲伤肺，恐伤肾”；“五谷为养，五果为助，五畜为益，五菜为充”及“肾病勿食盐”，说明了饮食调节的重要性等。东汉末年名医张仲景总结了自己及前人的实践经验，著有《伤寒杂病论》，还发明了猪胆汁灌肠法、舌下给药和人工呼吸等护理治疗方法，并提倡有规律的生活、劳逸结合、节制饮食等养生之道。三国时期外科名医华佗在医治疾病的同时，还通过模仿虎、熊、鹿、猿、鸟的动作，创造了一套预防疾病的“五禽戏”，以活动头、腰、四肢及全身各关节，达到宣传体育锻炼、增强体质、抵抗疾病的目的。唐代孙思邈所著的《千金要方》中记载了“衣服、巾、栉、镜不宜与人同之”等隔离知识，主张食疗，尽可能少用药；同时，他还改进了前人的筒吹导尿术，采用葱管的口吹式导尿术。明清之际，瘟疫流行，出现了不少研究预防传染病的医学家，他们在医病用药的同时，十分重视护理。如明代的胡正心医生提出用蒸气消毒和处理传染病患者的衣物。除此之外，当时还流行用喷洒雄黄酒、燃烧艾叶来消毒空气和环境。

自古以来，我国的医、护、药不分，护理工作没有得到独立发展的机会。但随着现代医学的发展，出现了许多行之有效的调养和护理方法，使护理逐渐成为一门独立的专业。

（二）近代护理

我国近代护理事业是在鸦片战争之后，随着宗教和西方医学的进入，外国传教士在各地兴建教堂、办学校，才逐渐发展起来的。1820 年，英国人在澳门开设诊所。1835 年，英国传教士巴尔克在广州开设了第一所西医医院，以短训班的方式培训护理人员。1884 年，曾在南丁格尔护校受过教育的美国第一位被派到中国的护士麦克奇尼在上海妇孺医院推行“南丁格尔”护理制度，并开设护士培训学校。1888 年，美国的约翰逊女士在福建省福州市创办了我国第一所护士学校。此后，中国各大城市陆续开办了护校。

1909 年中国护理界的群众学术团体“中华护士会”（1937 年改为“中华护士学会”，1964 年改为“中华护理学会”）在江西牯岭成立，学会以制定和统一护校的课程、编译教材、办理全国护校的注册为主要任务，1922 年加入国际护士会，成为其第十一个会员国。1920 年北京协和医学院首先开办具有本科水平的高等护理教育，学制 4～5 年。1934 年教育部成立了医学教育委员会，将护理教育正式纳入国家教育体系。1941 年“中华护士学会延安分会”成立。同时，我国的护理工作者在革命队伍中受到高度重视，毛泽东同志于 1941 年和 1942 年曾两次为护士亲笔题词：“尊重护士、爱护护士”和“护理工作有很大的政治重要性”。

（三）现代护理

1949 年新中国成立后，我国的护理工作进入一个新的时期，特别是改革开放以来，推动了护理事业的迅速发展。

1. 护理教育体系逐步完善　1950 年第一届全国卫生工作会议上，将护理教育列为中等专业教育，纳入正规的教育体系，并由卫生部制定全国统一的教学计划和编写统一的教材。1979 年，卫生部为了保证护理质量，先后颁发了《关于加强护理工作的意见》和《关于加强护理教育工作的意见》的通知，恢复了对护士的正规教育。1980 年，南京医科大学率先恢复试办了第一个高级护理班，1983 年天津医学院首先在国内开设 5 年制护理本科专业，建立了护理系。1984 年卫生部和教育部在天津召开全国高等护理专业教育座谈会，确立要建立多层次、多规格的护理教育体系，培养本科水平的高级护理人才，以提高护理质量，促进学科发展，尽快缩短和先进国家在护理水平上的差距。到目前为止，全国有 140 多所医学院校设立了高等护理教育专业。1992 年北京医科大学开始创办护理学硕士研究生教育，现在全国有 40 多所院校培养护理学专业硕士生。目前，北京、上海等地 5 所院校又开设了博士研究生教育，形成了中专、大专、本科、研究生 4 个层次的护理教育体系。自 20 世纪 80 年代以来，各种形式的护理继续教育广泛开展，促进了护理人才的培养，使护理队伍的结构日益高层次化。

2. 护理学术活动日益繁荣　1977 年以来，中华护理学会和各地分会先后恢复，多次召开全国性护理学术交流会，同时举办各种不同类型的专题学习班、研讨班等。1954 年创刊的《护理杂志》复刊（1981 年改为《中华护理杂志》），《实用护理杂志》《护理学杂志》《护士进修杂志》等 10 余种护理学术期刊相继创刊，护理教材、护理论著相继出版，护理科普文章和护理研究成果如雨后春笋般涌现。1993 年中华护理学会设立了护理科技进步奖，每两年颁发一次。

随着我国对外开放政策的日益深入，国际学术交流日益扩大，中华护理学会代表团多次同美国、澳大利亚、加拿大、日本、新加坡等国的护士学会互派访问学者进行交流。1985 年卫生部护理中心在北京成立，获得了 WHO 对我国护理学科发展的进一步支持。通过国际交流，开阔了视野，也加速了我国护理界与国际护理界的接轨。

3. 护理实践内容不断扩展　自 1950 年以来，临床护理一直是以护理疾病为重点，护理技术操作常以围绕完成医疗任务而制定，医护分工明确，护士处于从属地位。随着高等护理教育的发展以及国外有关护理的先进概念的引入，使得护理的模式由长期“以疾病为中心”发展到“以患者为中心”的阶段，并向“以人的健康为中心”的阶段前进，同时运用科学的护理程序方法对患者进行有效的整体护理。目前，广大护士正在积极探索具有中国特色的整体护理实践模式、中西医结合护理、家庭护理及社区护理等专科护理正迅速发展。

4. 护理管理体制逐步健全 为了完善护理管理体制，加强对护理工作的领导，我国卫生部医政司设立了护理处，负责全国护士的管理，并制定了有关政策法规。各省市自治区卫生厅（局）在医政处下设立专职护理干部，负责管辖范围内的护理管理工作，各地医院也建立健全了护理指挥系统。1979 年国务院批准卫生部颁发了《卫生技术人员职称及晋升条例（试行）》，规定了护理专业人员晋升考核的具体内容和方法。1993 年卫生部颁发了自 1949 年以来第一个关于护士职业和注册的部长令与《中华人民共和国护士管理办法》，1995 年 6 月全国举行首次执业护士考试，考试合格获执业证书方可申请注册，使得我国护理管理工作走上了法制化轨道。2008 年国务院颁布了《护士条例》，填补了我国护士立法的空白，进一步明确了护士的职责、权利和义务，同时也对医疗卫生机构提出了相应的要求与规定，使护理管理有法可依，有利于推进我国护理事业的健康发展。

三、中国护理的发展趋势

在护理专业发展的过程中，世界经济和社会的全球化发展趋势也对我国护理人员专业素质的提升带来了一系列新的挑战，对护理专业人员的态度、理念、知识和技能提出了更高的要求，主要表现为以下几方面。

1. 护理工作市场化 随着市场经济的发展和日趋激烈的竞争，护理工作将被推向市场。主要表现为护士的分布和流动将由市场来调节，护理工作的服务内容和范畴也随市场需求的变化而变化。服务第一、质量至上的理念将成为护理专业在市场竞争中的主要立足点。许多护理体制的变革都体现了护理工作市场化的特点，如推行护士聘用制、结构工资制，家庭护理和社区护理的推广等。

2. 护理专业国际化 随着全球一体化进程的加快，知识与人才的跨国交流日趋频繁，世界范围内护理人力资源的缺乏，给我国护士创造了更多迈出国门、进入国际市场就业的机会。同时，中国加入 WTO 以后对护理行业带来了新的机遇和挑战，使护理人才的竞争进一步国际化。多元化的护理、英语及计算机的普遍应用将成为护理工作的主要特点。

3. 护理教育高层次化 在护理专业向着国际化和市场化迈进的情况下，护士必须不断学习新知识和新技能来提高自己的能力和水平，护理教育也随之高层次化。护士由原来以中专学历为主，逐渐向大专和本科学历转变，护理硕士和护理博士将会越来越多。护理人员高学历化必将促进护理教育的极大发展。

4. 护理实践社会化 由于人口老龄化、疾病谱的变化及生活水平的提高，人们对健康保健的需求趋于多元化，对健康保健便捷化服务的要求日益强烈。因此，护士将走向社会，不断深入家庭和社区开展护理工作，进行健康教育，提供维护和促进健康的知识和技术。

5. 中医护理特色化　中医学的研究在全球范围内日益兴起，中医护理也将受到各国护理界的重视。如何将具有中国特色的护理理论和技术融入现代的护理理论和实践中，结合阴阳五行、脏腑经络等学说进行辨证施护，为增进人类的健康做出重要贡献，这将是21世纪我国护理界的主要任务之一。

6. 循证护理发展化　国际护理界将循证的方法引入护理学科的发展研究中，形成了循证护理。要求护理人员在护理实践中，运用现有的、最新的和最佳的科学证据为护理对象提供优质服务，为护理学的发展开辟新的前景，是一种全新的护理理念。同时考虑护理对象的价值观、愿望和实际情况，将研究证据、护理专业技能、临床经验三者紧密结合，制定出完整的护理方案。目前我国护理专业发展的现状迫切需要护理的科学性和有效性，在我国发展并实施循证护理对促进护理学科成熟、促进护理科研发展、提高护理质量具有非常重要的临床意义。

第二节　护理学的任务、范畴及护理的工作方式

PPT

随着医学模式的转变，护理学的研究内容、任务与范畴已涉及影响人类健康的生物、心理、社会等各个方面，护士应运用科学的方法对服务对象进行整体护理，探究护理的本质及其发展规律，以达到提高人们健康水平的目的。

一、护理学的任务

随着护理学科的不断发展，护理学的任务也在逐渐变化与扩大。1973 年国际护理学会通过了修订的“护士伦理规范”，明确规定了护士的基本职责为：“促进健康、预防疾病、恢复健康、减轻痛苦”。具体地说，是使健康者保持并增进健康，使患病者恢复健康，使伤残者达到最大程度的功能恢复，使临终者得以无痛苦、安宁地去世。

1. 促进健康　是指帮助人群获取维持或增进健康所需要的知识和资源。护士可以通过健康教育，提供给服务对象有关安全饮水与居住环境、均衡营养的饮食、合理的运动等方面的信息，使其养成健康的生活习惯和生活方式，以抵抗各种病原体的侵袭，促进身心健康。促进健康的目标是帮助人们维持最佳的健康状态，达到最佳的健康水平。这一目标的实现有赖于政府对健康教育的投入与普及、社会安全措施的推广、个人健康信念和保健行为的形成与实践等。

2. 预防疾病　是指帮助服务对象维持其健康状态，避免或减少疾病的发生。如培养个人卫生习惯、预防接种、对传染病患者的接触者给予预防性用药、工厂特殊防护的配备等；对特定的疾病，采取保护措施，以减少该疾病的发生；鼓励和教育长期卧床的慢性病患者及老年人做力所能及的床上活动，以维持肌肉的强度和关节的活动度，增强自理及自护的能力。

3. 恢复健康　是指帮助有健康问题或患病的人改善健康状况，通过采用各种临床治疗或康复措施，防止疾病继续恶化，以降低残障的发生，使身体能早日尽快地恢复

正常机能。可分为以下两方面。

(1) 限制残障　使疾病不继续恶化成暂时性或永久性残障，通常可通过物理治疗和功能锻炼的方法，使受伤的肢体能尽早恢复最大活动力，预防肢体萎缩所致的功能受限。

(2) 康复保健　主要目的是激发遭受永久残障患者的潜力，恢复其自我照顾的能力，担负起社会职责。全面康复包括医学康复、教育康复、职业康复和社会康复四个方面，需要医学、社会学、职业治疗及心理学等领域工作者的共同努力，才能最大限度地调动患者的潜在能力。

4. 减轻痛苦　减轻个体和群体的痛苦是护理工作的基本职责和任务，重点在于早期诊断与早期治疗，使临床前期或临床期的患者得到及时和恰当的诊治，以防止疾病的发生或减缓其恶化，提高生命质量。可采用筛检、健康体检等方式，如子宫颈癌筛检、40岁以上成人测量血压或化验尿糖等，以达到预防宫颈癌、高血压或糖尿病等相关疾病的目的，并提供适当的治疗，避免并发症的发生，控制疾病的恶化，免于残障或死亡。

二、护理学的范畴

随着现代科学技术的发展，自然科学与社会科学的相互交叉和渗透，护理学的内容也日益扩展、更新和完善。护理学是一门综合性应用学科，其范畴离不开护理理论与护理实践两个部分。

1. 护理学的理论范畴

(1) 护理学的研究对象、任务与目标　此是护理学科建设的基础，是每个护理人员必须首先明确的内容。它们随着护理学的发展而不断变化，同时，在一定的历史条件下又有相对稳定性。

(2) 护理学的理论体系　自20世纪50年代起，护理界开始致力于发展护理理论，并用这些理论指导护理实践，也为护理工作的发展或创建新的护理理论打下了良好的基础，改善了护理服务，提高了护理质量。

(3) 护理学和社会发展的关系　研究护理学在社会中的地位、作用和价值，研究社会对护理学的影响及要求等。如人口老龄化、慢性病患者增加使社区护理迅速发展，信息技术的普及提高了护理工作效率，也使护理专业向网络化和信息化迈出了坚实的步伐。

(4) 护理交叉学科与分支学科　护理学与自然科学、人文及社会科学相互渗透，在理论上相互促进，在方法上相互启迪，在技术上相互借鉴，形成了许多新的交叉学科和分支学科，如护理心理学、护理伦理学、护理管理学、护理教育学、护理美学及老年护理学、社区护理学、急救护理学等，在更大范围内促进了护理学的发展。

2. 护理学的实践范畴

(1) 临床护理　主要的服务对象是患者，其内容包括以下两大方面。

1) 基础护理　是各专科护理的基础，研究并应用护理学的基本理论、基本知识和基本技能，以满足患者的基本需要，使患者处于最佳的健康状态。基础护理内容包括：

准备床单位、预防与控制医院感染，舒适与安全、清洁卫生、饮食与营养、生命体征的观察与护理、排泄护理等满足患者基本需要的护理，以及用药护理、输液与输血、冷热疗法、标本采集、病情观察和危重患者的抢救等满足患者治疗需要的护理。

2）专科护理　是以护理学及各医学专科理论为基础，结合各专科的特点及诊疗要求，为患者实施整体护理。随着医学科学的发展，专科分工越来越细，形成了各专科护理的理论和技术。一般专科包括内科、外科、妇产科、儿科、急诊科、中医科、皮肤科、眼科、耳鼻咽喉科、口腔科、精神科及传染科等。此外，血液透析、重症监护、器官移植、康复、疼痛等专科也得到了快速发展。老年护理、临终护理、残障护理也逐渐发展起来。

（2）社区护理　是由地段保健、家庭护理、公共卫生护理逐步发展而成的。美国公共卫生学会将社区护理定义为："将公共卫生和护理学的理论相结合，应用于促进和维护社区人群健康的一门综合性学科"。我国卫生部提出的社区护理概念是："社区护理以人的健康为中心、家庭为单位、社区为范围、需求为导向，以妇女、儿童、老年人、慢性病患者、残疾人等为重点，以解决社区主要卫生问题、满足基本卫生服务需求为目的，融预防、医疗、保健、康复、健康教育、计划生育技术服务等为一体的，有效、经济、方便、综合、连续的基层卫生服务"。因此，社区护理是借助有组织的社会力量，运用公共卫生学和护理学的知识与技能，为个人、家庭和社区提供促进健康、保护健康、预防疾病及残障等服务，提高社区人群健康水平的一种护理服务形式。

（3）护理教育　是护理学和教育学交叉产生的一门边缘学科，是一门研究护理教育活动及其规律的应用性学科，有目的地培养护理人才，适应医疗护理服务和社会发展的需要。护理教育分为基础护理教育、毕业后护理教育和护理继续教育三大类。基础护理教育包括中专教育、专科或高职教育以及本科教育三个层次；毕业后护理教育包括研究生（硕士及博士）教育、成人教育、规范化培训（如专科培训、师资培训等）；护理继续教育是对在职的护理工作人员，提供以学习新理论、新知识、新技术、新方法为目的的终身教育。

（4）护理科研　是推动护理学科发展，促进护理理论、知识和技能更新的护理实践活动。通过科学的方法系统地研究和认识与人类有关的健康问题，探索解决健康问题的措施与方法，直接或间接地指导护理实践，改进护理工作，提高工作效率，提升护理质量。

（5）护理管理　是护理管理者运用管理学的原理和方法，对护理工作中的人、财、物、时间、空间、信息等诸要素进行科学的计划、组织、协调和控制，以提高护理工作效率和质量的实践过程。

三、护理的工作方式

随着医学模式的转变，护理工作方式也发生了相应的变化，对服务对象的护理已由机械地执行医嘱来满足患者的生理需求，转变为根据服务对象的现存或潜在的健康问题，采取有针对性的护理措施，满足服务对象生理、心理、社会、精神及文化等各方面的需求。为了满足服务对象的需求，护理实践中常根据护理人员、服务对象及服务地点与场合的不同，采用适当的护理工作方式。

1. 个案护理 个案护理是指由专人负责对服务对象实施个体化护理，即一名护士护理一个服务对象。这种护理方式，护士责任明确，负责完成服务对象的全部护理工作，便于全面掌握服务对象的情况，与服务对象建立相互依赖的良好关系。但人力耗费大，对护理人员要求高，常用于重症监护患者或某些特殊患者，也可用于家庭护理及临床护理教学需要。

2. 功能制护理 功能制护理以执行医嘱和完成各项常规的基础护理为主要工作内容，其工作分配以日常护理工作任务为中心，护士分为“治疗护士”“办公室护士”“生活护理护士”“夜班护士”等班次来完成护理工作。这是一种流水作业的工作方式，易于组织管理，节省人力、物力。虽然分工明确，但造成护士以完成工作任务为中心，机械工作，缺少与患者的交流机会，较少考虑患者的心理社会需求，对患者缺乏责任感，不利于发挥护士的主动性和创造性，护士难以掌握患者的全面情况。

3. 小组护理 小组护理是以分组护理的工作方式对患者进行整体护理。护士分为若干个小组开展护理工作，小组成员由主管护师、护师、护士等不同级别的护理人员组成，各司其职。每组分管10～20个患者，由组长制定护理计划和措施，并安排小组成员去完成任务，共同实现护理目标。这种护理方式有利于发挥各层次护士的作用，调动各级护士的工作积极性，维持良好的工作氛围，有利于了解患者的一般情况，但护士个人责任感相对减弱，对患者的护理仍不够全面，且需要较多的人力及设备。

4. 责任制护理 责任制护理要求以患者为中心，由责任护士和辅助护士按护理程序对患者进行全面、系统和连续的整体护理。责任护士负责从患者入院到出院的全过程，对患者实行8小时在岗、24小时负责的制度。责任护士负责评估患者、制定护理计划、实施护理计划和评价护理效果。这种护理方式，责任护士的责任明确，能较全面地了解患者情况，但要做到对患者24小时负责则难以实现，且护理文件书写任务较重，需要的护士人数也较多。

5. 整体护理 整体护理根据护理对象的需求和特点，应用护理程序为护理对象提供生理、心理、社会等全方位的帮助和照护，以解决护理对象现存或潜在的健康问题，达到恢复和增进健康的目标。这种护理方式，从本质上摒弃了执行医嘱加常规护理的被动局面，护理人员的主动性、积极性和潜能得到充分发挥；护士运用评判性思维、创造性思维，科学地确认问题和解决问题，不再是被动的执行医嘱和盲目地完成护理操作，代之以全面评估、科学决策、系统实施、客观评价的主动调控过程，为患者提供优质的护理服务，充分显示护理专业的独立性和护士的自身价值，然而此种工作方式需要较多的护士，并且对护士知识架构有着较高的要求。

6. 综合护理 综合护理是指通过有效地利用护理人力资源，恰当地选择并综合应用上述几种工作方式，为服务对象提供低成本、高效率与高质量的护理服务。各医疗机构的护理管理者可根据自身的工作特点和人力资源条件，决定符合自身特点的工作方式，按照特定的实践环境、患者的需求来决定护士应具备的能力，并加以培训，最终目标是有利于患者康复。这种护理工作方式首先要明确不同层次护士的角色和职责，支持系统，如后勤中心、药房、供应室等科室的配合，这样才能保证不同学历层次、能力与经验的护士在工作中得到合理的分配和使用，最大限度地发挥人力资源的优势和效率。这种工作方式既能降低成本，又为护士的个人发展提供了空间和机会。

上述护理工作方式都各有特点和长处，在护理学的发展历史中都起过重要作用，其区别在于护理服务的分工、排班和责任有所不同。当前，不论采用何种护理工作方式，都应该以整体护理观为指导，以人的健康为中心，在临床护理实践中根据实际情况择优选用。

目标检测

一、选择题

【A1 型题】

1. 护理学是
   A. 研究护理技术的科学　　B. 研究医学的科学
   C. 研究人文的科学　　D. 研究社会的科学
   E. 与社会、自然、人文科学相互渗透的一门综合性应用科学
2. 现代医学模式为
   A. 生物－社会医学模式　　B. 生物－心理医学模式
   C. 生物－医学模式　　D. 生物－心理－社会医学模式
   E. 生物－生理－社会医学模式
3. 护理学的实践范畴不包括
   A. 护理学和社会发展的关系　　B. 社区护理
   C. 护理教育　　D. 护理管理
   E. 护理科研
4. 世界上第一所正式的护士学校创建于
   A. 1854 年　　B. 1860 年　　C. 1888 年
   D. 1920 年　　E. 1921 年
5. 我国第一所护士学校创办于
   A. 1820 年　　B. 1835 年　　C. 1884 年
   D. 1888 年　　E. 1920 年
6. 南丁格尔对护理学的贡献不包括
   A. 开创了世界上第一所护士学校　　B. 创建了第一个看护所
   C. 在克里米亚战争中贡献突出　　D. 撰写了第一部护理专著《护理札记》
   E. 设立了“南丁格尔奖章”

7. 以执行医嘱和完成各项常规的基础护理为主要工作内容的护理工作方式为
A. 综合护理　　B. 责任制护理　　C. 小组护理
D. 功能制护理　　E. 个案护理

【A2 型题】

8. 患者，男，52 岁。肝癌晚期，因大量呕血入院，临终前患者剧烈疼痛，某护士遵医嘱为其注射一支哌替啶，此项护理措施的目的是
A. 促进健康　　B. 预防疾病　　C. 恢复健康
D. 减轻痛苦　　E. 治疗疾病

9. 患者，女，45 岁。因卵巢囊肿需进行手术治疗，某护士与术前行导尿管留置，引出尿液排空膀胱，以避免手术中误伤，此项护理措施属于
A. 临床护理　　B. 护理教育　　C. 护理管理
D. 社区护理　　E. 护理研究

10. 患者，男，42 岁。骨髓移植术后第一天，护士长安排某护士对该患者进行 24 小时监护，此种护理工作方式是
A. 功能制护理　　B. 个案护理　　C. 小组制护理
D. 责任制护理　　E. 系统化整体护理

二、思考题

1. 1854 年，南丁格尔率领 38 名护士开赴克里米亚战地医院，经过短短半年时间就使英军士兵的病死率由原来 42% 下降到 2.2% 。

（1）南丁格尔采取哪些护理措施，在短时间内使战地医院发生了巨大变化，伤员死亡率下降到 2.2%，改变了英国朝野对护士的评价？

（2）是什么促使南丁格尔在 1860 年创办了世界上第一所护士学校？

2. 患者，男，65 岁。因冠心病入院，病情稳定但仍需每天进行静脉输液。某护士，作为病区的“治疗护士”负责该患者的静脉输液工作。

（1）护士此种工作方式属于哪种？

（2）临床护理都有哪些工作方式？

（苗晓琦）

书网融合……

微课　本章小结　思维导图　自测题　目标检测答案

第二章 护士的素质与角色

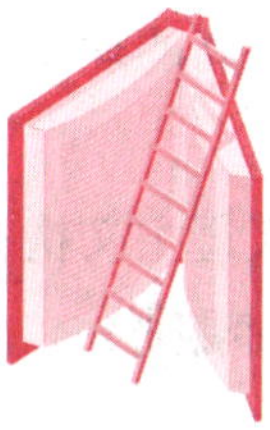

【学习目标】

知识目标

1. **掌握** 护士应具备的基本素质；护士所承担的角色；患者常见角色适应及适应不良的类型。

2. **熟悉** 患者角色的适应。

3. **了解** 素质和角色的概念。

能力目标

能够采取有效措施促进患者适应角色的改变。

素质目标

1. 能理解慎独精神，并认识到它的重要性。

2. 具有同理心，能理解患者因角色改变而产生的心理及行为的变化。

岗位情景模拟

情景描述 患者，男，18 岁。因近期多饮、多尿、体重下降就诊。门诊行相关检查后以“1 型糖尿病”收治入院。但患者觉得自己能吃、能喝、能睡，认为该病没什么大问题，还担心住院会影响学习，所以多次要求出院，并且不配合治疗。

工作任务 1. 请分析该患者在角色适用中存在的问题。

2. 请采取有效措施帮助患者适应角色的改变。

第一节 护士的素质

PPT

一、素质的概念

素质是在先天遗传基础上经过后天环境熏陶、教育培养和自身活动的历练，日积月累形成的基本稳定的内在品质，是人所特有的一种实力。人的素质分为先天素质和后天素质两方面。先天素质是人与生俱来的，是个体出生时机体结构所具有的一切特质，比如耳、鼻、咽喉等机体结构。后天素质是社会的一面，是经过培养和锻炼而形成的文化涵养、行为习惯、品质等。人的素质源于先天的遗传因素，表现为人的多项发展潜质，这些遗传因素和潜质为后天的开发与发展提供了可能性，是后天开发的基础。后天开发内化是素质发展的基本机制和根本途径，若不开发，人的社会能力和价值会逐渐退化消失。

二、护士素质的内容

护士素质是指在一般素质基础之上，结合护理专业特性，对护理工作者提出的特殊素质要求。良好的护士素质是护士从事护理工作的基本条件，包括思想品德素质、身心素质、科学文化素质、专业素质。

（一）思想品德素质

1. 政治思想素质 热爱祖国、热爱人民，热衷本职工作，具有崇高的理想、高尚的道德，树立正确的世界观、人生观、价值观，具有奉献精神。

2. 职业道德素质 具有诚实的品格、慎独的修养和救死扶伤的人道主义精神，懂得尊重患者，爱岗敬业，忠于职守，乐于奉献，全心全意为人民的健康服务。

知识拓展

慎独

《辞海》称：慎独是“在独处无人注意时，自己的行为也要谨慎不苟”。医学里“慎独”，就是说：在独处无人注意时，自己的行为必须谨慎不苟，为重要的医德修养之一。护士的工作往往是在没有任何人监督的情况下进行的，最能体现一个人的素质和道德水平。

思政小课堂

案例回顾： 某患者由于类风湿关节炎入住病房进行利妥昔单抗的输注，入院后患者希望尽快输注药物，以便尽早出院。药物送至病房后某护士抓紧时间配置药物，在打其中一只包装时不小心将药物掉到地上摔碎了。该护士非常紧张、害怕，心想：“这可怎么办呀？如此昂贵的一支药，如果让我赔的话，对于刚上班的我真是一笔不小的支出，这会儿也没人看到，估计也没人知道，但如果装做啥事都没发生，直接去给患者输，但又转念一想，这样药量不够，输进去后血药浓度达不到要求，起不到治疗效果，哎，到底怎么办呢？……”

经过一番内心的挣扎，该护士并没有选择欺瞒，而是将此事报告了护士长，提出由自己先把钱转给患者家属，再开一只药，不要耽误患者的治疗。护士长了解清楚事情经过后，对该护士的做法很是肯定。考虑到整件事情是个意外，并不是护士工作态度的问题，便与药房协调先借了一支，及时完成了患者的治疗。然后征得科室主任的同意由科室进行了赔偿。

案例思考：从这名护士身上，你学到了什么？

案例分析：护士工作很多时候都是没人监督、单独完成的。如为无法表达意见和丧失主动能力的患者进行各种治疗和护理时，多干或少干、效果如何，都不易评估，自主性比较强。案例中的护士在无人在场的情况下，犯了错误，最终选择了直接面对、承担责任、为患者考虑，不逃避、不欺瞒、积极解决问题，这种态度和精神值得提倡。

（二）身心素质

具有健康的体魄和心理是胜任护理工作的基本前提。由于护理工作任务繁重，人际关系复杂，因此，护士常常承受着较大的压力。护士应养成良好的生活习惯，加强锻炼身体；同时要注意善于调节自己的情绪，保持乐观、积极向上的心态，具有豁达的胸襟，才能顺利完成工作，提供优质的护理服务。

（三）科学文化素质

1. 基础文化知识 现代护理已经进入了快速发展的阶段，护理工作早已不是简单机械地打针发药，需要护士具备一定的基础文化素养，来适应各种理论和技术的更新与进步，为终身学习打下良好的基础。

2. 人文科学及社会科学知识 现代护理已由以患者为中心的责任制护理模式逐步转变为以人为中心的整体护理模式，护士角色逐渐多元化，护理工作复杂化，因此，护士需要掌握一定的人文科学及社会科学知识，如伦理学、心理学、美学、统计学等。

（四）专业素质

1. 扎实的专业理论 作为一名护士，不仅需要基础的文化知识，还需要掌握扎实的护理专业知识。随着现代护理的发展，护理工作更加的正规化，护士必须接受正规、系统、专业的教育教学，具备扎实的理论知识，才能在临床更好地去实践和工作。

2. 规范的实践技能 护理技术是临床护理工作的重中之重，不得有丝毫马虎，为了降低工作中的安全风险，护士理应具备规范、娴熟的护理技能。若要获得过硬的实践技能，需在校勤加练习，实习工作时多向带教前辈请教，才能取得进步。

3. 敏锐的观察能力 在护理工作中，处处体现细节，需要细心观察；患者的病情更是复杂多变，有时变化细微不易察觉且发展迅速，若护士不具备敏锐的观察能力，有可能会错过或延误治疗和护理，造成难以挽回的后果。

4. 评判性思维能力 从护理角度来看，评判性思维是对临床复杂的护理问题进行有目的、有意义、自我调控性的判断、反思、推理及决策的过程，是临床决策和解决问题的思维基础。在临床护理工作中，护士会遇到各种各样的问题，这就需要护士根据自己的专业知识结合服务对象的具体情况来分析问题、解决问题，规避风险。

5. 灵活的应变能力 护理工作中经常会突发紧急状况，护士作为奋战在一线的人员，与患者日常接触最为密切，面对意外情况，需要沉着冷静、思维敏捷、灵活果断，有针对性地处理问题，满足患者的需求，高效有序地完成工作。

6. 良好的沟通能力 护理服务对象是人，有人的地方就有沟通。有效的沟通可以促进护患关系，能够更加准确、全面地收集患者的资料，更好地解决护理问题，提高患者的满意度，降低医疗纠纷的发生率。良好的沟通能力可以帮助建立良好的医护、护护关系，护士在工作中应该高度重视提高自身的沟通能力，建立和谐的人际关系。

7. 自主学习意识和创新能力 医学在飞速地发展和进步，护士应具有终身学习的意识，明确自己的薄弱点，及时更新和补充新的知识与技能。同时，要善于发现工作中的问题，运用创造性思维加以解决，提高自身的创新能力。

第二节 护士和患者的角色

PPT

一、角色的概述

角色，最初是由拉丁语 *rotula* 派生出来的，原来一直是戏剧舞台中的用语，是指演员在舞台上按照剧本的规定所扮演的某一特定人物。含义为处于一定社会地位的个体或群体，在实现与这种地位相联系的权利与义务中，所表现出的符合社会期望的行为和态度的总模式。

角色是具有社会性的，任何角色都不是孤立存在于社会中，而是与相关角色相互依存。比如有学生就需要有教师，有乘客就需要有司机。而且由于社会环境不同，职责不同，所扮演的角色也不同。比如一名男警察，在单位他是警察，在家庭中他是父亲、丈夫、儿子，在商场里他是顾客等。

因此，角色在社会中不由个人决定，而是社会客观所赋予的，社会要求每个人必须履行自己相应的角色功能。

二、护士的角色

随着社会的进步，医学的发展，护理学也从医学的辅助学科发展为现代独立的一门科学，社会对护士的需求也随之增加，“医生的嘴，护士的腿”的时代早就过去了，当代护士需要能解决多种问题，履行多重角色功能。

1. 照顾者 照顾是护士最基本、最重要的角色功能。护士利用自己的专业知识和技能满足服务对象的生理、心理、社会等多方面的需要。

2. 计划者 护士根据收集的资料提出相应的健康问题，制定一系列的计划。制定计划的目的是为了使患者得到全面的、个性化的、可行性的护理，保持护理工作的连续性，促进医护人员的交流，并利于评价。

3. 沟通者 护患关系的建立、资料的收集、信息的传递都需要沟通。有效的沟通有助于更好地掌握患者的情况，最大限度地满足患者的需求；反之，沟通出现偏差容易导致收集资料不全或错误，影响健康的恢复，还容易引起医疗纠纷的发生。 微课

4. 管理协调者　在护理工作中，护士不仅要对患者的健康进行有效地管理，还应该对财物、信息、时间等各种资源进行有计划、有组织的管理。而且，患者获得的医疗照护是整体的、连续的，这不仅仅是由护士来完成，更需要整个医疗团队的合作，在这个过程中难免会出现一些冲突和问题，这需要多方互相协调，来保证工作有效顺利地完成。

5. 咨询者　工作中护士掌握着患者全面的信息，面对患者及家属的咨询，护士有责任解答他们的疑问，同时要注意回答的方式和沟通的技巧。

6. 教育者　健康的恢复和促进不仅仅靠医务工作者，患者的配合也是很重要的，但很多患者由于疾病知识缺乏而依从性差，因此护士应利用自己的专业知识对患者进行有针对性的健康教育。除此之外，护士还需承担培养后继者的责任，护生在学校学习大量的理论基础和技能，最终都要在临床实际中应用和加强，一般由资历较深、能力较强的护士来承担临床带教的角色，正因如此医疗护理事业才得以传承和发展。

7. 研究者　医学的进步离不开科研，护理作为医学的一部分亦是如此。护士在工作中，理应具备科研的意识，要有探索的精神，善于提出新观点，从而促进护理专业的发展，提高护理质量，并将科研成果以论文或著作的形式公开，利于专业知识的交流。

8. 患者利益维护者　护士是与患者接触最为密切的人群之一，对患者的情况最为了解，有义务反映患者及其家属的要求，并与有关人员联系和沟通，为患者解决困难，尽量满足其需求。尤其是无法表达自己需求的患者，如昏迷、婴幼儿等。

三、患者的角色

患病在每个人的日常生活中都是一件既特殊又常见的事，每个人都需要面对由于疾病所带来的一系列包括身体、情感、需要、行为和社会关系等的改变。患者的身份不是与生俱来的，患者在患病后能否真正实现角色的转换直接影响了患者对角色的适应。

1. 角色适应　是指患者接受自己患病这一事实，并能够积极配合治疗，依从性高，有利于疾病的康复。这类多见于普通易痊愈的疾病，比如感冒等，这类疾病对生活的影响较小。

2. 角色适应不良　当个体的角色表现与角色期望不协调或无法达到角色期望的要求时，可发生角色适应不良。患者常见的角色适应不良的类型与表现有以下几种。

（1）角色行为缺如　患者患病后未能进入患者角色，否认自己是患者，以致不能很好地配合治疗和护理。多见于年轻人、患重大疾病或病情突然恶化时。

（2）角色行为冲突　患者在适应患者角色过程中与其常态下的各种角色发生的心理冲突和行为矛盾，多伴有愤怒、烦躁、焦虑等不良情绪。多见于性格强势的人。

（3）角色行为强化　患者已逐渐恢复健康，需从患者角色向常态角色转变时，仍沉溺于患者角色，对自我能力怀疑，对常态下承担的角色感到恐惧，表现为多疑、依赖、退缩，对恢复正常生活缺乏信心。多见于老年患者。

（4）角色行为消退　由于某些原因，如对病情认识不足，或因经济、家庭、工作、特殊环境等原因使患者原有的角色行为加强，迫使已适应患者角色的患者必须立即转入常态角色，在承担相应的义务和责任时，使已具有的患者角色行为退化甚至消失。

（5）角色行为异常　患者可能因对所患疾病认识不足，或因病痛的折磨感到悲观失望，而出现较严重的抑郁、恐惧悲观等情绪，甚至产生轻生念头和自杀行为。

3. 护理人员帮助患者适应角色　患者角色适应良好，有利于医疗护理工作的开展，促进患者的康复。护理人员与患者接触的机会最多、时间最长，有责任和义务帮助患者尽快适应角色，积极配合治疗，早日恢复健康。

（1）重视入院评估　患者初入院时，由于陌生的环境、生活习惯的改变等，更容易导致患者角色适应不良。入院评估是护理人员与患者互相认识、初步了解的时机。护士向患者介绍病区环境、医护人员、住院制度、注意事项等，在与患者的沟通中收集患者的相关资料。若护理人员能把握住此契机，态度和蔼，可消除患者的陌生感和恐惧感，为角色适应打下良好的基础。

（2）密切观察患者变化　住院的过程中护士应密切观察患者各方面的变化，尤其是心理方面，给予相应的帮助。家庭经济困难、长期住院者、残疾者等特殊患者容易放弃治疗、产生轻生念头，面对这类患者，护士应加强沟通，及时了解患者情感和情绪的变化并给予帮助，必要时请专业人员介入治疗。

目标检测

一、选择题

【A1 型题】

1. 护士应具备的专业素质不包括

A. 扎实的理论基础　B. 规范的实践技能　C. 诚实的品德
D. 敏锐的洞察能力　E. 灵活的应变能力

2. 后天获得的稳定素质不包括

A. 行为习惯　B. 文化素养　C. 道德品质
D. 身体结构　E. 知识技能

3. 下列属于护士思想品德素质的是

A. 具有一定的文化修养　B. 具有较强的实践技能　C. 具有开朗稳定的情绪
D. 具有高尚的道德情操　E. 具有和谐的人际关系

【A2 型题】

4. 患者，女，68 岁。脑中风卧床，某护士为患者进行床上擦浴，该护士的角色功能属于

A. 照顾者　B. 管理者　C. 沟通者
D. 教育者　E. 研究者

5. 患者，女，45 岁。口服安眠药中毒，某护士遵医嘱立即给患者洗胃，是护士哪种素质的体现
A. 思想品德素质　B. 科学文化素质　C. 心理素质
D. 身体素质　E. 专业素质

6. 患者，女，43 岁，某公司董事长。诊断为“乳房肿块性质待查”，医生建议其住院手术治疗，但患者说最近工作繁忙拒绝住院，该患者的表现属于
A. 角色强化　B. 角色缺如　C. 角色冲突
D. 角色适应　E. 角色消退

【A3 型题】

（7 ~ 8 共用题干）

患者，女，38 岁。因上消化道出血急诊入院，入院后禁食，生活不能自理，护士需要为其进行口腔护理。

7. 以下沟通更为妥当的是
A. 我来帮您刷牙好吗？　B. 您昨晚睡得好吗？　C. 您现在还感觉头疼吗？
D. 您是昨晚住院的吗？　E. 您不要紧张，我为您做口腔护理好吗？

8. 护士为患者进行口腔护理，此时护士的角色是
A. 照顾者　B. 咨询者　C. 教育者
D. 管理协调者　E. 计划者

二、思考题

患者，男，47 岁。因支气管哮喘发作入院治疗。患者不能平卧，口唇发绀，且情绪紧张，焦虑不安。某护士协助患者呈端坐位，给予氧气吸入，并且密切观察患者情绪的变化，给予适当的心理疏导。一段时间护理与治疗后病情有所好转，但因其父亲被诊断出阿尔茨海默症，该患者毅然选择出院照顾父亲。

请思考：

（1）护士协助患者取端坐位，给予氧气吸入，此时该护士的角色有哪些？

（2）患者的社会角色中占主导角色的是什么？

（3）患者的做法，属于角色适应不良的哪一种？

（李　佳）

书网融合……

微课　本章小结　思维导图　自测题

第三章 护理学的基本概念

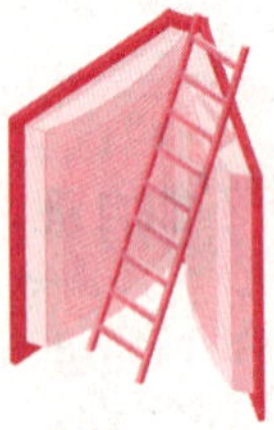

【学习目标】

知识目标

1. **掌握** 人、健康、环境及护理的概念与内涵。

2. **熟悉** 人的基本需要；人的成长与发展；健康疾病轴；影响健康的因素。

3. **了解** 护理学的四个基本概念之间的关系和意义。

能力目标

1. 能举例说明健康与疾病的关系。

2. 能从护理的角度说明四个基本概念之间的关系。

素质目标

1. 树立正确的健康观念。

2. 树立整体护理的观念，提高学生对护理专业的理解。

岗位情景模拟

情景描述 患者，男，30岁。因意外车祸致失血性休克。入院后经一系列抢救、治疗、护理，患者生命体征平稳，但因车祸导致面部损伤，情绪始终不稳定。

工作任务 1. 结合人的双重属性和基本需要，分析患者情绪不稳定的原因。

2. 分析疾病可能对该患者造成的影响。

护理学是生命科学领域的一门独立学科，有其自身独特的理论体系。人、环境、健康和护理四个基本概念构成了现代护理理论的基本框架，它的形成反映了护理知识体系的发展和完善，使护理朝自主性、科学性、独立性的方向发展。而对这四个基本概念的认识直接影响着护理学的研究领域、护理工作的范围和内容。

第一节 关于人的概念

PPT

人是护理学研究和服务的对象，是护理学范畴中最核心的概念，对人的认识是护理理论与实践的核心和基础，它决定了护理工作的任务和性质。对护士而言，正确认识和理解人的概念和内涵对提供专业的护理服务是非常重要的。

一、人是统一的整体

人是身心统一、内外协调、不断发展变化的独特有机整体，包括生理、心理、精神、社会、文化等各个方面，它们相互联系、相互依赖、相互作用，从而形成一个完整而独特的人。任何一个方面的功能失调都会在一定程度上引起其他方面的功能变化，而对整体的人造成影响。例如生理的疾病可以影响人的心理和情绪的变化，心理压力和精神抑郁也会造成生理的不适。人体各方面功能的正常运转，又能促进人整体功能的发挥，从而使人获得最佳的健康状态。因而护理的对象不是“疾病”，而是一个整体的人。护士在护理实践中应把人视为一个整体，从人的生理、心理、社会、精神、文化等方面评估患者存在的健康问题，给予帮助和指导。

1. 人具有双重属性 人具有生物和社会双重属性。人的生物属性体现在人是一个生物有机体，与其他动物一样，受生物学规律制约；人的社会属性体现在人在社会发展中担当一定的角色，有思想、有情感、从事创造性劳动、过着社会生活。因此，护士在护理实践中应从护理对象的生理、心理、社会、文化等各方面评估护理对象的健康问题，最大限度满足个体的需要，以取得最佳的护理效果。

2. 人是一个开放系统 人作为一个生物系统，是由循环、神经、运动、呼吸、消化等多个子系统组成的，各子系统之间不断地进行物质、能量和信息交换。在自然的生态系统中，人又是一个子系统，生活在复杂的自然和社会环境中并不断地同周围的自然环境和社会环境进行着物质、能量和信息的交换。例如，人不断地从外界摄入食物和向外排泄废物，不断从外界摄取信息形成自己的思想并向外表达自己的观点和态度。

3. 人是护理服务的对象 人是护理服务的对象，不仅包括患者，还包括健康人。不仅包括个体，也包括群体，如家庭、社区和社会。因此护理的服务范围不仅局限于医院，而且走进了家庭、社区和社会，护理不仅要关心个体的健康状况，而且要关心群体的健康状况。因此，护理的最终目标不仅是维持和促进个人的健康，更重要的是提高整个人类社会的健康水平。

二、人的基本需要

需要又称需求，可解释为“个体对事物的欲望和要求”。作为社会生物体，人在生命过程中有着各种各样的需求。但有些需求是人所共有的，是维持生存和健康所必需的，即人的基本需求。人的基本需要是指个体为了维持身心平衡并求得生存、成长与发展，在生理和心理上最低限度的需求，可归纳为以下几个方面。

1. 生理方面的需要 是指与维持人的正常生理功能有关的需要，如正常的呼吸、进食、休息、睡眠、排泄等。其主要作用是维持机体代谢平衡，人的这些需要必须被满足，否则人就无法生存。

2. 社会方面的需要 是指个体适应社会的角色期望并与其他人或集体互动的需要，

如与他人沟通、交友、被认同、被爱等。其主要作用是维持个体心理与精神的平衡，人的这些需要如果得不到满足，人就会产生不舒服的感觉或不愉快的情绪体验。

3. 情感方面的需要 是指人对外界刺激所产生的心理感受。人有喜、怒、哀、乐等各种情感，如遇到高兴的事会感到愉快、满意；反之可能会产生焦虑、害怕、恐惧、愤怒等情绪反应，影响身体健康。

4. 认知方面的需要 是指个体在认知、思考和能力方面的需要，如个体需要不断学习、思考问题、寻求解决问题的能力等。其主要作用是实现自身存在价值，这些需要如果得不到满足，将会产生自卑、无助和无能的感觉。

5. 精神方面的需要 是指有关人的精神信仰、精神依托等方面的需要，其主要作用是寻求心灵上的慰藉，如得不到满足将会产生精神空虚。

人的基本需要必须得到满足，只有当个体的基本需要得到满足时，人才能保持身心平衡，维持健康。反之，当个体的基本需要得不到满足时，会影响人的身心健康，甚至威胁其生命。

护士应该充分认识人类的基本需要的内容和特点，能够预测到护理对象尚未被满足的基本需要，并能运用不同的方法协助其解决健康问题，满足其基本需要，维持机体的平衡状态。具体体现在两个方面，一是帮助护理对象满足基本需要：二是加强对护理对象的健康教育，鼓励其依靠自身力量，树立满足健康需要的信心，正确认识个体在康复中的重要作用，充分发挥主观能动性，积极参与护理活动，与医护人员取得良好的合作。

三、人的成长与发展

1. 成长与发展的基本概念

（1）成长　是指个体在生理方面的可测量性增长，是可测量、可观察的。常用的人体可测量性生长指标有身高、体重、胸围、头围等。

（2）发展　是个体随年龄增长及与环境间的互动而产生的身心变化的过程。它是生命中有顺序的、可预测的改变，是学习的结果和成熟的象征，是人在质的方面发生的变化，在人的一生中是持续进行的，往往不易测量。它不仅包括生理方面的变化，还包括心理及社会方面的适应及改变。

2. 成长与发展的特征

（1）成长与发展的共性　人的成长和发展都是有规律、有顺序、可以预测的，往往遵循由上到下、由近到远、由粗到细、由简单到复杂、由低级到高级的顺序，并且每个个体都要经过相同的生长发展阶段，如1周岁内生长迅速，出现第一个生长高峰，周岁后基本稳步成长，至青春期又迅速加快，出现第二个高峰，成年后处于相对稳定的阶段。同时，个体发展的速度具有非等速的特征，表现为同一方面的发展在不同年龄阶段发展的速度不同，如身体的生长有高峰期；不同方面的发展速度也是不均衡的，如神经系统发育先快后慢、生殖系统发育先慢后快。

（2）成长与发展的差异性　虽然个体都要经过相同的成长与发展阶段，但由于受遗传、环境等多种因素的影响，个体成长、发展的速度、水平都会出现差异，表现为同一年龄阶段的个体可以有不同的发展水平、不同的个性特征。

3. 影响成长与发展的因素

（1）遗传因素 遗传是影响人类成长与发展的基本因素。遗传的差异不仅影响人的身高、体重、肤色、外貌等方面，而且也影响人的性格、气质、能力等。

（2）环境因素 环境是影响人类成长与发展的重要因素之一。它包括：

1）家庭 是个人主要的生活环境，家庭的经济状况、成员关系、父母的人生观、价值观、文化程度、社会地位等均会影响个体的成长与发展。

2）学校 人生的前段时期大都是在学校度过的，而这个阶段又是个体迅速成长的时期，学校的管理水平、教师的教书育人能力、同学关系、师生关系等均会影响个体的成长与发展。

3）社会 为个体的发展提供了一个大环境，对社会的适应程度直接影响着个体的成长与发展。

护理的服务对象是各个年龄阶段的人，不同年龄阶段的人具有不同的身心特征。护士需了解人类生命周期各个阶段成长与发展的特点，把握各年龄阶段护理对象的身心特征和基本需要，提供有效的个性化护理服务。

PPT

第二节 关于健康的概念

健康是生命存在的正常状态，是人类的基本需求和权利，也是人生最宝贵的财富之一，预防疾病和促进健康是护理人员的天职，对健康和疾病的认识直接影响着护理人员的护理行为。

一、健康的概念

健康是一个复杂、多维、综合且不断变化的概念，在不同的历史条件、文化背景和个体价值观念等影响下，人们对健康有不同的理解和认识。

1. 健康的定义 传统的健康观认为，没有疾病就是健康。例如人的各种化验和检查（即生理指标）没有异常，人就是健康的。这是生物医学模式下人们对健康的认识，这种观点没有反映健康的根本特征，忽略了精神、心理及社会等因素对人健康的影响。随着人类社会的发展，健康的概念也在不断发展。1948 年世界卫生组织（WHO）对健康所下的定义为：健康不但是没有疾病和身体缺陷，还要有完整的生理、心理状态和良好的社会适应能力。此含义是从人的整体出发，摒弃了生物医学模式下以有机体的生物指标作为评价个体健康状况的唯一标准，把健康与人类的生活联系起来，不但重视有机体的生物特征，还强调了人的心理状态和社会适应能力，提出了适应时代需要的新健康观，有力地推动了生物 - 心理 - 社会医学模式的形成和发展。1989 年，WHO 又提出了“道德健康”的概念，即“健康不仅是没有疾病，而且包括躯体健康、心理健康、社会适应良好和道德健康”。此概念强调从社会公共道德出发维护人类的健康，要求每个社会成员不仅要对自己的健康负责，而且还要履行应尽的对他人、对社会的义务，不以损害他人的利益来满足自己的需要，以道德健康促进整个身心健康。这是一个整体的、积极向上的健康观，新的健康观说明了人们对健康的理解日趋完善，对自身健康水平的要求不断提高。

2. 影响健康的因素 健康受生物因素、心理因素、环境因素、生活方式与医疗保健服务体系等多种因素的影响。微课

（1）生物因素 是影响人类健康的主要因素，包括遗传、年龄、种族、性别等。

（2）心理因素 主要是通过情绪和情感作用对健康产生影响。人的心理因素通过情绪反应可以致病，也可以治病，良好的心理情绪状态不仅有利于疾病的治疗和身体的康复，而且还可发挥药物难以达到的治疗效果。

（3）环境因素 环境对人类健康影响极大，有许多疾病与环境有关。住宅、卫生条件、气候、食物、空气、水、土壤等因素均会对健康产生影响。

（4）生活方式 良好的生活方式对健康产生积极的影响，如适当的运动、合理的饮食、戒烟限酒、远离毒品、定期体检、生活规律等；不良的生活方式对健康产生消极的影响，如缺乏锻炼、吸烟酗酒、饮食过量、长期静坐等，是产生慢性疾病的重要原因。

（5）医疗保健 医疗保健体系是否完善、医疗保健网络是否健全、是否容易获得及时有效的卫生保健和医疗护理服务等，均对健康有较大的影响。

（6）社会因素 社会政治经济因素、职业环境因素、社会治安等因素影响人们的健康水平和健康意识，如社会经济水平的提高有利于增加卫生资金投入，改善卫生保健服务设施，从而提高人们的健康水平；而职业有害因素可导致从业人员的职业损伤甚至引发职业病。

因此，健康是受多方面因素影响的，为了更有效地维持和促进服务对象的健康，护理人员应对健康的影响因素有清楚的认识。

3. 疾病的影响 疾病不是一个独立的事件，每个人在生命过程中都要面对疾病。人患病后，患者本身及其家人都必须要面对疾病及治疗给家庭所带来的影响与变化。由于每个家庭对疾病的反应不同，因此疾病对其带来的影响也不同，通常表现在以下几个方面。

（1）对个人的影响 疾病对个人的影响包括以下五个方面。

1）个人角色的改变 每个人在家庭和社会中都扮演着一定的角色，由于疾病的影响，患者可暂时免于承担一些家庭、社会角色，从而进入患者角色，安心休养，患者原有的角色行为则可能转嫁给其他人。

2）行为和情绪的改变 患者及其家属行为和情绪的改变与疾病的性质、严重程度有关。如果患者的疾病是短期的、无生命危险的，则不会引起明显的行为及情绪的改变；如果患者患有严重的尤其是威胁生命的疾病，则可引起强烈的行为及情绪反应，如愤怒、恐惧、焦虑、失望、无助感等。

3）对个人自主性与生活方式的影响 疾病可降低个人的自主性，许多患者为了疾

病的康复，愿意放弃自己原有的生活方式和生活习惯，而出现更多的依从行为。

4）对个人形象的影响　有些疾病可引起个体形象的改变，从而导致患者及家属出现一系列心理反应，如外伤后的截肢、瘫痪、激素治疗后的肥胖、化疗后的脱发等，反应的过程一般包括震惊、否认、逐步承认与接受和配合康复四个阶段。

5）对自我概念的影响　尤其是一些久治不愈的疾病以及一些社会上存在一定偏见的疾病如精神病、性病等，常影响患者的自尊心或使其难以回到自己原有的角色。

（2）对家庭的影响　家庭成员中任何一个人患病，对整个家庭都是一个冲击，疾病对家庭的影响主要取决于患者在家庭中的角色与地位。

1）经济的影响　个人患病会增加家庭支出，甚至成为家庭经济负担，如果患者本身是家庭的主要经济来源者，对家庭经济的影响会更大。

2）精神及心理的影响　当家庭成员中任何一个人患病，家庭中的其他成员都需要投入更多的时间和精力去照顾，这使得家庭成员的经济负担增加，并产生一定的心理压力。患者患病后，家庭中的角色也发生了很大改变，患者的家庭角色功能会由其他家庭成员来承担，这会加重家庭成员的精神、心理负担，如果患者患的病比较严重，家庭成员的精神心理压力会更大，甚至会导致家庭的破裂。

3）情绪的影响　当一个人身患重病或者是不治之症时，家庭成员的情绪会受到极大的影响，出现很多情绪反应，如忧郁、悲痛、绝望等。

护士应与护理对象建立良好的人际关系，充分了解疾病所带来的影响，为患者提供个性化护理，为患者家属提供最有效的帮助。

思政小课堂

案例回顾：吴某，一个94年出生的女孩，父母今年58岁。其父在之前的5年中经历了2次心脏支架手术，家里因此将100m^{2}的房子换成60m^{2}的小房子。今年8月份其父再次入院，本以为还是要做支架手术，结果情况更糟糕，这次要做心脏搭桥手术。患者经历了痛苦的治疗过程，家人也承受着巨大的担心与焦急。整个治疗过程又花费了12万元，这笔钱是四处借来的，正因如此，全家决定不请护工而由她母亲来照顾。对于患者最痛苦的是术后的恢复过程，长达两个月卧床不能动，再加伤口的疼痛，让患者郁闷又烦躁。就在全家人期待父亲能早日康复时，不幸再次发生了，其母亲由于操劳过度加之精神压力过大，患上了重症美尼尔综合征，可谓是雪上加霜。这位90后的小女孩不得已辞去工作，一个人担负起了照顾父母的责任。

案例思考：读完以上案例，你感受到疾病对个人和家庭造成的影响了吗？如果以后在工作岗位中面对这样的患者，你会怎么做？

案例分析：人在生病时，不止承受着身体的痛，也担负着心理的苦。整个家庭也在经济和精神的双重压力下煎熬。作为护士我们应该看见患者和家属身上承受的这一切，给予他们理解、关爱、尊重、支持，以精湛的技术护他们早日康复，以仁爱之心陪他们度过人生中的黑暗时光。

二、健康－疾病轴

健康与疾病是两个复杂的概念，两者之间很难找到明确的分界线，因此不能决然分裂开来。健康不是绝对的，患病时也并非完全失去健康。

1. 概述 健康与疾病是个线型连续统一体，如果用一条轴线来表示健康与疾病（图3－1），最佳的健康状态和死亡是这个轴线的两个极端，健康－疾病轴上的任何一点都是个体身体、心理、社会等各方面功能的综合表现，每个人每时每刻的健康状况都处于这一轴线两端之间的某一点上，并处于动态变化中，如某人某天精力充沛、心情舒畅、反应敏捷、办事效率高，其健康状况则偏向最佳健康状态；第二天，他不小心感冒了，头痛、乏力、全身不适、注意力无法集中，其健康状况则偏向健康不良侧。

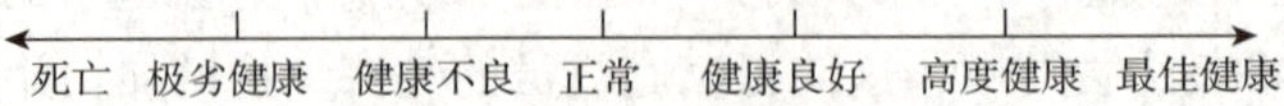

图3－1 健康－疾病轴

2. 最佳健康状态 每个人都应设法达到自己的最佳健康状态，使自己各方面的功能得以最大发挥。最佳健康状态更多地强调促进健康与预防疾病的保健活动，而非单纯的治疗活动。因此护士应帮助服务对象进行着眼于发挥机体最大功能和发展潜能的活动，从而帮助其实现最佳健康状态，如对于有生理残障者，护士不仅要帮助个体在生理方面最大限度地发挥其尚存的功能，而且还要帮助其在社会方面、情感方面、认知方面等适应这种残障，保持乐观向上的心态，保持正常的社会交往，使其在自身条件下达到最佳的健康状态。因此，护理的职能就是尽最大努力使护理对象的健康状况偏向最佳健康端。

⇄ 知识拓展

世界卫生组织提出人体健康十条标准

1. 有足够充沛的精力，能从容不迫地应付日常生活和工作压力而不感到过分紧张。
2. 处事乐观，态度积极，乐于承担责任，事无巨细不挑剔。
3. 善于休息，睡眠良好。
4. 应变能力强，能适应环境的各种变化。
5. 能够抵抗一般性感冒和传染病。
6. 体重得当、身体匀称，站立时头、臂、臀位置协调。
7. 眼睛明亮，反应敏锐。
8. 牙齿清洁，无空洞，无痛感，齿龈颜色正常，无出血现象。
9. 头发有光泽，无头屑。
10. 肌肉、皮肤富有弹性、走路感觉轻松。

3. 健康与疾病的关系　健康与疾病在一定条件下可以互相转化，健康与疾病之间没有明确的分界线。在任何时候，一个人的健康总是相对的，没有完全的健康，二者之间存在“过渡形式”，即所谓的“亚健康”状态。健康与疾病是动态的，不是绝对的，如一个人自觉不适，可能是由于疲劳所致，处于亚健康状态，并非是患了某种疾病，但也可能是某些疾病的先兆；如一个早期癌症的患者，可能毫无症状，但疾病已潜伏在其体内并继续发展中。

知识拓展

亚健康

亚健康，现代医学又称“次健康”或“第三状态”。世界卫生组织将机体无器质性病变，但是具有一些功能改变的状态称为“第三状态”，我国称为“亚健康状态”。是个体介于健康与疾病之间的一种状态，临床检查无明显的疾病，但机体各系统的生理功能和代谢过程活力降低，表现为身心疲劳，创造力下降，并伴有自感不适症状。

PPT

第三节　关于环境的概念

环境是影响人类生存和发展的各种自然因素和社会因素的总和，是指人类进行生产和生活的场所。环境是人类生存的空间，环境状况与人类的健康息息相关。良好的环境能促进人的健康，不良的环境则给人带来危害。环境包括内环境和外环境，内、外环境之间不断地进行物质、信息、能量的交换，并保持着动态平衡。

一、人的内环境

内环境包括生理环境和心理环境两个方面。

1. 生理环境　是指人的生理状态，包括呼吸系统、消化系统、循环系统、泌尿系统、神经系统、内分泌系统等，各系统之间通过神经、体液的调节维持生理平衡状态。

2. 心理环境　是指人的心理状态，如情绪、情感、思维和思想等。一方面疾病会对人的心理活动产生影响；另一方面，一些心理因素也是许多疾病的致病因素和促发因素，导致器官产生一系列的病理变化。此外，心理因素对疾病的进程、治疗效果、患者的配合度、疾病的预后以及患者及其家庭的生活质量都会产生不同程度的影响。

二、人的外环境

外环境由自然环境和社会环境组成。

1. 自然环境　即生态环境，是指存在于人类周围自然界中各种因素的总称，是人类及其他一切生物赖以生存和发展的物质基础，包括物理环境（如空气、阳光、水、土壤等）和生物环境（如动物、植物、微生物等）。在我国，随着经济的快速增长，人民物质生活水平的不断提高，人们不自觉的忽略生态环境的平衡，产生很多人为的污染，影响着人类的健康。

2. 社会环境 是人们为提高物质和文化生活而创造的环境。它包括政治制度、社会制度、经济条件、文化背景、人际关系等，这些因素均可影响人的身心健康。如社会制度落后、经济条件差、文化教育滞后、人际关系不和谐、医疗保健服务体系尚不够完善等都可以直接或间接影响人类的健康。

三、健康与环境的关系

人的一切活动都离不开环境，任何人都无法脱离环境而生存和发展。人类与环境是互相依存、互相影响、对立统一的整体。

1. 人只有适应环境才能维持健康 人们对环境的适应能力，因年龄、性别、健康状况的不同而有很大的差别。人们总是发挥最大的潜力来调节内环境以适应外环境的变化，或通过改变外环境来满足内环境的需求，并随时保持内、外环境相互协调的动态平衡，以维持人体的健康状态。

2. 环境的优劣影响人的健康 人的健康与环境息息相关，良好的环境能够帮助患者康复，促进人的健康；不良的环境则对人的健康造成危害，如污染的空气会影响肺功能并增加肺部疾病的发病率。

总之，护士有责任和义务通过各种方式和途径宣传保护人类赖以生存的环境，为服务对象创造一个良好的自然环境和社会环境，协助其维持内环境的稳定，从而促进健康，维护健康，提高人的生存质量。

第四节 关于护理的概念

PPT

护士只有对护理有一定的认识和理解，才能不断培养自己的专业素质，并在健康照护体系中扮演好自己的角色。

一、护理的概念

（一）概述

护理的英文为“nursing”，原意是抚育、扶助、保护、照顾。随着护理专业的形成和发展，护理的概念和内涵也在不断地发生着变化。这种变化可从不同的年代、不同的学者对护理的解释中反映出来。

1859 年南丁格尔提出：护理的独特功能在于协助患者置身于自然而良好的环境下，恢复身心健康。她认为：护理既是艺术，又是科学。1885 年她又指出：护理的主要功能在于维护人们良好的状态，协助他们免于疾病，达到他们最高可能的健康水平。

1966 年，弗吉尼亚·韩德森（Virginia Henderson）认为：护理是帮助健康人或患者进行保持健康和恢复健康（或在临死前得到安宁）的活动，直到患者或健康人能独立照顾自己。

1970 年，美国护理学家玛莎·罗杰斯（Martha Rogers）提出：护理是协助人们达到最佳的健康潜能状态，护理服务的对象是所有的人，只要是有人的场所，就有护理服务。

1973 年，国际护士协会（ICN）的定义是：护理是帮助健康的人或患病的人保持或恢复健康，或者平静地死去。同年，美国护士协会提出的定义是：护理实践是直接服务并适应个人、家庭、社会在健康或疾病时的需要。

1980 年，美国护士协会（ANA）又将护理定义为：护理是诊断和处理人类对现存的或潜在的健康问题所产生的反应。这一定义表明护理的服务对象人，不仅包括已有健康问题的患者，而且还包括具有潜在健康问题的人，帮助他们减轻痛苦、恢复健康、预防疾病、促进健康。目前这一概念被大多数国家护理界认同和采用。

（二）整体护理的概念

整体护理是一种护理理念，这种理念被人们接受经历了一个漫长的过程。整体护理的基本含义是一种以人的健康为中心，视护理对象为生物、心理、社会等多因素构成的开放性有机整体，以满足其身心需要和恢复其健康为目标，运用护理程序的理论和方法，实施系统、计划、全面的护理思想和护理实践活动。

这种观念要求护士用整体的观念看待护理的服务对象及护理活动，与现代医学模式及护理学的基本概念等相吻合。

二、护理的内涵

护理的内涵是护理的核心，近一百年来护理发展迅猛，变化很大，但它所具有的基本内涵，即护理的核心始终未变，主要包括：

1. 照顾　是护理永恒的主题。纵观护理发展史，无论在什么时期，无论是以什么方式提供护理，照顾永远是护理的核心。

2. 人道　护士是人道主义忠实的执行者。在护理工作中提倡人道，首先要求护士视每一位服务对象为具有个性特征和具有各种需要的人，从而尊重个体，注重人性。提倡人道还要求护士对待服务对象要一视同仁，不分贫富贵贱，积极救死扶伤，为人类的健康服务。

3. 帮助　护士与服务对象之间的帮助性关系是双向的，是一种帮助与被帮助、服务者与被服务者之间的关系。护士以自己现有的专业知识、技能与技巧为护理对象提供帮助与服务，满足其特定的需要；护士在帮助服务对象的同时也深化了自己的专业知识、积累了工作经验，自身也获益并得到了提高。

三、护理学四个基本概念之间的关系及意义

1. 人、健康、环境、护理四者的关系　人、健康、环境、护理四个基本概念之间

是相互关联、相互作用的。

（1）四个概念的核心是人，人是护理服务的对象，人的健康是护理实践的核心。

（2）人类的健康与环境状况息息相关，相互依存、相互影响。一方面，人们通过自身的应对机制不断地适应环境，通过征服自然与改造自然来不断地改善和改变自己的生存与生活环境；另一方面，环境质量的优劣又不断地影响着人们的健康。

（3）健康是机体处于内外环境平衡，多层次需要得到满足的状态。

（4）护理作用于人和环境，其任务是创造良好的环境并帮助护理对象适应环境，从而达到最佳健康状态。

2. 人、健康、环境、护理四者对护理实践的指导意义 人、健康、环境、护理被大多数学者认为是影响和决定护理实践的四个基本概念，广大护理人员对它们的认识和理解，更是直接影响着护理实践的质量。

（1）帮助护理人员形成正确的护理指导思想，指导和约束护理专业行为。如护理认为人是有尊严的个体，那么在护理活动中就会时刻注意维护患者的自尊和尊严。

（2）帮助护理人员更好地理解护理服务对象即人的特征，并提供主动有效的护理。护士在提供护理服务时，不仅要着眼于病灶，还应服务于整体的人，从单纯的疾病护理扩展到以人的健康为中心的积极、主动的整体护理。

（3）帮助护理人员树立新型的健康观。健康包括生理、心理健康和良好的社会适应能力，护理的目标不仅是维护和促进个人的健康，而且要面向家庭和社区，最终提高整个人类的健康水平。

（4）帮助护理人员提高对护理及护理专业的认识。护理学是一门独立的学科，拥有独特的研究目的、服务范畴与知识体系。护士是护理专业的从业者，必须拥有专业知识与技能，对护理学基本概念的学习，可提高护士对护理专业的认识，加深对护理的理解，从而增强对本专业的信心，促进自身在专业上的成长与发展。

目标检测

一、选择题

【A1 型题】

1. 护理的服务对象是
   A. 所有人　B. 健康人　C. 患者
   D. 社区　E. 家庭
2. 关于人的概念描述，不正确的是
   A. 人是一个闭合的系统　B. 人具有独特性　C. 人是一个统一的整体
   D. 人有基本需要　E. 人具有自我概念
3. 1989 年，WHO 对于健康的概念，在以往基础上增加了
   A. 生理健康　B. 心理健康　C. 社会适应

D. 道德健康　　E. 社会适应和道德健康

4. 以下表述与健康－疾病轴的观点不相符的是

A. 良好的健康状态为一端

B. 死亡状态为另一端

C. 个体的健康状态每时每刻都在发生变化

D. 健康和疾病在一定条件下可以相互转化

E. 健康状态在某种时期可相对稳定

5. 以下属于内环境的是

A. 社会制度　　B. 社会经济　　C. 空气

D. 土壤　　E. 情绪

6. 护理的核心是

A. 照顾　　B. 效益　　C. 服务

D. 帮助　　E. 人道

7. 下列不属于护理学的四个基本概念的是

A. 人　　B. 环境　　C. 护理

D. 康复　　E. 健康

8. 以下不属于外环境的是

A. 社会制度　　B. 法律制度　　C. 政治制度

D. 经济制度　　E. 焦虑

9. 关于健康与疾病的关系，不正确的是

A. 身体患了病就不可能是健康的

B. 健康与疾病是个线型连续统一体

C. 个体的健康状态每时每刻都在发生变化

D. 健康和疾病在一定条件下可以相互转化

E. 亚健康状态极有可能发展成为疾病

10. 以下关于护理的描述，正确的是

A. 护理的核心是人道

B. 护士与患者之间是雇佣性关系

C. 护士与患者之间是一种帮助与被帮助的关系

D. 护士对待服务对象不需要尊重个体，只要帮助患者治病

E. 护士对待患者时就是要把患者的病治好，其他与护士无关

二、思考题

1. 护理学研究和服务的对象是人，对人的认识是护理理论和实践的核心和基础，它影响着护理理论的发展，并决定了护理工作的任务和性质。对护士而言，正确认识和理解人的概念和内涵对提供专业的护理服务是非常重要的。

（1）如何正确理解人是一个统一的整体的观点？

（2）护理学中人的基本需要有哪些？

2. 患者，女，66岁。因争房产之事与兄妹争吵，突然晕倒被送入院。查体：血压176/100mmHg，脉搏72次/分，体温36.2℃，呼吸16次/分。入院后给予降压治疗，很快清醒，血压恢复正常。患者自述既往无身体不适，本次因生气才入院，现在不生气也就好了。

（1）如何帮助患者正确地认识健康？

（2）如何帮助患者保持健康？

（邱智超　王书敏）

书网融合……

微课　本章小结　思维导图　自测题

第四章 护理相关理论

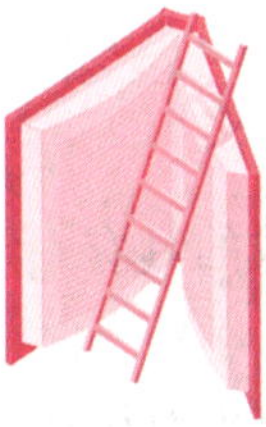

【学习目标】

知识目标

1. **掌握** 系统的概念、属性；马斯洛人类基本需要层次理论的内容；压力及压力源的概念；压力的三线防卫；住院患者常见的压力源及应对方法。

2. **熟悉** 系统的分类；需要的概念、分类和特征；适应的概念、特点、层次；压力的应对及适应；护士常见的压力源及应对方法。

3. **了解** 需要的影响因素；压力源的分类。

能力目标

1. 能运用一般系统论的观点分析护理工作。

2. 能运用马斯洛人类基本需要层次理论评估患者的需要。

3. 能运用压力与适应理论帮助住院患者应对压力。

素质目标

1. 具有整体护理观念，能关注患者生理、心理、社会文化等多方面的需求。

2. 具有分析问题、解决问题的能力。

岗位情景模拟

情景描述 患者，女，27岁，教师，已婚，育有一刚满周岁的女婴，尚在哺乳期。2周前因发现右侧乳房内有一肿块而入院。经检查，诊断为乳腺癌，3天前行乳腺癌根治术。术后伤口局部肿胀，患者主诉有疼痛感。入院以来，患者情绪低落，常常向家人哭诉："我的孩子这么小，我就不能喂奶了！我要是死了，我的孩子怎么办？我父母谁养老送终？我的事业刚起步就要结束了！"患者食欲不佳，睡眠障碍。

工作任务 1. 正确评估患者的需要并帮助满足她的需要。

2. 正确评估患者的压力源，帮助她减轻压力反应。

任何一门学科，若没有建立自己独立、完整的理论体系，就不能称之为学科。护理学作为一门独立的学科，也发展了独特的护理理论体系。但由于护理实践的复杂性，护理理论在其发展过程中，运用和借助了其他相关领域和学科理论，如约翰逊运用系统理论发展了行为系统模式，而罗伊的适应理论则是建立在应激和适应理论的基础上。因此，系统理论、需要层次理论、压力与适应理论等丰富和完善了护理理论的知识体系，促进了护理学科的发展。

PPT

第一节　系统理论

系统的存在是客观现实的，但人类对系统的认识经历了漫长的岁月。中国古代“天人合一”的思想包含着系统论思想的萌芽，古希腊人亚里士多德的灵魂学说中也体现出系统论思想。但系统一词作为科学概念使用，是由美籍奥地利理论生物学家贝塔朗菲（Ludwig von Bertalanffy）提出。1937 年，贝塔朗菲首次提出“一般系统论”的概念；1945 年，贝塔朗菲发表了《关于一般系统论》；20 世纪 60 年代后，系统论在众多科学领域得到广泛的发展和应用，产生了重大而深远的影响。

一、系统的概念与分类

1. 系统的概念　系统是由若干相互联系、相互作用的要素所组成的具有一定结构和功能的有机整体。

此概念包含了两层含义：一是指系统是由各要素构成，系统与要素是整体与部分的关系，没有要素就没有系统，这些要素之间相互联系和制约，并非毫无关联；二是指系统是各要素间相互关系的集合，即指系统中的每一个要素都有自己独特的结构和功能，但这些要素共同构成一个整体系统后，它具有各孤立要素所不具备的整体功能，即整体功能大于部分功能之和。如呼吸系统包括呼吸道（鼻腔、咽、喉、气管、支气管）和肺等多个子系统，各子系统都有自己的结构和功能，但这些子系统集合成为呼吸系统后，它具有各子系统所没有的整体功能。

2. 系统的分类　自然界和人类社会存在多种多样的系统，人们从不同角度对它们进行分类。常用的分类方法有以下几种。

（1）按组成系统的要素性质分类　系统可分为自然系统和人造系统。自然系统指自然形成的、客观存在的系统，如人体系统、大气系统等。人造系统指为达到某种目标而人为建立的系统，如计算机系统、护理质量评价系统。现实生活中，大多数系统是复合系统，即由自然系统与人造系统结合而成，如卫生系统、教育系统等。

（2）按系统与环境的关系分类　系统可分为闭合系统和开放系统。闭合系统指不与外界环境进行物质、能量和信息交换的系统。闭合系统是相对的、暂时的，没有绝对的闭合系统。开放系统指与外界环境不断进行物质、能量和信息交换的系统。开放系统通过输入、转换、输出、反馈等方式来形成与外界环境的联系（图 4－1）。

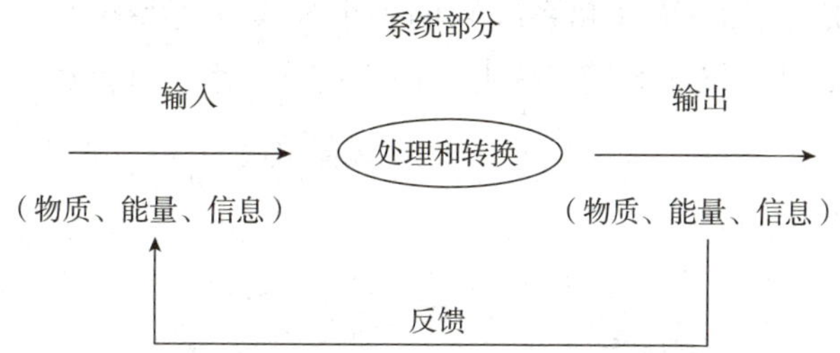

图 4－1　开放系统功能示意图

1）输入　物质、能量和信息由环境进入系统的过程。

2）处理　和转换系统对输入的物质、能量和信息的识别、处理和转换。

3）输出　将经系统改变的物质、信息和能量散发到环境的过程。

4）反馈　系统的输出反过来影响系统的再输入。

（3）按系统运动的状态分类　系统可分为动态系统和静态系统。动态系统指系统随着时间的变化而变化，如人体系统。静态系统是指系统状态不随时间变化，具有相对稳定性，如建筑系统。静态系统是动态系统的一种暂时的极限状态，没有绝对的静态系统。

（4）按组成系统的内容属性分类　系统可分为实体系统和概念系统。实体系统是指以物质实体构成的系统，如机械系统。概念系统是指由非物质实体构成的系统，如护理理论系统。大多数情况下，实体系统与概念系统相互结合、密不可分，前者是后者的基础，后者为前者提供指导服务。

二、系统的基本属性

1. 整体性　系统的整体功能大于系统各要素功能之和。虽然各要素都有自己独特的结构和功能，但系统功能不是各要素功能的简单相加。当系统将各要素以一定的方式组织构成一个整体后，产生了孤立要素所不具备的特定功能。

2. 目的性　每个系统的存在都有其特定的目的。系统结构不是盲目形成的，而是根据系统的目的和功能需要建立的。如学校系统的目的是教书育人、培养人才。系统的最终目的是维持系统内部的平衡和稳定，求得生存和发展。

3. 相关性　系统各要素之间相互联系、相互制约，其中任何要素的性质或行为发生变化，都会影响其他要素乃至整体系统功能的性质和行为的变化。如一个人的肺功能不好，就可能引起心脏的功能紊乱。

4. 动态性　系统随时间的变化而变化。为了生存和发展，系统的内部结构不断调整以达到最佳功能状态；外部则不断与环境进行物质、能量和信息的交换，以适应环境。

5. 层次性　任何系统都是有层次的。较简单、低层次的系统称为子系统，较复杂、高层次的系统称超系统。对于一个系统来说，它既是由某些要素（子系统）组成；同时，它自身又是组成更大系统（超系统）的一个要素（子系统），如家庭是个人的超系统，同时家庭又是社区的子系统。因此，超系统和子系统都是相对而言（图4-2）。

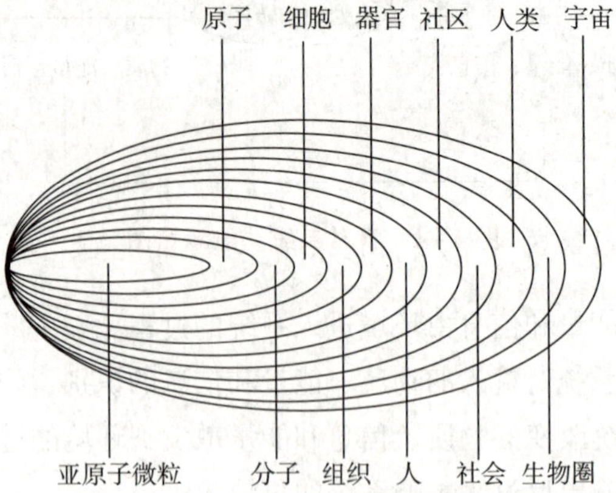

图4-2　一般系统理论示意图

三、系统理论在护理工作中的应用

1. 用一般系统理论的观点分析人　护理的对象是人，人是一个由多要素组成的系统，具有以下基本特点。

（1）人是一个自然系统　人是由生理、心理、社会、精神、文化等诸多要素组成的统一体，是一个自然系统。

（2）人是一个开放的、动态的系统　人是一个开放系统，人与外界环境每时每刻都在进行着能量、物质、信息的交换及转换活动，以维持生命和健康；人是一个动态系统，人总是处于健康与疾病这一线性连续体上的任何一点上，机体的健康总是处于动态变化之中。

（3）人是具有主观能动性的系统　人具有主观能动性，可以对自身的功能状态进行了解和监控，对自己的健康活动具有选择、调节和维护的能力。因此，人具有保持健康的意识和在疾病状态下积极自护、主动寻医的潜能。

2. 用一般系统理论的观点分析护理　护理系统是由若干要素组成的具有一定组织形式，实现一定护理功能的有机整体。护理系统有以下的基本特点。

（1）护理系统是一个复杂的系统　护理系统包括临床护理、社区护理、护理管理、护理教育、护理研究等相互联系的子系统，各子系统内部又有若干层次的子系统。它们之间关系错综复杂，功能互相影响。要发挥护理系统的最大效益，必须具有“大护理”的观念，运用系统的方法，不断优化系统结构，调整各部分关系，使之协调发展，高效运行。

（2）护理系统是一个开放系统　护理系统是国家医疗卫生系统的重要组成部分。该系统通过不断地输入输出等功能活动，与社会外界环境进行信息、资源、技术等交换，达到为人类健康服务的目标，并求得自身的稳定和发展。

（3）护理系统是一个动态的系统 社会的进步、科学技术的发展，使人们对护理的需求不断变化，必然对护理的组织形式、工作方法、思维方式有新的要求。护理系统要适应变化，主动发展，不断调整内部发展机制和运行规律，勇于创新。

（4）护理系统是一个具有决策和反馈功能的系统 在护理系统中，护士和患者是构成系统的最基本要素，护士在基本要素中起支配、调控作用。患者的康复依赖于护士能全面收集和正确分析资料、科学的决策和及时评价反馈。因此，要重视和加强护士分析问题、解决问题及临床决策能力的培养。

3. 系统理论促进整体护理理念的形成 根据系统理论的观点，护理的服务对象是人，人是一个由生理、心理、社会、文化等多要素组成的一个整体，是一个系统。人的生理、心理、社会等要素相互依存、相互作用；同时，人也不断与外界环境进行着物质、能量和信息的交换。当机体的某一器官或组织发生病变时，仅仅提供疾病护理是不够的，还应提供心理、社会等要素的全方位的护理；同样，当个体存在心理问题时，也会导致生理功能的改变。因此，系统理论促进了整体护理理念的形成。

4. 系统理论构成护理程序的理论框架 护理程序是临床护理中一个科学的工作方法，也是一个完整的工作过程，包括评估、诊断、计划、实施和评价五个步骤。护理程序的发展基于许多理论基础，一般系统理论构成了护理程序的基本框架。可以将护理程序看成一个开放系统。输入的信息是护士经过评估后的护理对象的基本健康状况、护士的知识水平与技能、医疗设施条件等，经诊断、计划和实施后，输出的信息是经护理后患者的健康状况，然后评价护理效果，以决定护理活动终止或修订后继续执行（图 4－3）。

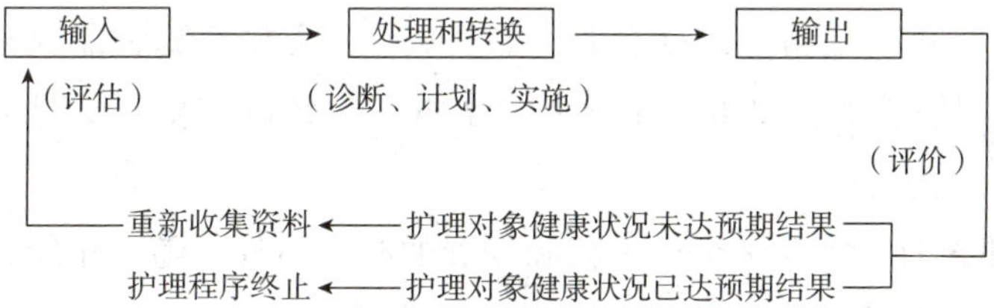

图 4－3 护理过程系统模式示意图

5. 一般系统论是护理理论或模式发展的依据 很多护理理论或护理模式的理论依据之一是一般系统论，如罗伊的适应模式、纽曼的健康系统模式等。这些理论或模式为护理实践提供了科学的理论指导。

PPT

第二节 需要层次理论

人为了维持自身的生存和发展，必然会产生一定的需要，如对空气、水、食物、情感的需要等。当个体需要得到满足时，身心就处于一种平衡状态，有助于个体维持健康。反之，就会出现身心疾病。学习需要层次理论，有助于护士更好地了解和识别服务对象的需要，并采用有效的措施满足护理对象的需要，维护和促进人类健康。

一、需要的概述

（一）需要的概念

需要是人脑对生理与社会要求的客观反映，是个体、群体对其生存和发展条件所表现出来的依赖状态。如个体在生理上，有对食物、水、氧气、排泄、休息及避免伤害等需要；在心理上有对爱、交往、自尊及自我实现等的需要。需要满足的程度和人的健康息息相关。

需要与人的活动密切相关。需要是一个人最基本的动力所在，人的一切活动都是为了满足需要；在满足需要的过程中，个体又会产生和发展新的需要，使个体向更高的目标前进，促使个体的心理水平及行为能力得以发展、社会得以进步。需要一旦中止，个体的生命也就结束。个体在满足需要而进行各种活动的同时受到社会环境、人类文明及法律法规等因素的制约，个体可以有意识地调节自己的需要以服从大局的需要。

基本需要是指个体生存、成长、发展及维持其生理和心理平衡的最基本需求。马斯洛认为人的基本需要是本能的、始终不变的需要，是人类共有的需要。人类在民族、种族、年龄和文化上虽然存在很大的差异，但其基本需要具有共同的特性。

（二）需要的特征

1. 需要的对象性 人的任何需要都是有目的性和对象性的。需要的对象可以是物质的，如食物；也可以是精神或社会的，如权利。但无论是哪种需要，都必须有一定的外部物质条件才能满足，如娱乐需要场所。同一个体的需要对象是多种的，不同个体的需要也是不同的。

2. 需要的发展性 需要是个体生存和发展的必要条件，随着年龄、环境的变化而变化。个体在生长发展的不同时期有不同的优势需要，如婴幼儿主要是生理的需要；少年时代开始发展到对知识、安全的需要等；青年时代以交往、爱情、婚姻的需要为主等。

3. 需要的无限性 需要不会因暂时的满足而终止。当旧的需要得到满足后，就会产生新的需要，个体在不断满足需要的过程中得到成长与发展，并推动了社会的进步。

4. 需要的独特性 人类的需要有共同性，如无论性别、年龄、种族是否相同，都需要食物、空气和水。人类的需要又有独特性，个体的年龄、身体条件、社会地位、经济条件不同，对物质和精神方面的需要也不同。这种独特性可以表现在需要的对象上，也可以表现在满足需要的方式上。

5. 社会历史制约性 需要的产生和满足受所处的环境和社会经济发展水平的制约。如在经济落后、生活水平下降时期的人们需要的是温饱；在经济发达、生活水平提高时期的人们需要的不仅是丰富的物质生活，而且也需要高雅的精神生活。因此，个体要根据主、客观条件，有意识地调整自己的需要，合理地提出和满足自己的需要。

（三）影响需要满足的因素

需要的满足程度受个体自身内在因素及其所处的外部环境的影响与限制，具体因素主要包括以下几个方面。

1. 内在因素

（1）生理因素　疲劳、疼痛、损伤、疾病、生理缺陷和活动受限等生理性问题可导致某些需要不能满足。如疼痛严重会影响睡眠；胃肠道疾病会影响营养需要的满足；生理缺陷容易导致人产生自卑、孤独等情绪反应，容易影响爱与归属感等情感需要的满足。

（2）情绪因素　情绪状态与个体躯体功能密切相关，焦虑、恐惧、愤怒、抑郁等情绪状态会导致食欲下降、失眠、注意力不集中、人体抵抗力下降等，从而影响个体各种需要的满足。如长期焦虑导致个体免疫力下降，罹患疾病，出现疼痛等症状，影响了舒适的满足。

（3）认知因素　认知水平会影响个体对信息的接受、理解和应用，进而影响个体对自身需要的认识和满足。如缺乏营养与保健等知识就不能正确选择有益于健康的食物。

（4）个人因素　个人人生观、价值观、个性特点、生活习惯和生活经验等，都会影响个体基本需要的满足程度及方式。如积极进取的个体相较于缺乏上进心的个体，更加追求自我实现的需要。

2. 外在因素

（1）环境因素　温湿度不适宜、通风不良、噪声、环境陌生等均可影响需要的满足。如病房温度过高或过低，都会影响患者睡眠需要的满足。

（2）社会因素　社会制度、社会舆论、社会事件、经济水平、物质条件等因素会影响各种需要的满足。如社会动荡、经济水平较低，会导致个体生理需要得不到满足，并缺乏安全感。

（3）文化因素　风俗习惯、文化习俗、宗教信仰、社会道德观等会影响个体对需要的认识和满足方式。

二、需要层次理论具体内容

自19世纪50年代以来，许多心理学家、哲学家和护理学家从不同角度探讨和研究了人的基本需要，形成了不同理论和模式。其中影响力最大，应用最广泛的是美国心理学家亚伯拉罕·马斯洛（Abraham Human Maslow）的人类基本需要层次理论。此外，在护理领域应用较多的还有美国护理学家卡利什的人类基本需要层次理论。

知识拓展

亚伯拉罕·马斯洛简介

亚伯拉罕·马斯洛（1908—1970 年），美国著名社会心理学家，第三代心理学的开创者，提出了人本主义心理学和马斯洛需求层次理论。代表作品有《动机和人格》《存在心理学探索》《人性能达到的境界》等。1908 年出生于纽约市布鲁克林区一个犹太家庭，童年时生活孤独痛苦，把读书当做精神上的寄托。上学时成绩优异，天赋极高。1926 年进入康乃尔大学，三年后转至威斯康星大学攻读心理学，1930 年获学士学位，次年获得心理学硕士学位，1934 年获心理学哲学博士学位。1967 年任美国人格与社会心理学会主席和美国心理学会主席。1970 年因心力衰竭逝世。他在 1943 年发表的“人类动机理论”一文和 1954 年发表的《动机与人格》一书中，提出人的需要有不同层次，论述了不同层次之间的关系，从而形成了人类基本需要层次理论。

（一）马斯洛的人类基本需要理论 微课

马斯洛认为，人类的需要可分为基本需要和特殊需要。基本需要指全人类共有的、生存所必需的需要。特殊需要是人在不同的社会文化条件下形成的各自不同的需要。当需要得不到满足，机体内部就会处于焦虑状态，这种焦虑会激发其产生动机，导致某种行为的形成。如果某种需要持续不能被满足，将直接影响健康。马斯洛认为，人的基本需要有层次之分，按其重要性和发生的先后顺序，由低到高分为五个层次，并按“金字塔”形状加以描述（图 4－4）。

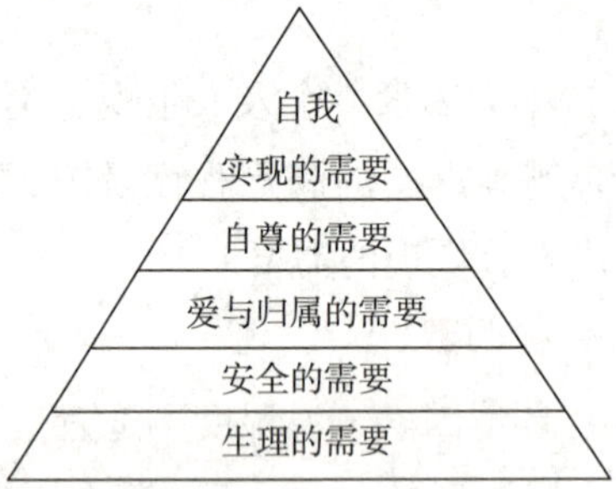

图 4－4　马斯洛人类基本需要层次理论示意图

1. 生理的需要　是人类维持生存及种族延续的需要，如食物、空气、水、适宜的温湿度、清洁、休息、睡眠、排泄、避免疼痛等。生理的需要是人类最基本、最低层次、最强有力的需要，是其他需要产生的基础。只有这些需要得到满足并能保证生存的前提下，其他的需要才会成为行动的动力；如果这些需要得不到满足，人的生存就会受到威胁。

2. 安全的需要　指避免危险和意外，生活稳定有保障，有安全感。包括对生命安全、财产安全、职业安全等的需要。主要表现在生理和心理两个方面，生理安全是指生命和健康有保障，避免威胁；心理安全是指心理上避免焦虑、恐惧等负面情绪。安全需要普遍存在于各个年龄阶段，特别是婴儿期及危重患者更为明显。

3. 爱与归属的需要　指个体对家庭、朋友、伙伴的需要，对得到组织、团体认同的需要，以及对得到他人的爱和给予他人爱的需要。如果这种需要得到满足，有助于建立良好的人际关系；得不到满足，个体就会产生孤独、空虚、被遗弃等感觉。

4. 尊重的需要　指个体对自己的尊严和价值的追求，包括自尊和他尊两个方面。自尊需要指个体对自己的各方面充满信心，认可自身的能力；他尊需要指希望得到别人的尊重、认可、赞赏等。尊重的需要得到满足，可使人有价值感和成就感；否则就会产生自卑、软弱、无能等感觉。

5. 自我实现的需要　指人需要充分发挥自己的才能与潜力，去实现自己的理想、抱负和目标，并从中获得满足。自我实现的需要是最高层次的需要，且个体在满足的程度和方式上存在较大的差异。

马斯洛认为，人的基本需要虽然有层次高低之分，但各层次需要之间彼此关联：首先个体需优先满足较低层次的需要；各种需要得到满足的时间不一定相同，有的需要需立即满足，有的需要可以延后满足；一般情况下是较低层次的需要得到满足后，才会出现更高层次的需要，但也可发生各层次需要重叠出现或层次顺序发生改变；在同一时期内，几种需要可以同时存在，这时各个需要之间就会有重叠，相互依赖；越高层次的需要满足的方式和程度差异越大；基本需要满足的程度与健康密切相关，满足的程度越高，人的健康水平就越高。

思政小课堂

案例回顾：已过“不惑之年”（四十一岁）的陶渊明在朋友的劝说下，再次出任彭泽县令。有一次，县里派督邮来了解情况。有人告诉陶渊明，那是上面派下来的人，应当穿戴整齐、恭恭敬敬地去迎接。陶渊明听后长长叹了一口气：“我不愿为了小小县令的五斗薪俸，就低声下气去向这些家伙献殷勤。”说完，就辞掉官职，回家去了。陶渊明当彭泽县令，不过八十多天。他这次弃职而去，便永远脱离了官场。此后，他一面读书为文，一面参加农业劳动。后来由于农田不断受灾，房屋又被火烧，家境越来越恶化。但他始终不愿再为官受禄，甚至连江州刺使送来的米和肉也坚拒不受。朝廷曾征召他任著作郎，也被他拒绝了。

案例思考：陶渊明是名人之后，他原本可以左右逢源，活得舒适些，至少衣食不愁。但他为什么要辞去官职，拒绝江州刺使送来的米和肉？

案例分析：从马斯洛的人类基本需要层次论分析，米、肉和薪俸都是为了满足最基本的需要，也就是生理的需要。但是陶渊明有“大济于苍生”之志。为了这个志向，他性格耿直，清明廉正，不愿卑躬屈膝攀附权贵，这是他“自我实现的需要”。因此，他宁愿忍饥挨饿，也不愿以付出人格和气节为代价去换取食物。

陶渊明因“不为五斗米折腰”，而获得了心灵的自由，获得了人格的尊严，写出了流传百世的诗文。在为后人留下宝贵文学财富的同时，也留下了弥足珍贵的精神财富。他的高风亮节，成为中国后代有志之士的楷模。

（二）卡利什的人类基本需要理论

在马斯洛提出人的基本需要层次理论几年后，美国护理学家理查德·卡利什（Richard Kalish）将这一理论加以修改和补充，认为知识的获取是人类好奇心和探索所致。因此，在生理和安全需要之间增加一个层次，即刺激的需要，包括性、活动、探索、好奇心和操纵（图4-5）。卡利什认为，性和活动的需要虽然属于生理需要，但必须在食物、空气、水、排泄、休息及避免疼痛等生理需要获得满足后，才会寻求此需要，因此将其列在生理需要之后。同时，人们为了满足好奇心，常在探索和操纵各项事物的时候会忽略自身的安全，因此刺激的需要优先于安全的需要。但每一时期总有一种需要是占支配地位的。

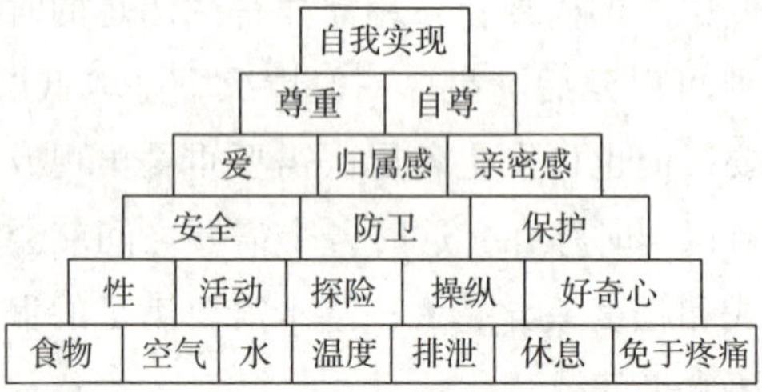

图4-5　卡利什人类基本需要层次理论示意图

三、需要层次理论对护理工作的指导作用

需要层次理论对护理工作有着重要的指导意义。需要层次理论的一般规律有助于护士充分理解整体护理的意义，应用需要层次理论可以让护士在评估护理对象时收集的资料更加全面，能够充分识别出护理对象未被满足的需要，预测可能出现的需要，从而提供有效而全面的护理措施，满足护理对象各层次的需要，达到提高护理质量的目的。

（一）需要层次理论对护理实践的意义

1. 帮助护士识别患者未被满足的需要　人在健康状态下，能够依靠自己满足各类需要，但在患病时，有些基本需要就无法通过自己的能力来满足。因此，护士可按照人类基本需要的不同层次，从整体的角度，系统全面收集资料，评估并识别患者尚未满足的需要，发现护理问题，并立即帮助解决。

2. 确定护理计划的优先顺序　需要层次理论是按照对人的生存和发展的重要程度排列的，护士可以据此识别问题的轻、重、缓、急，按其优先顺序制定和实施护理计划。一般情况下，越是排在前面的需要越重要，越需及早给予满足。因此，护士要正确识别并排列出各种需要的次序，并针对需要满足的因素，采取有效的措施，满足患者的各种需要。

3. 领悟和理解患者的行为和情感　需要层次理论可帮助护士更好地理解和领悟患

者的行为和情感。如新入院的患者会焦虑不安，这是对安全需要的表现；患者希望家人、朋友和同事常来探望和陪伴，这是对爱与归属需要的表现；即使卧病在床，患者也希望保持仪容的整洁，这是对尊重需要的表现。

4. 预测患者即将出现或未表达的需要　在护理工作中，护士要学会预测患者可能出现或未表达出的需要，即潜在的护理问题，并积极采取有效的预防措施。如对乳腺癌根治术前的女性患者，护士可告知患者术后能通过佩戴义乳保持身体形象，以满足患者自尊的需要。

（二）识别和满足患者的基本需要

人的基本需要是维持个体身心平衡、维持人类生存和发展的最基本的需求，包括生理需要、社会需要、心理需要等各个方面。需要层次理论可指导护士识别各类人群各层次未满足的需要，并采取有效的护理措施，满足其需要，以维持和促进健康。

1. 生理的需要　是维持生理功能的最基本需要，而疾病常常导致患者很多的生理需要无法得到满足。

（1）氧气　是人类生存必不可少的要素，一旦缺少应首先满足，尤其对于危重患者，必须立即给予满足，否则会危及生命。常见的导致患者缺氧的原因有呼吸困难、呼吸道阻塞、中毒、肺功能障碍等，护士应针对患者缺氧原因，立即采取措施，满足患者对氧气的需要。

（2）水　水的摄入减少或丢失过多都会导致机体出现水代谢紊乱，如脱水、水肿、电解质紊乱、酸碱平衡失调等。护士应全面评估患者的症状及原因，及时采取措施，满足患者对水的需要。

（3）营养　常见的营养问题有消瘦、肥胖、营养素缺乏、特殊饮食需要等。因此，护士应评估患者的营养状况，确定引起患者营养失调的原因，积极采取措施，帮助患者满足营养的需要。

（4）温度　包括机体的温度和环境的温度。机体和环境温度的过高或过低都会引起患者生理和心理上的不适。如环境温度过高，会使患者出现出汗、烦躁等；过低会使患者受凉、活动减少等。护士要注意患者体温和环境温度的变化，出现异常时应采取有效措施维持患者体温在正常范围，同时保持环境温度适宜。

（5）排泄　常见的排泄问题有便秘、腹泻、大小便失禁、尿潴留、多尿、少尿或无尿等。引起排泄问题的原因比较复杂，泌尿系统疾病、内分泌系统疾病、手术、心理因素、饮食结构不合理等都可导致排泄的异常。护士应及时评估患者存在的问题，采取相应的护理措施，满足患者的排泄需要，改善患者的症状和不适。

（6）休息和睡眠　充足的休息和睡眠可以有助于患者疾病的恢复。疾病、环境、治疗和护理因素等都可影响患者的睡眠，常见的问题有疲乏、各种睡眠障碍等。护士应运用专业知识，通过促进舒适、减轻压力、合理安排治疗和护理等措施，满足患者睡眠的需要。

（7）避免疼痛　疼痛是最不舒适的体验，会给患者带来一定的身心反应。为减少患者的痛苦，护士要及时评估疼痛的程度、原因、性质、部位等，采取积极的预防和处理措施，满足患者避免疼痛的需要。

2. 刺激的需要　患者在患病的急性期，对刺激的需要往往不明显，但并非完全没有。长期缺乏感官刺激和娱乐活动，可能会引起情绪低落和反应迟缓。所以，护士应注意根据患者的情况，采取措施，满足其刺激的需要。如长期卧床患者需要翻身、适当的肢体活动，以防止皮肤受损和肌肉萎缩；安排适当的娱乐活动，鼓励患者和周围的人建立良好的人际关系，激发其感官刺激等。

3. 安全的需要　人处于疾病状态时安全感会降低。影响因素有对医院环境不熟悉、对医疗技术水平不了解、担心治疗效果和医疗护理技术、担心住院带来的经济问题等。护士应采取各种有效措施安抚患者焦虑和恐慌的情绪，提高患者的安全感。如为患者提供安全的住院环境，避免患者身体受到伤害；护理操作熟练规范，保证治疗安全；及时进行入院介绍、提供正确全面的疾病及诊疗信息、帮助患者建立良好和谐的人际关系等保证患者心理上的安全。

4. 爱与归属的需要　人在患病时孤独感和无助感增强，对爱与归属的需要也变得更加突出。患者希望得到他人的关心、爱护和支持。所以，护士应具有同理心，能理解患者的行为和情绪，主动关爱患者，和患者建立良好的护患关系，使患者感到被重视；鼓励家属和亲友多探视、关心患者；促进病友间的相互交流，帮助建立良好的病友关系，满足患者爱与归属的需要。

5. 尊重的需要　人在爱与归属的需要得到满足后，才会感到被重视和尊重，这两种需要是相互关联的。患病后，患者会因自理能力受限、依赖他人照顾、隐私得不到保障、疾病导致的形象受损等因素，失去自我价值感，导致患者缺乏自信，出现依赖、退缩等行为。护士在与患者交往中，要礼貌称呼患者，认真倾听患者意见，尊重患者的个人习惯、价值观念及宗教信仰等；进行护理操作时，应注意保护患者的隐私，维护患者的自尊；指导患者适应疾病带来的形象改变，满足其尊重的需要。

6. 自我实现的需要　疾病会导致患者各种能力降低，甚至丧失重要能力，如偏瘫、截肢、失语等。但疾病也可能对某些人的成长起促进作用，帮助患者自我实现。由于自我实现需要的产生和满足程度因人而异，护士要鼓励患者表达自己的感受和追求，帮助患者认识和发展自己的潜能，鼓励患者根据自身情况重新建立人生目标，并通过积极康复和加强学习，为满足自我实现的需要创造条件。

护士要根据不同服务对象的特点，帮助他们正确识别和满足自身的需要，并且要把患者作为一个整体来看，在满足低层次需要的同时，也要考虑高层次的需要；同时，护士也应注意由于患者的社会文化背景、个性心理特征不同，各层次需要的优先次序可能会有所不同，对于较高层次需要的满足程度及方式也存在差异。因此，护士在满足患者基本需要时，应充分考虑到个体差异性，从而真正有效的维持和促进患者的健康。

第三节　压力与适应理论

PPT

现实生活中，每个人都承担着各种各样的压力。患病时，由于疾病导致机体功能下降、工作生活受到影响、家庭经济负担加重等因素，患者往往承受着巨大的压力。此外，高强度的护理工作也使护士承受着高于一般职业的工作压力。如何帮助患者和自身正确应对压力、适应压力是护士应该掌握的一项技能。学习压力与适应理论，有助于护士全面评估自身和患者的压力，并采取有效的措施和方法避免和减轻压力的影响，促进身心健康。

一、压力的概述

（一）压力

“压力”一词来源于拉丁文“stringere”，意思是“紧紧捆扎或用力提取”。在现代汉语中被翻译为“压力”“应激”“紧张”，本书选用“压力”一词。

压力是个复杂的概念，在不同的时期和不同的学科中有不同的描述。心理学家用焦虑等情绪反应来描述压力；生理学家则用血压升高、心跳加快等生理现象来描述压力。20 世纪“压力之父”汉斯·塞利（Hans Selye）认为，压力是环境中的刺激所引起人体的一种非特异性反应。目前普遍认为，压力是个体对作用于自身的内外环境刺激做出认知评价后，引起的一系列非特异性的生理及心理紧张性反应状态的过程。此定义中，压力包括刺激、认知评价及反应三个环节，是一个动态的过程。

（二）压力源

压力源又称应激源或紧张源，指任何能使机体产生压力反应的内外环境中的刺激。常见的压力源分为四类。

1. 躯体性　指对个体直接产生刺激作用的各种刺激物，包括各种理化因素、生物因素及生理病理因素的刺激。如冷热刺激、水源污染、细菌、病毒、妊娠、分娩、更年期、外伤、手术等。

2. 心理性　主要指大脑中能产生刺激的紧张信息。如考试、比赛、求职竞聘、事业受挫等造成的心理挫折感、不祥感和心理冲突。

3. 社会性　指因各种社会现象及人际关系而产生的刺激。如战争、自然灾害、下岗、失恋、离婚及人际关系紧张等。

4. 文化性　指文化环境的改变而产生的刺激。如到一个陌生的环境，由于生活习惯、语言、信仰、社会价值观等方面的不适应而引起的心理冲突。

（三）压力反应

机体对所受压力源所产生的一系列身心反应称压力反应。一般分为两类。

1. 生理反应 机体处于压力状态下，可通过一系列神经系统、神经－内分泌系统、中枢神经介质系统、免疫系统等变化影响机体内环境的平衡，出现器官功能障碍。常见的生理反应有血压升高、心率加快、呼吸加快、肌张力增加、括约肌失去控制、敏感性增强、免疫力降低等。

2. 心理反应 包括认知反应、情绪反应和行为反应。

（1）认知反应 在压力作用下，个体心理内环境稳定状态受到破坏，导致认知能力发生改变。认知的压力反应分为积极和消极两种。积极的心理反应可使人注意力集中，警觉性增强，提高个体分析问题及解决问题的能力，发挥个体应对压力的潜能。消极的认知反应会导致个体认知能力降低，无法客观评价事物，不能采取有效的应对策略。具体表现为感知混乱、判断失误、思维迟钝、非现实性想象、行为失控、自我评价丧失等。

（2）情绪反应 情绪是人的一种内心体验，具有被动性，且差异大。主要的情绪反应包括焦虑、恐惧、忧郁、愤怒、敌意、自怜等。

（3）行为反应 压力过大时，强烈的情绪反应及认知能力下降，会使个体对行为的控制力降低或丧失，导致行为混乱。常见的行为反应有渴望隐退、回避、抽烟、酗酒、滥用药物，甚至自杀等。

（四）压力的防卫

面对压力源时，个体会有意识地选择或潜意识地运用多种多样的应对措施，主动应对压力。但个体应对压力的结果，取决于个体应对压力的能力和条件。因此，人们除了先天具有的防卫能力外，还可通过学习掌握压力防卫机制，正确应对压力，维护个体身心健康。

1. 对抗压力源的第一线防卫——生理与心理防卫

（1）生理防卫 包括遗传因素、身体的一般状况、营养状态、免疫功能等。如良好的营养状态可促进机体的康复；健全的免疫系统可以提高个体抵御微生物侵袭的能力。个体可通过科学营养的膳食搭配、合理有效的体育锻炼、规律的生活作息提高自身的免疫力。

（2）心理防卫 指心理上对压力做出适当反应的过程，受到个体的心理特征、生活经历、教育背景、社会关系、经济条件等因素的影响。恰当的心理防卫有利于个体成长与发展，若运用不当，则会导致不良后果。如，面对竞赛，个体如果正确看待竞赛的意义，将其视为一次促进自身提高的机会，积极备赛，有助于缓解焦虑的情绪，有望取得较好的成绩；但如果一味处于焦虑不安的情绪中，心理负担过大，则有可能导致比赛失利。

2. 对抗压力源的第二线防卫——自力救助 当压力源刺激较强，而个体第一线防卫能力相对较弱时，便会产生压力反应。此时，个体须采用自力救助的方法减轻压力反应，以维持和促进健康。自力救助包括以下四个方面。

（1）正确评价压力　对压力不同的认知评价会引起不同的压力反应。拉扎勒斯曾说“有效化解压力的关键在于对压力的积极评估”。个体应认识到压力存在的必然性以及压力的积极意义，与其消极面对压力，不如积极应对压力，促进个体的成长和发展。如，面对繁重的学习任务，个体应理性看待压力，意识到繁重的学习任务是个体在成长过程中必然经历的过程，是积累知识、提升自我能力、培育自我价值的重要途径，如此可以培养个体积极乐观的心态，有助于提高个体应对压力的能力。此外，个体也应学会正确认识自己、悦纳自己。

（2）正确对待情感　遭受压力时，个体容易出现焦虑、抑郁等负面情绪。个体要主动分析不良情绪产生的原因，确定它的存在，认识到它的危害，同时要采取有效措施排解这些负面情绪。如，通过娱乐活动适当放松自己，和好朋友谈心疏解情绪等。

（3）利用可能得到的支持　当个体承受较大压力时，可寻求家庭的和社会的支持。父母、配偶、子女、好友是个体社会支持网中的重要成员，必要时，也可向有关的专业机构寻求支持。如癌症患者可以通过和病友交流和分享，获得有益的信息和经验，从而缓解压力。

（4）减少压力的生理影响　良好的身体状况、健全的免疫机制是个体抵抗压力源侵犯、减轻压力反应的基础。因此，个体应提高保健意识，通过进行有规律的运动、注意饮食营养、保持规律的作息等加强个人体质。此外，掌握放松技巧也是减少压力对机体生理影响的有效措施，如深呼吸训练、传统的气功、听音乐等。

3. 对抗压力源的第三线防卫——专业辅助　当个体遇到的压力源强度过大，无法通过上述方法减轻压力时，容易引发身心疾病。此时，须启动第三线防卫，及时寻求专业人员的帮助。这些专业人员包括心理医生、专业咨询师、医护人员等。专业人员可提供必要的健康咨询和教育，或者是针对性的治疗，这些手段可提高个体的应对能力，促进个体身心健康水平。若个体不能及时获得恰当的专业帮助，会导致病情加重或演变为慢性疾病等，如高血压、胃溃疡、忧郁症、精神分裂症等。而这些疾病又可成为新的压力源，加重患者的负担，进一步影响其身心健康。

二、适应的概述

（一）适应的概念

适应是生物体以各种方式调整自己以适应环境的一种生存能力及过程，是应对行为的最终目标。适应是一个动态的过程，是机体维持内外环境平衡、对抗压力、健康生存的基础。面对压力源，如适应成功，身心可保持或恢复平衡；如适应不良，就会生病。疾病作为压力源，也促使人们采取一系列应对行为去适应。

（二）适应的特点

1. 稳定性　所有适应的目的都是最大限度地维持机体的内稳态。在个体遭遇压力源刺激时，会动员全身心的力量以适应压力源对机体所造成的不平衡，以维持个体的最佳身心状态。

2. 主动性 适应是一种主动的反应过程，也是一种自我调节机制。面对压力源时，个体会主动地应对或逃避。如人在饥渴时，会主动地寻找食物和水。

3. 整体性 适应是一种全身性的反应过程，可同时包括生理、心理、社会文化等多个层次的反应。如护生进入临床实习时，既要将所学知识运用于实践，又要从心理上、体力上、人际沟通上去适应临床护理的要求，最终完成实习目标。

4. 差异性 由于个体的遗传、性格及经历不同，个体适应压力的方式和程度存在差异。面对同样的压力，适应能力强的人会及时调整自己，应用多种防卫机制应对压力源；反之，适应能力弱的人往往会选择逃避。但个体在适应过程中会保持自己的特征，不会由于压力适应而丧失自己的个性及行为特征。

5. 有限性 适应是有限度的。虽然压力源的作用会发掘出个体行为和能力的潜能，但适应不能超过一个人的身体、社会心理及精神的稳定范围。

6. 时间性 适应效果与时间有关，时间充分可以适应得较好，否则难以适应。如生理方面，急性失血时容易发生休克，而慢性失血则容易适应，一般不发生休克；心理方面，亲人因车祸突然死亡，家属难以接受，但若因癌症去世，由于家属已有思想准备，则容易适应。

（三）压力的适应

1. 生理适应

（1）代偿性适应　指当外界刺激发生改变时，个体以代偿性的生理变化来应对刺激的过程。如进行长跑锻炼时，最初感觉心跳加快、呼吸急促、肌肉酸痛，如果长期坚持下去，人体的肌肉、心肺等逐渐适应运动的需要，就不再感到压力的存在。

（2）感觉适应　指在某种固定的连续刺激下，个体对该刺激的感觉强度减弱。如持续嗅一种气味，感觉强度会逐渐降低，个体很快就习惯了这种气味的刺激。

2. 心理适应 指个体经受心理压力时，调整自己的态度去认识、摆脱或消除压力，恢复心理平衡的过程。一般可通过学习新的行为（如放松技巧）或运用心理防御机制来适应。常见的心理防御机制有否认、投射、退化、幻想、合理化、反向形成、转移、潜抑、认同、压抑、补偿、幽默、升华等。心理防御机制应用得当，会帮助人们缓解压力。相反，过度使用，导致精力大量消耗，甚至出现病态人格。

3. 社会文化适应

（1）社会适应　指调节个体的行为举止，以适应社会法规、习俗及道德观念的要求。如刚进入大学的学生除了学习知识和技能外，还须熟悉学校的环境、规章制度，和老师及同学建立良好的人际关系。

（2）文化适应　指调整个体的行为，使之符合某一特殊文化环境的要求。如出国在外，要学会使用当地的语言进行沟通交流，遵守当地的规章制度等。

4. 技术适应　指通过技术的革新和创造，改造自然环境，控制环境中的压力源。如，通过人工降雨，缓解旱情。但现代先进科学技术在帮助人类的同时，也给人类带来新的压力源，如塑料污染、核污染等。先进的医学和护理技术在提高人们健康水平的同时也带来不少复杂的问题，如药物的耐药性等。因此，技术适应也是指人类对现代化的先进科学技术所造成的新压力源的适应。

三、压力与适应理论在护理中的应用

（一）患者压力的预防及应对

疾病是一种压力源，会造成患者身心健康状况的改变，并引起一系列的生理、心理、社会等问题。护士应采取各种措施，帮助患者应对因疾病造成的压力，提高其适应能力，以促进患者身心康复。

1. 住院患者常见的压力源

（1）环境陌生　住院患者对病室环境、医院规章制度不熟悉，对医生和护士不了解，对医院的饮食不习惯等。

（2）疾病威胁　患者可能罹患不治之症，或因疾病丧失某些重要的能力，也可能会因疾病影响自身形象等。此外，疾病也可能影响患者正常的工作和学习，带给患者经济压力。

（3）缺乏信息　患者对自己所患疾病的诊疗信息及护理措施不清楚，对治疗方案存在质疑，对医务人员所说的医学术语不明白，或患者所提的问题没得到及时满意的答复等。

（4）丧失自尊　疾病会降低患者的自理能力，如须由他人协助进食、如厕、洗澡、穿脱衣裤等；疾病也可能会限制患者的躯体活动能力，如须严格卧床休息等。

（5）不被重视　患者的基本需要没有得到医护人员及时的发现和满足，如缺乏与患者及家属的沟通，造成护患关系紧张等。

2. 帮助患者预防及应对压力

（1）帮助患者预防压力的方法

1）协助患者适应病区环境　护士应为患者创造一个整洁、安静、舒适、安全的物理环境，营造一个轻松愉快、关系和谐的人文环境，并帮助患者尽快适应环境。如，主动热情地接待新入院患者，认真介绍医院及病区的环境、规章制度、作息时间及主管医生、责任护士等，使患者消除由于陌生和孤独带来的心理压力。

2）满足患者的各种需要　护士要认识评估患者的压力源，了解患者各方面的需要，并在各种护理活动中尽量满足患者需要，缓解患者由于需要不能满足而出现的紧张、焦虑等不良情绪。如，接纳、尊重患者对健康没有影响的生活习惯，允许患者住院期间保留部分原有的生活方式等。

3）提供有关疾病的信息　护士应及时向患者提供有关疾病的诊疗、护理、预后等方面的知识，减少患者由于缺乏信息而产生的焦虑及恐惧情绪。尽量让患者参与治疗和护理计划，增加患者自我控制感和心理安全感，使患者发挥主观能动性，更好地配合治疗及护理。

4）锻炼患者的自理能力　自理是心理健康的一个标志，也是减少心理压力的一个重要内容。护士应让患者意识到自理的重要意义，提高患者参与治疗及护理的积极性，最大限度的发挥自己的自理能力，以重建患者的自尊心、自信心、自我控制感、价值感。

5）加强患者的意志训练　患病后患者的意志会减退，容易产生忧郁、悲观、痛苦、恐惧等消极心理，出现依赖或软弱等行为。但意志坚强的患者会努力克服困难，战胜病魔。因此，护士要多向患者提供有关康复患者的事例，鼓励患者与意志坚强的病友多交流，提高患者的意志力，增强患者恢复健康的信心。

（2）帮助患者应对压力的方法

1）心理疏导及自我心理保健训练　护士应理解患者承受的心理压力和情绪变化，鼓励和允许患者通过各种方式宣泄内心的感受、想法及痛苦，如倾诉、记日记、看电影、做运动等。同时，护士也应指导患者进行自我心理保健训练，如自我言语暗示法、活动转移法、倾诉法、建设性的发泄法等，帮助患者发泄消极情绪，减轻压力反应。

2）调动患者的各种社会支持系统　社会支持系统可以为患者提供信息及指导，帮助患者解决问题，如医生给出的饮食指导；也可为患者提供心理支持、关怀及鼓励，使患者感受到安全，以保持患者的自尊心及价值感，如家人的支持和关爱；还可为患者提供物质支持及帮助，如社会人士的爱心捐款。护士应帮助患者应用这些支持系统，取得精神和物质上的帮助和支持，提高患者的应对能力；还应鼓励患者积极参加各种社会活动，以减少患者对压力的感知。

3）指导患者进行放松训练　放松训练主要通过将注意力集中在呼吸、声音、想象等方面，降低患者对周围环境的感应能力，以降低交感神经的活动，使肌肉松弛，达到心理放松。常用的放松训练有简易深呼吸训练、固定视物深呼吸训练、渐进性肌肉放松练习、引导想象放松练习、言语想象暗示放松练习、听音乐或其他美妙的自然声音等。适用于心理紧张、焦虑、恐惧的患者。护士可指导患者进行放松练习，缓解心理压力。

（二）护士面对的压力与适应

护理工作的性质决定了护士经常承受着高强度的工作压力。护士应明确工作中可能会出现的压力源，并采取有效的应对措施，以确保身心健康，避免职业倦怠，提高护理质量。

1. 护士常面对的压力源

（1）工作环境复杂　医院是一个集社会学、医学、生物学和心理学的复杂体系，也是一个充满焦虑、变化和沟通障碍的场所。这种环境中存在很多不良刺激，威胁护士的身心健康，如细菌、病毒、核放射线、紧张的人际关系等。

（2）工作任务紧迫　临床患者的病情复杂且变化多端，需要护士严密观察并采取及时有效的护理措施。护士一旦松懈，就可能导致延误患者的治疗，严重者甚至会引起护理事故。在一些特殊科室，如急诊科、重症监护室，护理工作更为复杂且紧迫。因此，护士往往承受着巨大的工作压力。

（3）工作负荷过重　人们对医疗卫生服务的需求日益增长，护士的数量普遍不足，导致护士工作负荷显著增加。频繁倒班，扰乱了护士正常的生理节律，对护士的心理、家庭生活和社交活动都有不同程度的影响。

（4）人际关系复杂　护士需要处理复杂的人际关系，如护患关系、护士和患者家属的关系、医护关系、护士和医院行政人员及后勤人员的关系等。其中，最主要的两个人际关系是护患关系和医护关系。临床患者病情不同、文化层次不同、社会背景不同，且由于经受疾病折磨，患者的情绪也极不稳定。因此，临床护理工作中，极易出现护患冲突和纠纷。此外，相较于护士，医生更能得到患者的尊重、社会的认可、获得更高的薪酬，导致护士怀疑自身的价值和能力。由于工作重心不同，医护之间也容易产生矛盾和冲突。以上问题，均增加了护士的心理压力。

（5）工作性质高风险　护理工作直接关系着患者的健康，稍有不慎，就会出现护理差错或事故。一旦出现差错事故，护士将承担法律责任，给自己的职业生涯也会造成无法估量的损失。因此，护理职业存在高风险，给护士带来很大的心理压力。

2. 护士适应工作压力的对策　护士应提高自我调节和自我防护的能力，学会有效应对工作压力，缓解或消除压力反应，以维护身心健康，预防职业疲溃。

（1）定期进行自我压力评估　定期采用压力源量表自我测量，评估有无产生压力反应，正确分析压力源的性质、强度等。

（2）正确认识工作压力　树立正确的职业价值观，理性看待工作压力，认识到压力本身存在的积极意义，如工作压力可促进护士不断提高自身的知识和技能水平，设立现实的期望和目标。

（3）不断提高自身的应对能力　养成健康的生活方式、进行规律适度的运动、保证均衡的营养和充足的睡眠，从而提高个体身体素质和免疫力，有利于抵御压力源的侵袭。保持终身学习的态度，不断充实专业知识与技能，提高自身的工作能力，有利于避免或减少工作压力源的刺激。培养广泛的个人兴趣和爱好，积极参加各类有益身心健康的活动。面对压力时，学会采用适宜的自我调节方法，如看电影、跑步、旅游等，及时有效的排解不良情绪。

（4）充分利用支持系统　面对压力时，如无法自我应对，可向亲属、朋友、同事、上级主管领导倾诉，寻求支持和帮助。如善于运用领导和上级主管给予的支持，争取更多的深造学习机会，加强技能学习，建议合理排班避免工作负荷过大等。

目标检测

一、选择题

【A1 型题】

1. 系统具有
   A. 动态性、协调性、相关性、无目的性、整体性
   B. 动态性、集合性、相关性、有目的性、整体性
   C. 层次性、集合性、相关性、目的性、稳定性
   D. 层次性、环境适应性、相关性、可分性、协调性
   E. 动态性、相关性、有目的性、整体性、层次性
2. 整体护理的观念就是把人看作是
   A. 一个闭合的、多层次的系统
   B. 一个闭合的、整体的系统
   C. 一个开放的、多层次的系统
   D. 一个开放的、整体的系统
   E. 一个开放的、单层次的系统
3. 构成护理程序基本框架的理论是
   A. 一般系统理论
   B. 马斯洛层次需要理论
   C. 奥瑞姆的自理理论
   D. 罗伊的适应模式
   E. 卡利什的人类基本需要理论
4. 根据马斯洛的理论，对人类基本需要各层次间关系的理解，正确的是
   A. 需要层次上移后满足需要的差异性很小
   B. 不同层次的需要会出现重叠甚至颠倒
   C. 所有需要都必须立即和持续地给予满足
   D. 不同层次的需要的位置是固定不变的
   E. 各需要层次有其独立性，不会相互影响
5. 根据人类基础需要层次理论，对各层次间关系的理解，不正确的是
   A. 先满足低层次需要，再考虑较高层次的需要
   B. 不同层次需要不会重叠出现
   C. 各需要层次间可相互影响
   D. 个体的基本需要满足的程度和健康状况成正比
   E. 个体满足生理需要的方式类似
6. 患者出于安全的需要，最希望的是
   A. 由有知识、负责任的护士照顾
   B. 了解有关用药方面的知识
   C. 家属能够经常来院陪伴
   D. 尽量不要用药物治疗
   E. 获得一个安静的修养环境

7. 在压力理论中，“不祥的预感”属于

A. 生理性压力源 B. 心理性压力源 C. 社会性压力源

D. 物理性压力源 E. 文化性压力源

8. 压力源刺激引起的生理反应，下述正确的是

A. 血压降低 B. 胃肠蠕动增加 C. 肌肉张力减低

D. 呼吸减慢 E. 括约肌失去控制

【A2 型题】

9. 患者，女，50 岁。面部烧伤，恢复期，面部留有瘢痕。患者常有自卑感，不愿见人。护士应特别注意满足患者需要的层次是

A. 生理的需要 B. 安全的需要 C. 爱与归属的需要

D. 尊重的需要 E. 自我实现的需要

10. 患者，女，4 岁。因车祸致胸部严重外伤入院，患者存在多方面的需要，按照人的基本需要层次理论，应首先满足的需要是

A. 安全的需要 B. 自尊的需要 C. 生理的需要

D. 爱与归属的需要 E. 自我实现的需要

二、思考题

1. 患者，女，85 岁。因近日着凉出现头痛、发热到医院就诊，门诊以“上呼吸道感染”收住院。患者体温 39. 8℃，痰液黏稠不易咳出。患者住院以来睡眠和饮食欠佳，希望子女能多陪伴。

（1）根据人类基本需要层次理论，该患者存在哪些需要？

（2）护士首先应该满足患者哪方面的需要？

2. 患者，女，22 岁，芭蕾舞演员。因车祸导致右小腿截肢。患者情绪低落，常暗自哭泣，不思饮食，睡眠不佳。

（1）威胁患者的压力源有哪些？

（2）如何帮助患者应对压力？

（达朝锦）

书网融合……

微课 本章小结 思维导图 自测题

第五章 护理程序

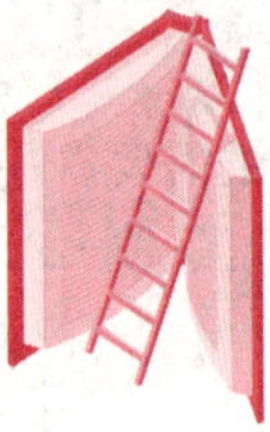

【学习目标】

知识目标

1. **掌握** 护理程序、护理诊断的概念；护理程序的步骤；资料的类型；收集资料的方法；护理诊断的陈述；目标的分类；目标的陈述方式。

2. **熟悉** 资料的来源；护理诊断的组成及书写注意事项；护理诊断与医疗诊断、合作性问题的区别；护理措施的类型。

3. **了解** 护理程序的发展背景；护理程序的意义；收集资料的内容。

能力目标

1. 能正确书写护理诊断、制定护理计划。

2. 能初步将护理程序应用到具体工作中。

素质目标

1. 具有整体护理观念，初步认识到护理程序是一种能为患者提供个体化和全面护理的科学工作方法。

2. 具有分析问题、解决问题的能力。

岗位情景模拟

情景描述 患者，男，48岁。因右下腹剧烈疼痛于2021年1月20日收入普外科住院治疗，诊断为急性化脓性阑尾炎，给予急诊手术。1月23日护理对象自感发热、刀口疼痛剧烈。随后在上午10时护士给护理对象查体：体温39.8℃，脉搏90次/分，呼吸18次/分，血压120/80mmHg，面色潮红，右下腹刀口处发红、肿胀。与其交谈得知，因担心愈后，护理对象心情烦躁，睡眠欠佳。

工作任务 1. 收集护理对象的相关资料。

2. 说明护理对象目前存在的护理诊断和相应的诊断依据。

3. 根据护理对象当下的情况制定一份护理计划单。

4. 说明针对该计划，具体的实施步骤及实施后的评价标准。

护理程序是现代护理学发展到一定阶段产生的一种科学地确认问题和系统地解决

问题的思维方式和工作方法。近年来，护理程序在护理实践的过程中不断地发展和完善，是护理工作科学化、专业化、独立化的标志。护理人员应熟练掌握护理程序的相关理论知识，在实践中灵活运用护理程序，为护理对象提供安全有效的护理服务，不断提高护理质量，促进护理事业的科学发展。

第一节　概　述

PPT

一、护理程序的概念

护理程序是以促进和恢复护理对象的健康为目标所进行的一系列有目的、有计划的护理活动，是一个综合的、动态的、具有决策和反馈功能的过程，通过对护理对象进行主动、全面的整体护理，使其达到最佳健康状态。综合性是指要用多学科的知识来处理护理对象对健康问题的反应；动态性是指根据护理对象健康问题的不断变化随时调整护理措施；决策性是指针对护理对象的健康问题决定采取哪些护理措施；反馈性是指实施护理措施后的效果又反过来决定和影响下一步护理措施的制定。因此，护理程序是一种科学的确认问题、解决问题的工作方法。

护理程序不仅适用于患者，也适用于健康人、家庭和社区，是护士为护理对象提供高质量护理的根本保证，是促进人类健康的科学方法。

二、护理程序的发展背景

1955 年，美国的护理学者莉迪亚·海尔第一次描述了护理是一个程序过程，她认为护理是“按程序进行的工作”，强调以护理对象为中心实施护理。1961 年奥兰多撰写了《护士与护理对象的关系》一书，在书中提出了护理程序的 3 个步骤：护理对象的行为、护士的反应、护理行动有效计划。1967 年尤拉和渥斯完成了第一部权威性的《护理程序》教科书，将护理程序发展成 4 个步骤，即评估、计划、实施、评价。1973 年美国召开的第一次全国护理诊断会议上，将护理诊断纳入评估步骤之中。同年若埃等学者提出应将护理诊断从护理评估中分离出来，作为护理程序中一个独立步骤，从而使护理程序由以往的四个步骤发展成为目前的五个步骤，即评估、诊断、计划、实施、评价。1977 年美国护理学会正式发表声明，把护理程序列为护理实践的标准，使护理程序走向合法化。1982 年，北美护理诊断协会（NANDA）成立，进一步推动了护理诊断及其分类的精准化、统一化和护理诊断的全球推广与应用。

1994 年经美籍华裔学者袁剑云博士来华介绍，全国部分医院开始试点建设以护理程序为核心的系统化整体护理的“模拟病房”。1996 年全国整体护理协作网正式组建。1997 年 6 月卫生部下发了《关于进一步加强护理管理工作的通知》，要求各医院积极推行整体护理。2001 年袁剑云博士又在我国介绍以护理程序为基本框架的临床路径，促进了护理程序在我国护理工作中的运用。目前，整体护理与护理程序正在健康发展，广大护理人员正在积极探索适合中国国情的具有中国特色的整体护理实践模式。

三、护理程序的理论基础

护理程序是在吸收多学科理论成果基础上构建而成，如系统论、需要层次论、信息交流论和解决问题论等。系统论组成了护理程序的工作框架；需要层次论为评估护理对象健康状况、预见护理对象的需要提供了理论基础；信息交流论赋予了护士与患者交流的能力、技巧和知识，从而确保护理程序的顺利实施；解决问题论为确认护理对象健康问题、寻求解决问题的最佳方案奠定了方法论基础。

四、护理程序的意义

护理程序是一种系统而科学地安排护理活动的工作方法和思维方式，对护理对象、护理人员、护理专业具有重要的实践意义。

（一）对护理对象的意义

1. 护理对象是护理程序的直接受益者 护理对象是护理程序的核心，一切护理活动都是以满足其需要，促进和恢复护理对象健康为目标。

2. 护理对象获得个体化和持续性护理 护理对象入院后，责任护士为其系统地收集、整理、分析资料，确定其现存的或潜在的护理诊断，制定护理计划，对其实施个体化护理。责任护士不在岗时，其他护士也可根据护理计划和各种记录，清楚地了解护理对象的情况，确保其得到持续性护理服务。

（二）对护理人员的意义

1. 变被动工作为主动工作 护理程序的运用，让护士独立地去发现护理对象身上存在的护士职责范围内能解决的问题，使护士的工作由被动变为主动，使护士从医生的助手转变为医生的合作伙伴。

2. 增强护理人员的能力 运用护理程序为护理对象提供个性化、整体化和持续性护理服务，既有利于提高护士的专业能力，也有利于培养护士独立解决问题的能力、决策能力、人际交往能力及评判性思维能力等。

3. 提高工作的成就感 在护理程序的运用过程中，能充分发挥护士的能力，挖掘护士的潜能，体现护士的价值，提高工作的成就感。

（三）对护理专业的意义

1. 促进护理专业发展 护理程序是护理学专业化的重要标志，体现了护理工作的科学性、专业性和独立性，促进了中国护理与国际护理接轨。

2. 推动护理教育改革 护理程序对护理教育的发展具有指导性的意义，在教材编写、课堂实施及教学方法的运用等方面促进了护理教育的改革。

3. 提高护理管理水平 护理程序对护理管理提出更高的要求，特别是在临床护理质量评价方面有了新突破。

第二节 护理程序的步骤

PPT

护理程序由评估护理对象的健康状况、找出护理诊断、制定护理计划、实施护理措施、评价护理效果五个步骤组成（图5-1）。在实际工作中，五个步骤环环相扣，不可分割，周而复始，相互影响，每个步骤都依赖于前一步骤的正确性。

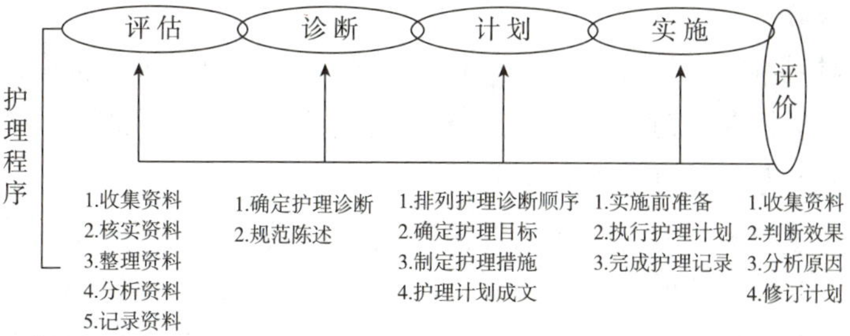

图5-1 护理程序的基本步骤

一、护理评估

护理评估是护理程序的第一步，是指有目的、有计划、系统地收集资料，并对资料进行整理分析的过程，目的是明确护理对象的护理问题。护理评估是一个动态的、循环的过程，贯穿于护理程序的每个步骤。护理评估是确立护理诊断和制定护理计划的基础，同时也是评价护理效果的参考，分为收集、核实、整理、分析、记录资料五个步骤。

（一）收集资料

1. 收集资料的目的

（1）为正确确立护理诊断提供依据。

（2）为制定合理的护理计划提供依据。

（3）为评价护理效果提供依据。

（4）积累资料，供护理科研参考。

2. 资料的内容

（1）一般资料　包括护理对象的姓名、性别、年龄、职业、民族、籍贯、文化程度、宗教信仰、婚姻状况、家庭住址、电话号码、联系人、医疗费的支付形式等；本次入院的情况，如主诉、现病史、入院方式、医疗诊断及目前用药情况等。

（2）过去健康状况　如患病史、家族史、过敏史、婚育史等。

（3）生活状况和自理程度　如饮食、睡眠、排泄、休息与活动、烟酒嗜好、自理能力等。

（4）护理体检　包括生命体征、身高、体重、意识、瞳孔、皮肤、口腔黏膜、四肢活动度、营养状况、各种导管和伤口的情况，以及心、肺、肝、肾等脏器的主要阳性体征。

（5）心理社会状况　护理对象有无抑郁、焦虑、恐惧、紧张、沮丧、愤怒等情绪反应；是否有无用感、无价值感、孤独无助感、自我否定感、犯罪感等心理感受；对疾病的认识和态度，对康复有无信心，对护理的要求，希望达到的健康状态；亲友的关系、工作状况、经济情况、近期有无重大生活事件等。

3. 资料的来源

（1）护理对象本人　护理对象是资料的主要来源。护理对象所提供的资料是其他途径无法得到的，只要护理对象意识清楚、情绪稳定、沟通无障碍、健康状况允许、非婴幼儿，就应成为资料的主要来源。

（2）家属及重要关系人　主要指照护者及对护理对象健康有重大影响力者，如父母、配偶、兄弟姐妹、其他亲戚、朋友、同事邻居、老师、保姆等。对意识不清、精神状态不稳定的护理对象、婴幼儿，其家属或重要关系人是获取资料的重要来源。当护理对象病情危重或急诊情况下，家属或重要关系人可能成为资料的唯一来源。即使护理对象能够提供资料，但当资料需要澄清时，家属或重要关系人都是很好的资料来源，家属和重要关系人既可提供额外补充资料，也可验证护理对象本身提供的资料是否正确。有时家庭关系紧张的护理对象并不希望护士询问家庭成员，护上应尊重护理对象的意见。

（3）其他医务人员　主要指共同或曾经参与照护服务对象的医务成员，包括其他护士、医师、营养师、康复师、药剂师等，都可提供重要资料。

（4）病历和记录　病历有护理对象既往病史和现有健康情况，如症状、病程及治疗信息等，同时也有许多辅助检查的客观资料，如实验室检查报告、影像学检查结果等。记录包括社区卫生记录和儿童预防接种记录等。

（5）医疗护理文献　护士查阅护理学及其他相关学科的文献，可以为病情的判断、治疗和护理提供理论依据。

4. 收集资料的方法

（1）交谈　护士通过与护理对象和家属的交谈，可收集有关护理对象健康状况的信息，是收集主观资料的最主要方法，同时也有助于与护理对象建立相互信任的关系。因此，有效而切题的交谈是非常重要的。

1）分类　交谈有正式交谈和非正式交谈两种。①正式交谈：是事先通知护理对象的有计划、有目的、有准备的交谈，如入院评估时收集资料的交谈。②非正式交谈：指在日常工作中与护理对象随意而自然的交谈。非正式交谈容易获得护理对象真实的想法和感受，护士应重视使用。同时在交谈中对一些敏感话题应注意保护护理对象的隐私。

2）提问方式　有开放式与封闭式两种。①开放式提问：没有可供选择的答案，可以使护理对象对有关问题进行更详细的描述。如“今天感觉怎么样?”，“你现在有什么想法?”。这种提问方式的优点是有利于护理对象开启心扉、表达和发泄被抑制的情感，对要讲的内容和方式有较多的自主权，护理人员也可更深入全面地掌握护理对象的想法、情感和行为；缺点是护理对象可能抓不住重点，甚至离题而占用大量时间。②封闭式提问：是一种将护理对象的应答限制在特定范围之内的提问，回答问题的选择性较少，甚至有时只回答“是”或“不是”。如“你今天头还疼吗?”“昨晚睡了几个小时?”。这种提问方式的优点是简明扼要，占用时间少，资料获取率高，护理对象能直接坦率地作出回答，护理人员能迅速获得所需要的和有价值的信息；缺点是不便于护理对象表达心理变化和情感信息。封闭式提问特别适用于采集病史和获取其他诊断性信息时。护理对象存在焦虑、语言受限或身体不适等情况时宜用封闭式提问获取信息。

护士应根据护理对象的状态、配合程度、时间和场合的不同选择不同的提问方式，也可遵循开放式与封闭式两种提问方式交替运用的原则，如“您能具体描述一下不舒服的感觉吗，多长时间了?”，这种提问方式，既可使护理对象畅所欲言，又可掌握时间节奏，确保谈话的效果。

3）交谈的阶段　一般分为三个阶段，即开始阶段、进行阶段和结束阶段。①开始阶段：主要是与护理对象建立信任友善的关系，并介绍此次谈话的目的、内容及所需时间等，以便护理对象做好准备。②进行阶段：主要是发出信息和收集资料。③结束阶段：应对所交谈内容作一小结，并征求护理对象的意见，向护理对象致谢，顺利、愉快地结束交谈，并告知下一阶段的治疗护理安排，为今后的交流打下基础。

4）注意事项　①护士应事先了解护理对象的资料，事前拟好交谈提纲。②交谈环境应安静、整洁、无干扰、光线适宜、温湿度适中，让人感觉舒适放松。③护理对象叙述时，要注意倾听，不要随意打断或提出新的话题或只考虑收集资料而对护理对象的提问置之不理，但要有意识地引导护理对象抓住主题。④对护理对象的陈述或提出的问题，应给予合理的解释和适当的反应，如点头、微笑等。⑤避免使用护理对象难以理解的医学词汇，问话要符合对方的身份和文化程度。⑥避免暗示性和刺激性的提问，如“服药后你感觉好多了吧?”，“你怎么还躺在床上?”。⑦尊重护理对象的隐私，其不愿表达的内容不得追问或套问。⑧和护理对象保持目光交流，在其极度痛苦或不舒适时不宜交谈。

（2）观察　是护士运用感官或借助一些辅助器具，如血压计、体温计等获取资料的方法。通常与交谈或身体评估同时进行，也可单独进行，观察可以澄清或证实主观资料，或补充交谈所没有提供的信息。观察是一个连续的过程，护士应随时对护理对象进行观察，并能敏锐地做出适当的反应。常用的观察方法如下。

1）视觉观察法　护士通过运用眼睛了解护理对象情况的一种方法。如观察护理对象的精神状态、面容与表情、体位与步态、皮肤与黏膜、舌苔与呼吸、排泄物的性状等。

2）触觉观察法　护士通过手的感觉来判断护理对象某些器官或组织物理特性的一种检查方法。如触摸脉搏的节律和速率、皮肤的温度和湿度、脏器的形状和大小、肿块的位置和表面性质等。

3）听觉观察法　护士运用耳朵辨别护理对象各种声音的一种检查方法。如护理对象呼吸的声音、咳嗽的声音、喉部有痰的声音、器官的叩诊音、心音、肠鸣音及血管杂音等。

4）嗅觉观察法　护士运用嗅觉来辨别发自护理对象各种气味的一种检查方法。如来自皮肤、呼吸道、胃肠道的气味，或呕吐物、分泌物、排泄物等的异常气味，以判断疾病的性质和变化。

（3）护理体检　是护士运用视、触、叩、听、嗅等方法对护理对象进行全面体格检查的过程。是收集客观资料的方法之一。护理体检应以交谈中发现的问题为重点，收集有关客观资料，作为确立护理诊断、制定护理计划的依据。

（4）查阅资料　包括查阅护理对象的病历、护理记录以及有关文献等。

5. 资料的类型

（1）主观资料　指护理对象的主诉和主观感觉，包括对健康状况的感受，对所经历的、看到的、听到的、想到的内容的描述，主要通过交谈获得，通常无法被具体的观察或测量。如护理对象描述头晕、疼痛、麻木、乏力、瘙痒、恶心等。

（2）客观资料　指护士通过观察、测量、体格检查或实验室检查等方法获得的资料。如护理对象的身高、体重、血压、体温、发绀、黄疸、呼吸困难、心脏杂音等资料。

（二）核实资料

1. 核实主观资料　主观资料常来源于护理对象的主观感受，不可避免地会出现偏差，核实主观资料就是运用客观方法进一步验证主观资料，而非对护理对象不信任。如护理对象自觉心跳非常快，而测后却在正常范围。

2. 澄清含糊资料　在收集资料过程中，发现有些资料内容不够完整或不够确切，应进一步补充和取证，以保证资料的完整和准确。例如：患者主诉“排便还可以”，此时护士应询问有关排便的详细资料，如次数、颜色、形状、气味等。

思政小课堂

双上肢血压不一致

案例回顾：

某护士准备带学生去给一位72岁的男性患者测血压，正好有患者前来咨询出院的事，老师就让学生单独去测，学生测完后老师询问得知患者血压为160/90mmHg。该护士非常认真负责，因为她当时不在，所以就又给患者重测了一下，血压为110/70mmHg。她很纳闷，为什么自己跟学生测的数值会相差这么大呢？仔细询问后发现她和学生测的是不同上肢的血压，于是她又在学生测的上肢重测了一遍，结果与学生测的数值是一样的，这说明患者两侧上肢血压相差较大。正常情况下，左右侧血压会稍稍有些差距，但不会相差这么大，于是这位护士立即把这个信息告诉了主管医师，因为曾听老师讲过锁骨下动脉闭塞会导致患者双上肢血压差异增大，于是提议做血管造影，最后证实了患者的血压差距是由锁骨下动脉闭塞引起。

案例思考：从这位护士身上，你学到了什么？

案例分析：案例中患者的血压差异问题如果没有被及时发现，锁骨下动脉闭塞诊治不及时，可能对患者造成严重的后果。护士认真、负责、严谨的态度，丰富的知识对及时发现患者健康问题非常重要。同学们要体会学习护士的这种敬业精神和职业态度。

南丁格尔说："一个护士必须绝对清醒、十分忠诚，有奉献自己的心愿，有敏锐的观察力和充分的同情心，她绝对需要尊重自己的职业，因为上帝是如此信任她，才会将一个人的生命交到他的手里。"

（三）整理资料

整理资料是将收集的资料进行归纳、分类，以暴露护理对象的护理需求，确定护理问题。常用的资料分类方法如下。

1. 按马斯洛需要层次论进行整理分类

（1）生理的需要　如饮食、排泄、睡眠、休息、体温升高等。

（2）安全的需要　如对疾病的恐惧、对手术的担忧等。

（3）爱与归属的需要　如想念亲人、希望朋友来探望陪伴等。

（4）尊重的需要　如希望得到医护人员的尊重、希望家人能理解认可等。

（5）自我实现的需要　如担心住院影响学习、工作，无法实现自己的理想等。

2. 按戈登的11种功能性健康型态整理分类　即健康感知－健康管理型态、营养－代谢型态、排泄型态、活动－运动型态、睡眠－休息型态、认知－感知型态、角色－关系型态、自我认识—自我概念型态、性－生殖型态、应对－压力耐受型态、价值－信念型态。此种分类方法与临床实际联系紧密，通俗易懂，护士容易掌握，因而临床应用较广泛。

3. 按北美护理诊断协会的人类反应型态分类法Ⅱ整理分类　分为13类，即：促进健康、营养、排泄、活动/休息、感知/认知、自我感知、角色关系、性/生殖、应对/应激耐受性、生活准则、安全/防御、舒适、成长/发展。

（四）分析资料

1. 检查有无遗漏　将资料进行整理分类后，应仔细检查有无遗漏，以保证资料的完整性和准确性。

2. 找出异常　收集资料的目的在于发现护理对象的健康问题，护士应将收集到的资料与正常值进行比较，并在此基础上进行综合分析，以发现异常情况。

3. 找出相关因素和评估危险因素　对于评估中发现的异常资料，应找出其相关影响因素，为确立护理诊断，制定护理措施打基础。如患者主诉"我最近便秘"，护士则需从其饮食情况、日常活动、心理状况、生活习惯、疾病治疗等方面查找原因。另外，有些资料虽然目前还在正常范围，但是由于存在危险因素，若不及时采取预防措施，以后很可能会出现问题，损害护理对象的健康，所以要尽早采取措施干预。如中风卧床患者，目前可能皮肤完整，但应考虑到长期卧床有引发压疮的危险，应提前加以预防。

（五）记录资料

记录资料是护理评估的最后一步，目前无统一格式，可根据收集资料时的分类方法，自行设计表格记录。记录时应遵循全面、客观、准确、及时的原则，并符合医疗护理文件书写要求。具体要求如下：

1. 及时记录，不可遗漏，不能涂改。
2. 主观资料记录时应尽量用护理对象自己的原话，并加上引号。如“我感到恶心”。
3. 客观资料记录时应使用医学术语，描述应确切，能正确反映患者的问题，避免护士的主观判断和结论。
4. 记录时避免使用“好、坏、佳、尚可、正常、增加、严重”等含糊不清、无法衡量的词。如“睡眠尚可”，不如具体记录为“患者每天睡 6 个小时”。

二、护理诊断

护理诊断是护理程序的第二步，护士通过对资料的整理和分析，判断护理对象现存的或潜在的护理问题及引起护理问题的相关因素，确立护理诊断。

（一）护理诊断的概念

1990 年，北美护理诊断协会（NANDA）提出并通过了护理诊断的定义：护理诊断是关于个人、家庭、社区对现存或潜在的健康问题及生命过程中问题的反应的一种临床判断，是护士为达到预期结果选择护理措施的基础，这些预期结果应能通过护理职能达到。

从护理诊断定义可以看出，护理诊断是对护理对象生命历程中所遇到的生理、心理、精神、社会、文化等方面问题的阐述，且这些问题必须是护理职责范围内能解决或缓解的问题。

（二）护理诊断的类型

根据性质可将护理诊断分为现存的、潜在的、健康的、综合的护理诊断四种类型。

1. 现存的护理诊断 是指对护理对象当前正存在的健康问题或生命过程中问题的反应的描述。如“体温过高”“皮肤完整性受损”即为现存的护理诊断。书写时，通常将“现存的”三个字省略。

2. 潜在的护理诊断 是对易感的护理对象可能出现的健康状况或生命过程中问题的反应描述，又称为危险的护理诊断。护理对象目前虽尚未发生问题，但因危险因素存在，若不进行预防处理就可能会发生健康问题。潜在的护理诊断要求护士有预见性，能够识别当前危险因素，预测可能出现的问题。常用“有……的危险”进行描述。如长期卧床患者，目前虽然皮肤完整，但“有皮肤完整性受损的危险”；免疫力低下的患者“有感染的危险”等。

3. 健康的护理诊断　是对护理对象具有的达到更高健康水平潜能的描述。健康是生理、心理、社会、精神、文化各方面的完好状态，健康的护理诊断表示护理对象目前具有良好的状态，但这种状态还有向更好发展的潜能。健康的护理诊断目的是强化这些健康行为，帮助护理对象更加健康。常用“执行……有效”进行描述。如“母乳喂养有效”“执行治疗方案有效”。

4. 综合的护理诊断　是指一组由某种特定的情境或事件所引起的现存的或潜在的护理诊断。如“强暴创伤综合征”是指受害者遭受违背意愿的、强迫的、粗暴的性侵犯后所表现的持续适应不良反应，包括情感反应、多种躯体症状，生活方式发生紊乱的急性期和生活方式重整的长期过程等。

（三）护理诊断的组成

护理诊断由名称、定义、诊断依据和相关因素四部分组成。

1. 名称　是对护理对象健康问题或生命过程中问题反应的概括性描述。常用改变、受损、缺陷、无效或有效等特定词语描述，如“母乳喂养无效”“知识缺乏”等。每一项 NANDA 公认的护理诊断都有其特定名称，不可随意更改、捏造。

2. 定义　是对名称的一种清晰、准确的描述，并以此与其他护理诊断相鉴别。NANDA 在经过临床实践确认后，会对每个护理诊断做出明确的定义。如“体温过高”的定义是“个体体温高于正常范围的状态”；“清理呼吸道无效”的定义是“个体处于不能有效咳嗽以清除呼吸道分泌物或阻塞物，引起呼吸道不通畅的威胁状态”。

3. 诊断依据　是指作出护理诊断的临床判断依据，常常是护理对象所具有的一组症状和体征、危险因素及有关病史资料。明确诊断依据是正确做出护理诊断的前提。根据在特定诊断中的重要程度可分为主要依据和次要依据。

（1）主要依据　是形成某一特定诊断必须具有的症状、体征及相关病史，是护理诊断成立的必要条件。

（2）次要依据　是形成某一特定诊断可能出现的一组症状、体征及相关病史，对护理诊断的成立起支持作用，是护理诊断成立的辅助条件。

如“体温过高”的主要依据是体温高于正常范围，次要依据是皮肤潮红，触摸发热，心率、呼吸增快，疲乏、无力、头痛、头晕等。再如“腹泻”的主要依据是便次增多（大于 3 次/日）、松散、水样便，次要依据是腹痛、肠鸣音亢进、大便量增多及颜色变化、有里急后重感等。

4. 相关因素　是指引发护理对象健康问题的原因或情境。常见的相关因素包括以下几个方面。

（1）病理生理方面　指与护理对象的病理生理改变有关的因素。如“腹泻”的相关因素可能是胃肠道疾病；“便秘”的相关因素可能是痔疮。

（2）心理方面　指与护理对象的心理状况有关的因素。如“活动无耐力”的相关因素可能是由于护理对象处于较严重的抑郁状态引起。

（3）治疗方面　指与治疗措施有关的因素。如“便秘”的相关因素可能是使用麻醉药的副作用；“清理呼吸道无效”可能是手术导致咳嗽无力所致。

（4）情境方面　指涉及环境、生活方式、人际关系、压力刺激等方面的因素。如“体温过低”的相关因素可能是在低温环境中暴露时间过长；“睡眠型态紊乱”的相关因素可能是担心疾病的预后和经济压力。

（5）年龄方面　指在生长发育或成熟过程中与年龄有关的因素。如“便秘”可能与年龄过大，胃肠蠕动减慢有关；“腹泻”可能与婴幼儿年龄太小，胃肠消化能力比较弱，辅食添加不当有关。

一个护理诊断可以有很多相关因素，如“腹泻”，可以与胃肠道疾病有关、与药物副作用有关、与焦虑有关、与饮食改变有关、与年龄有关。明确特定护理诊断的相关因素，可以为护士制定出有针对性的护理计划提供依据。

知识拓展

护理诊断的组成举例

名称：皮肤完整性受损。

定义：个体的皮肤处于损伤的状态。

【诊断依据】

1. 主要依据　表皮、真皮组织破损。

2. 次要依据　皮肤潮红、瘙痒、剥脱

【相关因素】

1. 病理生理因素　自身免疫力降低（如红斑狼疮）引起皮肤抵抗力降低，糖尿病、肝硬化、肾衰、癌症等引起皮肤缺血、缺氧。

2. 治疗因素　应用化疗药物、放射治疗等引起皮肤抵抗力降低，使用镇静剂引起不能活动，损伤后使用石膏、夹板、牵引固定等。

3. 情境因素　皮肤受到潮湿、摩擦的刺激（如大、小便），疼痛、感觉或运动障碍，昏迷等引起身体不能活动，床垫较硬等。

（四）护理诊断的陈述 微课

护理诊断的陈述包括三个要素：健康问题（problem，P），相关因素（etiology，E），症状或体征（symptoms or signs，S）。护理诊断的陈述方式主要有以下三种。

1. 三部分陈述　即PES公式，多用于现存的护理诊断，例如：

营养失调（P）：肥胖（S）：与进食过多有关（E）。

清理呼吸道无效（P）：痰鸣、呼吸急促、发绀（S）：与痰液过于黏稠有关（E）。

2. 两部分陈述 即 PE 公式，多用于潜在的护理诊断，因为危险目前尚未发生，所以没有症状或体征。也可作为三部分陈述的简化，即当护士对护理诊断的使用较为熟练时，可省略其中的 S 部分，目前趋势是将护理诊断简化为 PE 两部分。例如：

便秘（P）：与生活方式改变有关（E）。

有皮肤完整性受损的危险（P）：与长期卧床导致局部组织受压有关（E）。

3. 一部分陈述 只有 P，多用于健康的护理诊断，也可用于综合的护理诊断。例如：

执行治疗方案有效（P）。

强暴创伤综合征（P）。

（五）合作性问题——潜在并发症

在临床实践中，护士常遇到一些健康问题没有包含在 NANDA 制定的护理诊断中，而这些健康问题也确实需要护士参与解决。因此，1983 年琳达·卡本尼图提出了合作性问题的概念。她认为护士需要解决的问题可分为两类：一类经护士直接采取措施可以解决，属于护理诊断；另一类需要与其他健康保健人员，尤其是医生共同合作解决，属于合作性问题。对合作性问题，护士主要的职责是进行观察、监测。合作性问题的陈述方式是“潜在并发症：……”。潜在并发症的英文缩写为 PC，如“潜在并发症：产后出血”，也可简写为“PC：产后出血”。两者主要区别如下（表 5－1）。

表 5－1 护理诊断与合作性问题的主要区别

区别点	护理诊断	合作性问题
决策者	护理人员	医生与护士或其他保健人员共同合作
陈述的方式	PES、PE、P 陈述方式	潜在并发症：……
职责范围	护理职责范围内独立解决	需与其他健康保健人员，尤其是医生共同合作解决
预期目标	需要确定预期目标	不强调确定预期目标
举例	便秘：与生活方式改变有关	潜在并发症：产后出血

（六）护理诊断与医疗诊断的区别

医疗诊断历史较长，是医生对个体出现病理改变的一种临床判断，是基于病史、症状、体征、实验室检查以及病程所确立的疾病名称，可用来作为医疗团队治疗疾病的依据。护理诊断与医疗诊断却大不相同，是护士对个人、家庭及社区现存或潜在健康问题或生命过程中问题的反应的一种临床判断，护士根据它制定护理计划，帮助护理对象解决健康问题。两者主要区别如下（表 5－2）。

表 5－2　护理诊断与医疗诊断的主要区别

区别点	护理诊断	医疗诊断
概念	对个体、家庭、社区现存的或潜在的健康问题或生命过程中问题的反应的一种临床判断	对个体病理生理改变的一种临床判断
决策者	护士	医生
适用对象	个体、家庭、社区	个体
描述内容	个体对健康问题或生命过程的反应	一种疾病
职责范围	在护理职责范围内进行	在医疗职责范围内进行
陈述方式	PES、PE、P 陈述方式	特定的疾病名称或专有名词
数量	往往多个	一般只有一个
稳定性	随护理对象反应的变化而变化	一般在疾病中保持不变

如“急性心肌梗死”，医生考虑的是如何确诊和治疗，而护士则关注的是由“急性心肌梗死”引发的患者生理、心理、社会、精神、文化各方面的反应，生理方面的反应有胸痛、活动受限，心理方面的反应有担心疾病加重、害怕死亡，社会方面反应有对家人和医护人员态度差、不愿沟通，精神方面的反应有精神困扰，文化方面的反应有知识缺乏。相对应的护理诊断有：疼痛、躯体活动障碍、恐惧、社交障碍、精神困扰、知识缺乏等。

（七）书写护理诊断的注意事项

1. 应使用统一的护理诊断名称，所列名称应准确、规范。

2. 一个护理诊断针对一个健康问题。

3. 避免用症状或体征代替护理诊断。如某患者大便次数增多，呈黄色稀水样便，伴明显口渴、尿量减少，其护理诊断应是体液不足，而不应把症状当中的口渴、少尿等当作护理诊断。

4. 护理诊断应明确相关因素，因为护理措施多是针对相关因素制订。同样的护理诊断可因不同的相关因素而制订不同的护理措施。对相关因素的陈述，应使用“与……有关”的方式。

5. 在护士的职责范围内确定相关因素。如慢性肺源性心脏患者“清理呼吸道无效”的护理诊断，其相关因素可根据患者的具体情况确定为“与痰液黏稠有关”，而不应确定为慢性肺源性心脏病本身。

6. 护理诊断“知识缺乏”的陈述方式较特殊，其陈述方式为“知识缺乏：缺乏……的知识”。如“知识缺乏：缺乏冠心病的相关知识”。

7. 避免使用可能引起法律纠纷的语句。如将一个长期卧床患者的护理诊断书写为“皮肤完整性受损：与护士未及时给患者翻身有关”，可能会引起法律纠纷，对护士造成伤害。

8. 避免价值判断。如“肥胖：与懒惰有关”。

三、护理计划

护理计划是护理程序的第三步，是护士在护理评估及护理诊断的基础上，综合运用多学科知识，对护理诊断、护理预期目标及护理措施的一种书面说明。制定计划的目的是为了使患者得到个性化的护理，保持护理工作的连续性，促进医护人员的交流，并利于评价。护理计划包括四个方面：排列护理诊断的优先顺序、确定预期目标、制定护理措施、护理计划成文。

（一）排列护理诊断的优先顺序

护理对象的护理诊断往往不止一个，面对多个护理诊断时，为了确保护理工作高效有序地进行，护士应根据病情需要及对护理对象健康的影响，按先急后缓、先重后轻的原则将护理诊断排序，从而保证有条不紊、有重点地工作。

1. 排列顺序

（1）首优问题　指直接威胁生命，需要立即采取措施解决的问题。如气体交换受损、清理呼吸道无效、有窒息的危险、心输出量减少等问题，如果不及时采取措施，将直接威胁患者的生命。在紧急情况下，尤其是危急重症患者，可同时存在多个首优问题。

（2）中优问题　指虽不直接威胁生命，但可带来身体上或精神上的痛苦，严重影响护理对象健康的问题。如便秘、睡眠型态紊乱、语言沟通障碍、压力性尿失禁等。

（3）次优问题　指个人在应对发展和生活变化时所遇到的问题，这些问题与疾病或其预后并不直接相关，常常不是很急迫，但同样需要护士给予帮助，使问题得到解决，以便帮助护理对象达到最佳健康状态，如家庭应对无效、社交孤立、精神困扰、知识缺乏等。

2. 排序原则

（1）优先解决危及护理对象生命的问题。

（2）按马斯洛的人类基本需要层次论，优先解决低层次需要的问题，再解决高层次需要的问题。

（3）在不违反治疗、护理原则的基础上，可优先解决护理对象主观上认为重要的问题。

（4）优先解决现存的问题，但不要忽视潜在的问题。有时潜在的问题并非都不是首优，甚至比现存的问题更重要。如大面积烧伤处于休克期的患者有体液不足的危险，如果不及时预防，就会危及生命，应列为首优问题。

（二）确定预期目标

预期目标也称预期结果，是指护理对象在接受护理后，期望能够达到的健康状态或行为改变。预期目标针对护理诊断而提出，是选择护理措施的依据，也是评价护理效果的标准。每一个护理诊断都要有相应的预期目标。

1. 目标的种类 根据实现目标所需时间的长短可分为短期目标和长期目标。

（1）短期目标 是指在较短的时间内能够达到的目标，适合于住院时间较短、病情变化快者，一般少于7天。如："5天后患者可独立下床行走30米"。

（2）长期目标 是指需要较长的时间才能够达到的目标，一般需要一周以上，甚至数月。长期目标需要护士针对一个长期存在的问题采取连续性干预才能解决，也可通过实现一系列短期目标而达到。如："半年内体重减轻10千克"，最好通过一系列短期目标来实现，可以定为"每周体重减轻0.5千克"。短期目标的实现使人看到进步，增强实现长期目标的信心。

2. 目标的陈述方式 包括五个要素：主语、谓语、行为标准、条件状语、时间状语。

（1）主语 可以是护理对象，也可以是护理对象的生理功能或机体的一部分，如体重、体温、皮肤、尿量等。有时护理对象在目标陈述中充当主语时，可被省略，但句子的逻辑主语一定是护理对象。

（2）谓语 是指主语将要完成且能被观察或测量的行为。

（3）行为标准 是指主语完成该行为将要达到的程度，如时间、距离、速度、次数等。

（4）条件状语 是指护理对象完成该行为必须具备的条件，如在护士的指导下、借助支撑物等。并非有目标陈述都包括此项。

（5）时间状语 是指护理对象在何时达到目标中陈述的结果。这一要素可督促护士帮助护理对象尽快达到目标。

例1：	5天后	患者	借助双拐	能行走	50米
	时间状语	主语	条件状语	谓语	行为标准
例2：	住院期间	患者的皮肤		保持	完整、无压疮
	时间状语	主语		谓语	行为标准

3. 确定预期目标的注意事项

（1）目标应以护理对象为中心 目标是期望护理对象接受护理后发生的改变，不是护理行为本身，更不是护理措施。如"出院前教会患者使用胰岛素笔"应改为"出院前患者能够演示正确使用胰岛素笔的方法"。强调主语是护理对象才能保证护理对象是实施护理计划的受益者。

（2）目标应具有明确的针对性 一个预期目标只能针对一个护理诊断，一个护理诊断可有多个预期目标。因此，一个目标只能用一个行为动词，若出现多个行为动词会导致无法判断目标是否实现。如"2日内患者能有效咳嗽并每日饮水1500ml"可改为"2日内患者能有效咳嗽"和"2日内患者能每日饮水1500ml"两个目标。

（3）目标应具体 预期目标应可观察、可测量、可评价，目标中行为动词避免使用含糊不清、不明确的词。如"1周后患者手功能好转"应改为"1周后患者能用右手自行进食"。

（4）目标应切实可行 预期目标应有据可依，而且是护理对象所能达到的，同时要护理对象认可并乐意接受。如要求截瘫患者 3 个月内能下地行走的目标是不现实的。

（5）目标应有时间限制 预期目标应注明具体时间，为确定何时评价提供依据。

（6）目标应是通过护理措施能达到的 如“出院时患者 WBC 回升到 $8\times10^9/L$”应改为“患者住院期间无感染发生”。

（7）护理目标应与医疗工作相协调 如医嘱要求绝对卧床，护士就不能要求患者在此期间下床行走。

（8）关于潜在并发症的目标 潜在并发症是合作性问题，仅通过护理措施往往无法阻止，护士只能监测并发症的发生发展并配合医生进行处理。因此，潜在并发症的目标可以写为“患者的并发症被及时发现并进行了处理”，而不能写为“住院期间不发生并发症”。

（三）制定护理措施

护理措施是护士为使护理对象达到预期目标所采取的具体方法、行为、手段，是确立护理诊断与预期目标后的具体实施方案。

1. 护理措施的类型

（1）依赖性护理措施 是按照医嘱要求所进行的护理活动。如遵医嘱给药、洗胃、吸氧等。

（2）独立性护理措施 是不依赖医嘱，护士依据所收集的资料，凭借自己的知识、经验、能力独立完成的护理活动。如长期卧床的患者有皮肤完整性受损的危险，护士每天定时给其翻身、按摩、用温水擦拭等措施都是独立性护理措施。

（3）合作性护理措施 是指护士与其他医务人员共同合作完成的护理活动。如护士和营养师一起讨论制定符合护理对象病情的饮食计划。

2. 制定护理措施的注意事项

（1）护理措施应具有科学依据 每项护理措施都应有科学依据，应以医学基础知识、行为科学及人文科学等为基础，护士应依据最新最佳科学证据，结合护理对象的实际情况，运用个人知识技能和临床经验，选择并制定恰当的护理措施。

（2）护理措施应有针对性 护理措施针对护理诊断提出的原因而制定，一个预期目标可通过几项护理措施来实现。

（3）护理措施应切实可行 制定护理措施应考虑护理对象的具体情况、认知水平、改变目前健康状况的愿望、护理人员的数量、技术水平及医院设施等。

（4）护理措施应保证护理对象的安全 护理措施应考虑护理对象的病情和耐受力，使护理对象乐于接受，避免损伤。

（5）护理措施应明确具体 护理措施的描述应明确具体，以利于护理同一护理对象的其他护士正确执行护理措施。

（6）鼓励护理对象及家属参与制定护理措施 鼓励护理对象和家属参与制定护理措施，这样有利于护理对象及家属理解护理措施的意义和功能，更好地接受、配合护理活动。

（四）护理计划成文

护理计划是将护理诊断、预期目标、护理措施等各种信息按一定规格组合而形成的护理文件。护理计划一般都制成表格形式，各个医疗机构护理计划的书写格式不完全相同，一般都有日期、护理诊断、预期目标、护理措施、效果评价等栏目（表5－3）。一份护理计划只对一个护理对象的护理活动起指导作用，体现护理计划的个体差异性。

表5－3　护理计划单

姓名 张强　科别 普外科　病室 408　床号 6床　住院号 293457

日期	护理诊断	预期目标	护理措施	评价效果	停止日期	签名
2020－02－23 10：00	体温过高：与伤口感染有关	3天后患者体温下降至37℃以下	1. 乙醇擦浴降温 2. 鼓励患者多饮水，每日摄入量不低于2500ml 3. 指导患者吃高热量、高蛋白、高维生素、易消化的流质或半流质饮食 4. 每4小时测量一次体温 5. 遵医嘱给予抗生素治疗	体温下降至37℃以下	2020－02－26 10：00	张静
2020－02－23 10：00	疼痛：与伤口炎症有关	4天后疼痛减轻或消失	1. 必要时遵医嘱给止痛药 2. 及时观察伤口情况 3. 通过按摩、深呼吸、听音乐、看电视等方法分散患者注意力 4. 帮助患者采取合适的体位 5. 保证室内温湿度适宜，光线适中，安静整洁	4天后患者伤口疼痛明显减轻	2020－02－27 10：00	张静

知识拓展

护理信息系统在护理计划制定中的应用

随着护理信息系统在临床中的应用，护理计划可由系统智能生成。护士通过点击相应疾病名称，系统将呈现该疾病的标准护理计划，内容是护理诊断、诊断依据、护理目标和护理措施，其中护理诊断遵循首优原则排序。护士只需取消不符合患者病情的护理诊断选项，增加需要的内容，确定后即可生成护理计划。同时还可对已选的护理计划进行调整，例如对护理诊断或依据等内容进行添加、排序和删除，构成个性化护理计划，并保存在系统中。随着患者病情变化，护理诊断及其护理计划可随时增加或停止。

四、实施

实施是护理程序的第四步，是为达到护理目标而将护理计划中的各项措施付诸行动的过程。实施可解决护理问题，并验证护理措施是否切实可行。此阶段要求护士具备丰富的专业知识，熟练的操作技能和良好的人际沟通能力，以保证护理计划顺利进行，使护理对象得到高质量护理。实施通常发生在护理计划之后，但对急诊或危重患者则应先采取紧急护理措施，再书写护理计划。

（一）实施步骤

1. 准备 这一阶段要求护士思考并解决以下几个问题。

（1）做什么（What） 病情是不断在变化的，计划和实施之间有时间差，因此护士在实施前应重新评估护理对象，审阅已制定好的护理计划，以保证其内容与护理对象当前情况相符合，并将这些护理措施组织起来，安排好先后次序，以保证正确有序地执行。

（2）谁去做（Who） 确定是护士自己做，还是与其他医务人员共同完成，需要多少人。

（3）怎么做（How） 分析实施计划时需要的技术和知识，如有欠缺，应及时学习或请有能力者完成。

（4）何时做（When） 根据护理对象的具体情况、健康状态，选择执行护理措施的时间。

（5）何地做（Where） 确定实施护理措施的场所，尤其对于涉及患者隐私的措施，应选择比较隐蔽的场所。

2. 执行 是护士运用知识、操作技术、观察能力、沟通技巧、合作能力和应变能力去执行护理措施的过程。在执行护理计划的过程中，要充分发挥护理对象及其家属的积极性，与其他医务人员相互协调配合，同时密切观察执行计划后护理对象的反应及有无新的问题发生，及时收集资料，迅速、正确地处理一些新的健康问题。

3. 记录 指实施后，护士把其所执行的各项护理措施及护理对象的反应进行完整准确的文字记录的过程。护理记录利于了解护理对象的状况，观察护理效果，为评价作准备。临床护理记录的方式有很多，我国多采用 PIO 记录方式。

PIO 格式：P（problem）护理问题、I（intervention）护理措施、O（outcome）护理结果（表 5－4）。

表 5－4 护理记录单

姓名 张强　　科别 普外科　　病室 408　　床号 6 床　　住院号 293457

日期	时间	护理记录	护士签名
2020－02－26	10：30	P：体温过高：与伤口感染有关	
		I：1. 乙醇擦浴降温	
		2. 患者每日饮水量不低于 2500ml	
		3. 遵医嘱给予抗生素治疗	
		4. 每 4 小时测量一次体温	王芳
	10：00	O：体温降至 37℃	王芳

（二）实施方法

1. 护士直接为护理对象提供护理 如翻身、口腔护理等。

2. 与其他医务人员合作 为保证护理对象得到连续、系统的整体护理，护士与其他医护人员合作执行护理计划。

3. 教育并指导护理对象及其家属共同参与实施 护士、护理对象、家属共同参与更有利于完成护理措施，达到预期目标。

五、评价

评价是护理程序的第五步，是按照预期目标所规定的时间，有计划地、系统地将护理对象的健康现状与预期目标进行比较，并作出判断的过程。评价虽然是护理程序的最后一步，但始终贯穿于护理活动的全过程之中。评价也不意味着护理程序的结束，相反，通过评价发现新问题、重新修订计划而使护理程序循环往复地进行下去。

（一）评价方式

1. 护士自我评价。
2. 护理查房进行同行评价。
3. 护士长、护理专家与护理教师的检查评价。

（二）评价内容

1. 护理过程的评价 是评价护士在进行护理活动中的行为是否符合要求。如护理措施实施的过程中有无造成护理对象的不适、感染。

2. 护理效果的评价 护理效果的评价是评价中最重要的部分，核心内容是评价患者的行为和身心健康的改善情况是否达到预期目标。

3. 评价目标实现程度 护理目标实现的程度一般分为 3 种：目标完全实现、目标部分实现、目标未实现。

（三）评价步骤

1. 建立评价标准 护理评价主要针对预期目标，即判断护理效果是否达到预期目标，因此将计划阶段所确定的预期目标作为护理效果评价的标准。预期目标可指导护士确定评价阶段所需收集资料的内容，如预期目标是“护理对象 1 天后学会自己监测脉率的方法”，根据这个目标，护士可确定需收集护理对象监测脉率的方法是否正确。

2. 收集资料 根据评价标准和评价内容，护士可通过检查、访谈、翻阅病历等方式收集资料。

3. 评价预期目标是否实现 对照各项评价标准，将护理对象的反应与预期目标比较，判断预期目标实现的程度。

4. 分析目标未实现的原因 分析目标部分实现或未实现的原因，找出问题所在。

（1）所收集的资料是否真实、全面、准确？

（2）护理诊断是否正确？

（3）预期目标是否合适？

（4）护理措施是否有针对性且得到有效落实？

（5）护理对象及家属是否积极配合？

5. 重审护理计划　对健康问题重新评估后，重新调整护理计划。一般有以下四种可能：

（1）停止　目标已实现，问题已经解决，停止采取护理措施。

（2）继续　护理问题有一定改善，但未彻底解决，预期目标与护理措施恰当，计划继续进行。

（3）修订　目标部分实现或未实现，对诊断、目标、措施中不适当之处加以修改。

（4）取消　对潜在的护理问题若未发生，通过进一步收集资料，确认后取消。

目标检测

一、选择题

【A1 型题】

1. 护理程序是科学地确认问题和解决问题的
A. 工作要领　B. 工作需要　C. 工作条件
D. 工作方针　E. 工作方法

2. 护理程序的理论框架是
A. 奥瑞姆自理理论　B. 基本层次需要理论　C. 控制理论
D. 一般系统论　E. 适应理论

3. 下列资料属于客观资料的是
A. 瘙痒　B. 恶心　C. 腹痛
D. 血压　E. 恐惧

4. 收集资料的主要来源是
A. 亲属　B. 患者本人　C. 心理医生
D. 同事　E. 保姆

5. 下列资料属于主观资料的是
A. 脉搏　B. 心率　C. 肿块大小
D. 血压　E. 害怕

6. “有皮肤完整性受损的危险”属于
A. 现存的护理诊断　B. 综合的护理诊断　C. 健康的护理诊断
D. 合作性问题　E. 潜在的护理诊断

7. 属于护理程序评估内容的是
A. 收集分析资料　B. 确定预期目标　C. 执行护理措施
D. 实施护理措施　E. 评价护理效果

8. 为入院患者评估，收集资料的方法不正确的是
   A. 通过医生查体获得资料
   B. 通过观察患者收集资料
   C. 通过与患者和家属交谈收集资料
   D. 通过阅读患者病例收集资料
   E. 通过查阅有关护理文献记录收集资料
9. 下列不符合护理诊断书写要求的是
   A. 诊断明确，书写规范
   B. 一项护理诊断可针对患者的多个健康问题
   C. 避免用症状代替护理诊断
   D. 不应有易引起法律纠纷的描述
   E. 护理诊断应明确相关因素
10. 护理程序的五个基本步骤是
    A. 评估、诊断、计划、实施、评价
    B. 诊断、评估、实施、计划、评价
    C. 评估、计划、诊断、实施、评价
    D. 计划、诊断、评估、实施、评价
    E. 诊断、评估、计划、实施、评价
11. 护理诊断的内容是针对
    A. 个体疾病　B. 病理过程　C. 生理变化
    D. 患者对健康问题的反应　E. 患者潜在的病理过程
12. 患者的心理社会状况评估的内容不包括
    A. 失业问题　B. 经济问题　C. 家庭关系
    D. 情绪问题　E. 身高体重
13. 护理诊断公式中的 E 代表
    A. 健康问题　B. 症状　C. 体征
    D. 既往病史　E. 相关因素

【A2 型题】

14. 患者，女，60 岁，昏迷。确认存在以下护理问题，应优先解决的是
    A. 家庭应对无效　B. 便秘　C. 清理呼吸道无效
    D. 皮肤完整性受损　E. 营养失调
15. 患者，男，68 岁。因急性阑尾炎入院，入院查体：急性病容，表情痛苦，蜷曲体位，焦虑。体温 39.8℃，右下腹压痛、反跳痛。对该患者护理诊断的描述，正确的是
    A. 急性阑尾炎　B. 反跳痛　C. 高热
    D. 体温过高　E. 痛苦

16. 患者，女，75 岁。护士在巡视病房时发现其呼出的气体有烂苹果味。护士收集资料的方法属于

A. 视觉观察法　　B. 触觉观察法　　C. 听觉观察法
D. 嗅觉观察法　　E. 味觉观察法

17. 患儿，男，2 岁。因支原体肺炎入院，平时由保姆照顾，此时收集资料的主要来源是

A. 患儿母亲　　B. 患儿自己　　C. 患儿的病历
D. 文献资料　　E. 患儿保姆

18. 患者，女，68 岁。现胃大部切除术后第 4 天，体温 39℃。在护理患者的过程中，属于独立性护理措施的是

A. 遵医嘱给退热药
B. 用温水帮患者擦浴
C. 和营养师商量调整患者饮食
D. 开放静脉通道，静脉点滴抗生素
E. 检查血常规

【A3 型题】

（19～20 题共用题干）

患者，男，40 岁。以“心慌、气短、疲乏”为主诉入院。护士入院评估：脉搏 120 次/分，血压 70/46 mmHg，脉搏细弱，口唇发绀，呼吸急促，便秘。此外还收集了患者的既往病史、家庭关系、排泄状况等资料。

19. 以下属于主观资料的是

A. 脉搏 120 次/分、心慌、气短　　B. 心慌、气短、脉搏细弱
C. 心慌、气短、疲乏　　D. 心慌、疲乏、口唇发绀
E. 脉搏 120 次/分，血压 70/46 mmHg，脉搏细弱

20. 患者应该优先解决的问题是

A. 低效性呼吸型态：发绀、呼吸急促　　B. 营养失调
C. 便秘　　D. 语言沟通障碍
E. 家庭应对无效

二、思考题

1. 患者，男，48 岁，因右下腹剧烈疼痛于 2021 年 1 月 20 日收入普外科 408 室 6 床住院治疗，住院号：293457，诊断为急性化脓性阑尾炎，给予急诊手术。1 月 23 日护理对象自感发热、刀口疼痛剧烈。随后在上午 10 时护士查体：体温 39. 8℃，脉搏 90 次/分，呼吸 18 次/分，血压 120/80mmHg，面色潮红，右下腹刀口处发红、肿胀，与其交谈得知，因担心愈后，患者心情烦躁，睡眠欠佳。

（1）上述资料中哪些是主观资料，哪些是客观资料？

（2）张强目前存在哪些护理诊断？给出此诊断的依据是什么？

（3）怎样针对以上列出的护理诊断确定相应的预期目标？

2. 患者，男，76 岁。咳嗽反复发作 15 余年，近一周来病情加重，于 2021 年 2 月 24 日以“慢性支气管炎急性发作”收入呼吸内科 520 室 10 床进一步治疗，住院号：395437。入院时患者表现为发热，咳嗽、咳喘，咳大量黄脓痰且痰液黏稠不易咳出，护理体检体温 39.5℃，脉搏 86 次/分，血压 120/80mmHg，呼吸 26 次/分，患者情绪烦躁，睡眠不佳，消瘦。

（1）该患者入院时存在哪些护理诊断？

（2）如何根据患者当下的情况制定一份护理计划单？

（王书敏）

书网融合……

微课　本章小结　思维导图　自测题

第六章 护士职业安全与防护

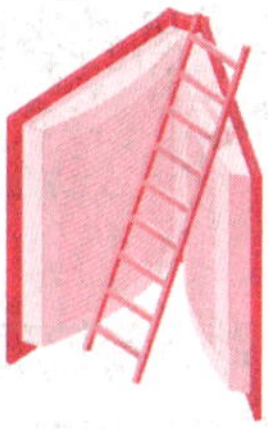

【学习目标】

知识目标

1. **掌握** 护理安全、护理差错、护理事故、护理职业防护、护理职业暴露、标准预防的概念；常见的护理职业损伤的防护措施。

2. **熟悉** 常见的职业损伤危险因素。

3. **了解** 护理职业安全的意义及影响因素；护理安全的控制。

能力目标

1. 能正确进行锐器伤的紧急处理。

2. 能规范做好生物性损伤的防护措施。

3. 能规范做好化疗药物配制时的防护措施。

素质目标

1. 具有职业安全防护意识，能在护理工作中做到双向防护。

2. 养成严谨的工作态度。

3. 培养爱岗敬业的工作精神。

岗位情景模拟

情景描述 某护士，21 岁，大学毕业后分配到某三甲医院的肝胆外科工作。这天，该护士在给某乙肝患者拔除静脉穿刺针时不慎刺伤了自己的手指。

工作任务 1. 正确进行锐器伤的紧急处理。

2. 请说明预防此类事件再次发生的措施。

在为患者提供检查和治疗的过程中，护士经常暴露在各种各样的职业损伤面前，因此，护士应具备对各种职业有害因素的认识、处理及防范的基本知识和能力，以保证患者住院治疗安全，减少护士职业伤害，保护自身安全。

第一节　护士职业安全

PPT

一、护理职业安全相关概念及意义

（一）概念

1. 护理安全　是指在执行护理操作的过程中，患者不发生法律和法定的规章制度允许范围以外的心理、机体结构或功能上的损害、障碍、缺陷或死亡。

2. 护理差错　是指在护理工作中，由于护士责任心不强、工作粗疏、不严格执行规章制度或违反操作规程等原因，给患者造成精神及肉体的痛苦，或影响医疗护理工作的正常进行，但未造成严重医疗后果和医疗事故。

3. 护理事故　是指在护理工作中，由于护理人员的过失，直接造成患者死亡、残疾、组织器官损伤，导致功能障碍或造成患者明显人身损害的其他后果。

（二）护理安全的意义

1. 有利于提高护理质量　护理工作中的不安全因素直接或间接地影响着护理质量，阻碍护理工作的发展，使患者病情加重，还有可能会造成患者器官功能障碍甚至导致残疾或死亡。

2. 营造和谐的工作氛围　护理安全措施实施是否有效，直接反映医院护理管理水平。在护理工作中，监督检查护理安全制度的落实及护理措施的执行，可以有效减少护理差错、事故的发生，为患者提供安全可靠的休养环境及优质护理服务，增强患者的信任感。

3. 保护护理人员自身安全　护士要不断学习安全知识、强化安全意识、遵守安全管理制度及操作规范，对职业行为中的有害因素进行有效防护，减少职业暴露，避免职业伤害，保护自身安全。

思政小课堂

案例回顾： 患者，女，48岁。因阴道不规则流血，伴有脓性恶臭白带、尿频、尿急、输尿管梗阻等症状到西安某医院就诊，在妇科、阴道镜和宫颈活检等检查后，诊断为“宫颈癌晚期”，需进行住院治疗。医院为该患者进行了广泛子宫切除术和淋巴结清扫术。手术过程中，因失血过多急需输血，术中输血400ml，在手术结束之际，医生突然发现患者有血尿迹象，检查发现本来是O型血的患者，输入的竟是AB型血。经询问得知护士前一天晚上和家人发生了剧烈矛盾，今天工作时情绪低落、心不在焉，再加上当时情况紧急，未仔细核对就给患者输上了。该患者最终抢救无效而死亡。

案例思考： 从这位护士身上你得到了怎样的教训？

案例分析：因为护士心理素质不稳定、疏忽大意导致患者丧失了宝贵的生命，家人失去了至爱的亲人，护士也因此要承受良心的谴责和经济的负担。护理工作是面对生命的工作，任何一点疏忽都可能酿成大错，同学们从现在开始要有意识地培养严谨务实的态度和稳定的心理素质，树立“安全第一”的观念，强化风险意识，保障患者的安全。

二、护士职业安全的影响因素

（一）人员因素

护理人员作为护理措施的执行者，素质水平的高低、人员配备情况成为关系到护理安全与否的首要因素。同时患者由于患病因素致使身体虚弱、自理能力受限、感知觉及意识障碍、免疫力低下、心理压力过大等易发生各种各样的伤害。

（二）技术因素

主要指随着新技术、新项目大量引进，护理工作量大、复杂程度高、技术要求严格，不仅加大了护理人员的工作压力，还增加了护理工作中技术方面的风险，影响护理安全。

（三）管理因素

护理管理制度不健全、业务培训不到位、管理监督不得力、人力资源配备质量低、设备物资管理不精细、交接班不严格等问题的存在均能影响护理安全。

（四）环境因素

1. 医院的基础设施、病区物品配置存在不安全的因素　如护理物品数量不够充足、质量存在瑕疵；设备性能不完善、不配套，不能达到规范标准等。此外，地面过湿过滑可导致患者跌倒、摔伤、骨折；不能及时使用保护具可造成患者坠床抓伤。

2. 环境污染所致的隐性不安全因素　如消毒隔离制度不严密，导致院内交叉感染；昆虫叮咬，导致过敏性伤害，引发传染性疾病。

3. 医院医用危险品使用不当　如氧气、乙醇等易燃易爆物品可导致烧伤；各种电器治疗，如烤灯、高频电刀等可导致灼伤；高压氧治疗不当导致气压伤；放射性治疗所致的放射性皮炎、皮肤溃疡等。

4. 病区治安管理不严　偷盗失窃案件、威胁生命健康案件等犯罪活动的发生，给患者造成经济上损失和精神上的不安全感。

三、护理安全的控制

（一）加强护理职业安全的教育

对护士实施职业安全教育和规范化培训是保证护理安全的主要措施，加强护理安全教育，提高护理人员的风险意识，增强护理安全工作的自觉性，严格执行安全规章制度，促使安全护理行为的养成。

（二）强化法治观念，增强法律意识

护理人员要加强法律知识的学习，增强法律意识，强化法制观念，自觉遵守法律、法规，防范由于法制观念不强所造成的护理差错和事故，运用法律武器保护患者及维护自身的合法权益。

（三）加强专业理论和技术培训

在临床护理工作中，护士要有扎实的专业理论知识及熟练的技术，严格执行操作规范。不断学习新知识、新技术，加强理论和技术培训，适应临床护理发展的需要，从根本上防止技术性护理差错、事故的发生，保证患者的安全及健康。

（四）提高护理系统安全性和有效性

应从护理系统运行的安全性和应对的有效性入手，建立健全各项安全管理制度，落实各项安全管理措施，依据护理工作岗位的需求及护理服务的质量，最大限度地减少由于护理人力资源短缺，安全管理滞后、运行机制陈旧而造成的安全隐患。

（五）建立连续监测的安全网络

医院应实行“护理部－科护士长－病区护士长”三级护理管理体系，监督检查护理物品的质量、性能等是否符合安全要求。对有可能影响全局或最容易出问题的环节给予高度重视，加强监控，如手术室、急诊科、ICU、供应室等。

第二节　护士职业防护

PPT

护理人员工作在临床一线，与患者接触最为密切，在为患者提供各项检查，治疗和护理的过程中，存在着有许多职业感染机会。因此护士应具备对各种职业性有害因素的认识、处理及防范的知识和能力，以减少职业危害，保护自身安全，维护自身健康。

一、护理职业防护的相关概念及意义

（一）护理职业防护的相关概念

1. 护理职业防护　是指在护理工作中采取多种有效措施，保护护士免受职业损伤因素的侵袭，或将其所受伤害降到最低程度。

2. 护理职业暴露　是指护士工作在医院特定的环境之中，在为患者提供护理服务过程中，经常暴露于感染患者的血液、体液及排泄物污染的环境中（如接触污染的注射器、针头、各种导管、器械、敷料等）；还有各种理化损伤因子（如光、热、电磁辐射等）及工作压力的影响从而有感染某种疾病的危险，即称为护理职业暴露。

3. 普及性预防　即在为患者提供医疗服务时，无论是患者还是医务人员的血液和深层体液，也不论其是阳性还是阴性，都应当作为具有潜在的传染性加以防护。

4. 标准预防 即假定所有人的血液等体内物质都有潜在的传染性，接触时均应采取防护措施，防止职业感染经血液传播疾病的策略。

（二）护理职业防护的意义

1. 提高护士职业生命质量 护理职业防护措施的有效实施，可以避免由职业卫生和职业安全对护士造成的机体损害；通过职业防护可以维护护士的身体健康，增强适应能力，提高护士职业生命质量。

2. 科学有效地规避护理职业风险 护士通过对职业防护知识的学习和技能的强化，护士职业防护的安全意识得到提高，严格遵守护理操作规程，自觉履行职业规范要求及职业角色功能，可有效控制职业危险因素，科学有效地规避护理职业风险。

3. 营造轻松和谐的工作氛围 良好安全的职业环境，不仅可以对护理人员产生愉悦的身心效应，还可以提高护士职业满意度和价值感，促进良好的护患沟通交流，缓解护士的工作压力，营造轻松和谐的工作氛围。

二、职业损伤的危险因素

（一）生物性因素

生物性因素是指医务人员在从事规范的诊断、治疗、护理及检验等工作过程中，意外沾染、吸入或食入的病原微生物或含有病原微生物的污染物。生物性因素是影响护理职业安全最常见的职业性有害因素。护理工作环境中主要的生物性因素为细菌、病毒、支原体等微生物，其中以细菌和病毒多见。细菌以葡萄球菌、链球菌、肺炎球菌及大肠埃希菌等常见，主要通过呼吸道、消化道、血液、皮肤等途径感染护理人员。病毒以肝炎病毒、人类免疫缺陷病毒（HIV）及冠状病毒等常见，主要通过呼吸道和血液传播感染。其中最常见、最危险的是人类免疫缺陷病毒、乙型肝炎病毒和丙型肝炎病毒。

（二）物理性因素

在日常护理工作中，特定工作环境中的物理因素在一定条件下可以成为危害护士健康的有害因素，主要包括以下内容。

1. 机械性损伤 常见的机械性损伤有跌倒、扭伤、撞伤等。临床护理工作体力劳动较多，并且劳动强度较大，负重过度，负重伤对护士造成的危害不容忽视。负重伤比较常见的是腰椎间盘突出症。此外，超时站立、走动还可引起下肢静脉曲张等。

2. 锐器伤 是护理人员最常见的职业损伤因素之一。感染的针刺伤是导致医务人员血源性传播疾病的最主要因素，其中最常见、危害性最大的是乙型肝炎病毒、丙型肝炎病毒和人类免疫缺陷病毒。另外，针刺伤还可对护理人员造成极大的心理伤害，引发中度或重度的悲观情绪，甚至影响护理职业生涯。

3. 放射性损伤 为患者进行放射性诊断和治疗时，护理人员如果防护不当会导致放射性损伤，引发皮肤、眼部甚至血液系统的功能障碍。如皮肤的炎症、溃疡、癌症、眼部晶状体浑浊等。

4. 温度性损伤 常见的温度性损伤有热水瓶、热水袋所致的烫伤；氧气、乙醇等易燃易爆物品所致的烧伤；各种电器的不当使用，如烤灯、频谱仪、高频电刀所致的烧伤等。高温和低温均可造成身体损伤。

5. 噪声 医院中噪声主要来源于监护仪、呼吸机的机械声、报警声、电话铃声、床头呼叫系统、患者的呻吟声、物品及机器移动的声音等。护理人员长期处于声音强度超过40dB环境中，可引起听觉系统、神经系统等损伤，也可使其产生苦恼、烦躁不安等心理反应。

（三）化学性因素

化学性因素是指医务人员在从事规范的诊断、治疗、护理及检验等工作过程中，通过各种途径接触到的化学物质。在日常工作中，护士长期接触化疗药物、多种化学消毒剂、麻醉废气及汞等，使身体受到不同程度的损伤。

1. 消毒剂 在日常护理工作中护士接触到的化学消毒剂，通过皮肤、眼及呼吸道等途径对护理人员造成损伤。如甲醛、过氧乙酸、戊二醛及含氯消毒剂等，在极微量的接触中即可刺激皮肤、眼、呼吸道，引起皮肤过敏、流泪、恶心、呕吐及气喘等症状。经常接触还会引起眼结膜灼伤、上呼吸道炎症、喉头水肿和痉挛、化学性气管炎或肺炎等。长期接触可造成肝脏损害及肺纤维化，还会损害中枢神经系统，表现为头痛、记忆力衰退。

2. 化疗药物 化疗药物不仅会使患者出现毒性反应，对经常接触化疗药物的护理人员，如果防护不当也会造成潜在危害。如环磷酰胺、氮芥、阿奇霉素、氟尿嘧啶等，护士在配药或注射过程中通过皮肤直接接触或吸入药物而受到低剂量化疗药物的影响，日积月累可导致畸形、肿瘤及脏器损伤等。

3. 麻醉废气 吸入性麻醉药可以污染手术室空气，若室内排污设施不完善，长期接触可导致麻醉废气在体内蓄积造成慢性氟化物中毒，导致遗传与生育功能等受到影响。

4. 汞 常用护理操作用品如汞式血压计，汞式体温计及水温计等，其中的汞是医院常见而又极易被忽略的有毒因素。如果对漏出的汞处理不当，可对人体产生神经毒性和肾毒性。

（四）其他因素

随着医学模式和健康观念的转变，护理工作不再是单纯执行医嘱，同时还承担着护理者、管理者、教育者、科研者等工作，长期的三班倒造成护士心理压力过重、角色及生物钟紊乱。某些患者及家属对护理工作存在偏见，无理取闹，甚至发生暴力殴打事件，使护理工作的风险和紧张感大大增加，这些都会影响护士的精神状态、生活态度和心理健康。

三、常见护理职业损伤及防护措施

（一）生物性损伤的防护

1. 切断传播途径，执行标准预防

（1）洗手　无论是否戴手套，接触血液、体液、排泄物、分泌物及污物品前后都要洗手，洗手是预防传染病传播的最重要措施之一。护士在实施护理操作前后常规洗手用肥皂或洗手液（肥皂应保持干燥）。在感染或传染病流行期间，应使用消毒液洗手。

（2）做好个人防护　可能发生血源性病原体职业暴露的主要科室，如手术室、口腔科、骨科、普通病房的外科操作等，护士应常规实施职业性防护，防护皮肤黏膜与患者的血液、体液接触。常用的防护措施包括戴手套、口罩、护目镜及穿隔离衣等。

1）戴手套　①护士手上有伤口时应戴双层手套。②操作中，手套破损后应立即更换，脱手套后应立即洗手。③接触黏膜或未污染的皮肤时，应更换清洁的手套。④护士接触患者血液或体液、有创伤的皮肤黏膜、进行侵入性治疗或在接触和处理被患者血液和体液污染的物品和锐器时，均应戴手套操作。⑤手套使用后应注意脱掉并洗手。

2）戴口罩或护目镜　在处理患者的血液、体液及分泌物等有可能溅出的操作时，特别是在行支气管镜、气管插管等操作时，应戴口罩和护目镜。

3）穿隔离衣　在身体有可能被血液、体液、分泌物和排泄物污染，或进行特殊操作时应穿隔离衣。

（3）安全注射　是指注射时不伤及患者和护士，并且保障注射所产生的废物不对社会造成危害。为此要确保提供安全注射所需要的条件，并遵守安全操作规程。

2. 安全处理锐利器具　大多数锐器伤是可以预防的。因此，要严格按照操作规程处理针头、手术刀及安瓿等锐器。

3. 医疗废物及排泄物的处理　对使用过的一次性医疗用品和其他固体废弃物均应放入双层防水污物袋内，要严格按照《医疗废物管理条例》中的规定，存放在指定地点，做好危险物品标识，严密封口，由专人进行集中焚烧处理。排泄物和分泌物的污物倒入专用密闭容器内，经过消毒后排入污水池或下水道内。

4. 预防性用药　如为了避免和减少医护人员感染乙型肝炎病毒，接种乙型肝炎疫苗，这是预防乙型肝炎病毒的最有效措施，有效率达96%～99%。

知识拓展

《医疗废物管理条例》

《医疗废物管理条例》是为加强医疗废物的安全管理，防止疾病传播，保护环境，保障人体健康，根据《中华人民共和国传染病防治法》和《中华人民共和国固体废物污染环境防治》制度，经2003年6月4日国务院第十次常务会议通过。由国务院于2003年6月16日发布并实施。

（二）锐器伤的防护

锐器伤是一种由医疗锐器，如注射器针头、缝针、各种穿刺针、手术刀、剪刀、碎玻璃及安瓿等造成的意外伤害。污染锐器的伤害是导致护士发生血源性传播疾病最主要的职业性因素。

1. 锐器伤的原因

（1）医院管理　①教育培训不够，医院未开展安全防护教育，对新护士未进行培训。②防护用品不够。未引进具有安全防护功能的一次性医疗用品，如安全型留置针和无针静脉注射系统等。

（2）护士因素　①自我防护意识淡薄。②技术不熟练和操作不规范，如直接用手接触锐器和徒手掰安瓿等。③工作强度大，身心疲惫，在护理操作中注意力不集中易导致误伤等。

（3）患者因素　工作中遇到一些不配合的患者（如小孩、精神病患者、酗酒患者等），容易导致护士在工作中误伤自己或他人。

2. 锐器伤的防护措施

（1）强化培训，提高安全意识　医院和科室应定期对护士进行锐器伤防护的培训，尤其是实习护士和新入职护士，提高防护意识，预防锐器伤的发生。

（2）配备足量的具有安全装置的护理用品　如手套、安全注射用具（真空采血系统、可自动毁形的安全注射器等）等。

（3）建立防护制度，提高个人防护意识　建立并严格执行接触患者血液、体液时的防护制度、废弃医疗锐器处理制度、侵入性诊疗和护理操作的防护制度。①进行有可能接触患者血液、体液的诊疗和护理操作时，必须戴手套。操作完毕，脱去手套后应立即洗手，必要时进行手消毒。手部皮肤如有破损时，必须戴双层手套。②在进行侵袭性诊疗和护理操作过程中，光线要充足，传递器械时要娴熟规范，并特别注意防止被针头、缝合针、刀片等锐器刺伤或划伤。③使用后的锐器应当直接放入耐刺、防渗漏的锐器盒内，以防被刺伤。

（4）规范锐器使用时的防护　①抽吸药液时严格遵循无菌操作原则，抽吸后必须立即用单手套上针帽；②使用安瓿制剂时，应先用砂轮划痕后再掰安瓿，掰安瓿时可垫棉花或纱布以防损伤皮肤。

（5）纠正易引起锐器伤的危险行为　①禁止用双手分离污染的针头和注射器；②禁止用手直接接触使用后的针头、刀片等锐器；③禁止徒手折弯或弄直针头；④禁止双手回套针帽；⑤禁止用手直接传递锐器（可以使用小托盘传递）；⑥禁止徒手携带裸露针头等锐器物；⑦禁止消毒液浸泡针头；⑧禁止直接接触医疗废物。

（6）加强护士的健康管理　①建立护士健康档案，定期为护士进行体检，并接种相应的疫苗。②建立损伤后登记上报制度。③建立锐器伤处理流程。④建立受伤护士的监控体系，追踪伤者健康状况。⑤适当调整护士工作强度和心理压力，实行弹性排班，加强治疗高峰期的人力配备，减轻护士的工作压力，提高工作效率和质量，减少锐器伤的发生。关注受伤护士的心理变化，做好心理疏导，及时采取有效的补救措施。

（7）和谐沟通，相互配合　在操作过程中，应体谅和宽容不合作的患者，尽力与其沟通，并取得患者及其家属的信任，从而达到治疗和护理的目的。必要时请求其他人协助配合，尽量减少锐器误伤自己或患者。

（8）正确处理使用后的锐器　锐器使用后应直接将其放入符合国际标准的锐器盒，封存好的锐器盒要有清晰的标志，以便于监督执行。严格执行医疗废物分类标准，锐器应与其他医疗废物分开放置。

3. 锐器伤的紧急处理流程　临床护理工作中一旦发生锐器伤，应迅速采取下列紧急处理措施。 e 微课

（1）保持镇静　受伤后护士要保持镇静，戴手套者按规范迅速脱去手套。

（2）处理伤口　①立即用手在伤口旁轻轻挤压，尽量挤出伤口的血液，但禁止在伤口局部来回挤压，以免产生虹吸现象，把污染血液吸入血管，增加感染机会。②用肥皂水清洗伤口，并在流动水下反复冲洗。暴露的黏膜，应采用生理盐水反复冲洗干净。③用75%乙醇或0.5%碘伏进行局部消毒伤口，并包扎。

（3）评估患者和受伤护士　请相关专家评估锐器伤并指导处理，根据患者血液中含病毒的多少和伤口的深度范围及暴露时间进行评估，并做相应的处理。相应的治疗应在受伤1～2小时内开始，不要超过24小时。如果超过24小时也应采取补救措施。

（4）进行血清学检测　锐器伤后进行血清检测并采取相应措施（表6－1）。

表6－1　锐器伤后的血清学检测结果与处理原则

检测结果	处理原则
患者HBsAg阳性，受伤护士HBsAg阳性或抗－HBsAg阳性或抗－HBc阳性者	不需要注射疫苗或乙肝免疫球蛋白（HBIG）
受伤护士HBsAg阴性或抗－HBs阴性者且未注射疫苗者	24小时内注射HBIG并注射疫苗。于受伤当天、第3个月、6个月、12个月随访和检测
患者抗－HCV阳性，受伤护士抗－HCV阴性者	于受伤当天、第3个周、3个月、6个月随访和检测
患者HIV阳性，受伤护士HIV抗体阴性	①专家经过评估后可立即预防性用药并行医学观察一年 ②于受伤当天、4周、8周、12周、6个月检查HIV抗体 ③预防性用药的原则：若被HIV污染的针头刺伤，应在4小时内最迟不超过24小时进行预防用药。可选用逆转录酶抑制剂、蛋白酶抑制剂。即使超过24小时，也应实施标准性预防用药

（5）及时上报　须在24小时内填写锐器伤登记表，并快速向主管部门、预防保健科及医院感染管理科汇报。

（三）化疗药物损伤的防护

1. 加强药物防护知识教育　包括药物学基础、操作规程、废弃物处理等知识教育，提高护士对化疗药物危险的认识，增强防护意识。

2. 配制化疗药物的环境要求　在条件允许的情况下，应设专门化疗药物配药间，

配有空气净化装置，在专用垂直层流生物安全柜内配药，防止含有药物微粒的气溶胶或气雾对护士产生伤害。操作台面应覆以一次性防渗透性防护垫，以吸附溅出的药液，减少药液污染台面。

3. 化疗药物配制时的防护措施与要求 具体见表6－2。

表6－2 化疗药物配制时的防护措施与要求

防护措施	防护要求
操作准备	配药时穿防水、无絮状材料制成、前部完全封闭的隔离衣，戴帽子、口罩、护目镜、双层手套（内层为PVC，外层为乳胶手套）
开启安剖	打开安瓿前应轻弹其颈部，使附着的药粉降落至瓶底。掰开安瓿时应垫纱布，避免药粉、药液外溢，或玻璃碎片四处飞溅，并防止划破手套
防药外溢	溶解药物时，溶媒应沿瓶壁缓慢注入瓶底，待药粉浸透后再摇动，防止药粉溢出
稀释药液	稀释瓶装药液及抽取药液时，应插入双针头，以排除瓶内压力，防止针栓脱出造成污染
抽吸药液	抽取药液后，在药瓶内进行排气和排液后再拔针，不要将药物排于空气中 抽取药液时用一次性注射器和针腔较大的针头，以防注射器内压力过大，药液外溢。所抽药液以不超过注射器容量的3/4为宜，防止针栓从针筒乳头处意外滑落
清洗处理	抽出药液后放入垫有PVC薄膜的无菌盘内备用 操作完毕后，用水冲洗和擦洗操作台。脱去手套后彻底冲洗双手并行沐浴，以减轻药物的毒副作用

4. 化疗药物给药时的防护 ①给药时应戴一次性口罩、双层手套。②操作前检查注射器及输液器接头处连接是否紧密，以防药液外渗。③莫非滴管内加入药物时，先用无菌棉球围在滴管开口处再加药，速度不宜过快，以防药液从管口溢出。④静脉给药宜采用全密闭式的输注系统。

5. 化疗药物外漏和人员暴露时的处理要求 如果化疗药物外溅：①标明化疗药外漏范围。用纱布吸附溢撒在桌、地面上的药液，用湿纱布轻擦药粉，用肥皂水擦洗污染表面后，再用75%乙醇擦拭；②药液溅到工作服或口罩上，立即更换；药液溅到皮肤上用肥皂水和清水清洗；药液溅到眼睛上应用清水或生理盐水冲洗。

6. 化疗废弃物和污染物品的处理要求 ①接触过化疗药物的针头、注射器、输液管、棉球、棉签等，必须放置在防刺破、无渗漏的专用密闭垃圾桶内，标明警示标志统一处理，不能与普通垃圾等同处理；②一次性的防护衣、帽等焚烧处理；非一次性物品，如隔离衣等应与其他物品分开放置，并经高温处理；③处理48小时内接触过化疗患者的分泌物呕吐物、排泄物及血液时必须穿隔离衣、戴手套；④化疗患者使用过的物品应先用热水冲洗2次，然后分装标记，集中处理。

（四）汞外漏的防护

临床常用的血压计、体温计、水温计等都含有汞，使用不当易致汞外漏，汞是对人体健康危害极大而且环境污染持久的有毒物质。一台血压计约含汞50g，一支体温计含汞1g。一支体温计被打碎外漏的汞全部蒸发，可使15m^{2}房间的空气汞浓度达22.2mg/m^3，国家标准规定室内空气汞的最大允许浓度0.01mg/m^3，如果空气中汞含量大于 10～16mg/m^3，可能危及人体健康。

1. 汞外漏的原因

（1）体温计使用不规范 ①护士原因：未给患者讲解体温计的正确使用方法；未按时回收体温计或收回时未放入指定容器内；甩体温计方法不正确等都可使体温计破碎导致汞外漏。②患者原因：患者折断体温计或不慎摔破等导致汞外漏。

（2）血压计使用不规范 ①测量血压时充气过快过猛，压力太大，导致汞从玻璃管喷出。②使用完忘记汞槽开关，关闭血压计时玻璃管中的汞就会泄漏。③血压计使用完毕关闭汞槽时未倾斜血压计，使部分汞没降到零刻度以下，关闭血压计，容易使汞外漏。再次测量血压时，玻璃管残余汞在开始加压时也易从顶端溢出。

2. 汞外漏的预防措施

（1）加强管理，完善应对体系 有条件尽量使用电子血压计和电子体温计。规范汞外漏的处理流程，建立汞外漏化学污染的应急预案，配备汞外漏处置包（三氯化铁、硫黄粉、小毛刷及收集汞专用的密闭容器等）。

（2）提高护士对汞外漏危害的认识 体温计和血压计使用中经常会发生汞外漏的现象，应加强对护士的专题培训，提高对汞外漏危害的认识和处理能力。

（3）规范体温计和血压计的使用

1）规范体温计的使用 ①使用体温计前检查有无裂缝、破损，禁止将体温计放入热水中清洗或沸水中煮，以免引起爆炸。②使用体温计防止破损，甩体温计勿触碰硬物，测量体温时要向患者详细告知使用注意事项和汞外漏的危害，用完及时回收。③婴幼儿和神志不清患者禁止测量口腔温度，测量时护士要及时收回体温计。④盛放体温计的容器应表面光滑无缝，垫多层塑料膜，不应该垫纱布，以便于观察和处理外漏的汞。

2）规范血压计的使用 ①使用汞柱血压计前，仔细检查汞槽开关有无松动，是否关闭，玻璃管有无破裂。玻璃管有外漏的汞时，轻轻拍击盒盖顶端使汞液降至零刻度以下。②使用中应放平放稳，充气不可过快过猛，测量完毕，应将血压计向右倾斜45°，使玻璃管中的汞全部进入汞槽后再关闭开关。③定期检查血压计，有故障及时维修。

3. 汞外漏的应急处理流程

（1）暴露人员的管理 发生汞泄漏，快速将室内人员转移到室外，如果有皮肤接触，立即用清水清洗。打开门窗通风，关闭室内所有热源。

（2）收集汞滴 穿戴防护用品如戴防护口罩、乳胶手套、防护围裙或防护服，鞋套。用一次性注射器抽吸外漏的汞滴，也可用纸卷成筒回收汞滴，放入盛有少量水的容器内，密封好并注明“废弃汞”字样，送交医院专职管理部门处理。

（3）处理散落的汞滴 对散落在地缝内的汞，取适量硫黄粉覆盖，保留 3h，硫和汞生成不易溶于水的硫化汞。或者用 20% 三氯化铁 5～6g 加水 10ml，使其呈饱和状态，然后用毛笔蘸其溶液在汞残留处涂刷，生成汞和铁的合金，消除汞的危害。

（4）处理汞污染的房间　关闭门窗，用碘 $1g/m^3$ 加乙醇点燃熏蒸或用碘 $0.1g/m^3$ 撒在地上 8～12h，使其挥发的碘与空气中的汞生成不易挥发的碘化汞，可降低空气中汞蒸气的浓度，结束后打开门窗通风。

（五）其他损伤的防护

1. 减轻工作压力　护理管理者应科学优化人员组合，合理分工，改善工作环境，营造和谐健康的工作环境，增加护士编制，提高护士待遇，创造晋升和深造的机会，尽量减轻护士的工作压力。

2. 提高护士的心理素质　加强护士心理素质的培养，如接受社会心理干预技能培训，提高护士对压力的积极应对能力。定期对护士进行人际关系社会技能、自信训练、时间管理等培训。指导护士学会欣赏自己和同事工作的技巧，合理宣泄消极情绪，保持积极、稳定的良好情绪。

3. 增强家庭支持和提高社会地位　护理管理者应充分调动护士的家庭及社会支持系统，增强护士的全方位支持，提高护士的社会地位。

4. 定期进行健康查体和免疫接种，重视护士的个人保健。

目标检测

一、选择题

【A1 型题】

1. 下列不属于护士职业损伤的是
   A. 护士在抢救大出血的患者时，受到负性刺激
   B. 护士在下班途中被碰伤
   C. 护士在工作中被传染性疾病患者传染
   D. 护士在为患者肌内注射时刺伤自己
   E. 护士在搬运患者时腰部扭伤
2. 护士在操作中患血源性传染病最常见的原因是
   A. 侵袭性操作　B. 针刺伤　C. 接触被污染血液
   D. 为污染伤口换药　E. 接触被污染的衣服
3. 可引起听力和神经系统损害的噪音强度不超过
   A. 30dB　B. 40dB　C. 50dB
   D. 100dB　E. 60dB
4. 职业损伤中不属于机械性损伤的是
   A. 跌倒　B. 扭伤　C. 撞伤
   D. 负重伤　E. 锐器伤
5. 护士的标准防护中，不包括

A. 戴口罩　B. 穿隔离衣　C. 进行免疫接种
D. 戴手套　E. 洗手

6. 护士发生锐器伤的处理方法正确的是
A. 近心端向远心端挤压　B. 伤口局部挤压　C. 75%乙醇冲洗
D. 0.5%的碘伏冲洗　E. 用流动水清洗伤口

7. 护士配制化疗药物的准备不包括
A. 洗手　B. 戴帽子　C. 戴口罩
D. 戴护目镜　E. 穿隔离衣

8. 护士职业损伤中生物性因素最常见、最危险的病毒是
A. 疱疹病毒　B. 风疹病毒　C. 流感病毒
D. 人类免疫缺陷病毒　E. 埃博拉病毒

【A2 型题】

9. 某护士在手术室工作 18 年，工作紧张且强度大，在患者行动不便时要协助搬运患者，近期腰部不适，检查为腰椎间盘突出症，其损伤的职业因素属于
A. 机械性因素　B. 心理因素　C. 放射性因素
D. 生物性因素　E. 化学性因素

10. 某护士为乙型肝炎患者更换伤口敷料时，患者血液溅入该护士眼睛，这种损伤属于
A. 物理性损伤　B. 机械性损伤　C. 心理性损伤
D. 生物性损伤　E. 化学性损伤

11. 某护士给患者肌内注射的过程中，不慎被针头刺伤了手指，不妥的处理方法是
A. 用肥皂水彻底清洗伤口　B. 及时填写锐器伤登记表
C. 从伤口的远心端向近心端挤压　D. 用 75%乙醇消毒伤口并包扎
E. 用 0.5%的碘伏消毒伤口并包扎

【A3 型题】

（12～13 共用题干）

护士给某乙型肝炎患者拔针时不小心被沾有该患者血液的针头刺伤，伤口即刻处理。

12. 护士发生了
A. 锐器伤　B. 负重伤　C. 生物性损伤
D. 化学性损伤　E. 物理性损伤

13. 伤口的即刻处理方法不妥的是
A. 用肥皂液和流动水冲洗　B. 及时上报主管部门
C. 从伤口的近心端向远心端挤压　D. 及时填写锐器伤登记表
E. 按压止血

（14～15 共用题干）

某护士，女，20 岁。在骨科工作，中午测体温时不慎将体温计容器打翻，导致容器内体温计全部破损。

14. 汞外漏处理方法，下列错误的是

A. 室内人员无须转移
B. 室内人员转移至室外
C. 如有皮肤接触，立即用清水清洗
D. 打开门窗
E. 关闭室内所有热源

15. 对散落在地缝内的汞滴使用硫黄粉覆盖处理，下列正确的是

A. 保留 1h
B. 保留 2h
C. 保留 3h
D. 保留 4h
E. 保留 5h

二、思考题

1. 患者，女，36 岁。在某医院手术室工作，为一位股骨干骨折患者承担器械护士，配合手术时不小心被沾有该患者血液的电钻刺伤，该患者有乙型肝炎病史，HBsAg 阳性。

（1）什么是锐器伤？该护士发生锐器伤的原因？如何有效预防锐器伤的发生？

（2）如何正确处理锐器伤？

（3）处理好伤口之后，应做哪些血清学检测和预防性用药？

2. 患者，女，26 岁。在某肿瘤医院耳鼻喉科工作，每日常规配制化疗药物。

（1）配制化疗药物有什么环境要求？

（2）配制化疗药物有什么操作要求？

（3）化疗药物外漏和人员暴露时应如何处理？

（4）对配制完化疗药的针头、注射器、棉签等物品应如何处理？

3. 患者，女，46 岁。在某医院门诊工作，给就诊患者测量血压时，不慎将汞柱血压计摔在地上，导致玻璃管破损，汞液洒落在地。

（1）在护理工作中汞外漏的原因有哪些？

（2）如何处理汞外漏？

（3）在护理工作中如何预防汞外漏？

（李霞莉）

书网融合……

微课　本章小结　思维导图　自测题

2

下篇

基础护理技术

第七章 医院和住院环境

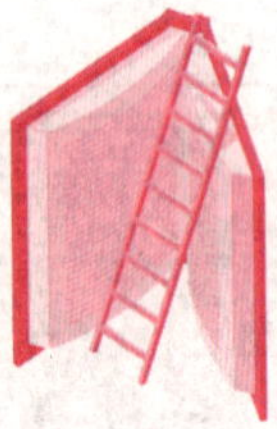

【学习目标】

知识目标

1. **掌握** 医院的任务；门诊、急诊的护理工作内容；病区物理环境的具体要求；各种铺床法的目的。

2. **熟悉** 医院的性质、种类。

能力目标

能为各种患者准备安全、舒适的床单位。

素质目标

1. 关爱患者，能为其提供舒适、安全的环境护理服务。

2. 初步养成较强的责任意识和严谨求实的工作态度。

岗位情景模拟

情景描述 患者，男，42岁，高血压病史10年。近日头痛加重，今晨在其女儿陪同下来医院就诊。候诊过程中，患者因大量呕血被转送急诊，经抢救病情得到控制，医生决定让其住院做进一步诊治。

工作任务 1. 请说明该患者在门、急诊就诊时，护理需要做的工作。

2. 请为该患者提供舒适的住院环境并准备床单元。

PPT

第一节 医 院

医院是人民群众或特定人群进行防病治病的场所，具备一定数量的病床设施、相应的医务人员和必要的设备，通过医务人员的集体协作，达到对住院或门诊、急诊患者实施科学和正确的诊疗护理为主要目的的卫生事业机构。微课

一、医院的性质、任务

（一）医院的性质

原卫生部颁发的《全国医院工作条例》指出：“医院是治病防病、保障人民健康的社会主义卫生事业单位，必须贯彻党和国家的卫生工作方针，遵守政府法令，为社会

主义现代化建设服务"。这是我国医院的基本性质。

（二）医院的任务

1. 医疗　医疗是医院的中心任务。它以诊疗和护理两个方面为主体，与医技部门密切配合形成一个完整的医疗服务体系。

2. 教学　开展并做好临床教学工作是广大医护人员义不容辞的责任。医学院校学生需要通过临床实践巩固知识、熟练技能；在职人员也需要不断接受继续教育更新知识，提高服务质量与技术水平。

3. 科研　医院也承担着科学研究任务，临床上许多疑难问题都是医学研究的课题。通过科学研究可以解决临床上的疑难问题，提高医疗护理水平。

4. 预防保健和社区卫生服务　随着医院职能的不断扩大，医院既要对患者进行诊疗，也要进行预防保健和社区卫生服务。如进行健康教育、健康咨询及疾病普查等工作，倡导健康的生活方式，加强自我保健意识，提高人民群众的生活质量。

二、医院的种类

（一）医院的分类

医院按不同的属性可以划分成多种类型（表 7－1）。

表 7－1　医院的分类

划分方法	医院类型
按收治范围	综合医院、专科医院、康复医院、职业医院
按特定任务	军队医院、医学院校附属医院
按地区	城市医院（区、街道社区服务中心）、农村医院（乡、镇社区服务中心）
按产权归属	公立医院、私立医院、股份制医院、中外合资医院
按分级管理制度	一级医院、二级医院、三级医院

（二）医院的分级

我国从 1989 年开始，实行医院分级管理制度。医院分级管理是按照医院功能和相应规模、技术建设、管理及服务质量综合水平，将其划分为一定等级和等次的标准化管理。按照卫生部医院分级管理标准，医院分为三级（一、二、三级），十等（每级分甲、乙、丙三等，三级医院增设特等）。

一级医院是直接向一定人口（10 万）的社区提供预防、医疗、保健、康复服务的基层医院、卫生院。如乡镇卫生院、城市街道社区卫生服务中心等。

二级医院是向多个社区（其半径人口在 10 万以上）提供综合医疗卫生服务和承担一定教学、科研任务的地区性医院。如一般市、县医院，省、直辖市的区级医院和一定规模的厂矿、企事业单位的职工医院。

三级医院是向几个地区提供高水平专科性医疗卫生服务和执行医学高等教学、科研任务的区域性以上的医院。如全国、省、市直属的大医院，医学院校的附属医院等。

⇄ 知识拓展

医院的类型

1. 综合性医院 指设有一定数量的病床，分内科、外科、妇产科、儿科、五官科、皮肤科、中医科、肿瘤科、传染科等各类疾病的诊疗科室及药剂、检验、影像等医技部门，并拥有相应的医务人员和设备的医院。

2. 专科医院 指为诊疗某一疾病而设置的医院。如传染病医院、肿瘤医院、结核病防治医院。

3. 公立医院 指政府举办的纳入财政预算管理的医院，也就是国营医院。

4. 民营医院 指由社会出资举办的卫生机构，以营利性机构为主导，也有少数为非营利机构，享受政府补助。

三、医院的组织结构

根据我国医院的组织结构模式，医院大致由三大系统构成：诊疗部门、医疗辅助部门和行政后勤部门。各部门之间既分工明确，各尽其责，又相互协调，相互合作（图7-1）。

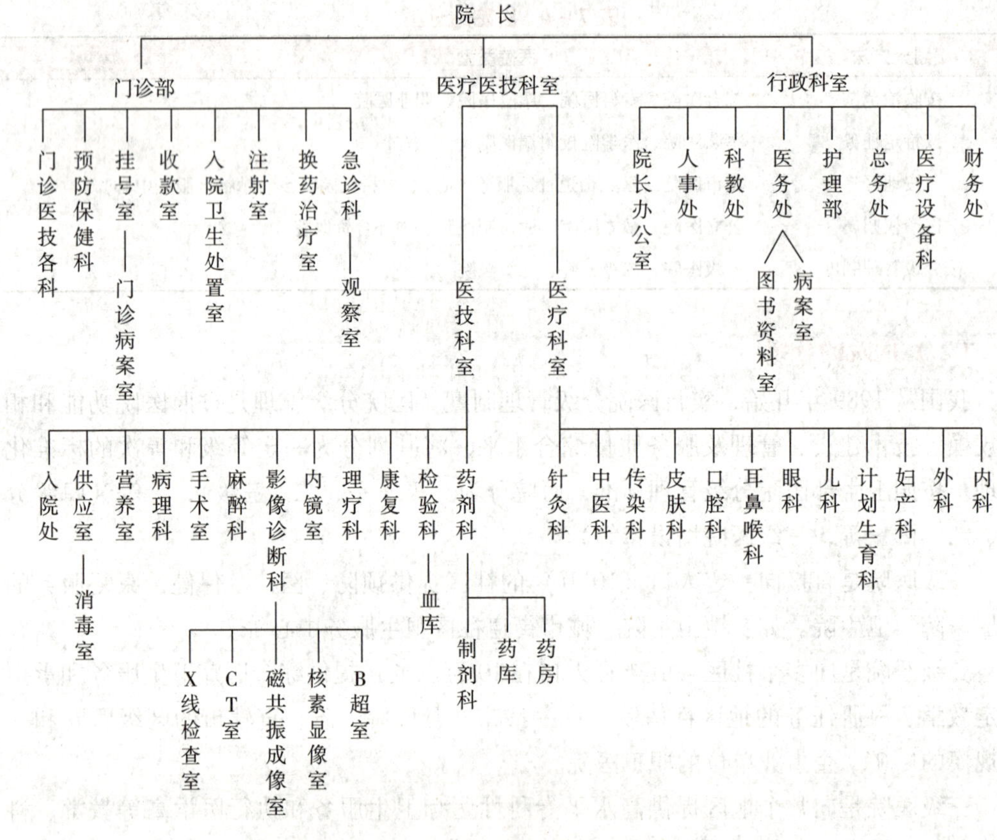

图7-1 医院的组织结构

⇄ 知识拓展

医疗卫生机构标志

此标志为带有白边的四颗红心围绕着白十字，四颗红心分别代表卫生人员对患者及其他服务对象的爱心、耐心、细心、责任心，总体图形在医疗机构表示以患者为中心，在其他卫生机构表示以保护和增进人民健康为中心。

第二节　门诊部

PPT

一、门诊

门诊是医院直接为公众提供诊断、治疗和预防保健服务的场所，具有人员多、流动性大、病种复杂、季节性强、就诊时间短等特点，护理人员应提供优质的服务，使患者能得到及时的诊断和治疗。

（一）门诊的设置和布局

门诊设有和医院各科室相对应的诊室，并设有挂号室、收费室、化验室、药房、治疗室、候诊室等。诊室内配备诊察床，床前设有遮挡设备，室内设有洗手池和诊断桌，其上放置各种体检用具、化验检查申请单、处方等。门诊设有治疗室并备有急救物品和设备，如供氧装置、吸引装置、急救药品等。

门诊的候诊、就诊环境以方便患者为目的，以注重公共卫生为原则，做到美化、绿化、安静、整洁、布局合理、备有醒目的标志和指示路牌。设立总服务台、导医处，有的医院门诊配备多媒体查询触摸屏和电子显示屏，使各种医疗服务项目清晰、透明，使就诊程序简便、快捷，使患者产生亲切感、安全感，从而对医院产生信任感，愿意配合医院工作。

（二）门诊护理工作

门诊护理工作如下。

1. 预检分诊　即先预检分诊，后挂号。预检分诊需由临床经验丰富的护士承担。护士应热情主动接待来院就诊的患者，在简明扼要询问病史、观察病情的基础上，做出初步诊断，给予正确的分诊，并指导患者挂号。

2. 安排候诊和就诊　患者挂号后，分别到各科候诊室等候就诊。候诊室护士工作内容如下。

（1）开诊前准备好诊疗过程中使用的各种器械和用物。

（2）维持良好的就诊环境和候诊环境。

(3) 整理初诊和复诊病案，收集整理各种检查化验报告。

(4) 根据患者病情测量体温、脉搏、呼吸、血压等，并记录在门诊病历上。必要时协助医生进行诊断和检查等工作。

(5) 观察候诊患者病情变化，遇高热、剧痛、呼吸困难、出血、休克的患者，应立即安排就诊或送急诊处理，对病情较重或年老体弱患者，可适当调整就诊顺序让其提早就诊。

3. 健康教育 用候诊时间开展健康教育，可采用口头、图片、黑板报、电视录像或赠送有关健康教育方面的宣传册等不同方式进行。患者提出的询问应耐心、热情予以解答。

4. 治疗工作 及时完成各项治疗工作，如注射、换药、导尿、灌肠、穿刺等，护士必须严格执行操作规程，确保治疗安全有效。

5. 消毒隔离 门诊人群流量大，患者集中，易发生交叉感染，要认真做好消毒、隔离工作。门诊的空间、地面、墙壁、扶手、桌椅、诊察床、平车、轮椅等应定期进行清洁消毒处理。遇传染病或疑似传染病患者，应分诊到隔离门诊就诊，并做好疫情报告。

二、急诊

急诊是医院诊治急、危重症患者的场所，是抢救患者生命的第一线。对生命垂危的患者及意外灾害事件，能提供快速、高效的服务。急诊科护士应具备良好的素质，具备一定的抢救知识和经验，技术娴熟、动作敏捷。急诊的管理工作，应达到标准化、程序化、制度化。

（一）急诊科（室）的设置和布局

急诊科（室）一般设有预检处、诊室、抢救室、治疗室、监护室、观察室、清创室、药房、化验室、X 线室、心电图室、挂号室及收费室等，形成一个相对独立的单元，以保证急救工作的顺利完成。

急诊环境以方便患者就诊为目的，以最大限度的缩短候诊时间，争取抢救时间，提高抢救效率为原则。应做到宽敞、明亮、通风、安静和整洁。应设有专用电话、急救车、平车、轮椅等运送通信工具。设有专用路线和宽敞的通道通往医院各临床科室，标志清晰，路线路标指向明确，夜间有明显的灯光，以保证患者尽快得到救治。

（二）急诊护理工作

1. 预检分诊 预检护士负责接待来就诊的患者。通过简要评估，确定患者就诊的科室并护送患者到相应的诊室或抢救室。护士必须掌握急诊就诊的标准，做到“一问二看三检查四分诊”，遇有急危重症患者立即通知值班医生及抢救室护士进行抢救；遇到意外灾害事件，立即通知相关部门并救治伤员；遇有法律纠纷、刑事伤害、交通事故等事件尽快通知医院保卫部门或直接与公安部门取得联系，并请家属或陪送者留下。

2. 抢救工作 包括抢救物品准备和配合抢救。

（1）物品准备 一切抢救物品要求做到“五定”。即定数量品种、定点安置、定人保管、定期消毒灭菌和定期检查维修。护士必须熟悉各种抢救物品的性能和使用方法，并能排除一般性故障，使所有抢救物品处于良好备用状态，抢救物品完好率要达到100%。急诊常用的抢救物品如下（表7－2）。

表7－2 急诊常见的抢救物品

物品种类	物品名称
诊疗护理物品	血压计、听诊器、张口器、压舌板、舌钳、手电筒、止血带、输液架、氧气管、吸痰管、胃管等
无菌物品及无菌急救包	各种注射器、各种型号针头、输液器、输血器、静脉切开包、气管切开包、开胸包、导尿包、各种穿刺包、气管插管包、无菌手套及各种无菌敷料等
抢救器械	中心供氧装置、电动吸引器、心电监护仪、电除颤仪、心脏起搏器、呼吸机、超声波诊断仪、洗胃机等，有条件可备X线机、手术床、多功能抢救床等
抢救药品	各种中枢神经兴奋剂、镇静剂、镇痛药；抗休克、抗心力衰竭、抗心律失常、抗过敏药及各种止血药；急救用激素、解毒剂、止喘药；纠正水、电解质紊乱及酸碱平衡失调类药物以及各种输入液体；局部麻醉药及抗生素类药等
通信设备	设有自动传呼系统、电话、对讲机等

（2）配合抢救

1）护士必须严格遵守操作规程，争分夺秒实施抢救 在医生到达之前护士应根据患者病情作出初步诊断，并实施紧急处理。如测量血压、给氧、吸痰、止血、配血、建立静脉输液通路、进行人工呼吸、胸外心脏按压等。医生到达后立即汇报处理情况和效果，积极配合医生进行抢救，包括正确执行医嘱，密切观察病情变化并及时报告医生。

2）做好抢救记录和查对工作 应及时、准确、清晰地做好抢救记录，要详细记录与抢救相关的事件并注明时间，如患者和医生到达时间，各项抢救措施执行及停止时间（如用药、吸氧、心肺复苏等），要详细记录执行医嘱的内容及患者病情动态变化。在抢救过程中凡口头医嘱，必须向医生复诵一遍，双方确认无误后再执行，抢救完毕后，请医生及时补写医嘱和处方。各种抢救药品的空药瓶、空安瓿、输血袋等需经两人核对后方可丢弃。

3. 病情观察 通常急诊观察室设有一定数量的床位，以收治暂时未确诊的患者，或已明确诊断但因各种原因暂时不能住院的患者，或只需短时间观察即可返家的患者。观察时间一般为3～7天。观察室护士应做好下列工作。

（1）入室登记，建立病案，详细填写各项记录，书写观察室病情报告。

（2）主动巡视和观察患者，及时执行医嘱，做好各项基础护理工作，加强心理护理。

（3）做好出入室患者及其家属的管理工作。

思政小课堂

案例回顾：患者，男。3月1日，他在工作时不小心伤到了左脚，出血较多，整个左脚都是血渍、污渍，随即来到某中心医院急诊就诊，急诊接诊医师是陈医生。陈医生见状，赶忙把老先生扶到缝合室，经仔细查体，初步确定老先生只是伤到了足背浅表静脉，并没有伤到骨头。为了进一步确诊，陈医生还请值班组长王某再次查体，确定老先生没有伤到骨头后，开始为老先生的伤口处进行清洗包扎。清洗过程中，陈医生动作轻柔，无比细心，严格按照伤口无菌清洗的标准，不仅仅对伤口部位再三清洗消毒，有血渍、污渍的地方也认认真真清洗，以免有隐藏在污渍下的伤口被遗漏。在清洗包扎的过程中，陈医生一直安慰老先生不要紧张，还认真叮嘱伤口护理的注意事项，老先生直说陈医生人美心暖，跟亲闺女似的，太贴心了。

案例思考：阅读完上面案例，你有什么样的感受？

案例分析："高超的医技减轻患者的苦痛，高尚的医德温暖患者的心田"，作为将来要从事医护工作的我们应该把这句话谨记在心头，在学习知识技能的同时，不忘修炼内心，做一个温暖的人，医人医心。

科学与人文是医学的"两只翅膀"，只有比翼，才能齐飞。

第三节　病　区

PPT

病区是住院患者接受诊断、治疗、护理和休养的场所，也是医护人员开展医疗、预防、教学、科研活动的重要基地。做好病区工作是保证医疗护理质量的重要环节。

一、病区的设置和布局

病区设有病室、危重病室、抢救室、治疗室、护士办公室、医生办公室、配餐室、盥洗室、浴室、库房、洗涤间、厕所、医护值班室和示教室等。

病区的布局应合理，以方便治疗和护理工作。如护士办公室应设在病区的中心位置，与抢救室、危重病室及治疗室临近，以便观察病情、抢救患者和准备物品。每个病区最好设30～40张病床、每间病室设2～4张病床为宜，并设置相应数量的床旁桌椅，病床之间的距离至少为1米，床与床之间设有遮挡设备，以保护患者的隐私。有条件的医院可设置呼叫系统、电视、电话、壁柜、卫生间等，还可设立单人病室，病室布置温馨，充分体现医院人性化服务理念。

二、病区环境的管理

病区环境包括物理环境和社会环境。医护人员应创造一个良好的住院环境以满足患者生理心理及治疗的需要。

（一）物理环境

病区的物理环境是影响患者身心舒适的重要因素，对病区物理环境进行适当的调控，使其保持清洁、安静、舒适和安全，可促进患者疾病的痊愈和健康的恢复。

1. 整洁　主要指病区的护理单元和医疗护理操作环境应整洁。要求达到避免污垢积存，防止细菌滋生的目的。保持病区环境整洁的措施如下。

（1）病区陈设齐全，规格统一，布局合理，摆放整齐，方便取用。

（2）做到物有定位，用后归位。

（3）及时清理环境，病区内墙、地面及所有物品采用湿式清扫法。

（4）及时清除治疗护理后的废弃物及患者的排泄物。

（5）保持患者及病床单位清洁，床单、被套及衣裤及时更换。

（6）非患者生活及医疗护理必需品，不得带入病区。

2. 安静　安静的医院环境可使患者减轻焦虑，得到充分的休息和睡眠，促进其早日康复。根据 WHO 规定的噪声标准，白天病区的噪声强度应控制在 35～40dB。为保持病区环境安静，具体的措施如下。

（1）病区的桌椅脚上应钉上橡胶垫，推车的轮轴、门窗交合链应定期滴注润滑油。

（2）电话、手机、呼叫系统等有声响的设备应使用消音设置，或将音量调至最低。

（3）医护人员应做到“四轻”：走路轻、说话轻、操作轻、关门轻。

（4）加强对患者及家属的宣传工作，共同保持病室安静。

3. 舒适　主要通过对病室温度、湿度、通风、采光、色彩等方面的调控，增强患者的舒适感。

（1）温度　适宜的温度可使患者感到舒适、安宁，利于患者休息、治疗及护理工作的进行。室温过高会使神经系统受到抑制，干扰消化和呼吸功能，不利于机体散热。室温过低使人畏寒，肌肉紧张，还会使患者在接受诊疗护理时受凉。病室适宜的温度一般以 18～22℃为宜，新生儿及老年病室以 22～24℃为宜。室温过高、过低对患者都是不利的，甚至会造成伤害。因此病室应备有室温计，随时观察室温情况。

（2）湿度　会影响皮肤散热的速度，从而影响患者的舒适感。湿度过高，蒸发作用减缓，可抑制出汗，患者感到闷热不适，尿量增加，加重肾脏负担。湿度过低，空气干燥，人体蒸发大量水分，患者感到呼吸道黏膜干燥，口干咽痛，对气管切开或呼吸道感染患者尤为不利。病室的相对湿度以 50%～60%为宜。为此，病室应备有湿度计，以便对湿度观察和调节，可根据季节和条件采用开窗通风、地面洒水、取暖设备上放置湿毛巾，使用加湿器，或利用空调设备等措施调节室内湿度。

（3）通风　通风换气，可调节室内温度和湿度，增加空气中的含氧量，降低二氧化碳浓度和微生物的密度，使患者感到舒适，避免产生烦躁倦怠、头晕、食欲缺乏等症状，有利于患者康复。一般每次通风时间为 30 分钟左右，通风时应注意患者保暖，病室内如有污物应及时清除，如有不良气味应及时开窗通风。

（4）采光　病室采光有自然光源和人工光源。实施治疗和护理时需要充足的光线，必要时应用人工光源加以补充，光线不应直射患者的眼睛，以免引起目眩；患者休息、睡眠时光线应较弱，午睡时可用窗帘遮挡光线，夜间睡眠时应开地灯，既可使患者入睡，又可保障夜间巡视患者。有些特殊患者的采光还需注意一些特殊要求，如破伤风患者的病室要求遮光，防止噪声，并保持病室安静。

（5）色彩　会影响人的情绪、行为和健康。以往病室及医务人员的工作服多采用白色，易使患者产生单调、恐惧感。现代医院多根据不同护理对象的需求而选择合适的色彩，如儿科护士服装采用粉红色，给人温馨亲切的感觉，减轻儿童的恐惧感；手术室选用绿色或蓝色，给人安静舒适的感觉，增加患者的信任感。病室墙壁上方选涂白色，下方选涂浅蓝色，以避免白色反光，引起患者疲劳。病床、桌、椅、窗帘、被套、床单等也趋向家居化，以满足患者的需要。

4. 安全　是指无危险、无伤害的环境。如病室、浴室、厕所地面防滑并减少障碍物；走廊、浴室、厕所设扶手；对神志不清、偏瘫患者及婴幼儿使用保护具；规范使用和管理易燃易爆品等。

（二）社会环境

病区是一个特殊的社会组织，患者住进医院对接触的人、规章制度都会感到陌生和不习惯，护士应为患者创造和维持一个良好的社会环境，消除患者不良的心理反应，帮助患者尽快适应医院环境。

1. 建立良好的人际关系　影响住院患者身心健康的人际关系包括医患关系、护患关系和病友关系，帮助患者创建和维护良好人际关系的措施如下。

（1）根据患者的需求给予不同的身心护理，对患者一视同仁。

（2）操作技术娴熟、态度和蔼，获得患者信赖。

（3）尊重患者的权利与人格，注重保护患者的隐私，语言行为举止符合职业规范。

（4）鼓励病友间相互帮助和照顾，营造融洽愉快的氛围。

2. 制定合理的医院规则　医院为了保证医疗护理工作的顺利开展和预防医院内感染，制定了各种医院规则，如入院须知、探视制度、陪护制度等。医院规则既是对患者行为的指导，也是对患者的一种约束，会对患者产生一定的影响。因此医院应制定合理的医院规则并帮助患者适应，具体的措施如下。

（1）热情接待，耐心解释，取得患者的理解与配合。

（2）在维护院规的情况下，让患者有一定的自主权。

（3）尊重探视人员，如探视时间或行为不恰当，劝阻和限制方法应恰当。

三、病床单位

病床单位是指住院期间医疗机构提供给患者使用的家具和设备，它是患者住院期间休息、睡眠、治疗与护理等活动的最基本的生活单位。

病床单位的固定设备有床、床垫、床褥、大单、棉胎或毛毯、被套、枕芯、枕套、橡胶单和中单（需要时准备）、床旁桌、床旁椅、跨床桌、床头墙壁上有照明灯、呼叫器、中心供氧和负压吸引装置等（图 7－2）。

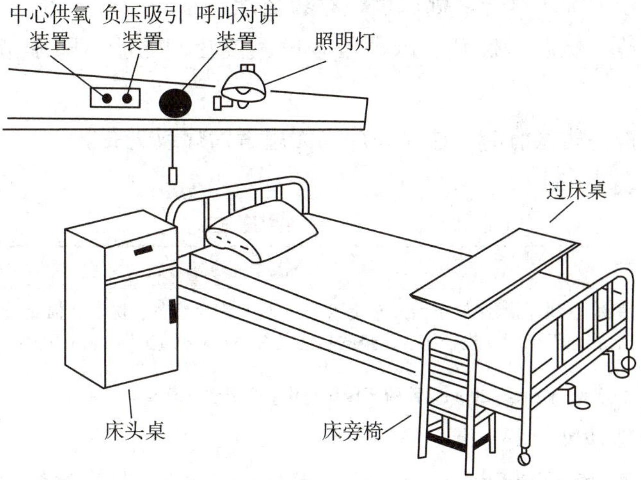

图 7－2　病床单位的设备

四、铺床法

铺床是为了保持床单位整齐，病床平整、紧扎、安全、实用，满足患者睡眠休息的需要。临床常用的铺床法有：备用床、暂空床、麻醉床。

（一）铺备用床法

备用床如图 7－3 所示。

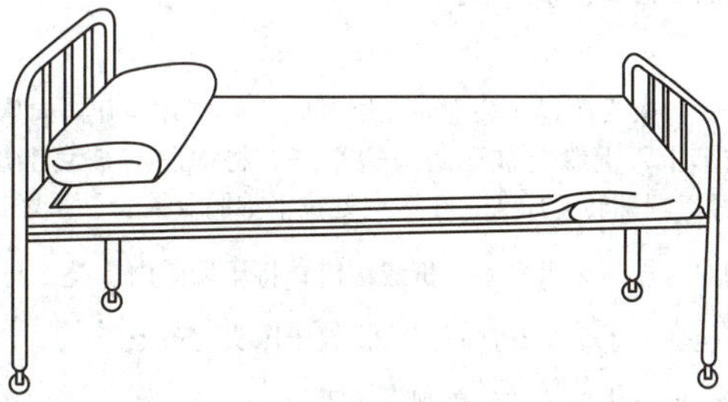

图 7－3　备用床

【目的】

保持病室整洁、舒适和美观；准备迎接新患者。

【操作程序】

1. 评估

（1）检查床单位设施是否齐全，完好无损。

（2）检查床上用品是否齐全、清洁，符合病床规格，适应季节需要。

（3）观察床单位周围环境，是否适宜进行铺床操作。

2. 计划

（1）护士准备　洗净双手，戴口罩、着装整齐。

（2）用物准备　枕芯、枕套、床褥、大单、被套、棉胎、随季节加毛毯和罩单、床旁桌、床旁椅。

（3）环境准备　病室清洁、通风，周围无患者治疗或进餐。

3. 实施　见表7－3。

表7－3　铺备用床法

操作步骤	操作说明
备物检查	备齐用物，按取用顺序放于治疗车上（自下而上放置枕芯、枕套、棉胎或毛毯、被套、大单、床褥），推车至床旁。检查床、床垫的功能是否完好，调整床至合适高度
移开桌椅	移开床旁桌，距床约20cm。移椅至床尾正中，距床约15cm
翻转床垫	酌情翻转床垫
铺单包角	将床褥齐床头平铺于床垫上。将大单纵、横中线与床面纵、横中线对齐，放于床上，同时向床头、床尾打开，再先近后远向两侧打开。先铺近侧床头，右手托起床垫一角，左手伸过床头中线，将大单平整塞入床垫下，在距床头约30cm处，向上提起大单边缘，使其与床边垂直，呈一等边三角形，以床沿为界，将三角形分为上下两部分，将上半三角覆盖于床上，下半三角平整地塞于床垫下，再将上半三角翻下塞于床垫下 同法铺好近侧床尾大单。双手拉平大单中部，掌心向上，将大单平塞于床垫下（图7－4） 转至床对侧，同法铺好对侧大单
套好被套	**“S”式** 被套正面向上，将被套齐床头放置，分别向床尾、近侧、对侧展开，开口向床尾，中线与床中线对齐。将被套开口端的上层打开至1/3处，将折好的“S”形棉胎置于被套开口处，将棉胎上缘拉至被套封口处（图7－5），棉胎角装入被套角，将竖折的棉胎展开，与被套边平齐。于床尾处拉平棉胎及被套，系好带子 **卷筒式** 被套内面向外，齐床头放置，分别向床尾、床两侧打开，开口向床尾，中线与床中线对齐。将棉胎平铺于被套上，上缘与被套封口边平齐。将棉胎与被套上层一并自床头卷向床尾（图7－6），再由开口端翻转至床头，于床尾处拉平棉胎及被套，系好带子
折成被筒	将盖被的两侧向内折与床沿平齐，折成被筒；将尾端向内折叠，与床尾平齐
套枕放置	于床尾处套好枕套，系带，开口背门，横放于床头盖被上
桌椅归位	移回床旁桌椅，保持床单位整洁美观。洗手

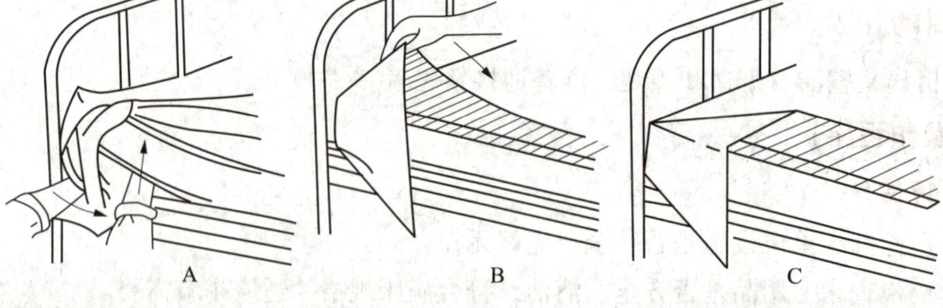

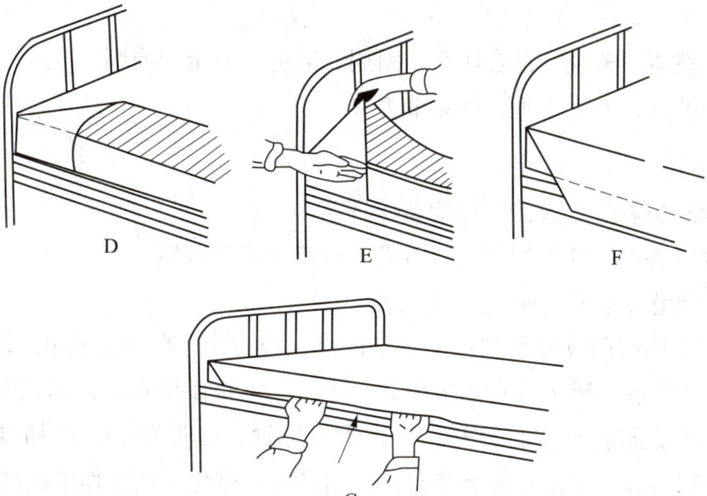

图 7－4　铺床角法

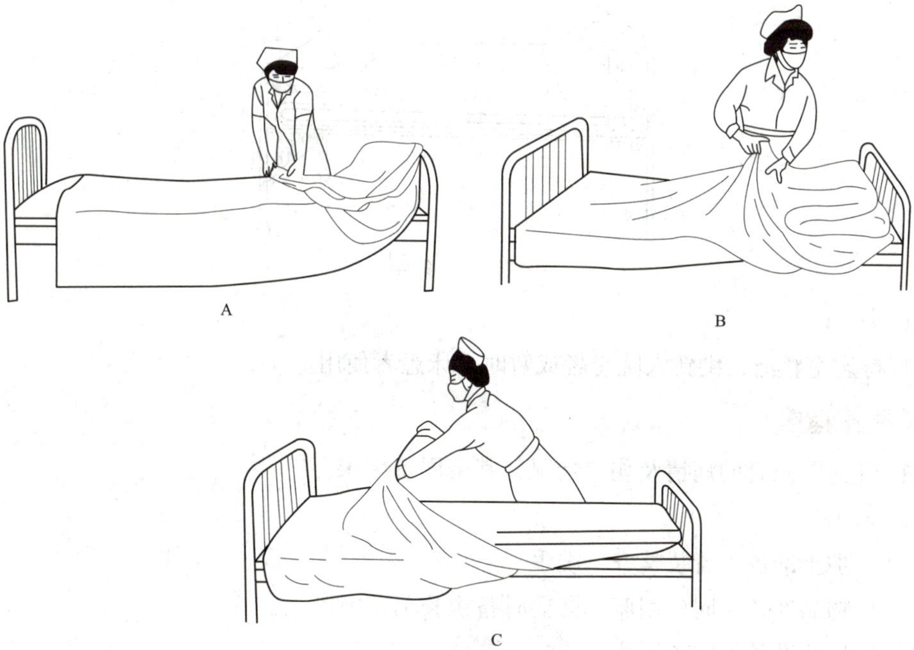

图 7－5　“S”式套被套法

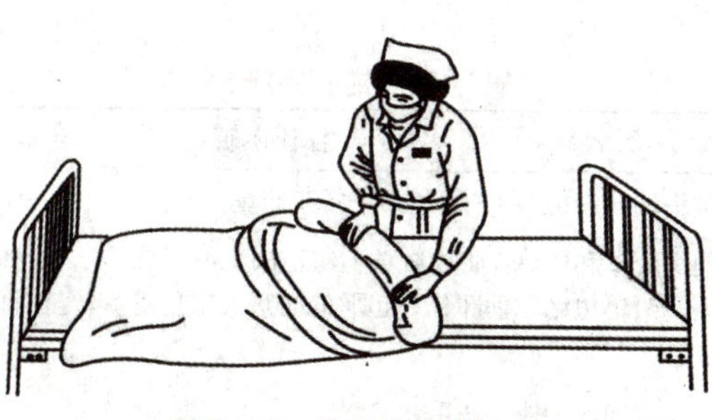

图 7－6　卷筒式套被套法

4. 评价

（1）病床整洁、美观，符合实用、耐用、舒适、安全的原则。

（2）操作熟练，方法正确，注意节力。

【注意事项】

1. 病室内有患者进餐或治疗时应暂停铺床。

2. 用物准备齐全，并按使用顺序放置，以减少走动次数。

3. 操作中动作要轻稳，避免尘埃飞扬。

4. 操作中正确应用节力原则：能升降的床，应将床升降至方便铺床的高度，避免腰部过度弯曲或伸展；铺床时身体尽量靠近床边，上身保持直立，两腿间距与肩同宽，两膝稍弯曲，两腿前后或左右分开，以扩大支撑面，降低重心，增加身体的稳定性；操作时使用肘部力量，动作平稳有节奏，连续进行；避免无效动作的出现。

（二）铺暂空床法

暂空床如图 7－7 所示。

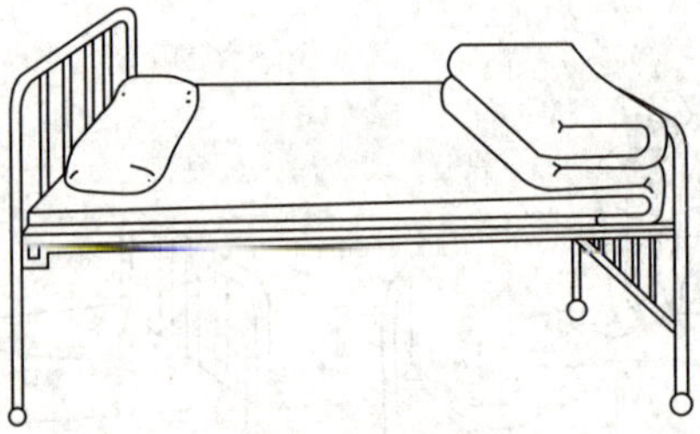

图 7－7　暂空床

【目的】

保持病室整洁，供新入院患者或暂时离床患者使用。

【操作程序】

1. 评估　患者的病情及伤口情况，其余同备用床。

2. 计划

（1）护士准备　着装整齐、洗手。

（2）物品准备　同备用床。必要时备橡胶单及中单。

（3）环境准备　同备用床。

3. 实施　见表 7－4。

表 7－4　铺暂空床法

操作步骤	操作说明
折叠盖被	将备用床的盖被头端向内折 1/4，再扇形三折于床尾，并使各层平齐
酌情铺单	根据病情需要铺橡胶单和中单：将橡胶单上缘距床头 45～50cm，中线与床中线平齐并将中单以同法铺在橡胶单上，两单边缘下垂部分一起平整地塞入床垫下。转至对侧，将橡胶单和中单拉紧塞入床垫下
整理用物	将枕头放回床头，移回床旁椅，洗手

4. 评价

（1）操作方法正确，符合节力原则，患者上下床方便。

（2）橡胶单、中单位置合适，盖被折叠正确，患者使用方便。

【注意事项】

同备用床。

（三）铺麻醉床法

麻醉床如图 7－8 所示。

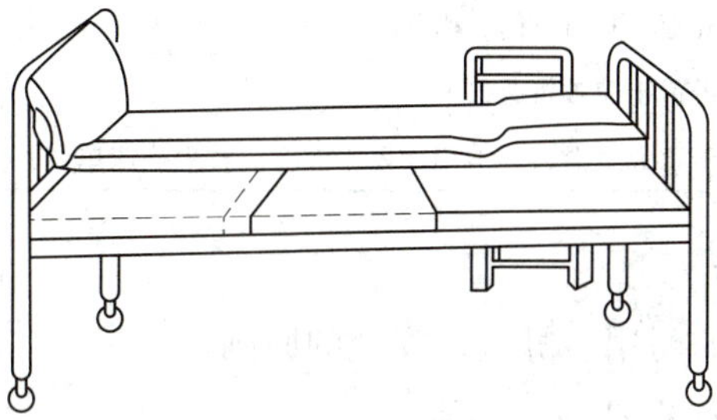

图 7－8　麻醉床

【目的】

1. 便于接收和护理麻醉手术后患者。
2. 使患者安全、舒适，预防并发症。
3. 保护床上用物不被污染，便于更换。

1. 评估

（1）患者的诊断、病情、手术部位、麻醉方式、术后需要的抢救或治疗物品等。

（2）呼叫系统、供氧管道、负压吸引管道是否完好通畅。

（3）观察床单位周围环境，是否适宜进行铺床操作。

2. 计划

（1）护士准备　洗净双手，戴口罩，着装整齐。

（2）用物准备

1）床上用物　同备用床，另备橡胶中单和中单各两条。

2）麻醉护理盘　治疗巾内备：开口器、舌钳、通气导管、牙垫、治疗碗、氧气导管或鼻塞、吸痰导管、棉签、压舌板、平镊、纱布。治疗巾外备：手电筒、血压计、听诊器、治疗巾、弯盘、胶布、护理记录单、笔。有条件者准备心电监护仪。

3）其他　护理车、输液架，无中心供氧和中心吸引装置的还要准备吸痰器、氧气筒，必要时准备胃肠减压器。天气寒冷时按需要准备热水袋、毛毯等。

（3）环境准备　同备用床。

3. 实施　见表 7－5。

表 7-5 铺麻醉床法

操作步骤	操作说明
撤除原物	拆除原有枕套、被套、大单等物，放于污物袋内
洗手备物	洗手，备齐用物
铺单包角	同备用床法铺好近侧大单。根据病情需要铺橡胶单和中单：①腹部手术者铺于床中部。同暂空床，铺好床中部近侧橡胶单和中单。②颈胸部手术或全麻手术者铺于床头。橡胶单与中单上缘齐床头，下缘压在中部橡胶单和中单上，将边缘下垂部分塞入床垫下。③下肢手术者，铺于床尾。橡胶单与中单下缘齐床尾，上缘压在中部橡胶单和中单上，将边缘下垂部分塞入床垫下。非全麻手术时铺于手术部位即可。转至对侧，同法逐层铺好大单、橡胶单和中单
折叠盖被	同备用床法套被套并折成被筒，将盖被纵向三折叠于一侧床边，开口处向门
套枕放置	同备用床法套好枕套，开口背门，横立于床头
桌椅归位	移回床旁桌，椅子置于盖被折叠侧
置盘整理	将麻醉护理盘置于床旁桌上，其他用物妥善放置。整理病床单位，洗手

4. 评价

（1）病床符合实用、耐用、舒适、安全的原则。

（2）操作熟练，注意节力。

（3）物品齐全，患者能及时得到抢救和护理。

【注意事项】

1. 同备用床法各注意事项。

2. 护理术后患者的用物准备齐全，以免延误抢救。

3. 铺麻醉床应换上洁净的被单，保证术后患者舒适及预防感染。

4. 注意中单要遮盖橡胶单，避免橡胶单与患者皮肤接触，引起患者的不适。

5. 麻醉未清醒的患者应去枕平卧，头偏向一侧，枕头横立于床头，可防止患者因躁动撞伤头部。

目标检测

一、选择题

【A1 型题】

1. 医院的中心任务是

A. 卫生保健　　B. 医疗工作　　C. 健康指导

D. 教学工作　　E. 科研工作

2. 对前来门诊就诊的患者，护士应首先进行

A. 卫生指导　　B. 健康教育　　C. 预检分诊

D. 心理安慰　　E. 查阅病案

3. 不属于预检分诊的内容是

A. 观察病情　　B. 询问病史　　C. 初步判断

D. 科普教育　　E. 分诊指导

4. 管理急救物品应做到“五定”，其内容不包括

A. 定数量品种　　B. 定点安置、定人保管

C. 定期消毒、灭菌　　D. 定期检查维修

E. 定时使用

5. 根据 WHO 规定的噪声标准，白天病区较理想的强度是

A. 10～15dB　　B. 15～20dB　　C. 20～30dB

D. 35～40dB　　E. 45～50dB

6. 一般病室冬季的温度宜为

A. 12～16℃　　B. 18～22℃　　C. 23～25℃

D. 26～28℃　　E. 29～30℃

7. 病室适宜的相对湿度为

A. 10%～20%　　B. 25%～30%　　C. 35%～40%

D. 50%～60%　　E. 70%～80%

8. 急救时口头医嘱正确的处理方法是

A. 立即执行　　B. 护士复诵一遍后即执行

C. 待护士写到医嘱单上再执行　　D. 护士复诵后确认无误再执行

E. 须在护士长监督下执行

9. 急诊观察室留观时间一般为

A. 1～2 日　　B. 3～7 日　　C. 8～10 日

D. 11～13 日　　E. 14～15 日

10. 铺暂空床的目的是

A. 病室整洁，准备迎接新患者

B. 供暂时离床活动的患者使用

C. 使患者安全、舒适

D. 便于接受麻醉手术后的患者

E. 防止发生皮肤并发症

11. 铺麻醉床的目的不包括

A. 保护被褥不被污染　　B. 使患者安全、舒适　　C. 预防并发症

D. 防止术后伤口疼痛　　E. 便于安置和护理术后患者

【A2 型题】

12. 患者，男，65 岁。在门诊候诊时，突然感到腹痛难忍，出冷汗，四肢冰冷，呼吸急促。门诊护士应

A. 态度和蔼，劝其耐心等候　　B. 让患者平卧候诊

C. 安排提前就诊　　D. 给予镇痛剂

E. 请医生加快诊疗

13. 患者，男，50 岁。外伤致左下肢骨折，大量出血，急诊入院。急诊科护士在

医生未到位时应立即

A. 询问事故的原因
B. 给患者止血，测血压，建立静脉通道
C. 劝慰患者耐心等待
D. 为患者注射止痛剂
E. 向保卫部门报告

【A3 型题】

（14～15 共用题干）

患者，女，65 岁。一周前因肺炎入院。该患者有高血压病史 20 余年。该患者所住病房靠近马路，现马路正在扩建，机器昼夜轰鸣。患者感恶心、眩晕、失眠等症状加重，血压波动较大。

14. 护士应该帮助该患者
A. 经常开窗通风
B. 调节室内温度
C. 适时调节室内明暗度
D. 帮助患者更换病室
E. 室内摆满鲜花

15. 患者在住院期间，对病室的要求应除外
A. 白天理想的噪声强度是 35～40dB
B. 工作人员执行各项操作时做到“四轻”
C. 做好患者及家属的宣传教育，共同保持病室安静
D. 病室门、窗、桌、椅脚应加橡胶垫
E. 入院后，安排在危重病房

二、思考题

1. 患者，女，34 岁。下楼时从三楼楼梯处摔下来，造成腰腿部疼痛并有多处擦伤，急诊入院，X 线片显示左侧胫骨粉碎性骨折，右脚踝扭伤。

（1）如果患者需要手术，护士如何准备床单位？

（2）手术后病区护士如何为患者提供病区环境？

2. 患者，男，85 岁。有高血压病史。因感觉头晕、头痛、发热、浑身无力等不适，在家人的陪同下来院就诊。

（1）门诊护士如何正确分诊？

（2）在候诊过程中如患者感觉很不舒服，头痛更甚，门诊护士该如何处理？

（牟爱玲　王书敏）

书网融合……

微课　本章小结　思维导图　自测题

第八章 患者入院和出院的护理

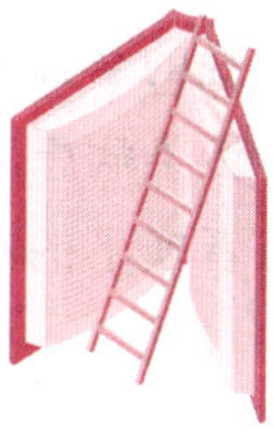

【学习目标】

知识目标

1. **掌握** 入、出院护理的工作内容；分级护理适用对象及护理要点。

2. **熟悉** 入院程序的护理工作内容。

3. **了解** 担架运送患者的注意事项。

能力目标

1. 能正确运用轮椅、平车运送患者。

2. 能为患者进行全面有效的入院和出院宣教。

素质目标

1. 具有人文关怀意识，能关心体贴患者。

2. 具有严谨认真的工作态度，运送患者途中能确保患者安全。

岗位情景模拟

情景描述 患者，男，20岁。体重54kg，在校学生，因擦玻璃时不慎从高3米的窗台坠落被120送至急诊。经检查，患者小腿骨折，医生拟收治入院，进一步手术治疗。

工作任务 1. 用平车安全运送患者入病区。

2. 病区责任护士迎接患者，介绍相关人员及住院环境，完成入院护理工作。

门诊或者急诊的患者，经过医生的诊查，确定需住院治疗时，需要办理入院手续。护士对入院的患者，按照整体护理的要求，运用护理程序对患者进行评估，了解患者的护理需求，给予有针对性的护理措施，使患者能尽快适应医院环境，并积极配合治疗护理。当患者病情好转，逐渐痊愈，可以出院时，护士按照出院的程序协助其办理相关出院手续，并做好出院指导、健康教育，使其恢复并保持健康，提高生活质量。

第一节 患者入院的护理

PPT

入院护理是指在患者入院过程中护理人员对其进行的一系列护理工作。进行入院护理可以缓解患者及家属的焦虑情绪，满足患者的各种合理需求，使积极配合治疗、护理。

一、入院程序

（一）办理住院手续

患者或家属持医生签发的住院证到住院处办理住院手续。住院处通知相应病区的值班护士，根据患者病情做好接收新患者的准备。对于急、危、重症或急诊手术的患者，应先入院或实施手术，再补办住院手续。

（二）进行卫生处置

住院处护士根据医院条件、患者病情及身体状况，协助患者进行必要的卫生处置，如淋浴、更衣、修剪指（趾）甲等。对于急、危、重症患者和即将分娩的孕妇可酌情免浴；对于有虱、虮患者，应先行灭虱、虮，再进行卫生处置；对于传染病患者或疑似传染病的患者，先安置于隔离室，再进行卫生处置。贵重物品和患者换下的衣服交给家属带回或按手续暂存住院处。

（三）护送患者入病区

护士或相关人员携带门诊病历在家属的协助下，根据患者病情选用步行、轮椅、平车或担架的护送方式。护送过程中注意安全和保暖，不可停止输液、吸氧等必要的治疗；外伤患者要注意卧位。患者入病区后，护送人员与病区护士交接患者的病情、治疗及物品等，并做好记录。

二、入病区后的初步护理工作

（一）一般患者的入院护理

1. 准备床单位 病区护士接到住院处通知后，立即根据患者的病情准备床单位。将备用床改为暂空床，酌情加铺橡胶单和中单，备好患者所需用物。

2. 迎接新患者 患者入病区后，护士应以热情的态度、亲切的语言迎接患者，并安置到指定的床位。首先向患者作自我介绍，并说明提供的护理工作内容和职责。其次为患者介绍主管医生及同室病友，协助患者上床休息，为患者佩戴腕带标识。在与患者接触过程中，认真解答患者和家属的疑问，消除疑虑，取得患者的初步信任。

3. 通知医生 通知医生诊查患者，必要时协助医生进行体检。

4. 测量生命体征和体重 测量患者的体温、脉搏、呼吸、血压及体重并记录。

5. 填写住院病历及相关表格

（1）排列住院病历的顺序依次为：体温单、医嘱单、入院记录、病史和体格检查单、病程记录、会诊记录、各种检验及检查报告单、护理病案、住院病案首页、住院证及门诊病历。

（2）用蓝（黑）笔逐页填写住院病历的眉栏及页码。

（3）在体温单40～42℃之间相应的时间栏内用红笔纵行填写入院时间。

（4）填写入院登记本、诊断卡、床头（尾）卡。

6. 介绍与指导 向患者及家属介绍病区和病室环境、医院规章制度、床单位及相关设备的使用方法。指导常规标本（如粪便、尿液、痰液标本）留取的方法、时间及注意事项。

7. 执行医嘱 根据医嘱执行各项治疗，按照“分级护理”实施护理工作。

8. 准备膳食 通知营养室为患者准备膳食。

9. 完成入院护理评估 在入院24小时内收集患者的有关健康资料，对其健康状况进行评估，填写入院护理评估单，诊断现存或潜在的健康问题，制订初步护理计划。

（二）急、危、重症患者的入院护理

1. 准备床单位 病区护士接到住院处通知后，应立即根据患者的病情准备床单位，急诊手术患者铺好麻醉床；危、重症患者安置在抢救室，备用床改为暂空床，酌情加铺橡胶单和中单。

2. 通知医生 备好急救药品及抢救器材，如急救车、氧气、吸引器、输液用物、心电监护仪、呼吸机等，通知相关医生做好抢救准备。

3. 认真交接 患者入病区后，病区护士应立即与护送人员交接患者的病情、治疗及物品等，为患者佩戴腕带标识。

4. 配合抢救 密切观察病情变化，积极配合医生进行抢救，随时做好记录。

5. 入院护理评估 有语言及听力障碍、昏迷、意识模糊的患者及婴幼儿等，需要暂留陪送人员，便于询问患者病史。病情稳定后填写入院护理评估单。

三、分级护理

分级护理是根据患者病情的轻、重、缓、急和自理程度的不同，给予不同级别的护理。一般分为四个级别：特别护理、一级护理、二级护理和三级护理（表8－1）。

表8－1 分级护理

护理级别	适用对象	护理要点
特级护理	病情危重，随时可能发生病情变化，需要进行抢救的患者 重症监护患者 各种复杂或者大手术后的患者 严重创伤或大面积烧伤的患者 使用呼吸机辅助呼吸，并需要严密监护病情的患者 实施连续性肾脏替代治疗（CRRT）需要严密监护生命体征的患者 其他有生命危险，需要严密监护生命体征的患者	①专人24小时监护，严密观察患者病情变化，监测生命体征；②根据医嘱，正确实施治疗、给药措施，备好急救所需药品和用物；③准确测量出入量；④根据患者病情，正确实施基础护理和专科护理，如口腔护理、压疮护理、气道护理及管路护理等，实施安全措施；⑤保持患者的舒适和功能体位；⑥实施床旁交接班

续表

护理级别	适用对象	护理要点
一级护理	病情趋向稳定的重症患者 手术后或者治疗期间需要严格卧床的患者 生活完全不能自理且病情不稳定的患者 生活部分自理，病情随时可能发生变化的患者	①每1小时巡视患者，观察患者病情变化；②根据患者病情，测量生命体征；③根据医嘱，正确实施治疗、给药措施；④根据患者病情，正确实施基础护理和专科护理，如口腔护理、压疮护理、气道护理及管路护理等，实施安全措施；⑤提供护理相关的健康指导
二级护理	病情稳定，仍需卧床的患者 生活部分自理的患者 行动不便的老年患者	①每2小时巡视患者，观察患者病情变化；②根据患者病情，测量生命体征；③根据医嘱，正确实施治疗、给药措施；④根据患者病情，正确实施护理措施和安全措施；⑤提供护理相关的健康指导
三级护理	生活完全自理且病情稳定的患者 生活完全自理且处于康复期的患者	①每3小时巡视患者，观察患者病情变化；②根据患者病情，测量生命体征；③根据医嘱，正确实施治疗、给药措施；④根据患者病情，正确实施护理措施和安全措施；⑤提供护理相关的健康指导

知识拓展

自理能力分级

自理能力是指个体照料自己生活的行为能力，常采用Barthel指数评定量表进行评定。Barthel指数是对患者日常生活活动的功能状态进行测量，总分范围在0－100分，从进食、洗澡、修饰、穿衣、控制大便、控制小便、如厕、床椅转移、平地行走45米、上下楼梯10项进行测定，将患者各项得分相加。根据总分，患者的自理能力分为重度依赖、中度依赖、轻度依赖、无需依赖四个等级。

PPT

第二节　运送患者法

对于不能自行移动的患者，在入院、出院、外出检查或治疗、室外活动时，护士应根据患者病情选用轮椅、平车或担架等工具运送患者。在运送过程中，护士必须熟练掌握相关技术，并能正确运用人体力学原理，减轻护患双方疲劳，确保患者和护士的安全。

一、轮椅运送法

【目的】

1. 运送不能行走但能坐起的患者入院、出院、外出检查或治疗、室外活动。
2. 帮助患者离床活动，促进血液循环及体力恢复。

【操作程序】

1. 评估

（1）患者的一般情况及认知反应，如年龄、体重、活动能力、意识状态等。

（2）轮椅性能是否良好。

（3）季节和室外温度。

2. 计划

（1）护士准备　衣帽整洁，修剪指甲，洗手，戴口罩。

（2）患者准备　了解使用轮椅的目的、注意事项及配合方法。

（3）用物准备　轮椅（性能良好）、根据室外温度准备外衣或毛毯、夹子或别针，需要时备软枕。

（4）环境准备　环境宽敞，地面平坦，移开障碍物。

3. 实施　见表8－2。

表8－2　轮椅运送法

操作步骤	操作说明
协助坐轮椅	
核对解释	备齐用物、携至床旁，核对患者床头（尾）卡及腕带上的床号、姓名，向患者解释操作的目的、注意事项及配合方法，取得患者合作
固定轮椅	推轮椅至床旁，将椅背与床尾平齐，面向床头；固定车闸，防止轮椅滑动，翻起脚踏板
协助上椅	天冷时铺毛毯于轮椅上，毛毯上端高过患者颈部15cm；扶患者坐起，移至床边，嘱患者双手撑住床面维持坐姿，协助患者穿衣裤、鞋袜；护士面向患者，双脚分开站稳，患者双手放在护士肩上，护士双手环抱患者腰部，协助患者下床站立，移向轮椅（图8－1）。嘱患者扶住轮椅扶手，转身坐入轮椅中；翻下脚踏板，协助患者双脚置于踏板上；将毛毯上端边缘向外翻折，围在患者颈部，用别针固定；两侧用毛毯围住双臂做成两个袖筒，分别用别针固定在腕部；最后用毛毯将上身、下肢及双脚包裹好
整理病床	整理床单位，铺暂空床，保持病室整洁、美观
护送患者	嘱患者手扶扶手，尽量靠后坐，不可前倾或自行下轮椅，系好安全带；观察病情，确定无不适，松闸，推患者至目的地（图8－2）
协助下轮椅	
固定轮椅	推轮椅至床旁，将椅背与床尾平齐，面向床头；固定车闸，防止轮椅滑动，翻起脚踏板，松解固定毛毯的别针
协助上床	护士面向患者，双脚前后分开，屈膝屈髋，患者双手放在护士肩上，护士双手环抱患者腰部，协助患者站立，转身，慢慢坐回床边；帮助患者脱去鞋和外衣
整理记录	协助患者取舒适卧位，盖好被子；整理床单位，观察病情，轮椅推回原处，必要时记录

4. 评价

（1）操作方法正确，动作轻稳。

（2）运送过程中患者安全、舒适。

（3）护患沟通有效，患者主动配合。

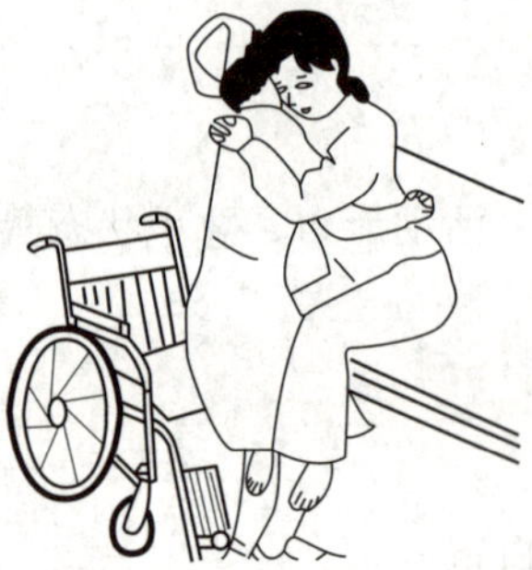

图 8－1　协助患者坐轮椅

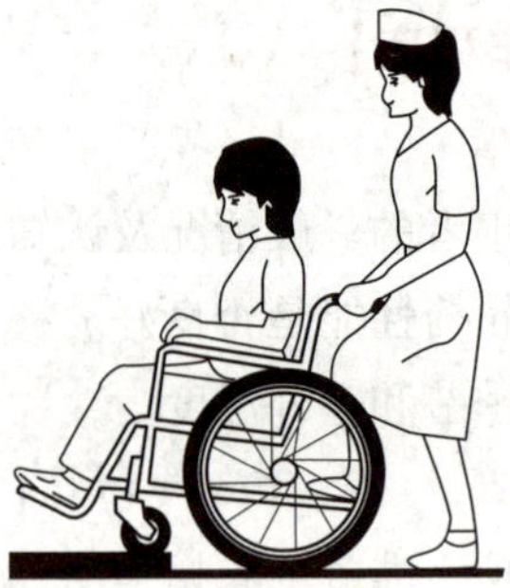

图 8－2　用轮椅推送患者

【注意事项】

1. 使用前检查轮椅性能是否良好，确保患者安全。

2. 患者上下轮椅时，固定好车闸。

3. 推轮椅时，嘱患者紧握轮椅扶手，身体尽量向后靠。运送过程中不可前倾或自行下轮椅，以确保患者安全。对于不能自行保持身体平衡的患者，使用安全带。

4. 推轮椅时速度应适宜、平稳，下坡时速度要慢，以免发生意外。

5. 运送过程中，注意观察患者病情，并询问其感受，如有不适，及时处理。

6. 根据天气增加衣物，注意保暖，防止受凉。

二、平车运送法 微课

【目的】

运送不能起床的患者入院、做各种检查、治疗、手术或转运等。

【操作程序】

1. 评估

（1）患者的一般情况及认知反应，如年龄、体重、活动能力、意识状态等。

（2）平车性能是否良好。

（3）季节和室外温度。

2. 计划

（1）护士准备　衣帽整洁，修剪指甲，洗手，戴口罩；根据患者体重及病情，确定需要护士人数。

（2）患者准备　了解平车运送的目的、注意事项及配合方法。

（3）用物准备　平车（性能良好）、橡胶中单和大单包好的垫子、枕头、毛毯或棉被，根据病情需要准备帆布中单或木板。

（4）环境准备　环境宽敞，地面整洁、平坦，移开障碍物。

3. 实施　见表 8－3。

表 8－3　平车运送法

操作步骤	操作说明
核对解释	推平车至病床旁，核对床头（尾）卡及患者腕带，向患者及家属解释操作的目的及配合方法，取得患者合作
安置导管	检查并妥善安置患者身上的各种导管，避免脱落、受压或液体逆流
搬运患者	**挪动法** 适用于病情允许，能在床上配合的患者 移开床旁桌椅，松开盖被，协助患者移至床边 将平车推至床边，与病床纵向紧靠，大轮端靠床头，固定车闸或抵住平车 协助患者依次移动上半身、臀部、下肢于平车上（图 8－3） 将患者由平车移回病床的顺序为先移动下肢，再移动上半身 **一人搬运法** 适用于小儿或体重较轻病情允许的患者 移开床旁椅，松开盖被 推平车至床尾，使平车头端与床尾呈钝角，固定车闸 护士站在床边，将患者双手置于胸腹部，协助其移至床边。护士一手臂自患者腋下伸至对侧肩部，另一手臂伸至患者大腿下，嘱患者双臂交叉于护士颈部，护士抱起患者（图 8－4），转身移步向平车，先将患者臀部轻放于平车中央，再放下肢及上身 **二人搬运法** 适用于不能活动，体重较重的患者 移开床旁椅，松开盖被 推平车至床尾，使平车头端与床尾呈钝角，固定车闸 甲、乙两护士站在床边，将患者双手置于胸腹部，协助其移至床边 甲护士一手臂托住患者的头、颈、肩部，另一手臂托住患者的腰部；乙护士一手臂托住患者的臀部，另一手臂托住患者腘窝，二人同时抬起，使患者身体向护士侧倾斜（图 8－5），转身移步将患者轻放于平车中央 **三人搬运法** 适用于不能活动，体重过重的患者 移开床旁椅，松开盖被 推平车至床尾，使平车头端与床尾呈钝角，固定车闸 甲、乙、丙三名护士站在床的同一侧，将患者双手置于胸腹部，协助其移至床边 甲护士一手臂托住患者的头、颈、肩，另一手臂托住背部；乙护士一手臂托住患者的腰部，另一手臂托住臀部；丙护士一手臂托住患者的腘窝，另一手臂托住小腿，由一人发出口令，三人合力抬起患者，使患者身体向护士侧倾斜（图 8－6），移步将患者轻放于平车中央 **四人搬运法** 适用于颈椎、腰椎骨折或病情危重的患者 移开床旁桌椅，松开盖被 在患者腰部、臀部下铺帆布中单或大单，将患者双手置于胸腹部 将平车推至床边，与病床纵向紧靠，大轮端靠床头，固定车闸 甲护士站于床头，握住大单头端，或托住患者头、颈、肩部；乙护士站于床尾，握住大单尾端，或托住患者两腿；丙护士和丁护士分别站于病床及平车两侧，紧握大单或帆布中单四角（图 8－7），由一人发出口令，四人同时抬起，将患者轻放于平车中央
安置患者	根据病情需要安置患者合适的卧位，用盖被包裹患者，露出头部
整理病床	铺好暂空床，将床旁桌椅放回原处，保持病室整洁
运送患者	松开车闸，推患者至指定地点
协助回床	一人、二人、三人、四人搬运法，回床搬运与离床搬运方法相同

4. 评价

(1) 护士操作方法正确，动作轻稳、协调。

(2) 运送过程中患者安全、舒适，维持治疗。

(3) 护患沟通有效，患者能主动配合。

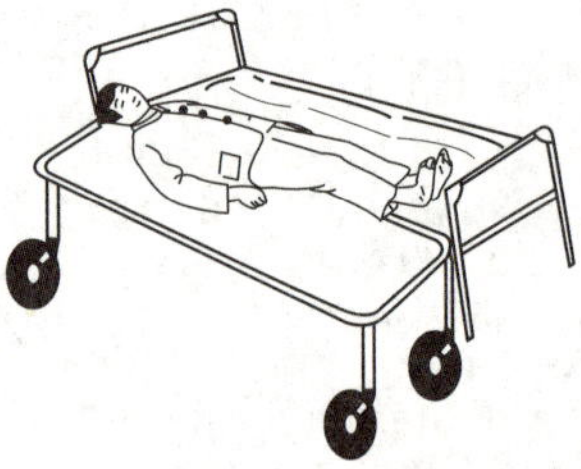

图 8-3 挪动法

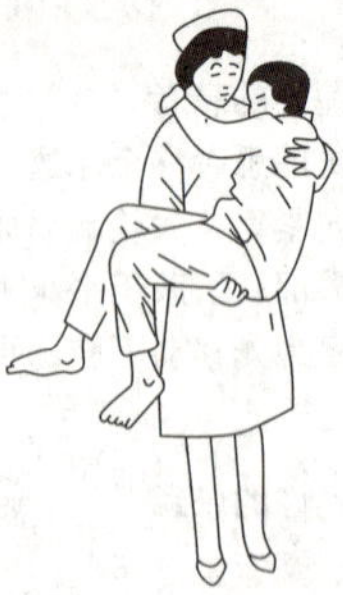

图 8-4 一人搬运法

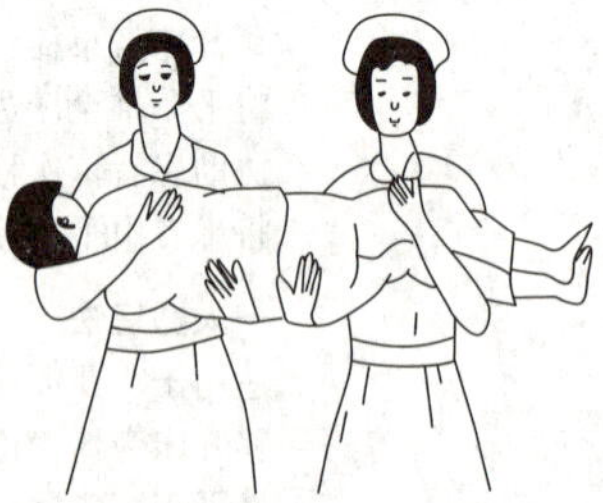

图 8-5 二人搬运法

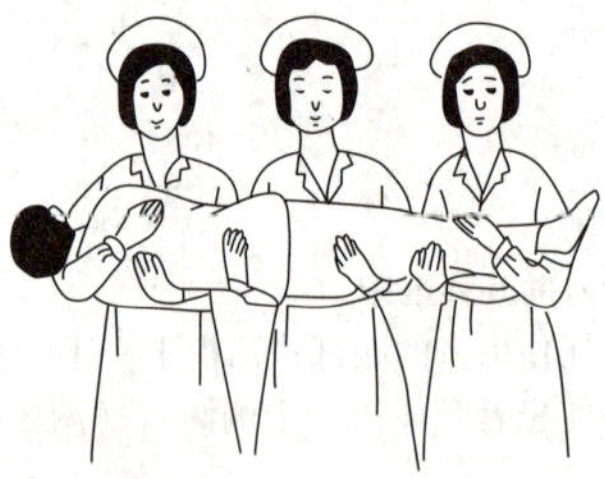

图 8-6 三人搬运法

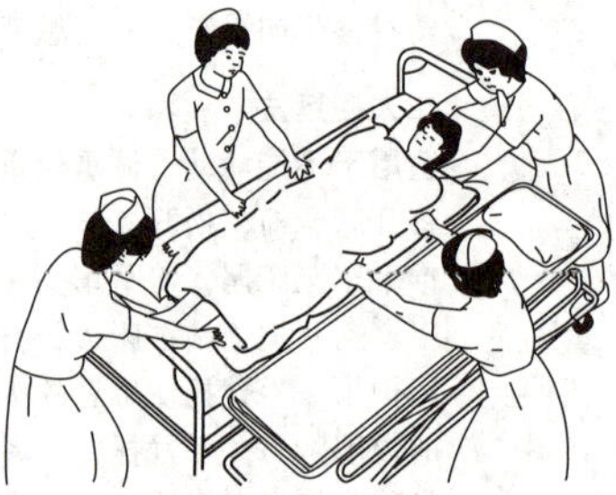

图 8-7 四人搬运法

【注意事项】

1. 使用前检查平车，保持其性能完好，确保患者安全。

2. 搬运前妥善安置好患者身上的各种导管，避免导管脱落、扭曲、受压、液体逆流。运送过程中，不中断治疗，输液管、吸氧管及引流管等保持通畅。

3. 患者卧于平车中央，头部位于大轮端，因大轮转运次数少，可减轻运送过程中的颠簸不适感。

4. 运送过程中保持车速平稳、适宜。护士站于患者头侧，以利于观察病情变化。

5. 平车上、下坡时，患者的头部应位于高处一端，以免引起不适。

6. 昏迷患者采取去枕仰卧位，头偏向一侧；骨折患者，车上应垫木板，并固定好骨折部位。

7. 推车进出门时，应先将门打开，不可用车撞门，以免震动患者及损伤建筑物。

8. 如天气寒冷，注意保暖，避免患者受凉。

三、担架运送法

担架是急救时运送患者最基本、最常用的工具。其特点是方便上下楼梯及各种交通工具，不受地形、道路等条件限制。担架的使用方法同平车运送法，可用二人或三人搬运法。

（一）类型

常用的有以下两种。

1. 普通担架　目前救护车内装备的担架（图8－8）。

2. 铲式担架　由左右两片铝合金板组成（图8－9）。搬运患者时，先将患者置于平卧位，固定颈部，然后分别将担架的左右两片从患者侧面插入背部，扣合后再搬运。

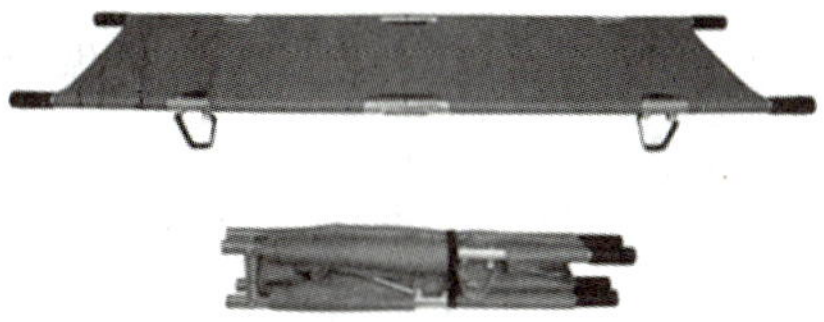

图8－8　普通担架

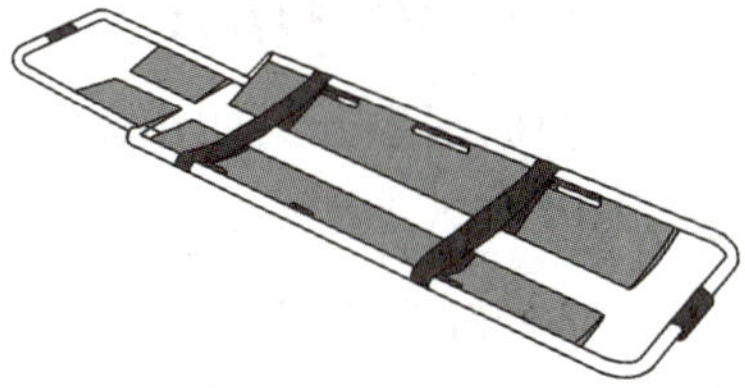

图8－9　铲式担架

（二）担架运送注意事项

1. 搬运时动作轻稳、协调一致，尽量让患者身体靠近搬运者，保持平衡、省力。

2. 患者应仰卧于担架中央，四肢不可靠近担架边缘，以免碰撞造成损伤，颈下垫软枕或衣物。

3. 胸、腰椎损伤的患者应使用硬板担架。若为帆布担架，应放置木板。

4. 疑似颈椎损伤的患者注意保持头颈中立位，防止头颈左右移动。

5. 护送过程中注意观察患者病情的变化，保持呼吸道通畅，防止舌后坠堵塞呼吸道，或呕吐物、分泌物流入气管引起窒息；保持输液、吸氧及引流通畅。

6. 上、下楼梯时，患者头部应位于高处。

知识拓展

医用过床器

医用过床器又称为过床易，是一种搬运患者时使用的辅助工具。

1. 使用前　妥善安置患者各种管路并保留足够的长度，夹闭引流管；固定病床并将两床紧靠，两床之间落差不超过15cm。

2. 放置医用过床器　两名护士分别为转移者和接运者并站于床的两侧，转移者两手扶持患者对侧肩部和臀部，患者侧翻15～30°，接运者将医用过床器光滑面朝上置于患者身体下方，转移者把患者放平。

3. 转移患者　转移者托起患者近侧肩部或臀部向对侧侧翻约45°，用力慢慢往对侧推，接运者轻拉医用过床器，患者完全移至接运床。

4. 抽出医用过床器　接运者两手各扶持对侧的肩部和臀部，患者侧翻15～30°，转移者紧握医用过床器拉手，顺势抽出。

5. 使用后　妥善安置各种管路，打开引流管并检查。

第三节　患者出院的护理

PPT

出院护理是指患者经过治疗与护理，病情好转、稳定、痊愈需出院或转院（科），或不愿接受医生的建议而自动离院时，护理人员对患者进行的一系列护理工作。

一、出院前护理

（一）通知患者和家属

护士根据医生开具的出院医嘱，将出院日期通知患者及家属，协助其做好出院准备。

（二）做好心理护理

评估患者的生理、心理、社会需要，进行有针对性的安慰和鼓励，减轻患者因离开医院所产生的恐惧和焦虑。

（三）进行健康教育

根据患者康复情况，进行有针对性的指导，如在饮食、休息、用药、功能锻炼、定期复查等方面应注意的问题，帮助患者了解自己所患疾病的相关知识，必要时提供出院指导的书面资料。

（四）征求患者意见

征求患者及家属对医院医疗、护理等各项工作的意见和建议，以便改进工作，不断提高医疗护理质量。

二、出院时护理

（一）执行出院医嘱

1. 在体温单 40～42℃之间相应的时间栏内，用红笔纵行填写出院时间。

2. 注销服药卡、注射卡、治疗卡、饮食卡等各类卡片及执行单，撤去“患者一览表”上的诊断卡及床头（尾）卡。

3. 遵医嘱领取患者出院后继续服用的药物，交给患者或家属，同时给予用药知识指导。

4. 填写患者出院登记本。

5. 填写出院通知单，通知患者或家属到住院处办理出院手续，结算住院费用。

（二）协助整理用物

归还寄存的物品，收回患者住院期间所借物品并消毒处理。

（三）护送患者出院

患者或家属办理出院手续后，护士收回出院证，取下患者的腕带标识。根据患者身体情况，采取合适的方式护送其出病区。

三、出院后护理

（一）床单位及病室处理

1. 撤去病床上的污被服，放入污衣袋，根据疾病的种类决定清洗、消毒方法。

2. 床垫、床褥、枕芯、棉胎可使用紫外线灯照射消毒或日光下曝晒 6 小时后，按要求折叠。

3. 病床及床旁桌椅用消毒液擦拭消毒。非一次性痰杯、脸盆、便盆用消毒液浸泡。

4. 病室进行清扫、消毒，开窗通风。

5. 铺好备用床，准备迎接新患者。

6. 传染性患者的床单位及病室，按传染病终末消毒法处理（先消毒、再清洗、最后再次消毒）。

（二）整理出院病历

按出院病历顺序整理病历，交病案室保存。顺序为：住院病案首页、住院证、出院记录或死亡记录、入院记录、病史及体格检查、病程记录、会诊记录、各种检验及检查报告、护理病案、医嘱单、体温单。

思政小课堂

案例回顾： 某医院心内科病房护士站，一位患者正对护士怒声责问："我这个彩超明明没有做，你们办出院的时候为什么不核对清楚？现在出院都三天了，你叫我回来退费？有没有搞错，你们一个这么大的三甲医院，就是这么折腾患者的吗？"面对患者的怨言，护士 A 只好连声道歉……

事情的起因是三天前患者办理出院手续的时候，护士 B 核对疏忽，导致患者拒绝做的心脏彩超没有及时退费。一直到今天，护士 A 在整理病历时候才发现这一问题，于是通知患者补办退款手续，这才有了开头的那一幕。

案例思考： 你从护士的身上得到了怎样的经验教训？

案例分析： 护士 B 办理出院手续核对不清，导致患者出院后再来退费，给患者造成不便，引起患者的不满，出现了护患纠纷。出现上述问题的根本原因在于护士 B 没有认真核对患者的住院费用。护士的很多工作都很平凡，但一旦有误，就会给患者带去不必要的麻烦甚至伤害。因此，护士必须本着认真负责的工作态度，着眼于眼前的点点滴滴，做好每一份工作，站好每一班岗，无愧于"白衣天使"的称号。

平车运送技术标准化患者（SP）模拟训练及护士应对考核评价

<table>
<tr><th rowspan="3">操作流程</th><th colspan="3">SP 模拟要点及考核评价</th><th colspan="3">护士应对要点及考核评价</th></tr>
<tr><th rowspan="2">模拟要点</th><th colspan="2">考核评价</th><th rowspan="2">应对要点</th><th colspan="2">考核评价</th></tr>
<tr><th>考核要点</th><th>评价</th><th>考核要点</th><th>评价</th></tr>
<tr><td rowspan="3">操作前</td><td rowspan="3">询问护士：“搬运时会不会很疼啊?”</td><td>在护士告知检查需搬运后发问（8 分）</td><td></td><td rowspan="3">能准确地回答问题，并能安抚患者紧张焦虑的情绪</td><td>回答问题准确（8 分）
如：“搬运时会有点不舒服的。”</td><td></td></tr>
<tr><td>语气焦虑（10 分）</td><td></td><td>注重安抚患者情绪（8 分）
如：“不过不用紧张，我们会尽量轻轻为您搬运的，请您配合下好吗?”</td><td></td></tr>
<tr><td>表情担忧（8 分）</td><td></td><td>态度真诚温和，使患者信赖（9 分）</td><td></td></tr>
<tr><td rowspan="3">操作中</td><td rowspan="3">询问护士：“为什么铺单子呢?”</td><td>身下铺帆布中单时发问（8 分）</td><td></td><td rowspan="3">能准确地解释原因并缓解患者疑虑</td><td rowspan="2">回答问题并解释原因准确（17 分）
如：“我给您解释一下，铺单子是因为我们护士需要借助中单移动您的身体，以确保您的安全。”</td><td rowspan="2"></td></tr>
<tr><td>表情疑虑（10 分）</td><td></td></tr>
<tr><td>表现真实（8 分）</td><td></td><td>态度温和，体现爱伤观念（8 分）</td><td></td></tr>
<tr><td rowspan="3">操作后</td><td rowspan="3">搬运结束后询问护士：“我这样躺着有点不舒服。”</td><td>在护士搬运结束后发问（8 分）</td><td></td><td rowspan="3">能准确地解释原因并安抚患者情绪</td><td rowspan="2">回答问题并解释原因准确（17 分）
如：“您不舒服是因为身下垫着一块木板，木板是为了固定您的骨折部位，防止骨折端移位，损失血管和神经的。”</td><td rowspan="2"></td></tr>
<tr><td>表情不适感（8 分）</td><td></td></tr>
<tr><td>表现自然（8 分）</td><td></td><td>解决方法准确（8 分）
如：“您先这样躺一会儿，检查结束后，我及时过来帮您撤掉木板。”</td><td></td></tr>
<tr><td rowspan="3">综合评价</td><td rowspan="3">SP</td><td>语言表达流利，询问及时，语气恰当（8 分）</td><td></td><td rowspan="3">护士</td><td>应对迅速，及时给出具体的指导，处理方法操作规范，动作熟练，注意安全（8 分）</td><td></td></tr>
<tr><td>表现自然真切，没有表演痕迹（8 分）</td><td></td><td>态度和蔼，沟通有效、充分体现人文关怀，达到舒缓患者紧张焦虑情绪的目的（8 分）</td><td></td></tr>
<tr><td>肢体语言与模拟描述一致，语言表达与表情一致（8 分）</td><td></td><td>体现良好的爱伤观念（9 分）</td><td></td></tr>
<tr><td>总分</td><td>SP</td><td colspan="2"></td><td>护士</td><td colspan="2"></td></tr>
<tr><td colspan="2">评价人</td><td colspan="5"></td></tr>
</table>

目标检测

一、选择题

【A1 型题】

1. 病区护士接到住院处通知有新患者入院后，首先应
   A. 安排床位，将备用床改为暂空床　B. 到门口迎接新患者
   C. 向患者做入院指导　D. 填写有关表格
   E. 收集病情资料
2. 关于危重患者的入院护理，下列可在最后进行的是
   A. 测量生命体征　B. 准备抢救用物
   C. 报告医生　D. 介绍常规标本的留取方法
   E. 配合抢救后做好记录
3. 一级护理适用于
   A. 肾衰竭　B. 脏器移植手术后
   C. 年老体弱　D. 发热
   E. 大面积烧伤
4. 不符合特级护理内容的是
   A. 24 小时专人护理　B. 严密观察病情及生命体征变化
   C. 做好基础护理，严防并发症　D. 给予卫生保健指导
   E. 填写危重患者护理记录单
5. 下列关于出院护理的描述，错误的是
   A. 办理出院手续　B. 进行出院指导
   C. 征求患者意见　D. 护送患者出院
   E. 铺好暂空床，迎接新患者
6. 出院病案中排在最后的是
   A. 出院记录及死亡记录　B. 病室及死亡检查
   C. 体温单　D. 各种检查及检验报告
   E. 护理病例
7. 关于轮椅运送法的描述，错误的是
   A. 患者身体尽量向后靠
   B. 患者上轮椅时，轮椅后背与床头平齐
   C. 患者下轮椅时，椅背与床尾平齐
   D. 患者双脚置于脚踏板上
   E. 下坡时应减慢速度，以免引起患者不适
8. 护士采用挪动法协助患者从床上向平车移动的顺序是

A. 上身、臀部、下肢
B. 上身、下肢、臀部
C. 下肢、臀部、上肢
D. 臀部、上身、下肢
E. 臀部、下肢、上身

【A2 型题】

9. 患者，女，60 岁。因急性左心衰竭入院，患者呼吸极度困难，大汗淋漓。住院处的护士首先应
A. 办理住院手续
B. 收集健康资料
C. 立即护送患者入病区
D. 进行卫生处置
E. 介绍医院的规章制度

10. 患者，女，60 岁。因肺心病发生Ⅱ型呼吸衰竭急诊入院，急诊室已给予输液、吸氧，现准备用平车将其送入病房。护送途中护士应注意
A. 暂停输液，继续吸氧
B. 暂停吸氧，继续输液
C. 暂停输液，吸氧
D. 继续输液、吸氧，避免中断
E. 暂停护送，缺氧症状好转后再送入病房

11. 患者，男，45 岁。因大量呕血急诊入院，入院时患者面色苍白，出冷汗，发绀，血压 80/50mmHg。对于该患者入院护理的首要步骤是
A. 填写准确有关表格
B. 通知医生，配合抢救
C. 护理体检，收集资料
D. 介绍病区环境
E. 健康宣教

12. 患者，男，18 岁。因大叶性肺炎入院，咳嗽，咳脓痰，体温 40.5℃，护理人员巡视患者的时间为
A. 24 小时专人护理
B. 每 30 分钟巡视一次
C. 每 1 小时巡视一次
D. 每 2 小时巡视一次
E. 每日巡视一次

【A3 型题】

（13～15 共用题干）

患者，男，38 岁。体重 80kg，从高空坠落后导致肝破裂，入院后须立即进行手术治疗。

13. 住院处护理人员首先应
A. 给予卫生处置
B. 通知科室医生
C. 办理住院手续
D. 护送患者入院
E. 收集病情资料

14. 病房护士接到手术通知后首先应
A. 准备床单位，铺麻醉床
B. 测量生命体征
C. 填写住院病历
D. 通知医生
E. 收集病情资料，确立护理问题

15. 护士将该患者移至床上的方法为

A. 挪动法　　B. 一人搬运法

C. 二人搬运法　　D. 三人搬运法

E. 四人搬运法

二、思考题

1. 患者，男，40 岁。因颅脑外伤急诊入院，烦躁不安，面色苍白，四肢厥冷，脉搏细速。

（1）如何为患者提供入院护理?

（2）患者需要到门诊拍 CT 做进一步检查，如何运送患者? 在运送过程中应注意什么?

2. 患者，男，60 岁，糖尿病住院治疗 6 周，病情稳定，活动自如，医嘱明日出院。

（1）护士应该如何为患者实施出院前护理?

（2）患者出院当天护士需完成哪些工作?

（邢跃垒）

书网融合……

微课　本章小结　思维导图　自测题

第九章 患者卧位和安全的护理

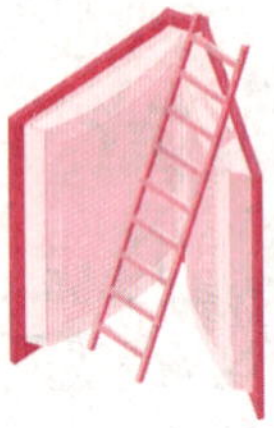

【学习目标】

知识目标

1. **掌握** 常用卧位的安置方法和使用范围；协助患者更换卧位的注意事项；保护具的适用范围和使用时的注意事项。

2. **熟悉** 主动、被动、被迫卧位的概念和三者的区别；常用保护具的种类和使用方法。

3. **了解** 舒适卧位的基本要求；协助患者更换卧位的目的；保护具的使用原则。

能力目标

1. 能根据病情正确安置各种卧位。
2. 能按正确的方法协助患者变换卧位。

素质目标

1. 在操作过程中能关心尊重患者，和患者进行有效的沟通，态度和蔼、动作轻柔。
2. 在协助患者更换卧位的过程中初步养成细心、认真、谨慎的工作态度。

岗位情景模拟

情景描述 患者，男，45 岁。体重 76 公斤，身高 175cm，因“头部外伤”急诊入院。现浅昏迷，CT 提示颅内血肿，脑挫裂伤，在全麻下行颅内血肿清除术。

工作任务 1. 患者术后返回病房，请为该患者安置正确的卧位。
2. 术后第三天，患者主诉压的背部难受，请为该患者更换卧位。
3. 假设患者出现躁动，请用保护具确保患者安全和治疗护理工作的顺利进行。

临床上常根据病情、治疗与护理的需要为患者调整相应的卧位，正确的卧位不仅能增加患者的舒适感、增进安全，还能治疗疾病，减轻症状，预防并发症以及进行各种检查。护士在临床护理工作中应熟悉各种常用卧位的安置方法及适用范围，协助指导患者采取正确的卧位，以促进患者的舒适和安全。

第一节　临床常用卧位

PPT

一、卧位的概念和分类

卧位是指患者休息和适应医疗护理需要时所采取的卧床姿势。按卧位的自主性通常分为主动卧位、被动卧位和被迫卧位三种。

1. 主动卧位　患者根据自己的意愿和习惯自主采取的卧位。见于病情较轻的患者。

2. 被动卧位　患者自身无变换卧位的能力，躺在被安置的卧位。常见于昏迷、瘫痪、极度衰弱的患者。

3. 被迫卧位　患者意识清楚，也有变换卧位的能力，由于疾病的影响或治疗的需要而被迫采取的卧位。如支气管哮喘急性发作的患者由于呼吸极度困难而被迫采取端坐位。

二、舒适卧位的基本要求

舒适卧位是指患者卧床时，身体各部位处于合适的位置，自感轻松自在。为了协助或指导患者卧于正确而舒适的位置，护士必须了解舒适卧位的基本要求，并能按照患者的实际需要使用合适的支持物或保护性设施。

1. 姿势要求　应尽量符合人体力学的要求，使体重平均分布于身体的各部位，关节处于正常的功能位置，体内脏器在体腔内拥有最大的空间。

2. 变换卧位　应经常变换体位，至少每2小时变换一次，并加强受压部位的皮肤护理，避免压疮的发生。

3. 适当活动　患者身体各部位每天均应活动，改变卧位时做关节活动范围练习。有禁忌证者除外，如骨折急性期、关节扭伤等。

4. 保护隐私　根据需要适当地遮盖患者的身体，以保护其隐私，促进其身心舒适。

三、常用的九种卧位

（一）仰卧位

又称平卧位，是一种自然的休息姿势。患者仰卧，头下放一枕，两臂放于身体两侧，两腿自然放置。根据病情、检查或治疗的需要又可分为以下三种类型。

1. 去枕仰卧位

【安置方法】

患者去枕仰卧，头偏向一侧，两臂放于身体两侧，两腿伸直，自然放平，将枕头横立于床头（图9－1）。

【适用范围】

（1）昏迷或全身麻醉未清醒的患者，可避免呕吐物误入气管引起窒息或肺部感染。

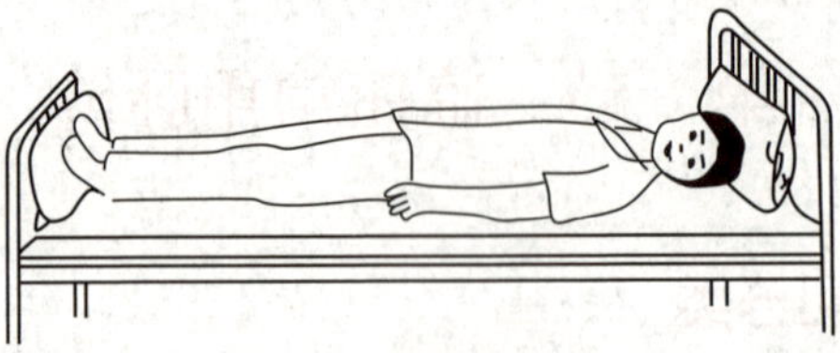

图 9-1　去枕仰卧位

（2）椎管内麻醉或脊髓腔穿刺后的患者，可预防颅内压降低而引起的头痛。

2. 中凹卧位（休克卧位）

【安置方法】

患者仰卧，抬高头胸部 10°~20°，抬高下肢 20°~30°（图 9-2）。

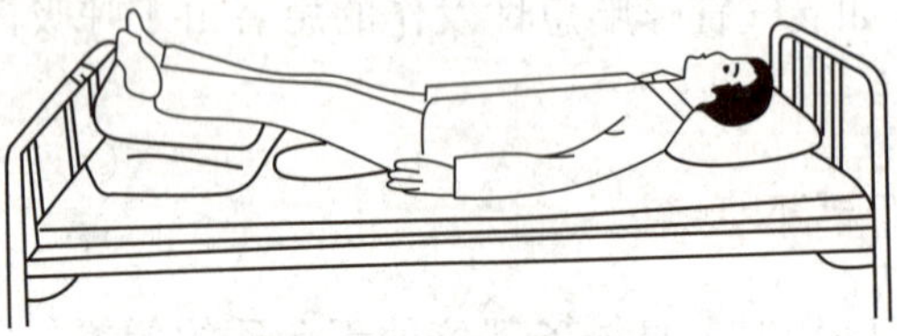

图 9-2　中凹卧位

【适用范围】

休克患者　抬高头胸部，保持气道通畅，有利于通气，从而改善缺氧症状。抬高下肢有利于静脉血液回流，增加心脏排出量从而缓解休克症状。

3. 屈膝仰卧位

【安置方法】

患者仰卧，头下垫枕，两臂放于身体两侧，两膝屈起，并稍向外分开（图 9-3）。

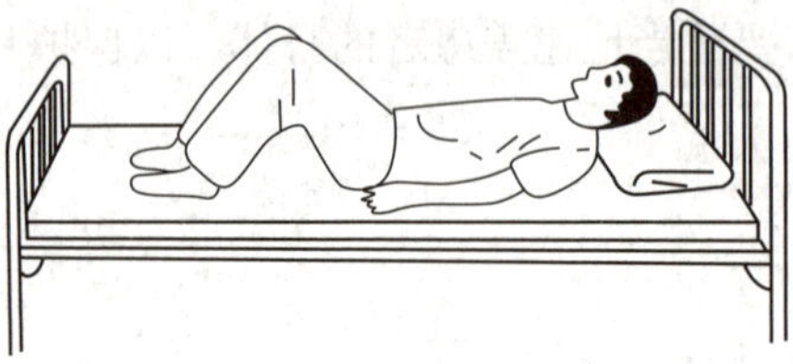

图 9-3　屈膝仰卧位

【适用范围】

（1）腹部检查，该卧位可使腹部肌肉放松，便于检查。

（2）导尿术及会阴冲洗，因可暴露操作部位，便于操作。

（二）侧卧位

【安置方法】

患者侧卧，臀部稍后移，两臂屈肘，一手放在胸前，一手放在枕旁，下腿稍伸直，上腿弯曲。必要时在两膝之间、胸腹部、背部放置软枕支撑患者，增加稳定性，使患者感到舒适和安全（图9－4）。

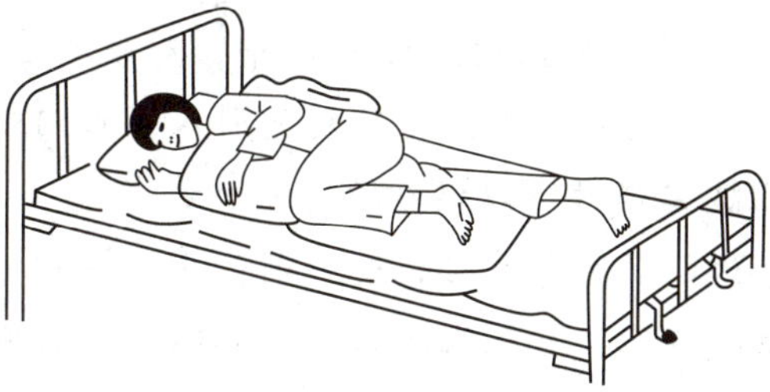

图9－4　侧卧位

【适用范围】

1. 胃镜、肠镜、肛门等检查及灌肠，暴露操作部位，方便操作。

2. 臀部肌内注射，上腿稍伸直，下腿弯曲，使注射侧的臀部肌肉放松。

3. 预防压疮，与仰卧位交替，可避免局部组织长期受压，防止发生压疮。

（三）俯卧位

【安置方法】

患者俯卧，头偏向一侧，两臂屈曲放于头的两侧，两腿伸直，胸下、髋部及踝部各放一软枕（图9－5）。

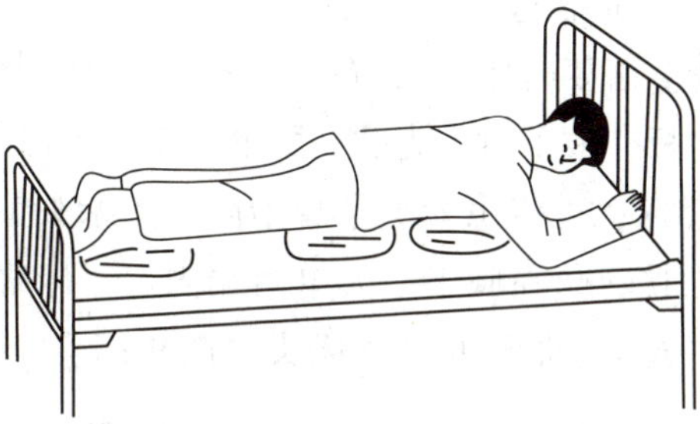

图9－5　俯卧位

【适用范围】

1. 腰背部检查、脊椎手术后或腰、背、臀部有伤口，不能平卧或侧卧的患者。

2. 配合胰、胆管造影检查。

3. 肠胀气所致腹痛的患者。采取俯卧位时，可使腹腔容积增大，缓解胃肠胀气所致的腹痛。

⇄ 知识拓展

造影相关知识

造影是一个医学术语，是在放射诊断学中，对缺乏自然对比的结构或器官，可将密度高于或低于该结构或器官的物质引入器官内或其周围间隙，然后在预诊断的身体部位摄X线片，以供医学诊断。

常见的造影剂分为：①经肾排泄的造影剂；②经肝胆排泄的造影剂；③油脂类造影剂；④固体造影剂；⑤气体造影剂。前四类造影剂密度均高于人体软组织，统称阳性造影剂，在X线片上呈白色。气体造影剂密度低于人体软组织，为阴性造影剂，在X线片上呈黑色。

胰、胆管造影是将内镜插至十二指肠降段，找到十二指肠乳头以后，由内镜活检孔插入造影管至乳头开口部，注入造影剂，作胰胆管X线造影、胆道压力测定等检查。胰、胆管造影采取俯卧位，可以避免术中患者呕吐造成误吸等并发症；同时俯卧位有利于显露身体后部、增大腹腔容积，利于观察病变部位。

（四）半坐卧位

【安置方法】

1. 摇床法 患者仰卧，先摇起床头支架使上半身抬高，与床呈30°~50°，再摇起膝下支架，以防患者下滑。必要时床尾可置一软枕，垫于患者的足底，增进患者舒适感，防止足底触及床尾栏杆。放平时，先摇平膝下支架，再摇平床头支架（图9-6）。

2. 靠背架法 如无摇床，可将患者上半身抬高，在床头垫褥下放一靠背架；患者下肢屈膝，用大单包裹软枕，垫在膝下，大单两端固定于床缘，以防患者下滑；床尾足底垫软枕。放平时，先放平下肢，再放平床头（图9-7）。

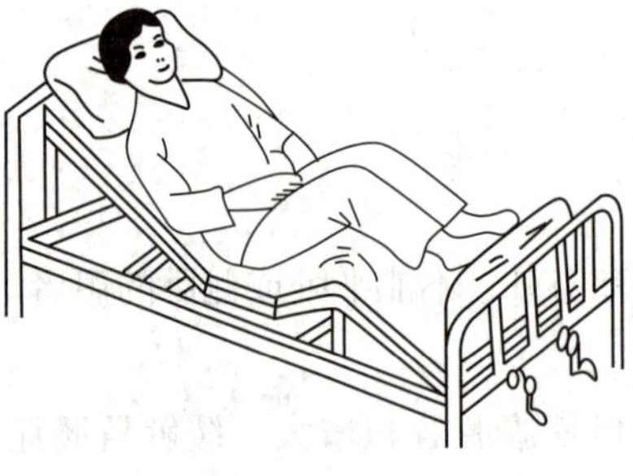

图9-6 半坐卧位（摇床法）

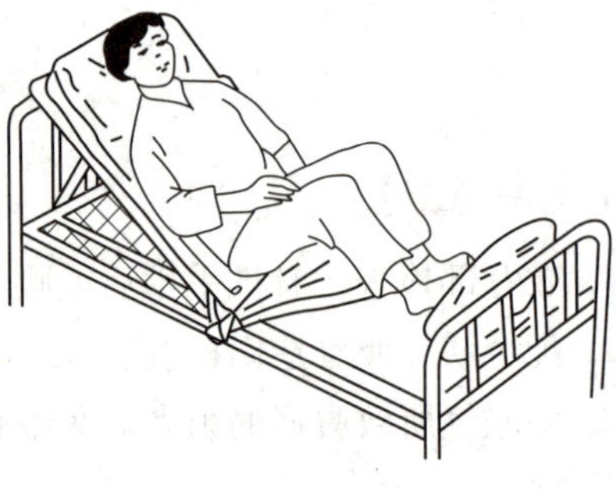

图9-7 半坐卧位（靠背架法）

【适用范围】

1. 某些面部及颈部手术后的患者 可减少局部出血。

2. 心肺疾病引起呼吸困难的患者 此卧位借助重力作用，一可使膈肌位置下降，胸腔容量扩大，减轻腹腔内脏器对心肺的压力，增加肺活量；二可使部分血液滞留于下肢和盆腔，使回心血量减少，减轻肺淤血和心脏负担，从而有利于气体交换，使呼吸困难的症状得到改善。

3. 腹腔、盆腔有炎症或手术后的患者 采取半坐卧位可使腹腔炎性渗出液流入盆腔，因盆腔腹膜抗感染性较强、吸收性较弱，这样可以减少炎症的扩散和毒素的吸收，减轻中毒反应，也便于渗出液的引流。同时采取半坐卧位可防止感染向上蔓延引起膈下脓肿。此外，腹部手术后患者采取半坐卧位可松弛腹肌，减轻腹部切口缝合处的张力，缓解疼痛，增进舒适，有利于切口愈合。

4. 疾病恢复期体质虚弱的患者 采取半坐卧位有利于患者向站立过渡，使其逐渐适应体位改变。

（五）端坐位

【安置方法】

扶患者坐起，摇起床头或抬高床头支架，与床呈70°～80°。患者身体稍向前倾，床上放一跨床小桌，桌上放软枕，患者可伏桌休息，背部放置软枕。再摇起膝下支架15°～20°，以防身体下滑。必要时加床档，保证患者安全（图9－8）。

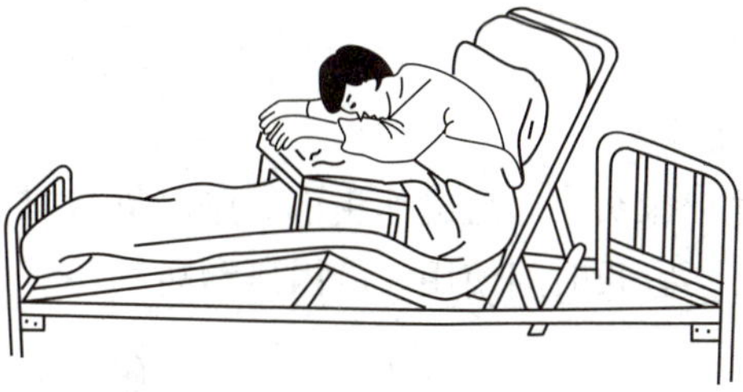

图9－8　端坐位

【适用范围】

适用于急性肺水肿、心包积液、支气管哮喘急性发作的患者等。由于呼吸极度困难，患者被迫端坐。

（六）头高足低位

【安置方法】

患者仰卧，床头垫高15～30cm或视病情而定，床尾横立一软枕，以防足底触及床尾栏杆（图9－9）。

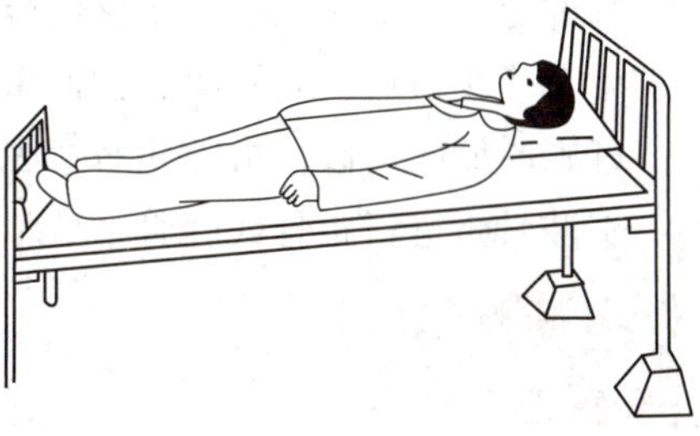

图9－9　头高足低位

【适用范围】

1. 颅脑损伤、颅脑手术后的患者，可降低颅内压，预防脑水肿。

2. 颈椎骨折患者作颅骨牵引时，用人体

重力作为反牵引力。

知识拓展

常见的牵引种类

牵引是利用作用力与反作用力的原理，通过手法、器械或电动装置产生的外力，作用于人体脊柱或四肢关节，使组织发生一定的分离，关节周围软组织得到适当拉伸，从而达到治疗目的。常见的牵引种类有：

1. 皮肤牵引 指通过皮肤肌肉间接的牵引骨骼，承受力量小，不大于4~5kg，时间短，2~4周。

2. 兜带牵引 利用兜带或布兜拉住身体某处进行牵引。常见的有枕颌带牵引、骨盆带牵引、骨盆悬吊牵引等。

3. 骨牵引 利用钢针直接穿入骨的坚硬部位，通过滑轮进行牵引。优点是直接牵拉骨组织，力量大，对皮肤无刺激，可较长时间牵引。缺点是有创性，不易为患者接受，有骨感染危险等。常见的有颅骨骨板牵引、尺骨鹰嘴牵引、胫骨结节牵引、股骨髁上骨折牵引、跟骨牵引等。

（七）头低足高位

【安置方法】

患者仰卧，枕头横立于床头，以防碰伤头部。床尾垫高15~30cm（图9-10）。该卧位易使患者感到不适，不宜长时间使用，颅内压增高患者禁用。

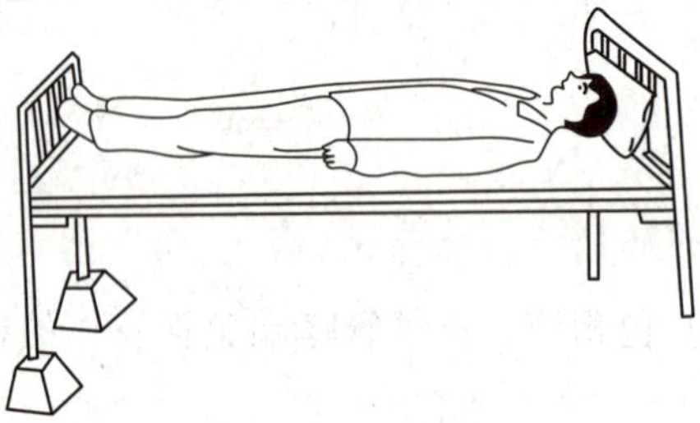

图9-10 头低足高位

【适用范围】

1. 肺部分泌物引流，有利于痰液排出。
2. 十二指肠引流，有利于胆汁流出。
3. 妊娠时胎膜早破，可防止脐带脱垂。
4. 下肢骨折进行跟骨或胫骨结节牵引时，用人体重力作为反牵引力。

（八）膝胸卧位

【安置方法】

患者跪卧，两小腿平放于床上，稍分开，大腿和床面垂直，胸贴床面，腹部悬空，臀部抬起，头转向一侧，两臂屈肘，放于头的两侧（图9－11）。若孕妇取此卧位矫正胎位时，应注意保暖，每次不应超过15分钟。

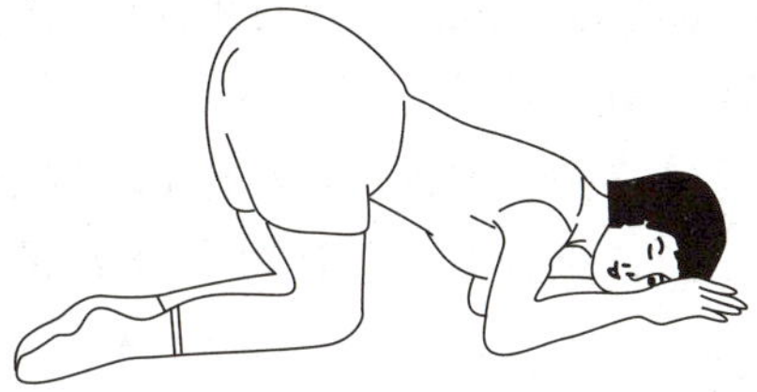

图9－11　膝胸卧位

【适用范围】

1. 肛门、直肠、乙状结肠镜检查或治疗。
2. 矫正胎位不正或子宫后倾。
3. 促进产后子宫复原。

（九）截石位

【安置方法】

患者仰卧于检查台上，两腿分开，放于支腿架上，支腿架上放软垫，臀部齐台边，两手放在身体两侧或胸前（图9－12）。

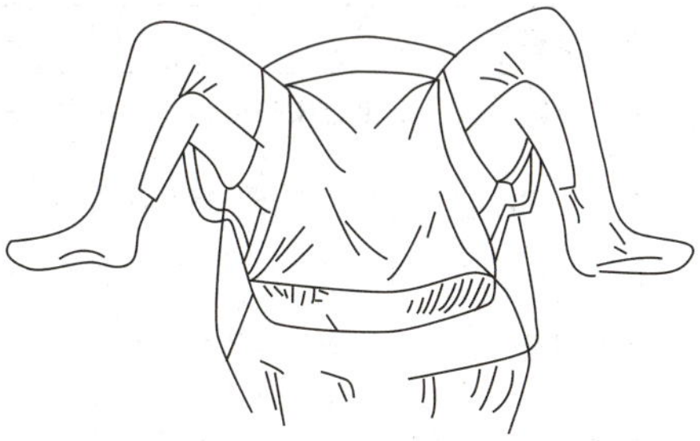

图9－12　截石位

【适用范围】

1. 会阴、肛门部位的检查、治疗或手术。如膀胱镜检查、妇科检查、阴道灌洗等。
2. 产妇分娩。

第二节　协助患者更换卧位

PPT

长期卧床的患者，由于疾病或治疗的限制，常常无法自由翻身更换体位，容易导致患者出现以下问题：由于局部皮肤长期受压，血液循环障碍而发生压疮；呼吸道分泌物不易咳出发生坠积性肺炎；容易出现精神萎靡、消化不良、便秘、肌肉萎缩等症状。因此，护士应定时协助患者更换体位，以保证患者舒适安全和预防并发症的发生。

一、协助患者翻身侧卧法

【目的】

1. 协助不能自行翻身的患者变换姿势，使其感觉舒适。
2. 预防并发症，如压疮、坠积性肺炎等。
3. 满足检查、治疗和护理的需要，如背部皮肤护理、肌内注射以及更换床单等。

【操作程序】

1. 评估

（1）患者的年龄、体重、需要变换卧位的原因等。

（2）患者的病情（生命体征、意识状况）、躯体四肢活动能力、局部皮肤受压情况、伤口及引流情况、有无骨折牵引等。

（3）患者及其家属对更换卧位的操作方法及作用的了解程度和配合能力等。

2. 计划

（1）护士准备　衣帽整洁，洗手，戴口罩。视患者情况决定护士人数。

（2）患者准备　让患者及家属了解更换卧位的目的、过程及配合要点，并取得合作。

（3）用物准备　根据病情准备好枕头、床档。

（4）环境准备　病室光线充足，安静、整洁，温度适宜。根据需要遮挡患者。

3. 实施　见表9－1。

表9－1　协助患者翻身侧卧法

操作步骤	操作说明
核对解释	核对患者床号、姓名、腕带，解释操作目的、过程及配合要点
安置导管	将各种导管和输液装置安置妥当，必要时将盖被折叠至床尾或一侧
摆放卧位	患者仰卧位，双手放于腹部，双腿屈曲
协助翻身	**一人协助患者翻身侧卧法** 适用于体重较轻的患者（图9－13） 移至床缘：先将患者枕头移向近侧，再依次将患者的肩、腰、臀、双下肢向护士侧移动 协助侧卧：一手托肩，一手扶膝，轻轻将患者推向对侧，使其背向护士 **二人协助患者翻身侧卧法** 用于体重较重或病情较重的患者（图9－14） 移至床缘：两名护士站在床的同一侧，一人托住患者颈肩部和腰部，另一人托住患者臀部和腘窝部。两人同时将患者稍抬起移向近侧 协助侧卧：两人分别托扶患者的肩、腰部和臀部、膝部，轻轻将患者推向对侧，使其背向护士 **二人协助患者轴线翻身法** 适用于脊椎损伤或脊椎手术后的患者 移至床缘：两名护士站在病床同侧，小心地将大单置于患者身下，分别抓紧靠近患者肩、腰背、髋部、大腿等处的大单，将患者拉至近侧，拉起床档 安置体位：护士绕至对侧，将患者近侧手臂置在头侧，远侧手臂置于胸前，两膝间放一软枕 协助侧卧：护士双脚前后分开，两人双手分别抓紧患者的肩、腰背、髋部、大腿等处的远侧大单，由其中一名护士发口令，两人动作一致地将患者整个身体以圆滚轴式翻转至侧卧 **三人协助患者轴线翻身法** 适用于颈椎损伤的患者 移至床缘：护士甲固定患者头部，沿纵轴向上略牵引，使头、颈部随躯干一起慢慢移动；护士乙双手分别置于肩部、背部；护士丙双手分别置于腰部和臀部；使头、颈、肩、腰、髋保持同一水平线上，三人同时缓慢移动，将患者平移至近侧 协助侧卧：翻转至侧卧位，翻转角度不超过60°
放置软枕	按侧卧位要求，在患者的背部、胸前及两膝间放置软枕，扩大支撑面，使患者安全舒适
检查安置	检查、保持患者各关节处于功能位，各种管道保持通畅
整理记录	整理床单位，洗手，记录翻身时间和皮肤状况，做好交接班

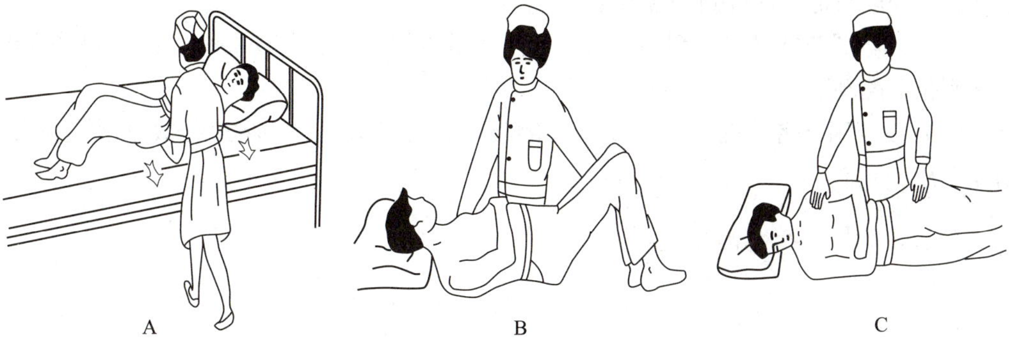

图 9－13　一人协助患者翻身侧卧法

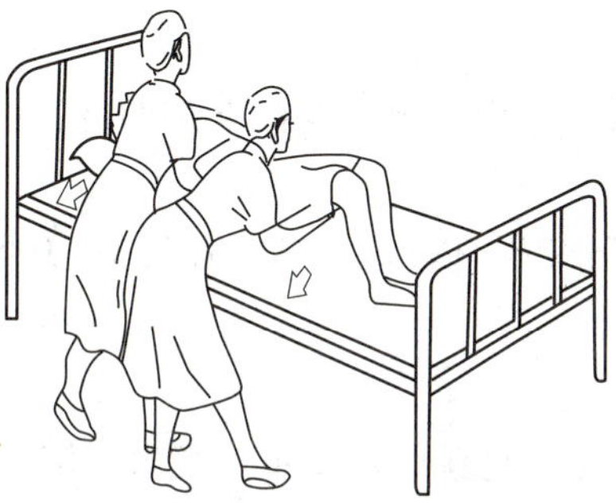

图 9－14　两人协助患者翻身侧卧法

4. 评价

（1）护患沟通有效，患者能配合操作，患者安全舒适，皮肤受压情况得到改善。

（2）护士动作协调、轻稳、节力。

【注意事项】 微课

1. 护士应注意节力原则，如翻身时，让患者尽量靠近护士，几个护士一起操作时动作协调一致。

2. 移动患者时动作应轻稳，应将患者身体稍抬起再行翻身，不可拖、拉、推，以免擦伤皮肤。

3. 翻身时注意为患者保暖并防止坠床。

4. 根据病情及皮肤受压情况，确定翻身间隔时间，如发现患者皮肤发红或破损，应及时变换卧位并酌情增加翻身次数，同时做好记录及交接班。

5. 协助有特殊情况的患者翻身时应注意

（1）若患者身上有多种导管及输液装置时，翻身前应先将导管安置妥当，翻身后仔细检查导管是否有脱落、移位、扭曲、受压，保持各导管通畅。

（2）为手术后患者翻身时，翻身前先检查伤口敷料是否潮湿或脱落，必要时先更换敷料，固定妥当后再翻身。并注意伤口不可受压。

（3）颅脑手术后的患者，翻身时动作不能过于剧烈，以免引起脑疝，导致患者突然死亡。一般只能采取健侧卧位或平卧位。

（4）颈椎骨折或颅骨牵引者，翻身时不可放松牵引，并使头、颈、躯干保持在同一水平位上翻动。

（5）石膏固定者，翻身后应注意局部肢体的血运情况，并将患处放于适当位置，防止受压。

二、协助患者移向床头法

【目的】

协助滑向床尾而不能自行移动的患者移向床头，恢复安全而舒适的卧位。

【操作程序】

1. 评估

（1）患者的年龄、体重、意识状况，身体下移的情况及向床头移动的距离，合作程度等。

（2）患者局部皮肤受压情况，伤口及引流情况，有无骨折牵引等。身体活动的情况及配合能力。

2. 计划

（1）护士准备　衣帽整洁，洗手，戴口罩。视患者情况决定护士人数。

（2）患者准备　了解移向床头的目的、过程及配合要点。

（3）用物准备　根据病情备好软枕等物品。

（4）环境准备　病室光线充足，安静、整洁，温度适宜。

3. 实施　见表9－2。

表9－2　协助患者移向床头法

操作步骤	操作说明
核对解释	核对患者床号、姓名、腕带，向患者解释操作目的、过程及配合要点
安置导管	将各种导管和输液装置安置妥当
立枕折被	将枕头横立于床头，避免撞伤患者。必要时将盖被折叠至床尾或一侧
移动患者	**一人协助法** 适用于体重较轻或者能配合完成上移的患者（图9－15） 协助卧位：患者屈膝仰卧，两手握住床头栏杆（也可搭在护士肩部），两脚蹬住床面 移动患者：护士靠近床缘，一手托住患者肩部，另一手托住臀部，将患者抬起移向床头，同时嘱患者双臂用力，双脚蹬床面 **二人协助法** 适用于体重较重或病情较重的患者（图9－16） 移动患者：两名护士站在床的同一侧，一人托住患者颈肩部和腰部，另一人托住臀部和腘窝（或两名护士分别站在床的两侧，交叉托住患者颈肩部和臀部），同时抬起将患者移向床头
放枕取位	放回枕头，协助患者取舒适卧位
检查安置	检查、保持患者各关节处于功能位，各种管道保持通畅
整理记录	整理床单位，洗手，记录翻身时间和皮肤状况，做好交接班

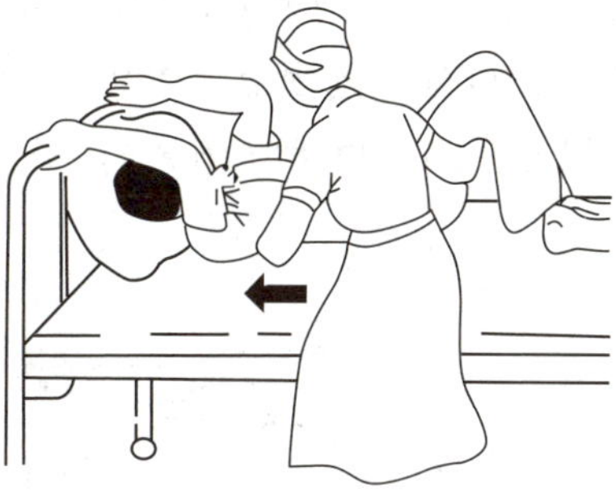

图 9－15　一人协助患者移向床头法

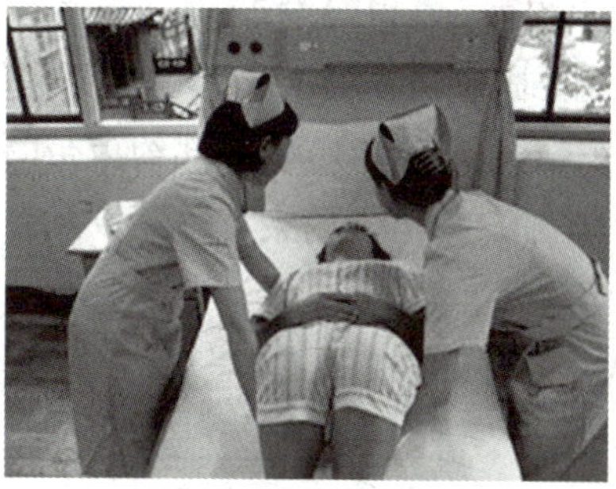

图 9－16　二人协助患者移向床头法

4. 评价

（1）护患沟通有效，患者能配合操作，并感安全舒适。

（2）护士动作协调、轻稳、节力。

【注意事项】

1. 护士应注意节力原则。如托起患者时，护士双脚分开，一脚在前一脚在后成弓箭步，两人协助移回床头时动作应协调一致等。

2. 移动患者时应将患者抬离床面，不可有拖、拉、推等动作。

3. 患者身上有各种导管，移动前应安置妥当，移动后检查是否脱落、移位、受压、扭曲等，以保持通畅。

第三节　保护具的种类及应用

PPT

一、保护具的种类

1. 床档　主要用于预防患者坠床。常见的有多功能床档（图 9－17）、半自动床档（图 9－18）、围栏式床档（图 9－19）。

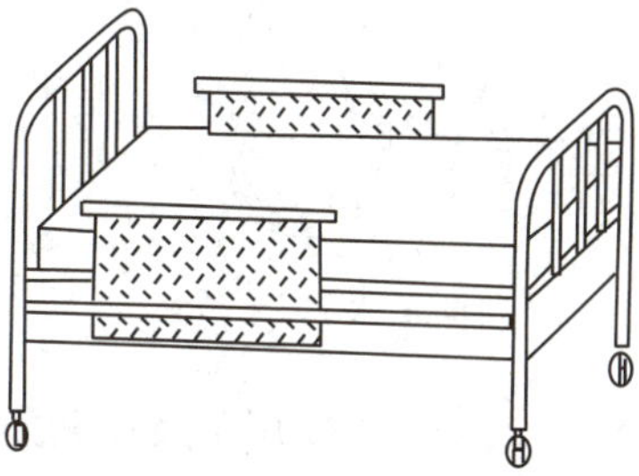

图 9－17　多功能床档

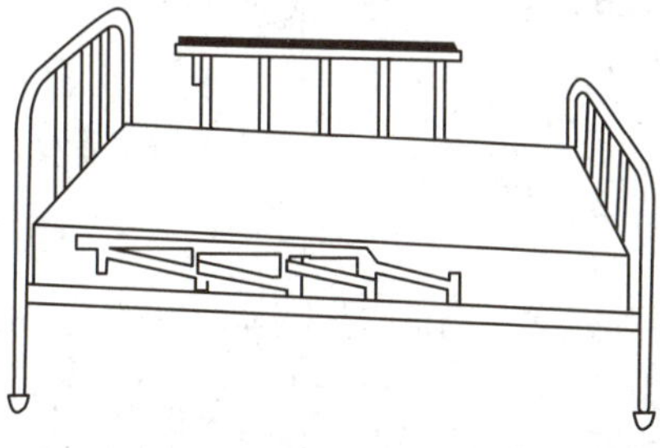

图 9－18　半自动床档

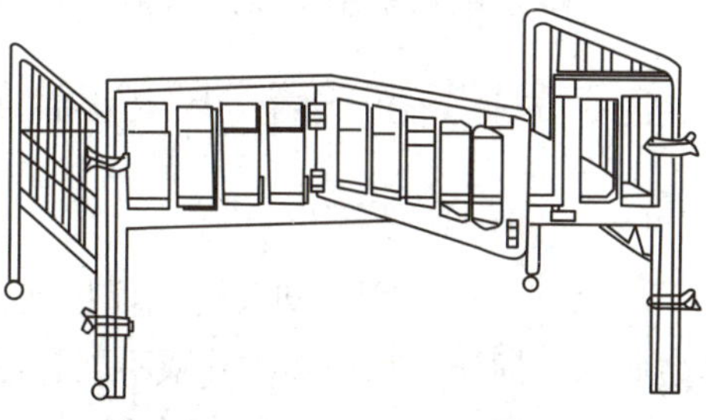

图 9－19　围栏式床档

2. 约束带 用于保护躁动患者或精神科患者，限制身体、约束失控的肢体，或治疗时需要固定身体的某一部位。根据使用部位的不同，可分为宽绷带（图9－20）、肩部约束带（图9－21）、膝部约束带（图9－22）、尼龙搭扣约束带（图9－23）、约束手套（图9－24）、约束衣（图9－25）等。

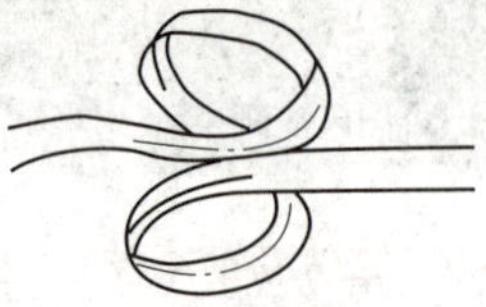

图9－20 宽绷带

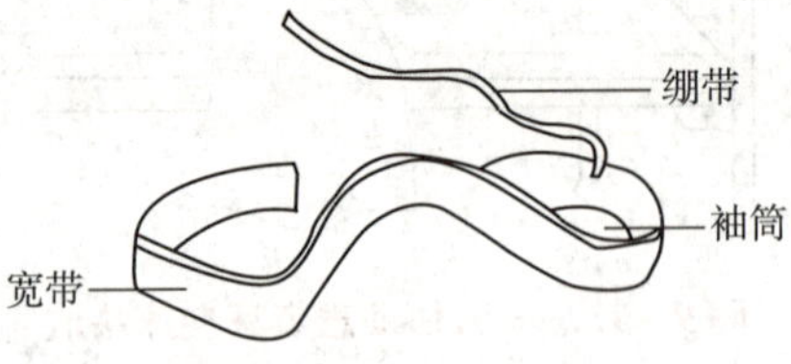

图9－21 肩部约束带

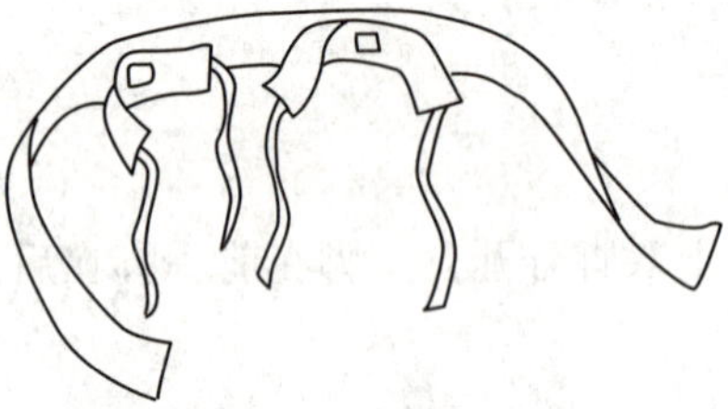

图9－22 膝部约束带

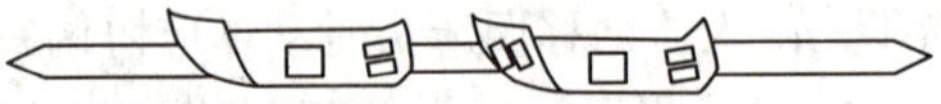

图9－23 尼龙搭扣约束带

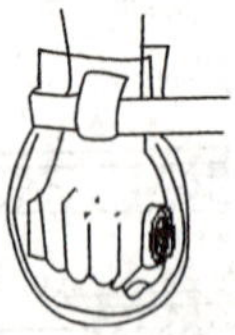

图9－24 约束手套

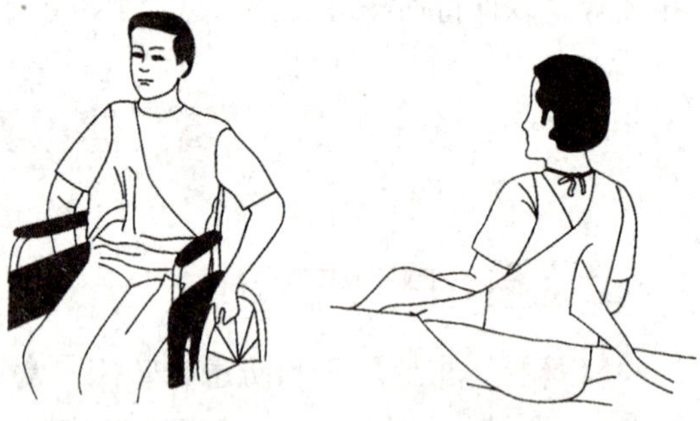

图9－25 约束衣

3. 支被架 主要用于肢体瘫痪或极度衰弱的患者，防止盖被压迫肢体而造成不舒适或足下垂、足尖压疮等并发症。也可用于烧伤患者采用暴露疗法需保暖时（图9－26）。

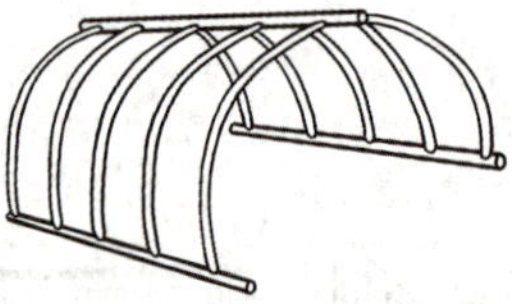

图9－26 支被架

二、保护具的适用范围和使用原则

（一）保护具的适用范围

1. 儿科患者 因认知及自我保护能力尚未发育完善，尤其是未满6岁的儿童，易发生坠床、撞伤、抓伤等意外或不配合治疗等行为。

2. 易发生坠床的患者 如麻醉后未清醒者、意识不清、躁动不安、失明、痉挛或年老体弱者。

3. 某些手术后的患者　如白内障摘除术后患者。

4. 精神病患者　如躁狂症患者、自我伤害者。

5. 皮肤瘙痒者　全身或局部瘙痒难忍者。

6. 易发生压疮者　如长期卧床、极度消瘦、虚弱者。

（二）保护具的使用原则

1. 知情同意原则　使用前向患者及家属解释使用保护具的种类、原因、目的及方法，取得患者和家属的同意和配合。如非必须使用，则尽可能不用。

2. 短期使用原则　使用保护具要确保患者的安全，只宜短期使用。

3. 随时评价原则　应随时评价保护具的使用情况，评价依据如下。

（1）保护具使用时患者身体的基本需要能得到满足，患者安全、舒适，无血液循环障碍、皮肤破损、坠床、撞伤等并发症及意外发生。

（2）各项检查、治疗及护理措施能够顺利进行。

（3）患者及家属了解保护具使用的目的，能够接受并积极配合。

三、常用保护具的使用方法

（一）床档

1. 多功能床档　使用时插入两侧床缘，不用时插于床尾。必要时可将床档取下垫于患者背部，做胸外心脏按压时使用。

2. 半自动床档　可按需升降。

3. 围栏式床档　使用时将床档稳妥固定于两侧床边。床档中间为活动门，使用时打开，用后关闭。

（二）约束带

1. 宽绷带　用于固定患者的手腕及踝部，以限制上肢和下肢的活动范围。使用时先将棉垫包裹手腕部或踝部，再用宽绷带打成双套结，套在棉垫外稍拉紧（图 9－27），确保肢体不脱出，松紧以不影响血液循环为宜，然后将宽绷带的两端系于床缘。

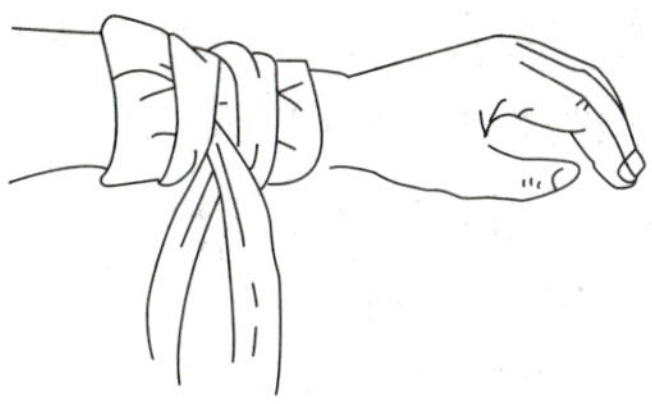

图 9－27　宽绷带约束法

2. 肩部约束带　用于固定患者的肩部，以限制其坐起。一般用宽约 8cm，长约 120cm 的宽布制成，一端制成袖筒。使用时将袖筒套在患者两侧肩部，腋窝衬上棉垫，两袖筒上的细带在胸前打结固定，两条宽的长带尾端系于床头（图 9－28）。也可将枕头横立于床头，将大单斜折成长条作肩部约束使用（图 9－29）。

3. 膝部约束带　用于固定膝部，限制患者下肢活动。一般用宽约 10cm，长约 250cm 的宽布制成，宽带中部相距 15cm 处分别缝制两条双头带。使用时两膝腘窝处衬上棉垫，将约束带横放于两膝上，宽带下的双头带各束住一侧膝关节，然后将宽带两端系于床缘（图9－30）。也可将大单斜折成长条作膝部约束使用（图9－31）。

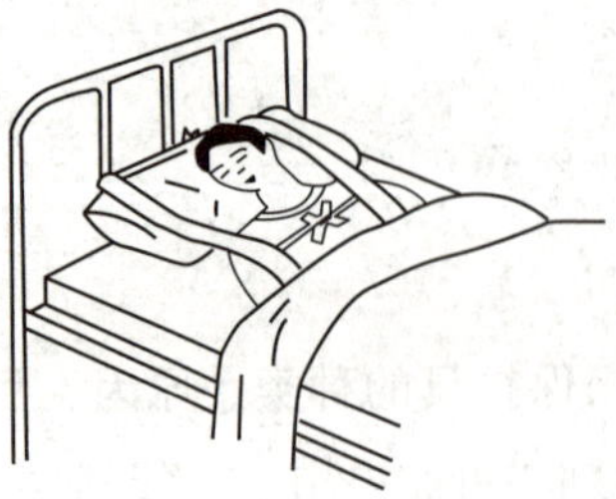

图9－28　肩部约束带固定法

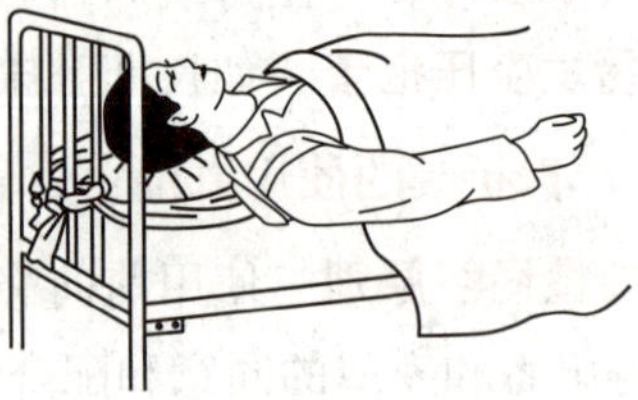

图9－29　肩部大单固定法

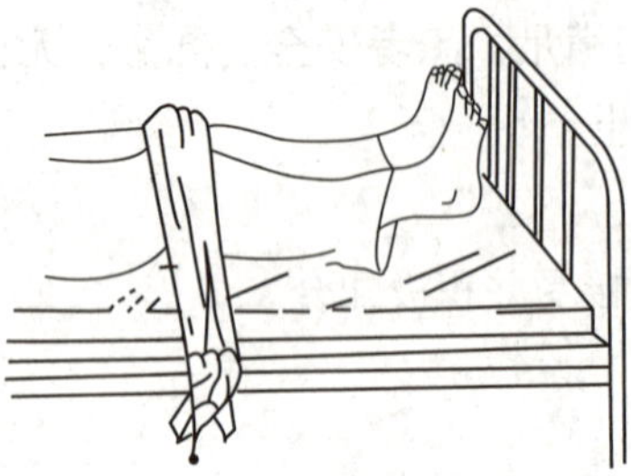

图9－30　膝部约束带固定法

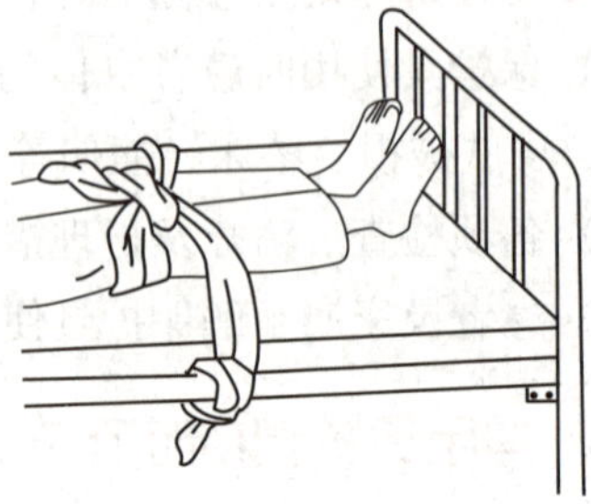

图9－31　膝部大单固定法

4. 尼龙搭扣约束带　用于固定上臂、手腕、膝部及踝部。一般由宽布和尼龙褡扣制成，操作简便安全。使用时将约束带置于关节处，被约束部位衬上棉垫，松紧适宜，对合约束带上的尼龙搭扣后将带子系于床缘。

（三）支被架

主要用于肢体瘫痪或极度衰弱的患者，防止盖被压迫肢体而造成不舒适或足下垂、足尖压疮等并发症，也可用于烧伤患者采用暴露疗法需保暖时。根据需保护的部位及损伤的大小选择合适的支被架，使用时将支被架罩于防止受压的部位，盖好盖被（图9－32）。

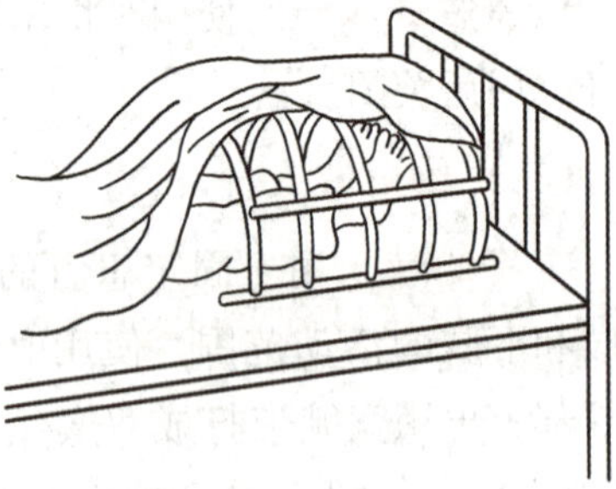

图9－32　支被架使用法

（四）注意事项

1. 使用时保持患者肢体及各关节处于功能位，并协助患者经常更换体位，保证患者的安全、舒适。

2. 约束带下应垫衬垫，固定时松紧适宜，以能伸入1～2个手指为宜。并定时松解，每2小时放松一次。

3. 注意观察约束部位的皮肤颜色、温度、活动及感觉，若发现肢体苍白、麻木、冰冷时，应立即放松约束带，必要时进行局部按摩，促进血液循环。观察间隔时间一般为15～30分钟。

4. 记录使用保护具的原因、时间、部位、每次的观察结果及解除约束的时间。

思政小课堂

案例回顾： 患者，男，38 岁。诊断为双相情感障碍，伴有精神病性症状的躁狂发作。入院后一直大吵大闹，为防意外被安全约束在床上。本应该每 2 小时松解一次约束带，按摩约束部位，每 15～30 分钟观察一次约束部位皮肤的颜色、温度、感觉等，但夜班护士半夜三点巡房时看见患者已熟睡，就再未去巡视，早晨 6 点巡视时发现患者因肩部约束带绞住脖子而致死亡。

案例思考： 在这位护士身上发现了什么问题？得到了怎样的警醒？

案例分析： 护理中潜藏着无数不可预测的风险，护士只有认真、负责、严谨的态度，丰富的知识才能及时发现患者的问题，从而采取有效的措施加以预防和解决，规避不必要的意外发生。

南丁格尔曾经指出："护士的工作对象不是冰冷的石头、木头和纸片，而是有热血和生命的人类。护理工作是精细艺术中最精细的。"所以，护理工作来不了一点马虎，否则会造成严重后果，作为护士要始终铭记"细节决定成败，工作疏于淡视，失于疏漏，精于缜密，成于到位。"

协助患者翻身侧卧位法标准化患者（SP）模拟训练及护士应对考核评价

<table>
<tr><th rowspan="3">操作流程</th><th colspan="3">SP 模拟要点及考核评价</th><th colspan="3">护士应对要点及考核评价</th></tr>
<tr><th rowspan="2">模拟要点</th><th colspan="2">考核评价</th><th rowspan="2">应对要点</th><th colspan="2">考核评价</th></tr>
<tr><th>考核要点</th><th>评价</th><th>考核要点</th><th>评价</th></tr>
<tr><td rowspan="6">操作前</td><td rowspan="3">告知护士："我身上留的管比较多，我怕翻身会有影响！"</td><td>在护士告知要翻身侧卧后发问（8 分）</td><td></td><td rowspan="3">能安抚患者紧张情绪，并给予正确的解决方法</td><td>注重安抚患者情绪（6 分）
如："您放心，操作中我会仔细小心的，我先来看一下您的导管吧！"</td><td></td></tr>
<tr><td>描述准确（6 分）</td><td></td><td>解决方法准确（8 分）
如："好的，翻身前我会妥善安置您身上的这些导管。"</td><td></td></tr>
<tr><td>表情担忧（6 分）</td><td></td><td>态度诚恳，动作轻柔（6 分）</td><td></td></tr>
<tr><td rowspan="3">再次向护士询问："翻身时伤口会很疼吗？"（患者腹部有手术刀口及引流管）</td><td>在护士告知会妥善安置导管后发问（8 分）</td><td></td><td rowspan="3">能准确地回答问题并能安抚患者紧张焦虑的情绪</td><td>回答问题准确（8 分）
如："翻身时伤口会因为牵拉有点疼，但可以忍受的。"</td><td></td></tr>
<tr><td>语气焦虑（6 分）</td><td></td><td>注重安抚患者情绪（6 分）
如："您别担心，我会轻轻为您操作的。"</td><td></td></tr>
<tr><td>表情担忧（6 分）</td><td></td><td>态度真诚温和，使患者信赖（6 分）</td><td></td></tr>
</table>

续表

操作流程	SP模拟要点及考核评价	SP模拟要点及考核评价	SP模拟要点及考核评价	护士应对要点及考核评价	护士应对要点及考核评价	护士应对要点及考核评价
	模拟要点	考核评价：考核要点	考核评价：评价	应对要点	考核评价：考核要点	考核评价：评价
操作中	将患者转向对侧时患者表现为疼痛、紧张	将患者转向对侧时出现不适表现（8分）		能给予患者正确的处理办法并安抚患者紧张情绪	处理办法准确（8分） 如：“您先深呼吸、放松，用您的两手按住伤口。”	
		表情痛苦、紧张（6分）			注重安抚患者情绪（6分） 如：“马上就好了，放轻松点啊!”	
		表现真实（6分）			态度温和，体现爱伤观念（6分）	
操作后	告知护士“我这样躺着有点不舒服。”	护士协助翻身后，整理床单位时告知（8分）		能给予患者正确的处理办法并安抚患者情绪	处理办法准确（8分） 如：“好的，我来帮您再调整一下。”（调整体位及软枕位置，并观察患者反应）	
		表情不适感（6分）			适时询问（6分） 如：“这样感觉好些了吗?”	
		表现真实（6分）			给予有效支持（6分） 如：“如果您有什么不舒服请随时告诉我!”	
综合评价	SP	语言表达流利，询问及时，语气恰当（8分）		护士	应对迅速，及时给出具体的指导，处理方法操作规范，动作熟练，注意安全（8分）	
		表现自然真切，没有表演痕迹（6分）			态度和蔼，沟通有效、充分体现人文关怀，达到舒缓患者紧张焦虑情绪的目的（6分）	
		肢体语言与模拟描述一致，语言表达与表情一致（6分）			体现良好的爱伤观念（6分）	
总分	SP			护士		
评价人						

目标检测

一、选择题

【A1型题】

1. 需采用被动卧位的患者是

A. 冠心病患者　　B. 支气管哮喘患者　　C. 昏迷患者

D. 肺炎患者　　E. 胸痛患者

2. 支气管哮喘急性发作的患者需要采取端坐位，此卧位属于

A. 主动卧位　B. 被动卧位　C. 被迫卧位
D. 稳定性卧位　E. 不稳定性卧位

3. 下列不需要去枕仰卧位的患者是
A. 腰椎穿刺者　B. 全麻术后未清醒者　C. 椎管内麻醉者
D. 腹部检查的患者　E. 昏迷患者

4. 为患者进行灌肠时，患者应采取的卧位是
A. 半坐卧位　B. 俯卧位　C. 侧卧位
D. 头高足低位　E. 截石位

5. 患者头面部手术后应采取的卧位是
A. 仰卧位　B. 侧卧位　C. 中凹卧位
D. 膝胸卧位　E. 半坐卧位

6. 为患者采取半坐卧位时，需注意床头支架与床的角度为
A. 10°～20°　B. 20°～30°　C. 30°～40°
D. 30°～50°　E. 50°～70°

7. 为胎膜早破的产妇采取头低足高位的目的是
A. 防止出血过多　B. 防止脐带脱出　C. 利于生产
D. 防止羊水流出　E. 预防感染

8. 产妇分娩应采取的体位是
A. 膝胸卧位　B. 半坐卧位　C. 头高足低位
D. 截石位　E. 侧卧位

9. 护士一人帮助患者移向床头时，下列做法不妥的是
A. 将枕头横立于床头　B. 摇起床尾支架
C. 患者仰卧屈膝　D. 嘱患者双手握住床头栏杆
E. 护士一手托住患者肩背部，一手托住患者臀部，协助患者移向床头

10. 为患者翻身的操作中，下列不正确的是
A. 翻身时需遵循节力原则
B. 术后患者应先换药再翻身
C. 为带有引流管的患者翻身前需将引流管夹闭
D. 移动患者时应将患者身体稍抬起
E. 颅脑手术者翻身时动作不宜剧烈，以防引起脑疝

【A2 型题】

11. 患者，男，30 岁。因车祸颈椎骨折，入院行颅骨牵引治疗，护士为其取头高足低位的目的是
A. 有利于呼吸　B. 改善头部血液循环　C. 降低颅内压
D. 减轻头疼　E. 利用人体重力作为反牵引力

12. 患者，男，72 岁。体重约 70kg，两名护士共同为其翻身，下面操作不正确

的是

A. 两护士站在床的同侧　　B. 一人托患者肩部和臀部
C. 两护士注意动作协调一致　　D. 两人同时抬起患者
E. 轻推患者转向对侧

【A3 型题】

（13 ~ 15 共用题干）

患者，男，42 岁。因急性阑尾炎在硬膜外麻醉下行阑尾切除术。

13. 术后患者回病房后应采取的卧位是
A. 半坐卧位　　B. 去枕仰卧位　　C. 屈膝仰卧位
D. 中凹卧位　　E. 头高足低位

14. 术后第 3 天，患者主诉刀口处疼痛，此时护士应为患者安置的体位是
A. 侧卧位　　B. 仰卧位　　C. 俯卧位
D. 端坐位　　E. 半坐卧位

15. 为患者安置该体位目的是
A. 可减少局部出血，利于切口愈合
B. 有利于减轻心脏负荷
C. 有利于膈肌下降，改善呼吸
D. 有利于减轻腹部切口缝合处的张力，减轻疼痛，利于伤口愈合
E. 有利于预防压疮

二、思考题

1. 患者，女，28 岁。妇科检查发现子宫后倾。

（1）应采用何种体位矫正患者的子宫后倾？如何指导患者采取该体位？

（2）若该患者自然分娩，应采用何种卧位？为促进产后子宫复原，又该取何种卧位？

2. 患者，男，35 岁。因过量饮酒，导致酒精中毒，入院时患者处于昏迷状态。

（1）入院后应给患者采取何种卧位？

（2）6 小时后患者出现躁动不安，影响静脉输液治疗，应用何种保护具约束其手腕活动？

（3）给患者采取此约束措施时应注意什么？

（王书敏）

书网融合……

微课　　本章小结　　思维导图　　自测题

第十章 医院感染的预防与控制

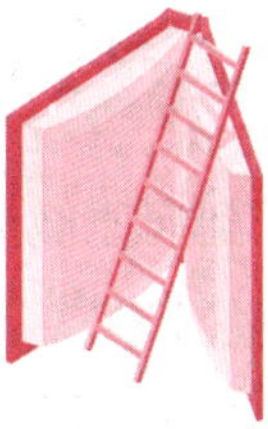

【学习目标】

知识目标

1. **掌握** 医院感染的概念；医院感染形成的原因；医院感染的预防和控制措施；清洁、消毒、灭菌的概念；无菌技术基本概念；无菌技术操作原则；隔离的基本知识；隔离原则。

2. **熟悉** 隔离的种类及措施；化学消毒剂的使用原则及常用化学消毒剂。

3. **了解** 供应室的工作内容及流程要求；常用物品的保养方法；消毒供应中心的设置和布局。

能力目标

1. 能正确进行手清洁与手的消毒操作。
2. 能正确进行无菌技术和隔离技术基本操作。

素质目标

1. 具有严谨、慎独的工作态度。
2. 能运用所学知识和技能预防和控制医院内感染。

岗位情景模拟

情景描述 患者，男，41 岁。以发热为首发症状，起病急，伴有畏寒，热程为1～2 周；伴有头痛、肌肉酸痛、全身乏力等症状，无鼻塞、流涕等其他上呼吸道症状。影像学检查双肺纹理增粗，呈毛玻璃影。诊断为“非典型性肺炎”，收住入院。P 130 次/分，BP 130/90mmHg，T 40℃，呈不规则热。

工作任务 1. 请简要说明收治该患者入院后，预防和控制医院内感染传播的措施。
2. 说明该患者的隔离种类，并制定出主要的隔离措施。

目前医院感染的发生率不断增高，与医院病原微生物相对集中且种类繁多，抗生素和免疫抑制剂的大量使用，以及各种新的医疗技术的广泛应用等有关。医院内感染不断增多，不仅使医院耗费大量的人力、物力、财力，也增加了患者的身心痛苦。世界卫生组织（WHO）提出有效控制医院感染的关键措施为：清洁、消毒、灭菌、无菌技术、隔离技术、合理使用抗生素等。因此，护理人员必须熟练掌握控制医院感染的相关知识，严格遵守医院感染的管理制度，认真执行预防和控制医院感染的相关措施。

PPT

第一节　医院感染

医院是人员密集的场所，病原微生物种类繁多且耐药性强，同时患者的抵抗力较低，增加了医院感染的机会。医院感染的发生严重影响着患者和医务工作者的安全，制约着医疗护理质量的提升，因此医院感染管理是医院管理工作的重要内容之一。医院感染的发生率是评价医院管理水平和医疗护理质量的一项重要指标，所以医务人员对医院感染要高度重视，建立健全医院感染管理机构和管理制度，加强对医院感染的控制和监测。微课

一、概述

（一）医院感染的概念

医院感染是指患者、探视者、医院工作人员等在医院活动期间受到病原微生物侵袭而引起的诊断明确的感染或疾病。

（二）医院感染的分类

医院感染按其病原体来源不同，可分为内源性感染和外源性感染。

1. 内源性感染（自身感染）　指患者自身携带的正常菌群在一定条件下引起的感染。寄居在人体内的正常菌群或条件致病菌，通常是不致病的，但当人的免疫功能低下、健康状态不佳、正常菌群发生移位及抗生素应用不合理时会引起感染。

2. 外源性感染（交叉感染）　指病原体来自于患者体外，通过直接或间接感染途径而引起的感染。如患者与患者、患者与探视者、患者与工作人员之间的直接感染；通过水、空气、物品之间的间接感染。

二、医院感染的形成

（一）感染链

医院感染的形成必须具备三个环节，即感染源、传播途径和易感宿主。当三者同时存在，并互相联系时，就构成了感染链（图 10－1），感染链的存在导致医院感染的发生。

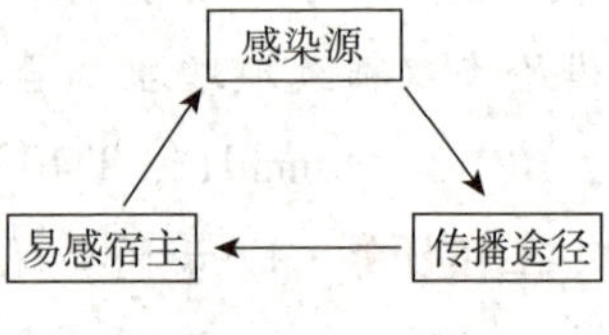

图 10－1　感染链

1. 感染源　感染源是指病原微生物生存、繁殖及排出的场所或宿主（人或动物）。在医院感染中，主要的感染源有：

（1）已感染的患者　已感染的患者是最重要的感染源。病原微生物从患者感染部位的脓液、分泌物中不断排出，这些病原微生物往往具有耐药性，而且容易在另一易感宿主体内生长和繁殖。

（2）病原携带者　病原携带者体内的病原微生物不断生长繁殖并排出体外，是另一主要的感染源。可见于患者、患者家属、探视者和医院工作人员。

（3）患者自身　患者身体的特定部位如皮肤、胃肠道、上呼吸道及口腔黏膜等处寄生的正常菌群，在一定条件下可引起患者自身感染或向外界传播。

（4）医院环境　医院的环境、病房中的设施、食物、垃圾以及用于患者的器械、用物等，容易受各种病原微生物的污染而成为感染源。

（5）动物感染源　各种动物如老鼠、苍蝇、蚊子、蟑螂、螨虫等都可能感染或携带病原微生物而成为动物感染源，传播给人类。所以昆虫和鼠类隔离是临床工作中需要重点关注的内容。

2. 传播途径　传播途径是指病原微生物从感染源传至易感宿主的途径和方式。主要的传播途径如下。

（1）接触传播　是医院感染的主要传播途径。①直接接触传播：已感染的患者与易感宿主直接接触，将病原微生物传递给易感宿主。如母婴间疱疹病毒、沙眼衣原体等的感染。②间接接触传播：病原微生物通过传播媒介传递给易感宿主。最常见的传播媒介是医护人员的手，其次是医疗器械、水和食物等。

（2）空气传播　是指以空气为媒介，病原微生物经悬浮在空气中的微粒随气流流动而进行的传播。

（3）饮水、食物传播　是指病原微生物通过污染的水、食物而造成疾病的传播。常可导致医院感染暴发流行。

（4）注射、输液、输血传播　是指通过使用污染的注射器、输液器、输血器、药液、血制品等而造成疾病的传播。如输血导致的丙型肝炎等。

（5）生物媒介传播　是指动物或昆虫携带病原微生物作为人体传播的中间宿主。如蚊子传播疟疾、乙型脑炎等。

3. 易感宿主　是指对感染性疾病缺乏免疫力而易感染的人。若将易感宿主作为一个总体，则称为易感人群。医院是易感人群相对集中的地方，所以容易发生感染和感染的流行。

（二）医院感染的主要因素

1. 病原体来源广泛，环境污染严重。
2. 易感人群增多。
3. 医院感染管理制度不健全。
4. 医务人员对医院感染的严重性认识不足。
5. 消毒灭菌不严格和无菌技术操作不当。
6. 抗生素的广泛应用。
7. 介入性诊疗手段增多。

8. 医院布局不合理，隔离措施和隔离设施不健全。

三、医院感染的预防及控制

各级医院都有医院感染预防与控制管理机构，并成立医院感染管理委员会，它由多个科室和部门构成。在院长、业务副院长和护理部主任的指导下开展工作，将医院感染管理作为医院全面质量管理的一项重要内容。

（一）建立健全医院三级监控体系

根据医院的规模设置医院感染管理科或办公室，由专职人员负责医院感染管理工作。建立三级护理管理体系：一级管理——病区护士长和兼职监控护士；二级管理——科护士长；三级管理——院长、业务副院长或护理部主任，为医院感染委员会负责人。从而形成了从医院到科室到病区的医院感染管理网络，使医院感染管理工作有了组织保证。

（二）完善各项规章制度，并认真落实

1. 管理制度 主要有：患者入院、住院、出院三个阶段的随时、终末和预防性消毒制度。如清洁卫生制度、消毒灭菌制度、隔离制度以及感染管理报告制度等。

2. 监测制度 定期监测医院内空气及各种物体表面的细菌数量、种类及其动态变化。包括对灭菌效果、消毒剂使用效果、一次性医疗器材及常用器械的监测；对感染高发科室，如血透室、手术室、分娩室、母婴室、换药室、监护室（ICU）以及供应室等消毒卫生状况的监测。

3. 消毒质控标准 按照国家卫生行政部门颁布的《医院消毒卫生标准》执行，例如物体表面消毒、空气消毒、医护人员手的消毒、各种管道装置的消毒等均应符合相关标准。使用一次性无菌医疗用品后，必须毁形、消毒，并按当地卫生行政部门的规定进行无害化处理。

（三）监督落实医院感染管理措施

医院感染管理具体措施包括：环境布局合理，有利于消毒隔离；清洁、消毒、灭菌；无菌技术；手的消毒；隔离技术；合理使用抗生素；消毒灭菌效果的监测；污水、污物的处理等。

（四）加强医院感染知识教育

医院感染管理科应定期对全院各级各类人员进行预防和控制医院感染知识和技能的培训、考核，提高其理论技术水平，增强预防和控制医院感染的自觉性，并认真履行在医院感染管理中的职责。

思政小课堂

案例回顾： 2008年9月3日起，某大学附属医院新生儿科九名新生儿相继出现发热、心率加快、肝脾大等症状，其中8名新生儿于9月5日~15日间相继死亡，一名新生儿经医院治疗好转。卫生部专家调查组指出，该事件为医院感染所致，是一起严重医院感染事件。该院没有依法建立有效的医院感染监测制度，不能及时发现医院感染暴发，无法采取有效控制措施，没有建立独立的医院感染管理部门。调查发现，新生儿科建筑布局和工作流程不合理，人流与物流相互交叉；对部分新生儿使用的物品和器具采用了错误的消毒方法；医务人员没有按规定进行手卫生；用于新生儿的肝素封管液无使用时间标识等。据对部分医务人员的手、病房物体表面、新生儿使用的奶瓶和奶嘴、新生儿暖箱注水口等进行检测，发现细菌超标严重，有金黄色葡萄球菌、肺炎克雷伯菌的明显污染。

卫生部和省级专家组调查认为：该事件为医院感染所致，是一起严重医院感染事件。调查中发现该院存在以下问题：一是医院管理工作松懈，医疗安全意识不强；二是忽视医院感染管理，未尽感染防控职责；三是缺失医院感染监测，瞒报医院感染事件，医院新生儿科在短时间连续发生多起感染和死亡病例，医院未予报告，存在瞒报重大医院感染事件事实；四是感染防控工作薄弱，诸多环节存在隐患。

撤除该大学附属医院院长和主管副院长的职务；免去医务部、护理部等有关职能部门负责人的职务；免去医院新生儿科主任、护士长的职务；该大学附属医院补偿每位死亡患儿家属18万元，并退回已经缴纳的医疗费用。

案例思考： 在这起痛心的事件里，你得到了怎样的警示呢？

案例分析： 这是一起血淋淋的由“人祸”导致的医院感染事件，给个人、家庭造成了锥心的伤痛，给医院带来了严重的负担。如果医护人员有责任心、职业精神、专业态度的话，导致此感染发生的很多原因是完全可以避免的，同学们一定要认识到严谨认真的态度、实事求是的工作作风的重要性，做不到位可能对患者造成的伤害。从现在起，在点点滴滴中去培养自己的这种职业精神。

第二节　清洁、消毒、灭菌

PPT

清洁、消毒、灭菌是预防和控制医院感染的重要措施之一，包括医院环境、诊疗器械、用具的消毒和灭菌等。而消毒灭菌的质量是评价医院服务质量、管理水平、预防和控制医院感染能力的重要尺度，也是保证医院生物环境安全的关键。因此护士必须熟练掌握正确的清洁、消毒和灭菌的方法。

一、概述

1. 清洁 是清除物体表面的污垢，以去除和减少微生物的方法。

2. 消毒 是指用物理或化学方法清除或杀灭物体上除芽孢外的所有病原微生物。

3. 灭菌 是指用物理或化学方法杀灭物体上全部微生物，包括细菌芽孢的方法。

二、清洁、消毒与灭菌的方法

（一）清洁技术

常用的清洁方法是将物品用清水冲洗，再用洗涤剂刷洗，最后用清水洗净。常用于医院地面、墙壁、家具等物体表面的处理以及物品消毒、灭菌前的准备。物品如沾有污渍，清洁前应先进行相应处理。如碘酊污渍用乙醇擦拭；甲紫污渍用乙醇或草酸擦拭；高锰酸钾污渍用维生素C溶液或0.2%～0.5%过氧化氢溶液浸泡后洗净；陈旧血渍用过氧化氢溶液浸泡后洗净。

（二）物理消毒灭菌技术

1. 热力消毒灭菌法 是利用热力使微生物的蛋白质凝固变性，酶失活，细胞膜和细胞壁发生改变而导致其死亡的方法。分为干热法和湿热法，前者由空气导热，传热较慢；后者由空气和水蒸气导热，传热快，穿透力强。是目前效果可靠、使用最广泛的方法。

（1）燃烧法 是一种简单、迅速、彻底的灭菌方法。

1）适用范围 ①无保留价值的污染物品，如污染的废弃物、病理标本、特殊感染（如破伤风、气性坏疽、铜绿假单胞菌感染）敷料的处理。②某些耐高温的器械，如金属和搪瓷类物品。③培养用的试管或烧瓶在开启和关闭瓶口时使用。

2）方法 ①无保留价值的污染物品，可用焚烧法，即将污染物品置焚化炉内焚毁。②金属器械可在火焰上烧灼20秒。③搪瓷容器倒入少量95%以上的乙醇后轻轻转动，使乙醇分布均匀，然后点火燃烧至熄灭。④培养用的试管或烧瓶，在开启或关闭塞子时，将管（瓶）口和塞子在火焰上来回旋转2～3次。

3）注意事项 ①注意安全，操作时远离氧气、汽油、乙醚等易燃、易爆物品。②在燃烧过程中不得添加乙醇，以免引起烧伤或火灾。③锐利刀剪禁用燃烧法，以免锋刃变钝。

（2）干烤灭菌法 是利用特制烤箱进行灭菌，其热力传播与穿透主要靠空气对流和介质的传导，灭菌效果可靠。

1）适用范围 适用于高温下不易变质、损坏和蒸发物品的灭菌，如玻璃器皿、油剂、粉剂及金属制品等的灭菌。

2）方法 干烤灭菌所需的温度与时间，应根据被灭菌物品的种类及烤箱的类型来确定。

3）注意事项　①金属器械应洗净后再干烤。②玻璃器皿干烤前应洗净并完全干燥。③物品包装不宜过大，烤箱内放入物品不宜过多，以箱体高度的2/3满为宜。④灭菌时物品勿与烤箱底部及四壁接触。⑤在灭菌的中途不宜打开烤箱重新放入物品。⑥灭菌后要待温度降至40℃以下再打开烤箱，以防炸裂。

（3）煮沸消毒法　是一种湿热消毒法。将水煮沸（100℃），经5～10分钟，可杀灭细菌繁殖体，达到消毒效果。将碳酸氢钠加入水中，配成1%～2%的浓度时，可提高沸点至105℃，有增强杀菌的效果和去污防锈的作用。

1）适用范围　适用于耐湿、耐高温的物品，如金属、搪瓷、玻璃、橡胶类等的消毒。

2）方法　消毒前先将物品清洁，然后放入煮沸锅中，加水（水量自始至终必须浸没所有消毒物品）、加碳酸氢钠并盖严，然后加热煮沸5～10分钟（消毒时间从水沸后开始计算，如中途加入物品，则在第二次水沸后重新计时）。消毒后，应及时将物品取出，放入无菌容器内。

3）注意事项　①玻璃类物品用纱布包裹，在冷水或温水时放入。②橡胶类物品用纱布包裹，待水沸后放入，消毒后及时取出。③器械的轴节及容器的盖要打开，大小相同的容器不能重叠，以使物品各面都能与水接触。④有空腔的物品要将腔内灌满水再放入。⑤较小、较轻的物品用纱布包裹，使其沉入水中。⑥刀、剪等锐器应用纱布包裹，以免锐器在水中相互碰撞而变钝。

（4）高压蒸汽灭菌法　是临床上最常用的一种湿热灭菌法，在物理灭菌法中效果最佳。目前，医院使用的高压灭菌器可分为下排气式高压灭菌器和预真空高压灭菌器两类，下排气式高压灭菌器又包括手提式和卧式。当压力在103～137kPa（预真空205.8kPa），温度达121～126℃（预真空132℃）经20～30分钟（预真空5～10分钟），即能达到灭菌目的。

1）适用范围　适用于耐高温、耐高压、耐潮湿物品的灭菌，如敷料、手术器械（手术刀、手术剪除外）、搪瓷、橡胶、玻璃、细菌培养基及溶液等。

2）方法　手提式压力蒸汽灭菌器（图10－2）。①准备：在外层锅腔中加入一定量的水，内层锅腔装上物品后加盖旋紧。②排冷空气：接通电源加热，开放排气阀，待冷空气排尽后，再关闭排气阀。③物品灭菌：继续加热，待压力升至所需数值，维持20～30分钟，关闭热源。④排蒸汽：开放排气阀，待

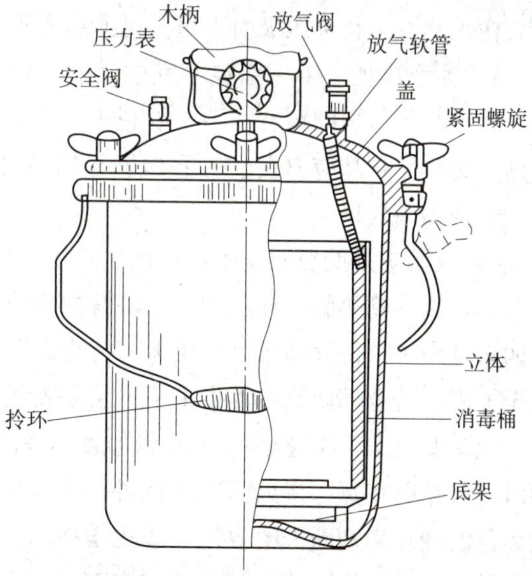

图10－2　手提式压力蒸汽灭菌器

压力降至“0”时，慢慢打开盖子（突然开盖，会使冷空气大量进入，蒸汽凝成水滴，使物品潮湿；玻璃物品则因骤然降温而易发生爆裂），取出物品。

卧式压力蒸汽灭菌器（图 10－3）。灭菌器的结构原理同手提式压力蒸汽灭菌器，但不同之处为容量较大，灭菌时从灭菌器上部输入蒸汽，利用冷热空气的比重差异，迫使容器内的冷空气自底部排气孔排出，从而使容器内的压力和温度升高。主要用于医院供应室大批量物品的灭菌，操作人员要经过专业培训合格才能上岗。

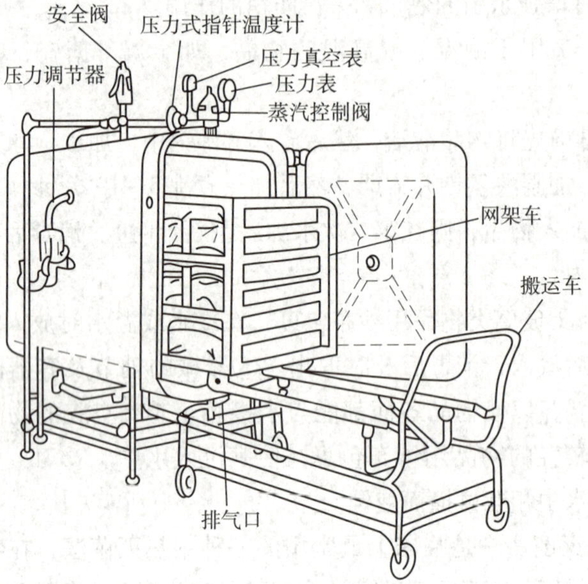

图 10－3　卧式压力蒸汽灭菌器

预真空压力蒸汽灭菌器：配有抽气机，在灭菌前先将内部抽成真空，形成负压，然后输入蒸汽，在负压吸引下蒸汽迅速透入物品而达到灭菌目的。

3）注意事项　①灭菌包不宜过大（不应大于 30cm × 30cm × 25cm），包扎不宜过紧，放置时各包之间留有空隙，以利于蒸汽进入，排气时蒸汽能迅速排出，保持物品干燥。②布类物品应放在金属和搪瓷类物品之上，以免蒸汽遇冷凝成水珠，使包布受潮，影响灭菌效果。

4）灭菌效果的监测　生物监测法：是最可靠的监测法，其指示剂为对热耐受力较强的非致病性嗜热脂肪杆菌芽孢，将其制成菌纸片，使用时将 10 片菌片分别放于灭菌器四角及中央，待灭菌结束，用无菌持物钳取出放培养基内，在 56℃温箱中培养 48 小时至 1 周，若全部菌片均无指示菌生长则表示灭菌合格。

化学监测法：①化学指示胶带监测（图 10－4）：使用时将其粘贴在每一待灭菌物品包外，灭菌后，通过观察其颜色的变化来判断灭菌效果。②化学指示卡监测：使用时将其放在每一待灭菌物品包的中央部位，灭菌后，通过观察其颜色及性状的变化来判断灭菌效果。

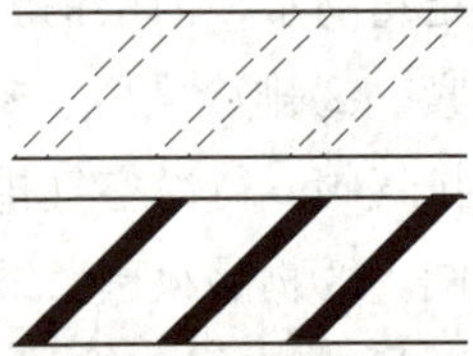

图 10－4　化学指示胶带

物理监测法：用150℃或200℃的留点温度计。使用前将温度计汞柱甩至50℃以下，放入包裹内，灭菌后，检视其读数是否达到灭菌温度。

2. 光照消毒法（辐射消毒法）　利用紫外线照射使微生物的蛋白质发生光解、变性，从而导致其死亡的方法。对生长期细菌敏感，对芽孢敏感性差。

（1）日光曝晒法　利用日光的热、干燥和紫外线的作用而杀菌，但杀菌力较弱。

1）适用范围　常用于床垫、床褥、棉胎、枕芯、毛毯、衣服、书籍等物品的消毒。

2）方法　将物品放在直射日光下曝晒6小时。

3）注意事项　照射时间不少于6小时，注意定时翻动，使物品各面均受到日光照射。

（2）紫外线灯管消毒法　紫外线灯管是低压汞石英灯管，通电后，汞气化放出紫外线，经5~7分钟，使空气中的氧气电离产生臭氧，可增强杀菌作用。紫外线灯的最佳杀菌波长为253.7nm，其装置有悬吊式和移动式，灯管有15W、20W、30W、40W四种。

1）适用范围　常用于室内空气和物品消毒。

2）方法　①空气消毒：室内每10m^2应安装30W紫外线灯管1支，照射时，先湿式清洁室内（紫外线易被灰尘微粒吸收），关闭门窗，有效照射距离不超过2米，照射时间为30~60分钟。照射后病室应通风换气。②物品消毒：应选用30W的紫外线灯管，最好用移动式，照射时，先将物品摊开或挂起（增加照射面积），有效照射距离为25~60厘米，照射过程中应定时翻动物品，使物品的各个表面均能被紫外线直接照射，每个表面均应照射20~30分钟。③空气与物品消毒的照射时间，均从灯亮5~7分钟后开始计算。

3）注意事项　①保持灯管清洁，至少每两周用无水乙醇棉球擦拭灯管表面一次。②照射时注意保护患者的眼睛及皮肤，可戴墨镜或用纱布遮盖双眼，肢体用被单遮盖。③紫外线消毒时，室内的适宜温度为20~40℃，相对湿度为40%~60%。④关灯后如需再开启，应间歇3~4分钟。⑤定期检测灯管照射强度（一般3~6个月测定一次），如灯管照射强度≤70μW/cm^2时应更换。或记录使用时间，凡使用时间超过1000小时，需更换灯管。⑥定期监测杀菌效果。

（3）臭氧灭菌灯消毒法　灭菌灯内装有臭氧发生管，在电场作用下，将空气中的氧气转换成高纯臭氧，臭氧在常温下为强氧化剂，主要依靠其强大的氧化作用而杀菌。

1）适用范围　常用于室内空气的消毒、物品表面（饮食用具、衣物等）的消毒、医院污水和诊疗用水的消毒。

2）方法　在使用灭菌灯时，关闭门窗，以确保消毒效果。

3）注意事项　臭氧对人有毒，空气消毒时，人员须离开现场，消毒结束后20~30分钟方可进入。

3. 电离辐射灭菌法 是利用γ射线或电子加速器产生的高能电子束（阴极射线）的穿透性来杀死微生物的低温灭菌法。由于此法是在常温下进行，故又称“冷灭菌”。

适用于不耐高温物品的灭菌，如橡胶、塑料、高分子聚合物（一次性注射器、输液器、输血器等）、精密医疗器械、生物医学制品及节育用具等。

4. 微波消毒灭菌法 微波是一种波长短、频率高的电磁波。在电磁波的高频交流电场中，物品中的极性分子发生极化而高速运动，并频繁改变方向，互相摩擦，使温度迅速升高，达到消毒灭菌作用。

适用于食品及餐具的消毒；化验单据及票证的消毒；医疗药品、耐热非金属材料及器械等的消毒灭菌。

5. 生物净化法（层流净化法） 生物净化法是在送风口安装高效过滤器，当空气通过空隙小于0.2～0.5μm的过滤器时，由于合理的气流方式使室内产生的尘埃或微生物随气流方向排出房间，使空气中细菌总数≤10cfu/cm^3，空气的洁净度达到99.98%。

适用于手术室、烧伤病房、器官移植室和ICU等。

（三）化学消毒灭菌技术

化学消毒灭菌技术是利用化学药物杀灭病原微生物的方法。其原理是使菌体蛋白凝固变性，酶蛋白失去活性，抑制细菌代谢和生长，或破坏细菌细胞膜的结构，改变其通透性，使细胞破裂、溶解，从而达到消毒灭菌的作用。

1. 化学消毒剂的使用原则

（1）根据物品的性能及微生物的特性，选择合适的消毒剂。

（2）严格掌握消毒剂的有效浓度、消毒时间及使用方法。

（3）消毒剂应定期更换，易挥发的要加盖，并定期检测以确保其有效浓度。

（4）待消毒的物品必须洗净、擦干，全部浸没在消毒液内；注意管腔内应注满消毒液，并打开器械的轴节和容器的盖。

（5）消毒液中不能放置纱布、棉花等物，因这类物品易吸附消毒剂而降低消毒效力。

（6）经浸泡消毒后的物品，在使用前应用无菌等渗盐水冲净，以免消毒剂刺激人体组织。

2. 方法

（1）浸泡法 将物品洗净、擦干后浸没在消毒溶液中，在规定的浓度和时间内达到消毒灭菌作用。常用于耐湿不耐热的物品、器械的消毒，如锐利器械、精密仪器、化学纤维制品等。

（2）擦拭法 用化学消毒剂擦拭物品表面或人体体表，在规定的浓度内达到消毒作用。常用于地面、家具、墙壁等的消毒及皮肤消毒。

（3）喷雾法 用喷雾器将化学消毒剂均匀喷洒在空气中或物体表面，在规定的浓度内达到消毒作用。常用于地面、墙壁、环境等的消毒。

（4）熏蒸法　将消毒剂加热或加入氧化剂，使其呈气体，在规定的浓度和时间内达到消毒灭菌作用。常用于室内空气、不耐高温物品的消毒。用于熏蒸法的常用消毒剂如下。

1）纯乳酸　0.12ml/m³加等量水，加热熏蒸，密闭门窗30～120分钟后打开通风换气。用于室内空气消毒，如手术室、换药室等。

2）福尔马林（37%～40%甲醛溶液）　①2～10ml/m³加水4～20ml加热熏蒸，密闭门窗30～120分钟后打开通风换气。用于室内物品及空气消毒。②40～60ml/m³加高锰酸钾20～40克柜内熏蒸物品，密闭6～12小时。

3）食醋　5～10ml/m³加热水1～2倍，加热熏蒸，密闭门窗30～120min后打开通风换气。用于流感、流脑病室的消毒。

3. 常用的化学消毒剂　见表10－1。

表10－1　常用化学消毒剂

名称	效力	使用范围	注意事项
碘酊	高效	2%碘酊：皮肤消毒，擦后待干，再用70%乙醇脱碘	①不能用于黏膜的消毒 ②对金属有腐蚀性 ③对碘过敏者禁用
过氧乙酸	高效	①0.2%溶液：手的消毒，浸泡1～2min；物体表面擦拭消毒，或浸泡10min ②0.5%溶液：餐具消毒，浸泡30～60min ③1%～2%溶液：室内空气消毒，8ml/m³加热熏蒸，密闭门窗30～120min ④1%溶液：体温表消毒，浸泡30min	①易氧化分解，应现配现用 ②对金属有腐蚀性 ③高浓度有刺激性及腐蚀性，配制时须戴口罩和橡胶手套 ④存放于避光、阴凉处，防高温引起爆炸
戊二醛	高效	2%碱性戊二醛：浸泡不耐高温的金属器械、医学仪器、内镜等，消毒需10～30min，灭菌需7～10h	①每周过滤一次，每2～3周更换消毒液一次 ②浸泡金属类物品时，应加入0.5%亚硝酸钠防锈 ③内镜连续使用，需间隔消毒10min，每天使用前后各消毒30min，消毒后用冷开水冲洗 ④碱性戊二醛稳定性差，应现配现用
含氯消毒剂（常用的有漂白粉、氯胺、二氯异氰脲酸钠等）	中、高效	①0.5%漂白粉溶液、0.5%～1%氯胺溶液：餐具、便盆等浸泡30min ②1%～3%漂白粉溶液、0.5%～3%氯胺溶液：喷洒或擦拭地面、墙壁及物品表面 ③干粉：消毒排泄物，如漂白粉与粪便以1∶5用量搅拌后，放置2h；尿液100ml加漂白粉1g，放置1h	①保存在密闭、阴凉、干燥、通风处，以减少有效氯的丧失 ②配制的溶液性质不稳定，应现配现用 ③对金属有腐蚀性 ④有腐蚀及漂白作用，不宜用有色衣服及油漆家具消毒

续表

名称	效力	使用范围	注意事项
乙醇	中效	①70%～75%乙醇：皮肤消毒 ②95%乙醇：燃烧灭菌 ③用于物品表面和某些医疗器械的消毒	①易挥发，需加盖保存，并定期测试，保持有效浓度 ②有刺激性，不宜用于黏膜及创面消毒 ③易燃，应加盖置于阴凉、避火处
碘伏	中效	①0.5%～1.0%有效碘溶液：注射部位皮肤消毒，涂擦2遍 ②0.1%有效碘溶液：体温计消毒，浸泡30min后用冷开水冲净擦干即可 ③0.05%有效碘溶液：黏膜及创面消毒	①应避光密闭保存，放阴凉处，并防潮 ②稀释后稳定性较差，宜现配现用 ③消毒皮肤后不用乙醇脱碘
苯扎溴铵（新洁尔灭）	低效	①0.01%～0.05%溶液：黏膜消毒 ②0.1%～0.2%溶液：皮肤消毒；也可用于浸泡、喷洒、擦拭污染物品，作用时间15～30min	①阴离子表面活性剂如肥皂、洗衣粉等对其有拮抗作用，不宜合用 ②不能用作灭菌器械保存液 ③应现配现用 ④对铝制品有破坏作用，不可用铝制品盛装
氯己定（洗必泰）	低效	①0.02%溶液：手的消毒，浸泡3min ②0.05%溶液：创面的消毒 ③0.05%～0.1%溶液：冲洗阴道、膀胱或擦洗外阴部	①不与肥皂、洗衣粉等阴离子表面活性剂混合使用 ②冲洗消毒时，若创面脓液过多，应延长冲洗时间

注：高效：能杀灭一切微生物，包括芽孢；中效：能杀灭除芽孢外的细菌繁殖体、结核杆菌、病毒；低效：能杀灭细菌繁殖体、部分真菌和亲水性病毒，不能杀灭结核杆菌、亲水性病毒和芽孢。高浓度的碘、含氯消毒剂属高效消毒剂，低浓度的属中效消毒剂。

PPT

第三节　手卫生

一、概述

手卫生是医务人员洗手、卫生手消毒和外科手消毒的总称。手是致病菌传播的主要媒介，是发生外源性感染的重要途径，医务人员的手经常接触患者和污染的物品，所以在日常诊疗工作中，医务人员手的卫生情况相对较差。医务人员对手卫生的重要性认识不足，在为不同患者之间操作不洗手或洗手不规范，增加了医院感染发生的机会。因此，手卫生是预防和控制医院感染的重要手段，是保障患者和医务人员安全的最重要、最有效、最经济、最简单的措施，医务人员养成自觉洗手或手消毒的习惯，做到规范洗手消毒十分重要。

二、手的清洁

【概念】

指医务人员用洗手液（或肥皂液）和流动水洗手，去除手部皮肤污垢、碎屑和部分致病菌的过程。

【目的】

清除手部皮肤污垢和大部分暂驻菌，切断手传播感染的途径，防止感染。

【操作程序】

1. 评估　评估手污染的程度，患者病情等。

2. 计划

（1）护士准备　衣帽整洁，修剪指甲，取下手表。

（2）用物准备　洗手设施（最好是感应式或用肘、脚踏控制开关）、洗手液或肥皂、小毛巾或一次性擦手纸或干手机。

3. 实施　见表10－2，图10－5。

表10－2　手的清洁（洗手法）

操作步骤	操作说明
湿润双手	打开水龙头，调节合适水流、水温，充分淋湿双手，关闭水龙头
涂洗手液	将洗手液均匀涂抹于双手及手腕上
揉搓双手	掌心对掌心，手指并拢相互揉搓；掌心对手背，双手交叉沿指缝相互揉搓，交换进行；掌心相对，双手交叉指缝相互揉搓；弯曲手指使关节在另一掌心旋转揉搓，交换进行；一手握另一手大拇指旋转揉搓，交换进行；五个手指尖并拢在另一手掌心，旋转揉搓，交换进行；握住手腕回旋揉搓手腕部，交换进行；揉搓双手至少15s
冲洗双手	打开水龙头，流水冲净双手
擦干双手	关闭水龙头，用一次性擦手纸或小毛巾擦干双手，或在干手机下烘干双手

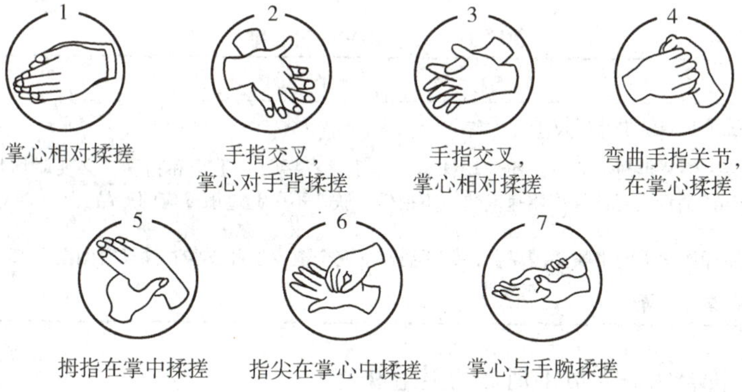

图10－5　七步洗手法

4. 评价　洗手程序方法正确，冲洗彻底，符合医务人员手卫生规范。

【注意事项】

1. 揉搓稍用力，每个部位至少揉搓10次，双手揉搓不少于15秒，双手若有明显污染，应延长洗手时间，最好达到30秒。

2. 注意清洗指尖、指缝、指背和指关节等易污染部位；冲洗双手时指尖应向下。

3. 洗手指征：①直接接触每位患者前后；②接触患者黏膜、破损皮肤或伤口前后；

③从同一个患者身体的污染部位移动到清洁的部位时；④接触患者血液、体液、分泌物、排泄物、伤口敷料等之后；⑤接触患者周围环境及物品后；⑥处理药物或配餐前；⑦进行无菌操作，接触清洁、无菌物品之前；⑧穿脱隔离衣前后，脱手套之后。

三、卫生手消毒

【概念】

卫生手消毒指医务人员用速干手消毒剂揉搓双手，以减少手部暂居菌的过程。

【目的】

清除指甲、手部、前臂的污物和暂居菌，将常居菌减少到最低程度，抑制微生物的快速再生；清除致病性微生物，预防感染与交叉感染，避免污染无菌物品和清洁物品。

【操作程序】

1. 评估 评估手污染的程度，患者病情，目前采取的隔离种类。

2. 计划

（1）护士准备 衣帽整洁、修剪指甲、取下饰物、手表，卷袖过肘。

（2）用物准备 流动水洗手设施、清洁剂、干手设施、速干手消毒剂。

（3）环境准备 清洁、宽敞、明亮。

3. 实施 见表 10－3。

表 10－3 卫生手的消毒

操作步骤	操作说明
冲洗双手	按洗手步骤洗手并保持手的干燥
涂消毒剂	取速干手消毒剂于掌心，均匀涂抹至整个手掌、手背、手指和指缝，必要时增加至手腕及腕上10cm。消毒剂要选择作用速度快、不损伤皮肤、不引起过敏反应的产品
揉搓双手	按照揉搓洗手的步骤揉搓双手，保证消毒剂完全覆盖手部皮肤，揉搓时间至少 15 秒
双手待干	双手自然干燥

4. 评价 符合医务人员手消毒的卫生规范。

【注意事项】

1. 先洗手再干燥 卫生手消毒前先洗手并保持干燥，遵循洗手的注意事项。

2. 牢记卫生手消毒时机 下列情况下应先洗手，然后进行卫生手消毒：①接触患者的血液、体液和分泌物后；②接触被传染性致病微生物污染的物品后；③直接为传染病患者进行检查、治疗、护理后。④处理传染病患者污物之后。

第四节　无菌技术

PPT

无菌技术是医疗和护理操作中防止发生感染和交叉感染的一项重要的操作技术，广泛应用于医疗和护理实践中。如注射、导尿、穿刺、手术时，必须严格执行无菌技术操作，以防止微生物侵入人体，引起交叉感染。无菌技术的操作规程是根据科学原则制定的，每个医务人员必须遵守，以保证患者的安全。

一、概述

1. 无菌技术　是指在执行医疗、护理操作过程中，防止一切微生物侵入人体和防止无菌物品、无菌区域被污染的操作技术。

2. 无菌物品　是指经过灭菌处理后未被污染的物品。

3. 无菌区域　是指经过灭菌处理后未被污染的区域。

二、无菌技术操作原则

（一）操作前准备

1. 环境准备　无菌操作环境清洁、宽敞。操作前30分钟停止清扫工作、减少走动以避免尘埃飞扬。

2. 操作者准备　无菌操作前，操作者要修剪指甲、洗手，戴好帽子、口罩，必要时穿无菌衣、戴无菌手套。

（二）操作中保持无菌的原则

1. 进行无菌操作时，操作者应面向无菌区，身体与无菌区保持一定距离；手臂需保持在腰部或治疗台面以上，不可跨越无菌区；不可面对无菌区讲话、咳嗽、打喷嚏。

2. 取无菌物品时，使用无菌持物钳，无菌物品一旦从无菌容器或无菌包内取出，即使未用，也不可再放回；无菌物品使用后，必须重新灭菌后方可再用。

3. 无菌操作中，无菌物品被污染或疑有污染，不可再用，应予以更换或重新灭菌。

（三）无菌物品保管原则

1. 无菌物品和非无菌物品应分开放置，并有明显标志。

2. 无菌物品不可长时间暴露于空气中，必须存放于无菌容器或无菌包内。无菌包外应注明物品的名称、灭菌日期，并按灭菌日期先后顺序存放和使用。

3. 无菌包应放置在清洁、干燥、固定的地方，在未被污染的情况下有效期为7天，过期或包布受潮应重新灭菌。

三、无菌技术基本操作

（一）无菌持物钳使用法

【目的】

用于取用和传递无菌物品。

【操作程序】

1. 计划

（1）护士准备　衣帽整洁，修剪指甲，洗手，戴口罩。

（2）用物准备

1）持物钳的种类　镊子：用于夹取棉球、纱布、缝针等较小的无菌物品。卵圆钳：用于夹取剪、镊、治疗碗、弯盘等无菌物品。三叉钳：用于夹取盆、罐等较重的无菌物品，见图 10－6。

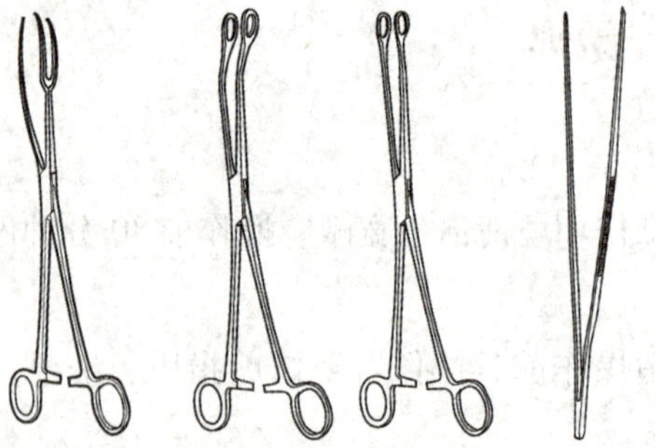

图 10－6　持物钳的种类

2）无菌持物钳的存放

①打开无菌持物钳的轴节浸泡在盛有消毒液的大口有盖容器中（图 10－7）或置无菌干燥容器中。

②容器中消毒液的量，以能浸没轴节以上 2～3cm 或镊子长度的 1/2 为宜。

③每个容器中只能放置一把无菌持物钳。

④无菌持物钳和浸泡容器每周灭菌 2 次，同时更换消毒液；使用较多的部门如手术室、门诊注射室、换药室等应每日灭菌一次；干置的容器及持物钳应 4～8 小时更换一次。

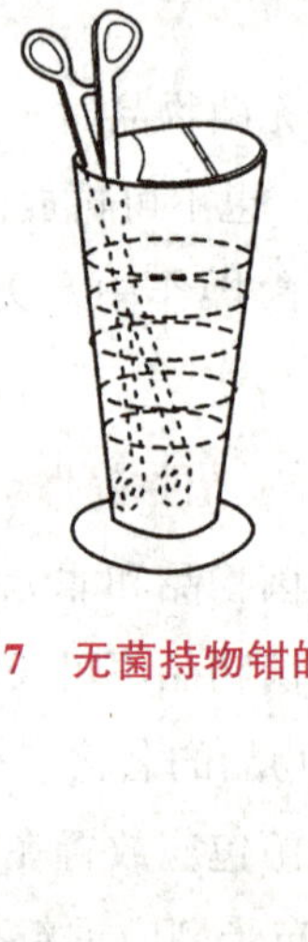

图 10－7　无菌持物钳的浸泡

（3）环境准备　环境整洁，操作区域宽敞、安全，物品放置合理。

2. 实施　见表 10－4。

表 10－4　无菌持物钳使用法

操作步骤	操作说明
检查开盖	检查有效日期，将浸泡无菌持物钳的容器盖打开
取持物钳	手持无菌持物钳上 1/3 处，将钳移至容器中央，使钳端闭合，垂直取出，钳端不可触及液面以上的容器内壁及容器口边缘。手持无菌持物钳时，手不可触及消毒液浸泡部位（图 10－8）
正确使用	使用过程中应始终保持钳端向下，不可倒转向上，以免消毒液反流，造成钳端污染
及时放回	使用后应闭合钳端，立即将无菌持物钳竖直放回容器中，避免触及容器口周围，然后打开无菌持物钳的轴节

【注意事项】

1. 无菌持物钳只能用于夹取无菌物品，不能触及非无菌物品。

2. 无菌持物钳不能夹取无菌油纱布，防止油粘于钳端而影响消毒效果；也不能用于换药或消毒皮肤，防止污染。

3. 如到远处夹取无菌物品，应同时搬移无菌持物钳和浸泡容器，以免无菌持物钳在空气中暴露过久而污染。

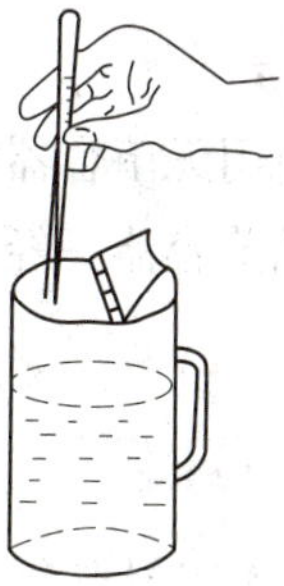

图 10－8　无菌持物钳使用方法

（二）无菌容器使用法

【目的】

存放无菌物品并使其在一定时间内保持无菌状态。

【操作程序】

1. 计划

（1）护士准备　衣帽整洁，修剪指甲，洗手，戴口罩。

（2）用物准备　常用的无菌容器有无菌盒、罐、盘及贮槽等。无菌容器内盛放无菌物品如棉球、纱布、治疗碗等。

（3）环境准备　环境整洁，操作区域宽敞、安全，物品放置合理。

2. 实施　见表 10－5。

表 10－5　无菌容器使用法

操作步骤	操作说明
检查开盖	检查无菌容器外标签、灭菌日期，打开无菌容器盖，将盖的内面向上置于稳妥处，或将盖的内面向下拿在手中，手不可触及盖的边缘和内面（图 10－9）
夹取物品	用无菌持物钳取出无菌物品，置于无菌容器或区域内，从无菌容器中夹取无菌物品时，无菌持物钳及物品均不可触及容器的边缘
用毕盖严	取出物品后应立即将容器盖盖严，避免容器内的无菌物品在空气中暴露过久
手持容器	手持无菌容器（如无菌治疗碗）应托住底部，手指不可触及容器的边缘和内面（图 10－10）

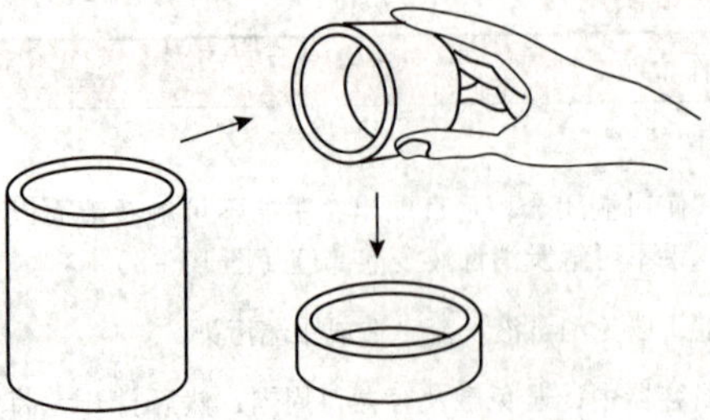

图 10－9　打开无菌容器

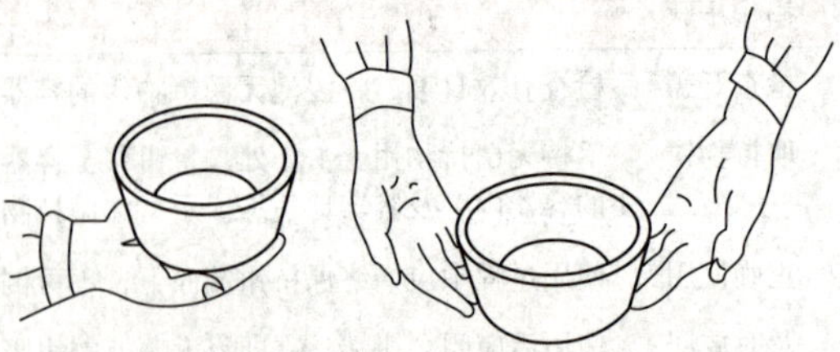

图 10－10　手持无菌容器

【注意事项】

1. 使用无菌容器时，不可污染盖的内面、容器边缘及内面。

2. 无菌容器一经打开，使用时间最长不得超过 24 小时。

（三）无菌溶液取用法

【目的】

保持无菌溶液在一定时间内处于无菌状态。

【操作程序】

1. 计划

（1）护士准备　衣帽整洁，修剪指甲，洗手，戴口罩。

（2）用物准备　无菌溶液（密封瓶装、三角烧瓶装）、启瓶器、弯盘、盛装无菌溶液的容器、消毒溶液、无菌棉签、笔。

（3）环境准备　环境整洁，操作区域宽敞、安全，物品放置合理。

2. 实施　见表 10－6。

表 10－6　无菌溶液取用法

操作步骤	操作说明
核对检查	擦净瓶外灰尘，认真核对瓶签上的溶液名称、浓度、剂量和有效日期，然后检查瓶盖有无松动，瓶身有无裂缝，溶液有无混浊、沉淀或变色等，如无上述情况方可使用
开盖取塞	开启密封瓶外盖，用拇指与示指或双手拇指将橡胶盖边缘向上翻起，松动胶塞，一手示指和中指套住橡胶盖并将其拉出瓶口置于手中，注意手不可触及瓶塞的塞入部分（如自烧瓶内取无菌溶液，检查后先解开系带，手持瓶口盖外面，取出瓶塞，手不可触及盖内面及瓶口）
冲洗瓶口	另一手握瓶签拿起瓶子，先倒少量溶液于弯盘中，旋转冲洗瓶口
倒取溶液	在冲洗口原处倒所需液量于无菌容器中（图 10－11）
消毒盖塞	如瓶中剩余溶液还需再用，应立即塞上橡胶塞，消毒边缘后翻下
计时签名	在瓶签上注明开瓶日期和时间，签名

【注意事项】

1. 取用无菌溶液时，不可将无菌敷料、器械直接伸入瓶内蘸取，也不可将无菌敷料接触瓶口倒液。

2. 已倒出的无菌溶液，不可再倒回瓶内，以免污染剩余的无菌溶液。

3. 已打开的无菌溶液，如未污染可保存 24 小时。

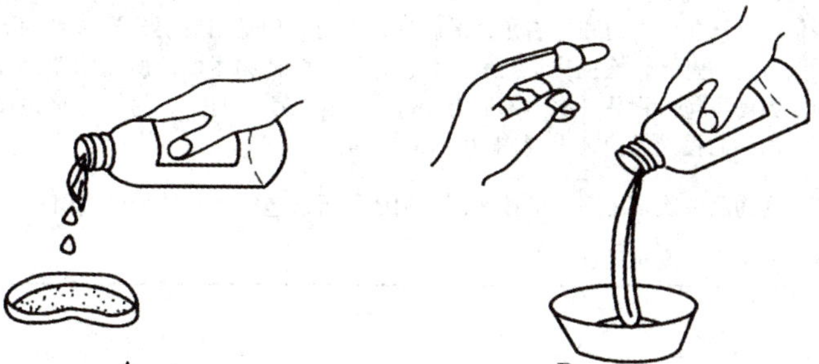

图 10－11　无菌溶液取用方法

（四）无菌包使用法

【目的】

存放无菌物品并使包内物品在一定时间内保持无菌状态。

【操作程序】

1. 计划

（1）护士准备　衣帽整洁，修剪指甲，洗手，戴口罩。

（2）用物准备　①包布：选用质厚、致密、未脱脂的双层纯棉布制成。②待灭菌物品：根据包的用途内放治疗巾、敷料、治疗碗、器械等。③化学指示卡及胶带、标签、无菌持物钳、盛放无菌物品的容器、笔等。

（3）环境准备　环境整洁，操作区域宽敞、安全，操作台清洁、干燥、平坦，物品放置合理。

2. 实施　见表 10－7。

表 10－7　无菌包使用法

操作步骤	操作说明
包扎法	
放置物品	将待灭菌的物品放在包布的中央（玻璃物品先用棉垫包裹），化学指示卡放于其中
包扎封包	将包布一角盖在物品上（如包布的一角有带，则先折盖其对角），然后折盖左右两角（左右角的尖端向外翻折），盖上最后一角后用化学指示胶带粘贴封包。若包布有系带，则将系带以“十”字形扎妥（图 10－12）
标记灭菌	包外标明物品名称及灭菌日期，灭菌处理
开包法	
核对检查	取出无菌包，先查看无菌包的名称、灭菌日期、化学指示胶带的颜色，包布有无潮湿及破损

续表

操作步骤	操作说明
开包取物	将无菌包放于清洁、干燥、平坦处，撕开粘贴的胶带（或解开系带，卷放在包布下）。按顺序依次打开包的外角和左右角，最后打开内角。如是用双层包布包裹的无菌包，则内层需用无菌持物钳打开，检视化学指示卡颜色，用无菌持物钳取出所需物品，放在准备好的无菌区内。如需将包内物品一次全部取出，可将包托在手上打开，另一手将包布四角抓住，稳妥地将包内物品投入无菌区内（图 10－13）
原样包好	如包内物品一次未用完，应按无菌原则依原折痕包好，胶带封口或用“一”字形扎好系带
记时签名	注明开包日期及时间，签名

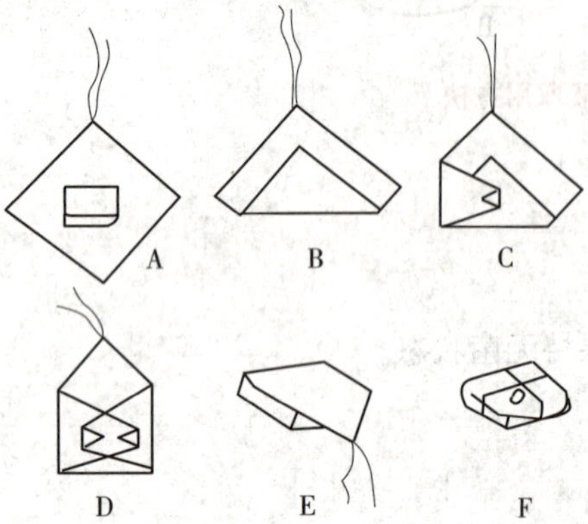

图 10－12　无菌包包扎法

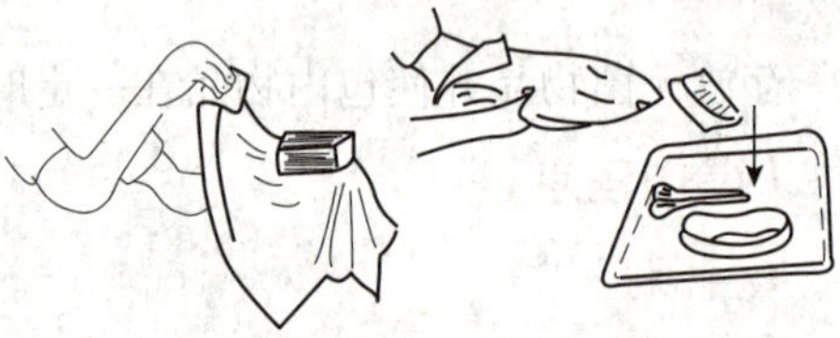

图 10－13　无菌物品一次放入无菌区域内

【注意事项】

1. 打开无菌包时，手不可触及包布的内面，操作时手臂勿跨越无菌区。

2. 无菌包过期、潮湿或包内物品被污染时，均须重新灭菌。包布有破损时不能使用。

3. 打开过的无菌包，如包内物品一次未用完，在未污染的情况下，有效期为 24 小时。

（五）铺无菌盘法

【目的】

将无菌治疗巾铺在清洁干燥的治疗盘内，形成一无菌区，用于短时间放置无菌物品。

【操作程序】

1. 计划

（1）护士准备　衣帽整洁，修剪指甲，洗手，戴口罩。

（2）用物准备　①无菌持物钳、无菌治疗巾包。②治疗盘、无菌敷料罐（内装纱布块）、小毛巾、卡片、笔。

治疗巾的折叠方法有横折法和纵折法，折好包扎灭菌后备用。

横折法：将治疗巾横折后再纵折，成为4折，再重复一次（图10－14）。

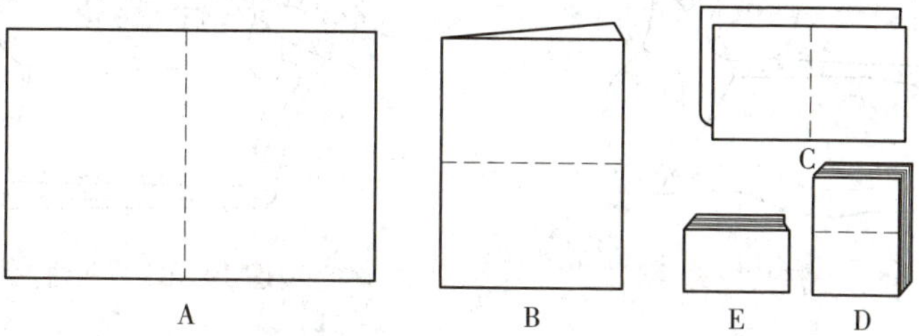

图10－14　治疗巾横折法

纵折法：将治疗巾纵折两次成4折，再横折两次，开口边向外（图10－15）。

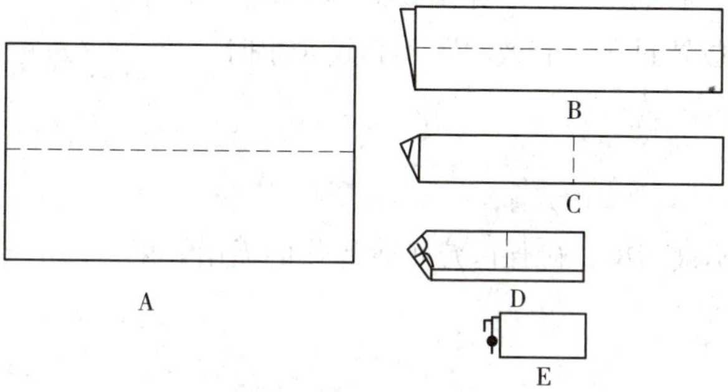

图10－15　治疗巾纵折法

（3）环境准备　环境整洁，操作区域宽敞、安全，操作台清洁、干燥、平坦，物品放置合理。

2. 实施　见表10－8。

表10－8　铺无菌盘法

操作步骤	操作说明
单层底铺盘法	
开无菌包	取无菌包，检查名称、灭菌日期、灭菌效果，有无潮湿及破损，打开无菌包
取无菌巾	用无菌持物钳取出一块治疗巾，放在清洁干燥的治疗盘内，如包内治疗巾未用完，应按要求包好，注明开包日期及时间
铺无菌巾	双手捏住无菌治疗巾一边外面两角，轻轻抖开，双折铺于治疗盘上，内面为无菌面。将上层无菌巾向远端呈扇形折叠，开口边向外（无菌面向上），使治疗巾内面构成无菌区（图10－16）
置物盖巾	放入无菌物品后，用双手捏住上层无菌巾的左右角外面，将无菌巾拉平盖于无菌物品上，上下层边缘对齐。然后将开口处向上翻折两次，两侧边缘向下翻折一次，以保持无菌
双层底铺盘法	
取巾铺盘	取出无菌治疗巾，双手捏住无菌巾上层两角的外面，轻轻抖开，从远到近3折成双层底，上层呈扇形折叠，开口边向外（图10－17）
置物盖巾	放入无菌物品后将上层无菌巾拉平，盖于无菌物品上边缘对齐
计时签名	记录无菌盘名称、铺盘时间并签名

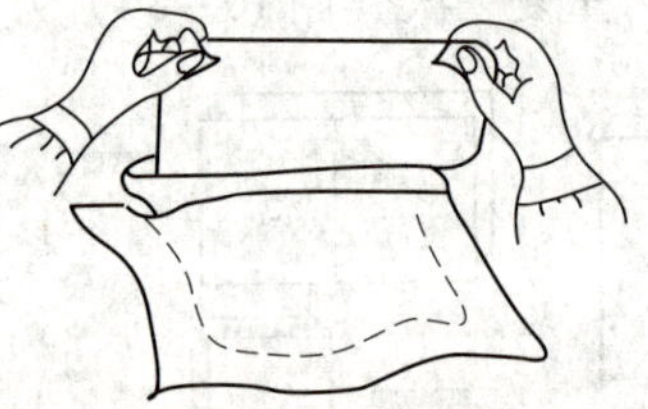

图 10－16　单层底铺盘法

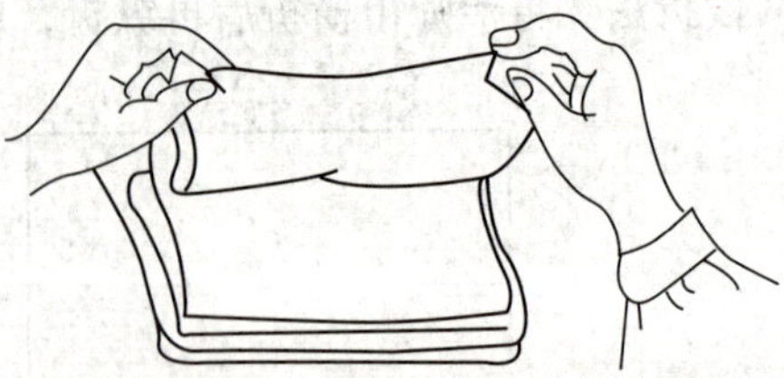

图 10－17　双层底铺盘法

【注意事项】

1. 铺无菌盘的区域及治疗盘必须清洁干燥，避免无菌巾潮湿。
2. 操作者的手、衣袖及其他非无菌物品不可触及无菌面。
3. 无菌盘不宜放置过久，有效时限不超过 4 小时。

（六）戴脱无菌手套法

【目的】

保持无菌物品不被污染，确保医疗护理操作的无菌效果，保护患者免受感染。

【操作程序】

1. 计划

（1）护士准备　衣帽整洁，修剪指甲，洗手，戴口罩。

（2）用物准备　无菌手套、弯盘。

（3）环境准备　环境整洁，操作区域宽敞、干燥、平坦，物品放置合理。

2. 实施　见表 10－9。

表 10－9　戴脱无菌手套法

操作步骤	操作说明
检查标识	检查手套袋封口处的生产日期、有效期及手套型号 从标记“撕开处”将手套袋撕开，取出手套内包放操作台上
取戴手套	分次提取手套法（无菌手套放置见图 10－18）：一手提起手套袋开口处外层，另一手捏住手套反折部分（手套内面）取出，对准五指戴上；用未戴手套的手同法提起另一手套袋口，已戴手套的手指插入另一手套的反折内面（手套外面）取出手套，同法将手套戴好（图 10－19） 一次提取手套法：两手同时提起手套袋开口处上层，分别捏住两只手套的反折部分，取出手套；将两只手套掌心相对，先戴一只手，再用已戴手套的手指插入另一手套的反折内面（手套外面），同法将手套戴好（图 10－20）
调整手套	将手套反折部翻上套在工作衣袖口上，用无菌纱布擦净手套（指端）外滑石粉，并轻轻推搓手套，使之与手贴合
脱下手套	用戴手套的手捏住另一手套腕部外面翻转脱下，已脱下手套的手指插入另一手套内面，将其翻转脱下（图 10－21）
整理用物	将用过的手套放入医疗垃圾袋内，按医疗废物处理，洗手

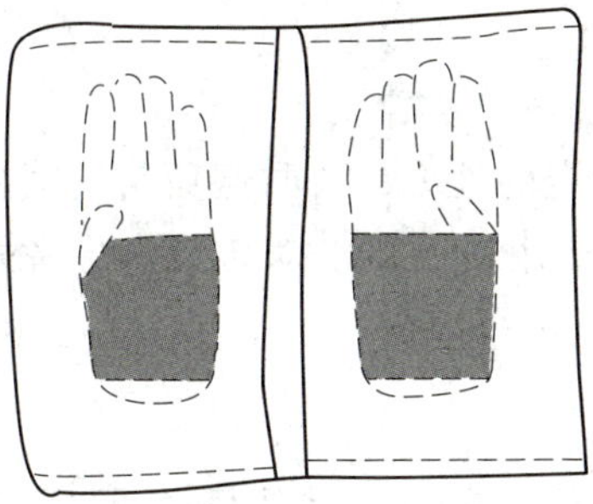

图 10－18　无菌手套的放置

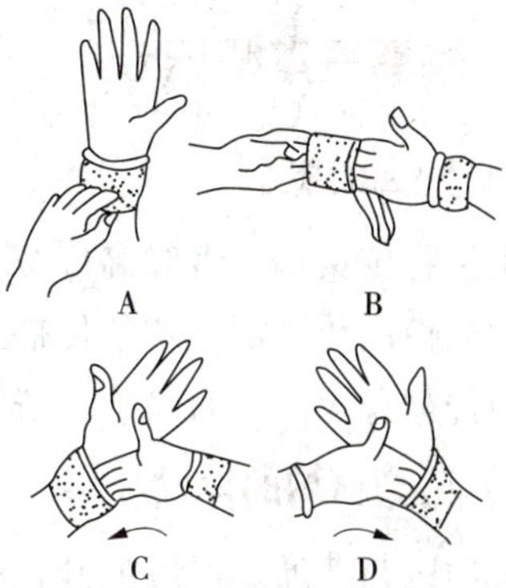

图10－19　分次取戴无菌手套发

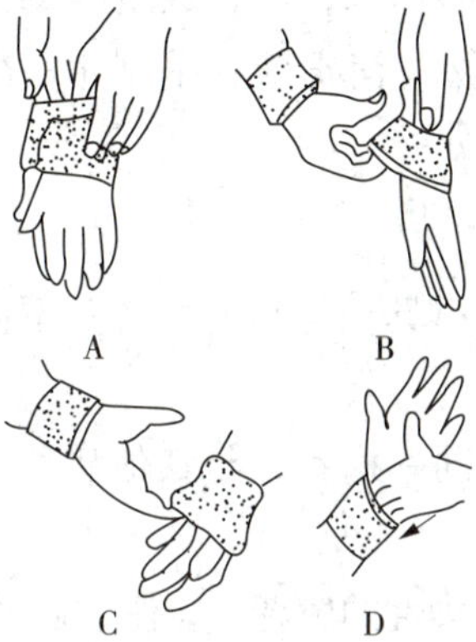

图 10－20　一次性取戴无菌手套法

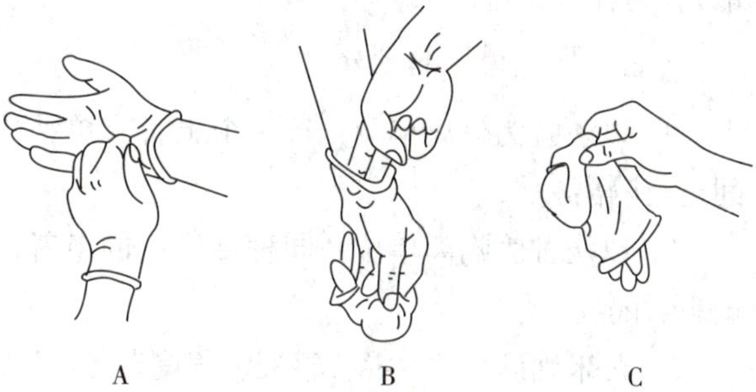

图 10－21　脱无菌手套法

【注意事项】

1. 戴手套时，应避免手套外面（无菌面）触及任何非无菌物品。

2. 未戴手套的手不可触及手套的外面，已戴手套的手不可触及未戴手套的手或另一手套的内面（非无菌面）。

3. 戴手套时或无菌操作过程中，如发现手套有破损，应立即更换。

4. 戴手套后双手应保持在腰部以上，视线范围以内，避免污染。

5. 脱手套时，应从手套口往下翻转脱下，不可强拉手指和手套的边缘，以免损坏。诊疗护理不同病人之间应更换手套，戴手套不能替代洗手，必要时进行手消毒。

第五节　隔离技术

PPT

隔离是防止医院感染的重要措施之一。隔离技术是按照各种传染病的不同消毒要求和隔离原则而制定的，其目的是控制传染源，切断传播途径和保护易感人群。因此，医务人员应严格执行隔离技术，自觉遵守隔离原则，防止传染病的传播。

一、隔离基本知识

（一）隔离的概念

隔离是将传染病患者和高度易感人群安置在指定的地方，暂时避免与周围人群接触，以达到控制传染源，切断传播途径，保护易感人群的目的。对传染病患者采取的隔离称为传染源隔离，对易感人群采取的隔离称为保护性隔离。

（二）隔离区域的设置

传染病区与普通病区应分开，相邻病区楼房相隔大约30m，侧面防护距离为10m，以防止空气对流传播。传染病区应远离食堂、水源和其他公共场所。病区内由隔离室和其他辅助房间构成，并配置必要的卫生、消毒设备。病区设有多个出入口，使工作人员和患者分道进出。隔离病室门外及病床床尾悬挂隔离标志，门口放置消毒液浸湿的脚垫，门外设隔离衣悬挂架（或柜），备消毒手的用物（消毒液、手刷、一次性纸巾），另挂避污纸。

（三）隔离单位的划分

1. 以患者为隔离单位：每一个患者有单独的环境与用具，与其他患者及不同病种间进行隔离。

2. 以病种为隔离单位：同种传染病的患者，安排在同一病室，与其他病种的传染病患者隔离。

3. 凡未确诊、发生混合感染、危重患者及具有强烈传染性的患者，应住单独隔离室。

（四）清洁区与污染区的划分

1. 清洁区　指未被病原微生物污染的区域，如治疗室、配餐室、库房、更衣室等。

2. 半污染区　指有可能被病原微生物污染的区域，如走廊、检验室、消毒室等。

3. 污染区　指患者直接或间接接触、被病原微生物污染的区域，如病室、厕所、浴室等。

二、隔离原则

（一）一般消毒隔离

1. 病室门前及病床前均应悬挂隔离标志，病室门口应设置浸泡消毒液的脚垫、消毒手设备及避污纸。

2. 工作人员进入隔离室应戴口罩、帽子，穿隔离衣。穿隔离衣后，只能在规定范围内活动，不得进入清洁区，并且不同病种不能共用一件隔离衣。一切操作要严格执行隔离技术，每接触一位患者或污染物品后必须消毒双手。

3. 在为患者做治疗或护理前，应备齐所需物品，并尽量将各种操作集中进行，以免反复穿脱隔离衣。

4. 病室每日进行空气消毒，可用紫外线照射或消毒液喷雾；每日晨间护理后，用消毒液擦拭病床、床旁桌、椅。

5. 患者接触过的物品（如血压计、听诊器）或落地的物品应视为污染，消毒后方可给他人使用；患者的衣物、信件、票证等须消毒后才能送出；患者的排泄物、分泌物、呕吐物等必须经消毒处理后方可排放。

6. 向患者、陪伴者及探视者宣传、解释有关知识，使其遵守隔离要求和制度。

7. 待患者的传染性分泌物连续三次培养结果均为阴性或已度过隔离期，医生开具医嘱后，方可解除隔离。

（二）终末消毒处理

终末消毒处理是对出院、转科或死亡的患者及其所住病室、用物、医疗器械等进行的消毒处理。

1. 患者的终末处理　出院或转科的患者应先洗澡、更换清洁衣裤，并将个人用物消毒后一并带出。死亡的患者，应用消毒液擦拭尸体，并用无菌棉球填塞口、鼻、耳、阴道、肛门等孔道，并更换伤口敷料，然后用一次性尸单包裹尸体。

2. 病室的终末处理　将病室的门、窗封闭，打开床旁桌，摊开棉被，竖起床垫，按规定用消毒液进行熏蒸消毒。熏蒸结束后打开门、窗，用消毒液擦洗家具；被服类放入标明“隔离”字样的污物袋内，消毒后再行清洗；床垫、被芯和枕芯还可用日光曝晒处理。其他用物及医疗器械按规定消毒处理（表 10－10）。

表 10－10　传染病污染物品消毒法

物品	消毒方法
病室空间	消毒剂熏蒸、喷雾、紫外线照射
病室地面、墙壁、家具	消毒剂喷雾、擦拭
医疗用金属、橡胶、搪瓷、玻璃类	消毒剂浸泡、煮沸消毒、压力蒸汽灭菌
血压计、听诊器、手电筒	环氧乙烷气体熏蒸、消毒剂擦拭
体温计	过氧乙酸或碘伏浸泡
餐具、茶具、药杯	消毒剂浸泡、煮沸、微波消毒
布类、衣服	消毒剂浸泡、煮沸、压力蒸汽灭菌
被褥、枕芯、毛纺织品	熏蒸、日光曝晒
排泄物、分泌物	漂白粉消毒、痰放于蜡纸盒内焚烧

三、隔离种类及措施

根据病原体传播途径的不同常将隔离分为以下几种，并按不同种类实施相应的隔离措施。

（一）严密隔离

严密隔离适用于经飞沫、分泌物、排泄物直接或间接传播的烈性传染病，如霍乱、鼠疫、非典型性肺炎等。主要的隔离措施如下。

1. 患者应住单间病室，通向走廊的门、窗须关闭。室内用具尽可能简单并耐消毒，室外须挂有醒目的隔离标志。患者不得离开病室，应禁止探视和陪护。

2. 接触此类患者时，必须戴口罩、帽子，穿隔离衣、隔离鞋，戴手套，消毒措施必须严格。

3. 患者的分泌物、排泄物、呕吐物及一切用过的物品均应严格消毒。污染敷料装袋标记后送焚烧处理。

4. 室内空气及地面用消毒液喷洒或紫外线照射消毒，每日一次。

（二）呼吸道隔离

呼吸道隔离适用于经空气中飞沫短距离传播的感染性疾病，如流感、流脑、百日咳等。主要的隔离措施如下。

1. 同种病原菌感染者可同住一室，有条件时尽量使隔离病室远离其他病区。通向走廊的门、窗须关闭。患者离开病室须戴口罩。

2. 接触此类患者时，必须戴口罩，并保持口罩的干燥，必要时穿隔离衣。

3. 患者口鼻及呼吸道分泌物须经消毒处理后方可排放。为患者准备专用痰盂或痰杯，用后须严格消毒处理。

4. 室内空气用紫外线照射或过氧乙酸消毒液喷雾消毒，每日一次。

（三）肠道隔离

肠道隔离适用于由患者的排泄物直接或间接污染了食物或水源而引起传播的疾病，如细菌性痢疾、甲型肝炎、伤寒等。主要的隔离措施如下。

1. 最好按病种安排隔离室，如条件受限也可同居一室，但应做好床边隔离，床间距保持 1 米以上，患者之间禁止交换任何物品。

2. 接触此类患者时，应按病种分别穿隔离衣，接触污染物时戴手套。

3. 患者的食具、便盆应各自专用并严格消毒，剩余的食物及排泄物应按规定消毒或焚烧处理后再排放。

4. 病室应有防蝇、灭蟑螂设备，保持无蝇、无蟑螂。

（四）接触隔离

接触隔离适用于经体表或伤口直接或间接接触而感染的疾病，如破伤风、气性坏疽、狂犬病等。主要的隔离措施如下。

1. 患者应住单间病室，禁止接触他人。

2. 接触此类患者时，须戴口罩、帽子、手套，穿隔离衣，工作人员的手或皮肤有破损时应避免接触患者，必要时戴双层手套进行操作。

3. 凡患者接触过的一切物品如被单、衣物、器械等，均应先行灭菌处理后再行清洁、消毒或灭菌。伤口换药的敷料应焚烧处理。

（五）血液－体液隔离

血液－体液隔离适用于通过直接或间接接触具有传染性的血液或体液而传播的感染性疾病，如乙型肝炎、艾滋病、梅毒等。主要的隔离措施如下。

1. 同种病原菌感染者可同住一室，必要时住单间隔离室。

2. 工作人员有可能接触或接触血液、体液时须穿隔离衣、戴手套；进行易致血液、体液飞溅的操作如吸痰、内镜检查等须戴口罩及护目镜；护理患者前、后应严格洗手或手消毒，操作时如手已被血液、体液污染或可能污染时，应立即用消毒液洗手。

3. 被血液、体液污染或高度怀疑被污染的物品，应装入有标记的袋中，送出销毁或消毒处理。患者用过的针头、尖锐物品应放入防水、防刺破并有标记的容器中，集中送焚烧或消毒处理。被血液、体液污染的室内物品表面，应立即用消毒液擦拭或喷雾消毒。

（六）昆虫隔离

昆虫隔离适用于以昆虫为媒介而传播的疾病，如乙型脑炎、疟疾、斑疹伤寒、流行性出血热等。

其隔离措施根据昆虫的类型确定。如乙型脑炎、疟疾由蚊子传播，所以病室应有蚊帐及其他防蚊设施，并定期采取灭蚊措施；斑疹伤寒由虱子传播，故患者入院时应经过灭虱处理后，才能住进同病种病室；流行性出血热由野鼠和螨虫传播，故应做好灭鼠和灭螨工作，并向野外作业者宣传，采取必要的防护措施。

（七）保护性隔离

保护性隔离也称反向隔离，适用于抵抗力低或极易感染的患者，如严重烧伤、早产儿、白血病、脏器移植及免疫缺陷的患者等。主要的隔离措施如下。

1. 在相应病区内设置专用隔离室，让患者住单间病室隔离。

2. 凡进入此病室必须戴帽子、口罩，穿无菌隔离衣（外面为清洁面，内面为污染面）及消毒拖鞋。接触患者前后及护理另一位患者前均应洗手。凡患呼吸道疾病或咽部带菌者，应避免接触患者。探视者也应采取相应的隔离措施，必要时谢绝探视。

3. 未经消毒处理的物品不可带入隔离区。

4. 病室内空气、地面、家具等均应按规定严格消毒。

四、隔离技术

（一）口罩、帽子的使用

【目的】

口罩保护患者和工作人员，避免互相传染，并防止飞沫污染无菌物品等；帽子防止工作人员的头发、头屑散落或头发被污染。

【操作程序】

1. 计划

（1）护士准备　着装整洁，清洗双手。

（2）用物准备　根据需要准备合适的帽子、口罩、污物袋。

（3）环境准备　环境整洁、安全。

2. 实施　见表10－11。

表10－11　口罩、帽子的使用

操作步骤	操作说明
戴工作帽	洗手后取出清洁、合适的帽子戴上，帽子应遮住全部头发
取戴口罩	洗手后取出清洁口罩，罩住口鼻 将上方带系于头顶中部，下方带系于颈后，系带松紧合适，口罩的下半部应遮住下颌（图10－22）。普通挂式口罩，将挂带置于两侧耳后即可
摘下口罩	洗手后解口罩带子，取下口罩，将污染面向内折叠，放于胸前小口袋或小塑料袋内。一次性口罩取下后弃于污物桶内

【注意事项】

1. 戴口罩后，不可用污染的手接触口罩；口罩潮湿时，立即更换。

2. 口罩用后，立即取下，不可悬挂在胸前，取下时手不可接触污染面。

3. 纱布口罩使用4～8小时应更换；一次性口罩使用不超过4小时；每次接触严密隔离的传染病患者后应立即更换。

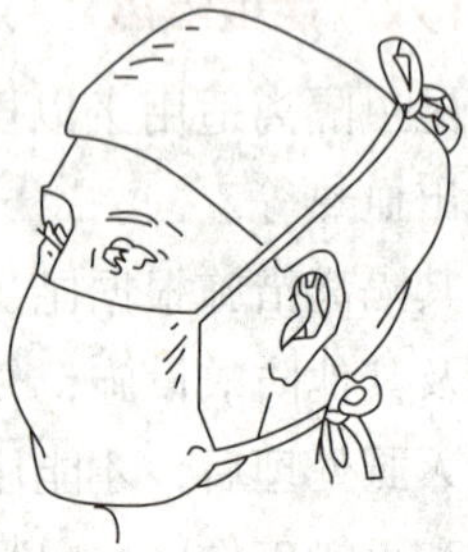

图10－22　戴帽子、口罩法

知识拓展

N95口罩使用法

N95口罩密合性好，可以预防由患者体液或血液飞溅引起的飞沫传染。

佩戴方法：

1. 检查N95口罩生产日期是否在有效期内，外包装是否完整无破损。

2. 将头带拉置口罩前面，左手穿过头带轻轻握住口罩置于面部，先将口罩下侧头带拉至颈后，后将上侧头带拉置耳郭上侧，调整头带的松紧度和位置。

3. 双手指尖沿着鼻梁夹，由中间至两边慢慢向内按压，直至紧贴鼻梁。

4. 进行正压及负压测试

（1）正压测试：用双手尽量遮盖口罩，大力呼气。如空气从口罩边缘溢出，则佩戴不当，需再次调整头带及鼻梁夹。

（2）负压测试：用双手尽量遮盖口罩，大力吸气。此时口罩中央会下陷，如有空气从口罩边缘进入，则佩戴不当，需再次调整头带及鼻梁夹（图10－23）。

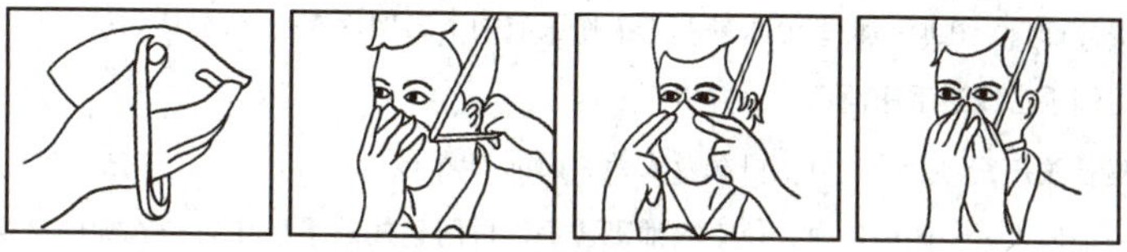

图10－23　N95口罩佩戴方法

（二）穿脱隔离衣

隔离衣是用于保护医务人员避免受到血液、体液和其他感染性物质污染，或用于保护患者避免感染的防护用品，分为一次性隔离衣和布制隔离衣。一次性隔离衣通常用无纺布制成，由帽子、上衣和裤子组成，可分为连身式、分身式两种。通常根据患者的病情、目前隔离种类和隔离措施，确定是否穿隔离衣，并选择其型号。

【目的】

保护工作人员和患者，避免交叉感染。

【操作程序】

1. 计划

（1）护士准备　着装整洁，取下手表，卷袖过肘，洗手，戴帽子、口罩。

（2）用物准备　隔离衣、挂衣架、消毒手设备、污衣袋。

（3）环境准备　环境整洁、宽敞、安全，物品放置合理。

2. 实施　见表10－12。

表10－12　穿脱隔离衣

操作步骤	操作说明
穿隔离衣	（图10－24）
准备工作	备齐操作用物，避免穿隔离衣后到清洁区取物
取表挽袖	取下手表，卷袖过肘，戴好帽子、口罩
持领取衣	手持衣领取下隔离衣，将衣领两端向外折齐，露出袖内口，使清洁面朝向自己
穿左右袖	一手持衣领，另一手伸入袖内，持衣领的手向上拉衣领，将衣袖穿好；换手持衣领，按上法穿好另一袖
扣好领扣	两手持衣领，由领子中央向后理顺领边，扣上领扣（污染的袖口不可触及衣领、面部和帽子）
扣好袖扣	扣好袖扣或系上袖带（此时手已被污染）
折襟系带	解开腰带活结，将隔离衣一边（约腰下5cm处）渐向前拉，见到边缘后用同侧手捏住衣外面边缘，同法捏住另一侧；双手在背后将边缘对齐，向一侧折叠并以一手按住，另一手将同侧腰带拉至背后压住折叠处，换手拉另一侧腰带，双手将腰带在背后交叉，再回到前面打一活结
脱隔离衣	（图10－25）

续表

操作步骤	操作说明
松带打结	解开腰带，在前面打一活结
解扣塞袖	解开袖口，在肘部将部分衣袖塞入工作服衣袖下，勿使衣袖外面塞入袖内
消毒双手	用刷手法或泡手法消毒双手并擦干
解开领扣	解开领扣，污染的袖口不可触及衣领、面部和帽子
脱袖退手	一手伸入另一侧袖口内，拉下衣袖裹住手，再用裹住的手握住另一衣袖的外面将袖拉下，两手在袖内对齐衣袖，并轮换从袖管中退至衣肩，用右手握住两肩缝，先退出左手，再用左手握住衣领，退出右手
持领挂衣	双手握住衣领，将隔离衣两边对齐，挂在衣钩上（如不再穿，脱下后清洁面向外，卷好投入污衣袋中）

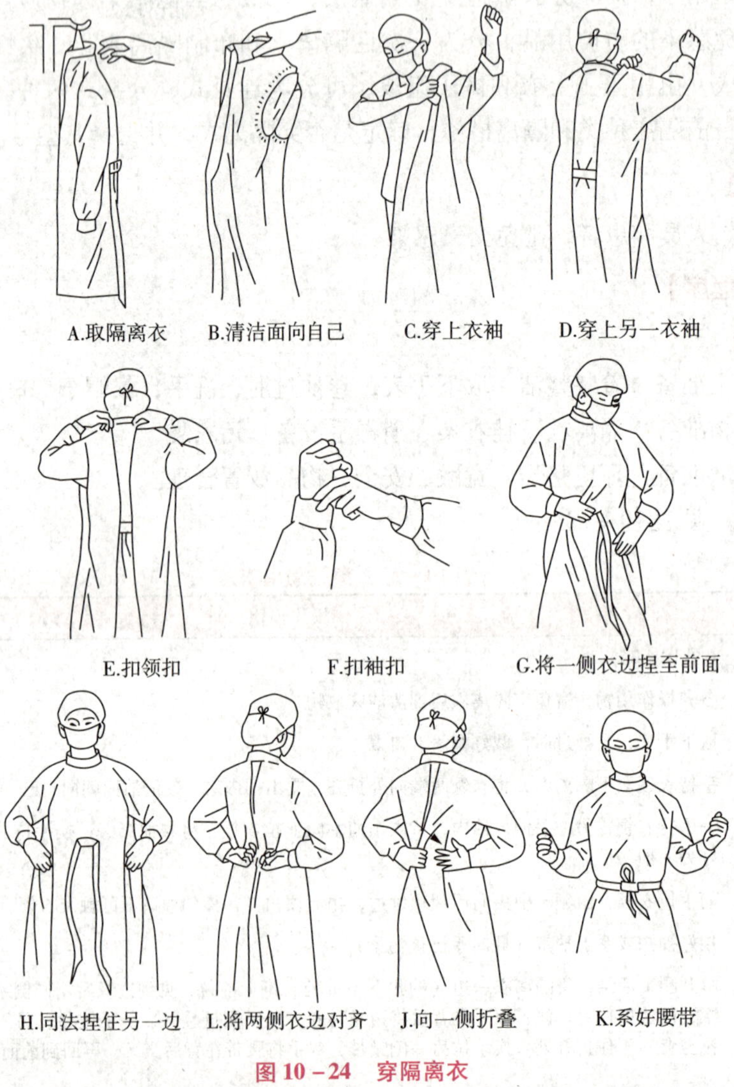

A.取隔离衣　B.清洁面向自己　C.穿上衣袖　D.穿上另一衣袖

E.扣领扣　F.扣袖扣　G.将一侧衣边捏至前面

H.同法捏住另一边　L.将两侧衣边对齐　J.向一侧折叠　K.系好腰带

图10－24　穿隔离衣

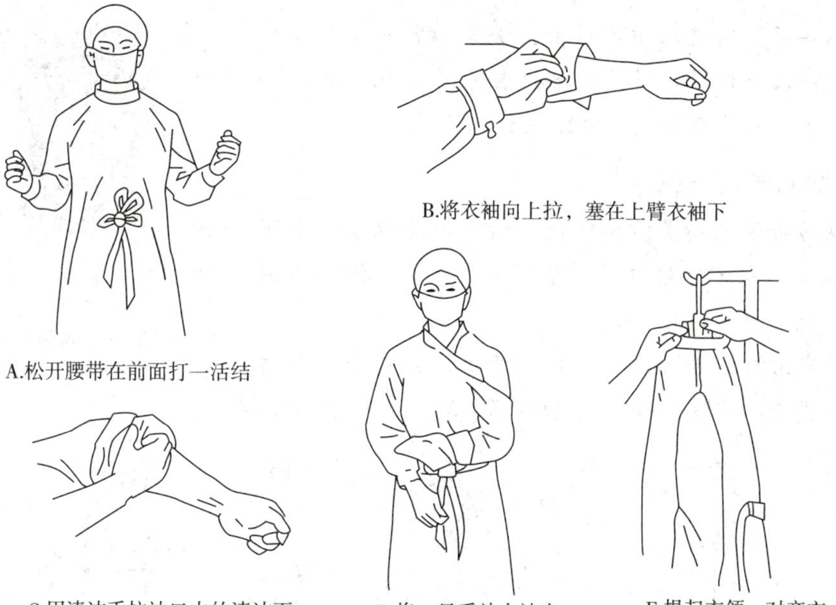

A.松开腰带在前面打一活结

B.将衣袖向上拉，塞在上臂衣袖下

C.用清洁手拉袖口内的清洁面

D.将一只手放在袖内，拉另一袖的污染面

E.提起衣领，对齐衣边挂在衣钩上

图 10－25　脱隔离衣

【注意事项】

1. 隔离衣长短要合适，须全部遮盖工作服；有破损时则不可使用。

2. 隔离衣的衣领及内面为清洁面（如为反向隔离，则内面为污染面），穿脱时要避免污染。

3. 隔离衣挂在半污染区，清洁面向外；挂在污染区，则污染面向外。

4. 穿隔离衣后不得进入清洁区。

5. 隔离衣应每日更换，如有潮湿或内面污染，应立即更换。

知识拓展

穿脱防护用品流程

工作人员进入发热门（急）诊、隔离留观室、隔离病区时，应严格区分清洁区、半污染区和污染区，按照正确的程序穿脱防护用品，以保护自身和患者，避免感染和交叉感染。

【穿防护用品流程】

从清洁区进入半污染区前：洗手→戴工作帽→戴防护口罩→穿防护服→换工作鞋、袜。

从半污染区进入污染区前：洗手→戴一次性工作帽→戴一次性外科口罩→戴防护眼镜（图 10－26）→穿隔离衣→戴手套→穿一次性鞋套。

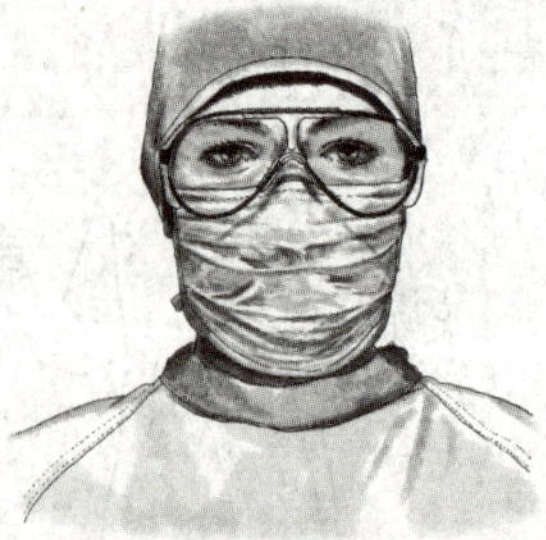

图 10－26 护目镜的使用

【脱防护用品流程】

从污染区进入半污染区前：清洁消毒双手→取下防护眼镜→取下外层口罩→取下一次性工作帽→脱隔离衣→脱一次性鞋套→脱手套。

从半污染区进入清洁区前：清洁消毒双手→脱防护服（图 10－27）→取下防护口罩→取下工作帽→消毒双手。

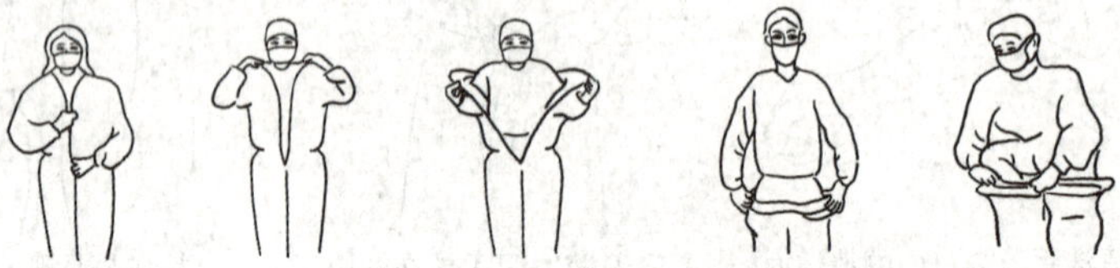

图 10－27 脱连体防护服

（三）避污纸的使用

避污纸为备用的清洁纸片。其使用目的是保持双手或物品不被污染，以省略消毒程序。如用清洁的手取用污染物品时，垫着避污纸可避免手被污染；用污染的手取用清洁的物品时，垫着避污纸可避免物品被污染。

取避污纸时，应从页面抓取，不可掀页撕取（图 10－28），以保持一面为清洁面；避污纸用后应立即丢入污物桶内，集中焚烧处理。

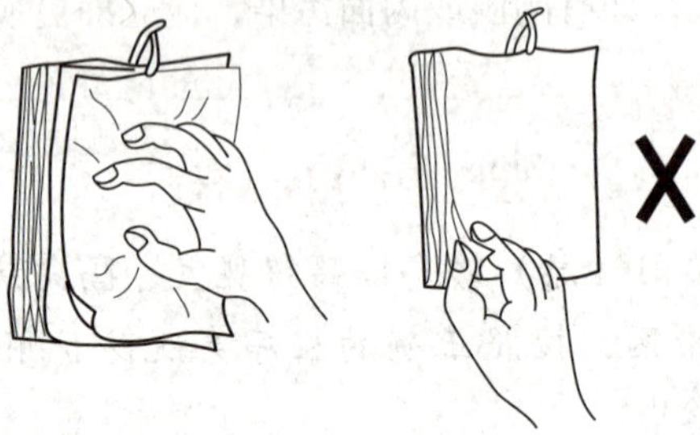

图 10－28 取避污纸法

第六节 消毒供应中心

供应室是医院无菌器材、敷料、用品等的供应部门，其工作质量直接影响医疗护理质量和患者的安危。因此，要求供应室工作人员应掌握现代科学的消毒灭菌方法，并严格执行供应室的各项规章制度，以保证医疗器械的绝对无菌和各种治疗物品的齐全完好，保证全院急救、治疗、护理工作的顺利进行。

一、消毒供应中心的设置及布局

供应室最好设在与各临床科室相近的适中位置，以便联系和供应。供应室的周围环境应清洁、无污染源，有净化及污水排放设施，室内光线充足、自然通风良好，地面、墙面光滑，避免落尘及便于冲洗。为避免消毒灭菌器材的污染，供应室应分为污染区、清洁区、灭菌区三区，清洁、消毒物品的运行路线只能由污到洁，不能逆行，以确保消毒灭菌物品不被污染。

二、消毒供应中心的工作内容

供应室的主要任务是对全院的医疗器材进行清洁、包装、灭菌、存放和供应，以及各种敷料的加工、物品的保养等。各区的工作内容如下。

（一）污染区

1. 回收室　回收各病区用过的污染物品，并进行分类。

2. 洗涤室　清洗回收各类可重复使用的物品，分初洗间和精洗间。初洗是先用化学消毒剂处理，再用洗涤剂清洗，然后用清水冲净；精洗是用流动的蒸馏水，冲去洗涤过程中附着的有害物。对一次性使用物品消毒后统一处理，严禁重复使用。

（二）清洁区

1. 包装室　将已清洗的物品和备制的敷料进行检查、包装（器械包应参照物品清单卡备齐后包装），包外要标明物品名称、灭菌日期，送灭菌处理。如用包布包装，则包布必须每次更换或清洗。

2. 敷料室　加工各种敷料。

3. 储藏室　储藏各种器械和未加工的原料，如纱布、棉花等。

（三）灭菌区

1. 压力蒸汽灭菌室　由专人负责，根据灭菌物品的不同，选择适宜、有效的灭菌方法，达到最佳灭菌效果，且不损坏灭菌物品的性能。

2. 无菌间　经过灭菌的无菌物品，应存放于无菌间内。无菌间要有较高的洁净度。无菌物品从灭菌器取出后直接放在无菌间的贮物架上，不能有中间环节。无菌物品上要有明显的灭菌指示标识、灭菌日期。发放无菌物品时应遵循“先进先出”的原则，即先灭菌的无菌物品先行发放。

三、消毒供应中心的相关监测

消毒供应中心应安排人员专门负责质量监测，根据要求定期对清洁剂、消毒剂、洗涤用水、润滑剂、材料等进行质量检查；定期进行监测材料的质量检查；对清洗消毒器、超声清洗器、灭菌器等进行日常清洁和检查；根据灭菌器的类型对灭菌效果分别进行检查。

四、消毒供应中心的管理

应将消毒供应中心纳入医院建设规划，将其工作管理纳入医疗质量管理体系。消毒供应中心在主管领导或相关职能部门领导下开展工作。

1. 成立质量管理小组，设专职或兼职的质量检测员，职责明确，责任到人。每月至少召开一次质量控制管理小组会议。

2. 建立健全各项质量管理制度，制定各项质量控制标准及具体的质量控制措施和改进方案。

3. 加强质量管理，每天专人按照质量控制标准开展质量监控，对各环节、各流程工作质量进行定期或不定期专项或全面检查。

4. 定期分析通报质量检查结果，发现问题及时制定整改措施，以促进质量持续改进。

5. 消毒供应中心的工作人员应接受与岗位职责相应的岗位培训，根据专业发展，开展继续教育培训，更新知识。

目标检测

一、选择题

【A1 型题】

1. 消毒与灭菌的主要区别在于能否杀灭

A. 病原微生物　　B. 非致病微生物　　C. 繁殖体
D. 芽孢　　E. 杆菌

2. 物理消毒灭菌法中，灭菌效果最佳的是

A. 燃烧法　　B. 煮沸消毒法　　C. 高压蒸汽灭菌法
D. 紫外线灯管消毒法　　E. 臭氧灭菌灯消毒法

3. 紫外线灯关闭后如需再开启，应间歇

A. 1～2min　　B. 3～4min　　C. 5～6min
D. 10～15min　　E. 30min

4. 用2%过氧乙酸加热熏蒸消毒时，每立方米空间的用量是

A. 8ml　　B. 10ml　　C. 12ml
D. 50ml　　E. 80ml

5. 下列不属于高效类消毒剂的是

A. 碘酊　　B. 碘伏　　C. 戊二醛
D. 过氧乙酸　　E. 含氯消毒剂

6. 使用无菌持物钳时不正确的方法是
A. 取放无菌持物钳时钳端均需闭合
B. 单独拿到远处夹取物品应速去速回
C. 使用过程中应始终保持钳端向下
D. 使用后应立即将无菌持物钳放回无菌容器中
E. 只能用于夹取无菌物品

7. 取用无菌溶液时应先核对
A. 瓶签上相关内容　　B. 瓶口有无裂缝　　C. 瓶盖有无松动
D. 溶液澄清度　　E. 溶液有无变色

8. 传染病区内属半污染区的是
A. 值班室　　B. 浴室　　C. 走廊及化验室
D. 病室及厕所　　E. 配餐室及更衣室

【A2 型题】

9. 某护士在为患者进行无菌操作过程中，不慎将无菌手套弄破，此时其正确的做法是
A. 用乙醇棉球擦拭手套　　B. 立即更换　　C. 再加套一副手套
D. 用无菌纱布将破裂处包好　E. 用胶布将破裂处粘好

10. 李某是手术室的一名护士，刚刚配合完成一台骨科手术，现护士长交代其对该手术室用纯乳酸进行空气消毒，这个手术室的体积是长 5m、宽 3m、高 4m，那么该护士应该用的纯乳酸的量为
A. 6. 2ml　　B. 6. 8ml　　C. 7. 2ml
D. 7. 8ml　　E. 8. 2ml

11. 护士在治疗过程中，工作服上不慎沾上碘渍，去除此污渍宜选用
A. 过氧乙酸　　B. 氨水　　C. 碱水
D. 乙醇　　E. 过氧化氢

12. 患者，女，38 岁。不慎烧伤，程度为Ⅲ度，面积达 50%，入院后应采取
A. 严密隔离　　B. 接触隔离　　C. 保护性隔离
D. 呼吸道隔离　　E. 消化道隔离

【A3 型题】

（13 ~ 15 共用题干）

患者，男，24 岁。脚不慎被锈铁钉刺破，继而发热、抽搐、牙关紧闭呈苦笑面容，诊断为破伤风，收入传染病病区。

13. 对其采取的隔离措施，正确的是

A. 严密隔离　　B. 呼吸道隔离　　C. 消化道隔离
D. 接触隔离　　E. 保护性隔离

14. 为该患者换药用过的敷料应
A. 先清洗后消毒　　B. 先清洗后灭菌　　C. 先消毒后清洗
D. 先灭菌后清洗　　E. 焚烧

15. 护士为患者输液后，她使用过的隔离衣清洁处应是
A. 隔离衣的肩部　　B. 隔离衣的内面和衣领　　C. 两侧腰部
D. 腰以下部分　　E. 背部

二、思考题

1. 下列情况哪些属于医院感染？哪些不属于医院感染？为什么？

（1）探视者、医院工作人员在医院内获得的感染。

（2）患者在住院期间发生的感染。

（3）患者在住院期间获得而出院后才发生的感染。

（4）患者在入院前就已开始的感染。

（5）患者在入院前已处于潜伏期，入院后才发生的感染。

2. 患者，男，22 岁。因发热、右上腹疼痛、巩膜黄染、食欲减退伴恶心呕吐 3 日就诊，初步诊断为病毒性肝炎，收入传染病区。

（1）对该患者应采取何种隔离？

（2）应采取哪些隔离措施？

（朱光宇）

书网融合……

微课　　本章小结　　思维导图　　自测题

第十一章 患者的清洁护理

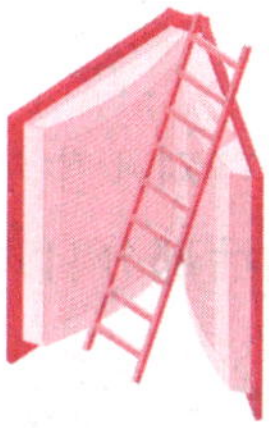

【学习目标】

知识目标

1. **掌握** 常用漱口溶液及作用；压疮的概念、好发部位及各期的临床表现、预防和护理。

2. **熟悉** 口腔健康维护、晨晚间的护理。

3. **了解** 头发健康及保养。

能力目标

1. 能按照正确的步骤和要求完成口腔护理。

2. 能为患者进行全面有效的健康宣教。

素质目标

1. 在操作过程中能具有高度的责任心、爱心观念，与患者进行有效的沟通，态度友善、动作轻柔。

2. 初步养成尊重患者的工作态度和较强的职业素养。

岗位情景模拟

情景描述 妇科病房收治了一名乳腺癌患者。78 岁，右侧肢体瘫痪，生活不能自理，护士为其体检时发现口腔装有义齿，口腔黏膜破溃。

工作任务 1. 评估该患者的口腔状况。

2. 按照正确的步骤和要求给该患者做口腔护理。

良好的清洁卫生是人类基本的生理需要之一，维持个体清洁卫生是确保个体舒适、安全及健的重要保证。卫生状况不良会对个体的生理和心理产生负面影响，甚至诱发各种并发症，因此，护士应及时评估患者的卫生状况，并根据患者自理能力、卫生需求及个人习惯协助患者进行清洁护理，预防感染和并发症的发生。患者的清洁卫生内容包括口腔护理、头发护理、皮肤护理、会阴部护理及晨晚间护理。

PPT

第一节 口腔护理

正常人的口腔内存有大量的致病性和非致病性微生物。当身体处于健康状态时，机体抵抗力强，通过每天的进食、饮水、刷牙等活动，对微生物具有一定的清除作用，通常不会出现口腔健康问题。当患病时，由于机体抵抗力下降，进食、饮水、刷牙等活动相对减少，口腔内微生物得以大量繁殖，常可引起口腔溃疡、炎症，甚至继发腮腺炎、中耳炎等并发症。因此，护士应积极主动地为患者提供必要的口腔健康指导，为生活不能自理及部分自理的患者提供适当的口腔护理，使患者建立或者恢复口腔的正常生态平衡，维持口腔健康。

一、口腔护理的评估

（一）口腔卫生状况

口腔卫生状况的评估包括口唇、口腔黏膜、牙龈、牙齿、舌、硬腭、唾液及口腔气味等。

（二）自理能力

评估患者的自理能力，根据患者的具体病情提供相应的护理措施。对于生活能够自理的患者，由护士提供必要的口腔清洁与保养的健康指导；对于生活部分自理及完全不能自理的患者，则由护士协助完成口腔清洁护理。

（三）卫生知识了解程度

通过与患者交谈，了解患者对口腔卫生状况的认识与态度，以提供相应的健康指导与护理。如每日餐后是否有刷牙、漱口的习惯，对于义齿的清洁是否正确；对牙具的使用和保养是否恰当；对预防口腔疾病知识了解的程度等。

二、口腔护理技术

根据患者的状况不同，临床上对禁食、昏迷、高热、鼻饲、大手术后、口腔疾患及生活不能自理的患者常采用特殊口腔护理，一般每日 2～3 次，如病情需要，可增加护理次数。

【目的】

1. 保持口腔清洁、湿润，预防口腔感染等并发症。
2. 预防或减轻口腔异味，清除牙垢，增进食欲，确保患者舒适。
3. 评估口腔内的变化（如黏膜、舌苔及牙龈等），提供患者病情动态变化的信息。

【操作程序】

1. 评估

（1）患者的年龄、病情、意识及治疗情况。

（2）患者口腔卫生状况。

（3）患者的心理状态与合作程度。

2. 计划

（1）护士准备　衣帽整洁，洗手，戴口罩。

（2）患者准备　取舒适安全且易于操作的体位；患者了解口腔护理的目的、方法、注意事项及配合要点。

（3）用物准备　治疗盘内备：口腔护理包（治疗碗 2 个、棉球不少于 18 颗、弯血管钳 1 把、直镊子 1 把、弯盘 1 个、纱布 2 块、压舌板 1 个）、治疗巾、液状石蜡、一次性手套、漱口杯、漱口液（表 11 －1）、口腔外用药（按需准备，常用的有冰硼散、锡类散、西瓜霜、金霉素甘油、制霉菌素甘油等）、温开水及吸水管（昏迷患者不备）、棉签、手电筒，必要时备开口器。

表 11 －1　常用漱口溶液及作用

药液名称	适用的口腔 pH	作用及适用范围
0.9% 氯化钠溶液	中性	清洁口腔，预防感染
复方硼砂溶液（朵贝尔溶液）	中性	轻度抑菌，除臭
0.02% 呋喃西林溶液	中性	清洁口腔，广谱抗菌
2% ～3% 硼酸溶液	偏碱性	酸性防腐剂，抑菌
0.1% 醋酸溶液	偏碱性	用于铜绿假单胞菌感染
1% ～3% 过氧化氢溶液	偏酸性	遇有机物时，放出新生氧，抗菌除臭
1% ～4% 碳酸氢钠溶液	偏酸性	碱性药剂，用于真菌感染
0.08% 甲硝唑溶液	中性	用于厌氧菌感染
0.01% 氯己定（洗必泰）	中性或偏碱性	清洁口腔，广谱抗菌
中药漱口液	中性	清热、解毒、消肿、止血、抗菌

（4）环境准备　病室光线充足，安静，整洁，无异味。

3. 实施　见表 11 －2。

表 11 －2　口腔护理技术

操作步骤	操作说明
核对解释	备齐用物，携至床旁，核对患者床号、姓名、腕带，做到核对无误 解释操作目的、配合要点
安置体位	协助患者侧卧或仰卧，头偏向一侧，面向护士
铺巾置盘	铺治疗巾于患者颌下，弯盘置于患者口角旁。防止床单、枕头及患者衣服被浸湿
湿润口唇	用棉球湿润口唇，防止口唇干裂的患者直接张口时破裂出血
协助漱口	协助患者用吸水管吸温水漱口，漱口水吐入弯盘，纱布擦净口唇
观察口腔	嘱患者张口，护士一手持手电筒，一手用压舌板轻轻撑开颊部，观察口腔情况，取下义齿。昏迷及牙齿紧闭、无法自行张口的患者，可用开口器助其张口。活动义齿者，取下义齿并用冷水刷洗后浸于冷开水中备用。观察口腔黏膜有无出血、溃疡等现象
擦洗口腔	牙外侧：嘱患者咬合上下齿，一手用压舌板轻轻撑开面颊部，另一手用弯血管钳夹取含有漱口液的棉球放入颊部内侧，由内向门齿纵向擦洗牙齿的外侧面。同法擦洗另一侧 牙内面：嘱患者张口，依次擦洗一侧牙齿的上内侧面、上咬合面、下内侧面、下咬合面，再“Z”字形擦洗同侧颊部。同法擦洗另一侧 硬腭、舌面、舌下：由内向外横向擦洗

续表

操作步骤	操作说明
漱口涂药	再次协助患者漱口。清点棉球保证棉球数量与操作前一致。检查口腔情况，如有溃疡、真菌感染等，酌情涂药；口唇干裂者可涂液状石蜡
整理记录	协助患者取舒适卧位，整理床单位；洗手，记录

4. 评价

（1）操作方法正确，动作轻柔，患者感到口腔清爽、舒适。

（2）口腔感染减轻或痊愈。

（3）护患沟通有效，患者积极配合，获得口腔清洁和保健的知识。

【注意事项】

1. 擦洗时棉球应完全包裹钳端，动作轻柔，特别是对凝血功能障碍的患者，要防止损伤口腔黏膜及牙龈。

2. 昏迷患者禁忌漱口，以免引起误吸；使用开口器时，应从臼齿处放入，牙关紧闭者不可暴力使其张口，以免造成损伤。

3. 棉球不可过湿，以不滴水为宜，防止因水分过多造成误吸。注意夹紧棉球，每次一个，防止棉球遗留在口腔内。

4. 长期使用抗生素和激素的患者，应注意观察口腔内有无真菌感染。

5. 传染病患者的用物按消毒隔离原则处理。

三、口腔健康维护

护士应向患者及家属讲解口腔卫生的重要性，介绍口腔健康维护的相关知识，使患者及家属自觉有效地维护口腔健康，预防口腔感染等并发症的发生。

（一）口腔卫生指导

1. 选择口腔清洁用具 牙刷是清洁口腔的必备工具，选择牙刷时应尽量选用刷头较小且表面平滑、刷柄扁平而直、刷毛质地柔软且疏密适宜的牙刷。刷头较小的牙刷在口腔内运用灵活，可适应扭转和分区洗刷的实际需要，保证刷牙时可触及牙齿各个部位。尼龙刷毛软硬度和弹性适中，耐磨性强，对牙齿的清洁和按摩作用较佳不会损伤牙龈。不可使用已磨损的牙刷或硬毛牙刷，因其不仅清洁效果欠佳，且易导致牙齿磨损及牙龈损伤。牙刷在使用期间应保持清洁和干燥，至少每隔 3 个月更换一次。应选择无腐蚀性的牙膏，以免损伤牙齿。含氟牙膏具有抑菌和保护牙齿的作用，可推荐使用。药物牙膏可抑制细菌生长，具有预防龋齿、治疗牙周病或牙齿敏感的作用，可根据需要选择使用。

2. 指导正确刷牙方法 刷牙通常于晨起和就寝前进行，每次餐后也建议刷牙。目前提倡的刷牙方法有颤动法和竖刷法。颤动法刷牙时，牙刷毛面与牙齿呈 45°，刷头指向牙龈方向，使刷毛进入牙龈沟和相邻牙缝内，作短距离的快速环形颤动（图 11 -

1A)。每次只刷 2～3 颗牙齿，刷完一个部位后再刷相邻部位。对于前排牙齿内面，可用牙刷毛面的顶部以环形颤动方式刷洗（图 11－1B）；刷牙齿咬合面时，将刷毛压在咬合面上，使毛端深入裂沟区作短距离的前后来回颤动（图 11－1C）。竖刷法是将牙刷刷毛末端置于牙龈和牙冠交界处，沿牙齿方向轻微加压，并顺牙缝纵向刷洗。需要注意的是，避免采用横刷法，即刷牙时作左右方向拉锯式动作，此法可损害牙体与牙周组织。每次刷牙时间不应少于 3 分钟。刷完牙齿后，再由内向外刷洗舌面（图 11－1D），以清除食物碎屑和减少致病菌。当协助患者刷牙时，可嘱其伸出舌头，握紧牙刷并与舌面呈直角，用较小力量先刷洗舌面尖端，再刷舌的两侧面。之后嘱患者彻底漱口，清除口腔内的食物碎屑和残余牙膏。最后用清水洗净牙刷，甩去多余水分后控干，待用。

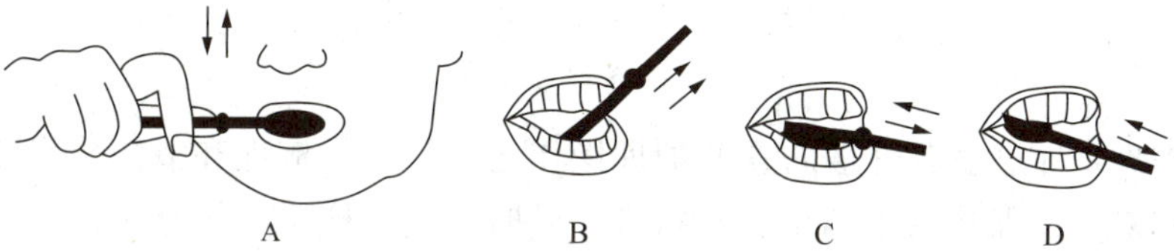

图 11－1　刷牙法

3. 牙线剔牙方法　若刷牙时不能彻底清除牙齿周围的牙菌斑和碎屑，可使用牙线（图 11－2A）清除牙间隙食物残渣。牙线可选用尼龙线、丝线、涤纶线。具体操作方法是将牙线两端分别缠于双手示指或中指（图 11－2B），以拉锯式将其嵌入牙间隙（图 11－2C、图 11－2D）。拉住牙线两端使其呈“C”形，滑动牙线至牙龈边缘，绷紧牙线，沿一侧牙面前后移动牙线以清洁牙齿侧面，然后用力弹出（图 11－2E），再换另一侧，反复数次直至牙面清洁或将嵌塞食物清除。使用牙线后，需彻底漱口以清除口腔内的碎屑。操作中注意对牙齿侧面施加压力时，施力要轻柔，切忌将牙线猛力下压，以免损伤牙龈。

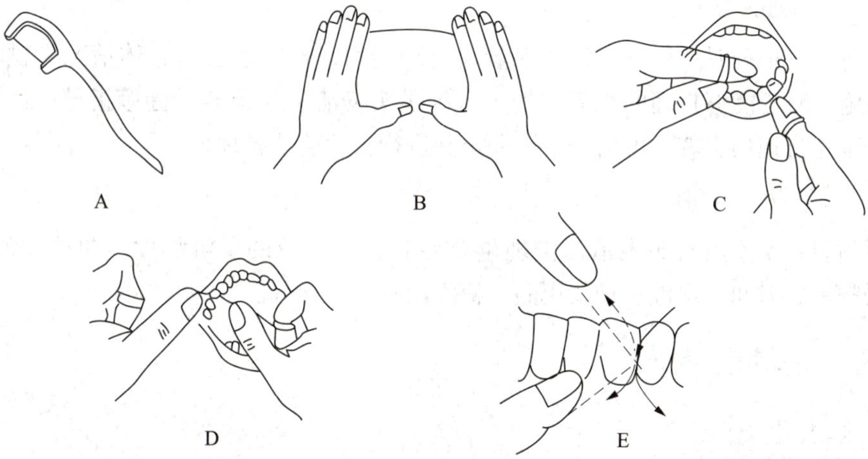

图 11－2　牙线使用方法

4. 牙龈保健按摩 方法是用一只手的四个指尖（拇指除外）轻敲口部四周，先顺时针敲 9 次，后逆时针敲 9 次，用力大小以自己感觉适宜为度，再用示指蘸盐按摩牙根，先上后下，从左到右，每天 3 次。

（二）义齿的清洁与护理

义齿具有增进口腔咀嚼功能，保持良好口腔外观的作用。一般主张日间佩戴活动义齿，晚间临睡前取下，使牙床得到保养。义齿在进食过程中会积聚一些食物、碎屑等，餐后应按正确刷牙方法进行刷洗。每次取下义齿后，可用温水漱口；将义齿用质软的尼龙牙刷或纱布进行清洁，并放于冷开水中保存，每日换水一次。义齿不可浸入热水或乙醇等消毒液中，以免变色、变形和老化。

PPT

第二节　头发护理

头发护理是促进患者舒适的重要护理操作之一。经常梳理和清洁头发，可及时清除头皮屑和灰尘，保持头发清洁，易梳理。同时，经常梳头和按摩头皮，可促进头部血液循环，增进上皮细胞营养，促进头发生长，预防感染发生。良好的头发外观对维护个人形象、保持良好心态及增强自信十分重要。对于病情较重、自我完成头发护理受限的患者，护士应予以适当协助。

一、头发护理的评估

（一）头发状况

头发的分布、长度、清洁状况、有无光泽；头发的脆性与韧性、干湿度、尾端有无分叉、生长和脱落情况；头皮有无瘙痒、破损、病变或皮疹等。头发的生长和脱落常与机体营养状况、内分泌状况、遗传因素、压力、某些药物的使用等因素有关。

（二）自理能力

进行头发护理时，应首先评估患者的自理能力，根据患者的具体情况提供相应的护理措施。对于能够自理的患者，护士可提供头发清洁与保养的健康指导；部分自理和完全不能自理的患者，可由护士协助对其进行头发清洁护理。

（三）头发护理知识

评估患者及家属对头发清洁护理重要性和相关知识的了解程度，如洗发的习惯、洗发的频率、时间、水温、护发用品、梳发用具的选择等。

二、头发护理技术

（一）床上梳头

【目的】

1. 去除头皮屑及污垢，保持头发清洁、整齐。

2. 按摩头皮，促进头皮血液循环及代谢。

3. 维护患者自尊，增加患者自信，建立良好的护患关系。

【操作程序】

1. 评估

（1）患者的年龄、病情、意识及治疗情况。

（2）患者头发及头皮状态等。

（3）患者的心理状态与合作程度。

2. 计划

（1）护士准备　衣帽整洁，洗手，戴口罩。

（2）患者准备　了解梳发的目的、方法、注意事项及配合要点，愿意合作。

（3）用物准备　梳子、治疗巾、30%乙醇、纸袋，必要时备发夹和橡皮筋。

（4）环境准备　病室光线充足。

3. 实施　见表11-3。

表11-3　床上梳发技术

操作步骤	操作说明
核对解释	备齐用物，携至床旁，核对患者床号、姓名、腕带，向患者说明梳发的目的，取得配合
安置体位	协助患者取坐位、半坐卧位或平卧位，头偏向一侧。铺治疗巾于枕头上或围于颈部，避免脱发或碎发掉落在床单上
梳理头发	短发：将头发从中间梳向两边，一手握住一股头发，一手持梳子，由发根梳向发梢。最好用圆钝齿梳子，以防损伤头皮 长发或头发打结时，可将头发绕在示指上慢慢梳理（图11-3），同法梳理另一侧。如头发黏结成团，可用30%乙醇湿润后，再小心梳顺。长发可酌情编辫或扎成束，尽量符合患者的要求
整理记录	将脱落的头发置于纸袋中，撤去治疗巾。协助患者取舒适卧位，整理床单位促进患者舒适，保持床单位整齐。洗手，记录

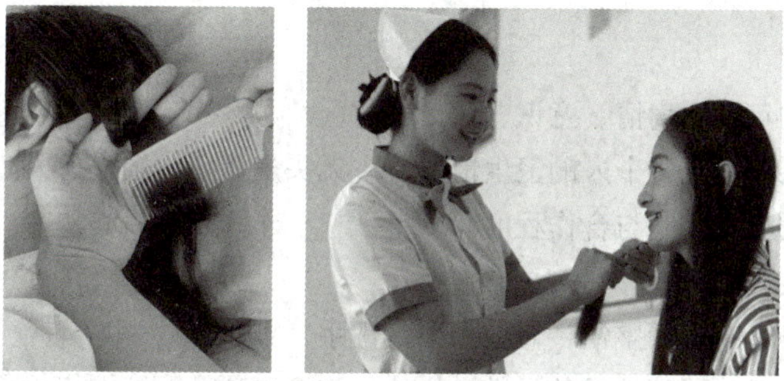

图11-3　梳发

4. 评价

（1）操作方法正确，动作轻柔，无头皮损伤。

（2）患者自我感觉舒适，心情愉快。

【注意事项】

1. 尊重患者的习惯，尽可能满足个人喜好。
2. 梳发时避免强行梳拉，以免造成患者不适或疼痛。
3. 操作过程中，多与患者沟通，密切观察病情变化，发现异常及时处理。

知识拓展

常用灭虱药液

1. 30%含酸百部酊 百部30g放入瓶中，加50%乙醇100ml、纯乙酸1ml，盖严瓶口，48小时后即可使用。

2. 30%百部含酸煎剂 百部30g，加水500ml煎煮30分钟，用双层纱布过滤，挤出药液；去滤渣再加水500ml煎煮30分钟，过滤，挤出药液；取两次药液合并再煎至100ml，待冷却后加入纯乙酸1ml即可使用。

3. 灭虱香波 其主要成分是1%二氯苯醚菊酯。

（二）床上洗发

洗头时应以确保患者安全、舒适及不影响治疗为原则。长期卧床患者，应每周洗发一次。有头虱的患者，须经灭虱处理后再洗发。护士在实际工作中可根据医院的现有条件为患者进行床上洗头，如采用马蹄形垫、扣杯法、洗头车等方法。

【目的】

1. 去除头皮屑及污物，清洁头发，消除头发异味，减少感染机会。
2. 按摩头皮，促进头部血液循环，利于头发的生长和代谢。
3. 促进患者舒适、美观，维护患者自尊和自信，增进其身心健康。

【操作程序】

1. 评估

（1）患者的年龄、病情、意识、治疗经过。

（2）患者头发情况，个人的卫生情况，有无头皮瘙痒、损伤等。

（3）患者的心理状态与合作程度。

2. 计划

（1）护士准备 衣帽整洁，修剪指甲，洗手，戴口罩。

（2）患者准备 了解洗发的目的、方法、注意事项及配合要点，愿意合作。

（3）用物准备

1）橡胶单、浴巾、毛巾、眼罩或纱布、别针、耳塞或干棉球、量杯、洗发液或肥皂、梳子、水壶（内盛40～45℃热水）、脸盆或污水桶，需要时备电吹风。

2）根据洗发方式不同另备：马蹄形垫法：备马蹄形垫或自制橡胶马蹄形卷；扣杯法：备洗脸盆、毛巾、搪瓷杯、橡胶管；洗头车法：备洗头车。

（4）环境准备　关闭好门窗，调节好室温，为（24±2）℃。

3. 实施　见表 11－4。

表 11－4　床上洗发技术

操作步骤	操作说明
核对解释	备齐用物、携至床旁，核对患者床号、姓名、腕带；向患者说明床上洗发的目的及注意事项，取得配合
移开桌椅	移开床旁桌椅，用物放于方便取用之处
围巾铺单	将患者衣领松开向内折叠，将毛巾围于领下别针固定，铺橡胶单和浴巾于枕上，以保护床单、枕头及盖被不被沾湿
安置体位	协助患者仰卧，移枕于肩下，屈双膝，膝下垫软枕，方便操作，使患者安全舒适
放洗头器	马蹄形垫洗头法（图 11－4）：置马蹄形垫于患者后颈下，使患者颈部枕马蹄形垫的突起处，头部置于凹槽中。马蹄形垫下端置于脸盆或污水桶中。如无马蹄形垫，可自制马蹄形卷替代 扣杯式洗头法（图 11－5）：适用于头发较短的患者。协助患者取仰卧位，枕垫于患者肩下。铺橡胶单和浴巾于患者头部位置。取脸盆一只，盆底放一条毛巾，倒扣搪瓷杯于盆底，杯上垫折成四折并外裹防水薄膜的毛巾。将患者头部枕于毛巾上，脸盆内置一根橡胶管，下接污水桶，利用虹吸原理，将污水引入桶内 洗头车洗头法（图 11－6）：协助患者取斜角仰卧位，头部枕于洗头车的头托上，将接水盘置于患者头下
保护眼耳	用棉球塞两耳，纱布或眼罩遮盖双眼或嘱患者闭上眼睛，防止水流入眼内和耳内
洗净头发	松开头发，用温水充分湿润头发，取适量洗发液于掌心，均匀涂遍头发，由发际至头顶用指腹轻轻按摩头皮。一手抬起头部，另一手洗净枕后头发，确保水温合适，用力适中，避免用指甲搔抓，以防损伤头皮。温水冲洗头发，直至冲净，洗发液残留会刺激头发和头皮
擦干梳发	洗发毕，取下眼部的纱布或眼罩及耳内的棉球，解下颈部毛巾包住头发，撤去洗头用具，协助患者仰卧于床正中，用包头的毛巾揉搓头发，再用浴巾擦干或电吹风吹干，避免患者着凉，确保患者安全，使患者整洁舒适。梳理成患者喜欢的发型，擦干患者面部，酌情使用护肤品
整理记录	撤去用物，协助患者取舒适卧位。整理床单位，还原床旁桌椅。洗手，记录

4. 评价

（1）患者头发清洁、感觉舒适、个人形象良好。

（2）护士操作熟练规范，动作轻柔，关心患者。

（3）护患沟通有效，患者安全、满意。

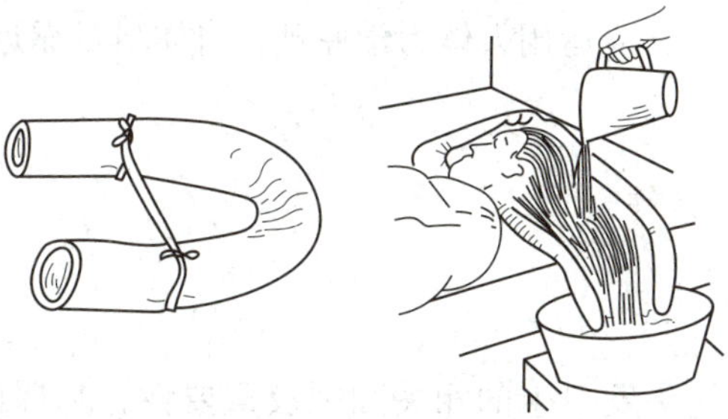

图 11－4　马蹄形垫洗头法

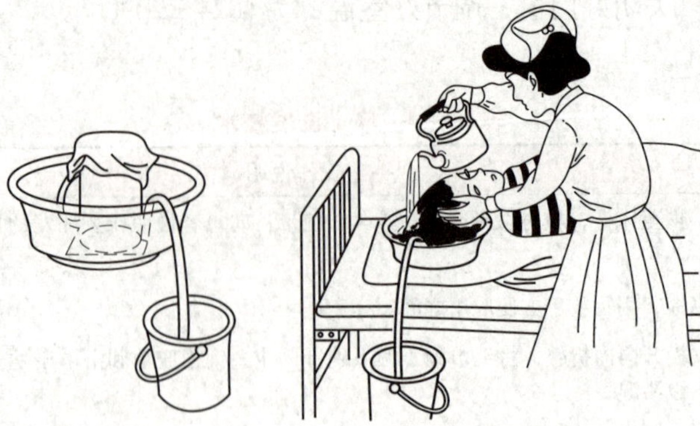

图 11-5　扣杯式洗头法

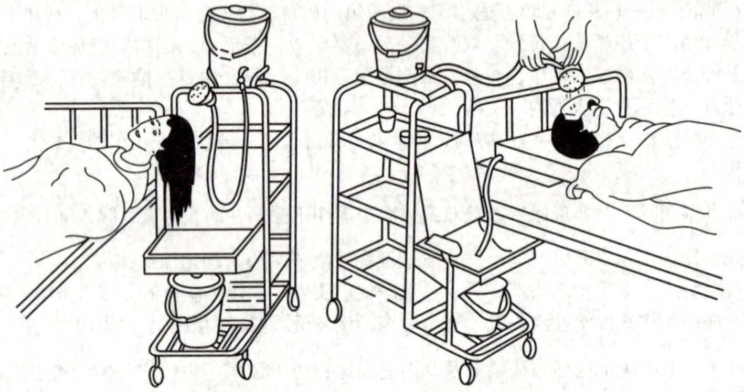

图 11-6　洗头车洗头法

【注意事项】

1. 操作中随时与患者交流，观察病情变化，如面色、脉搏、呼吸有异常时应停止操作。

2. 洗发时间不宜过久，避免引起患者头部充血或疲劳不适。

3. 病情危重、身体虚弱的患者不宜洗发。

4. 护士为患者洗头时，应运用人体力学原理，身体尽量靠近床边，保持良好姿势，避免疲劳。

三、头发健康及保养

（一）头发卫生习惯

指导患者及家属了解头发卫生的相关知识及重要性，掌握保养头发的方法，养成良好的卫生习惯。选择合适的梳子，以胶木、木质和牛角的较好，梳齿以钝圆为宜。鼓励患者每日梳发 2~3 次，根据病情每周可洗发 1~2 次。

（二）洗护用品选择

头发污垢一方面是灰尘等残留物，另一方面是头皮所分泌的油脂及汗液。因此，应选择洗净力适中、具有细致泡沫及刺激性小的洗发液。若使用洗净力过强的洗发液，会使毛发必需的脂肪成分过分脱落，造成头发干燥且容易生成头皮屑。护发素中的正电荷可以中和发丝中的负电荷，从而减少发丝间的静电和摩擦力，使头发易于梳理；此外，护发素还可以滋润头发，修补断裂的头发，对头发的呵护有重要的作用。

PPT

第三节　皮肤护理技术

皮肤是人体最大的器官，由表皮、真皮和皮下组织构成，并通过皮下组织与深部组织相连，其附属物包括毛发、汗腺、皮脂腺等。皮肤具有保护机体，调节体温、吸收、分泌、排泄及感觉等功能。进行皮肤护理，保持皮肤清洁，是促进患者舒适和健康的一项重要措施。

一、皮肤护理的评估

（一）皮肤状况

皮肤护理的评估见表 11－5。

表 11－5　皮肤状况评估表

评估项目	评估结果	
	正常	异常
颜色	红润，有光泽	苍白，发红，黄疸，色素沉着
温度	正常	高于或低于正常体温
柔软度和厚度	柔软细腻	粗糙，皲裂，局部皮肤增厚或变薄
弹性	富有弹性及活力	失去弹性，皮肤松弛
完整性	完整	水肿，破损，斑点，丘疹，水疱，硬结，感染
感觉	正常不敏感	对刺激敏感，迟钝或无反应
清洁	滋润有光泽，光滑，平整	干燥，油腻，出现皱纹，汗液量多

（二）自理能力

进行皮肤护理时，首先应评估患者的自理能力，根据患者的具体病情提供相应的护理措施。对于能够自理的患者，护士可提供皮肤清洁与保养的健康指导；对于部分自理和完全不能自理的患者，如意识障碍、瘫痪或软弱无力、关节活动受限等，可由护士协助对其进行皮肤的清洁护理。

（三）卫生知识

根据患者的皮肤状况、个人喜好及洗浴用品的性质正确选择洗浴用品。①浴皂可有效清洁皮肤。对于皮肤易过敏者，应使用低过敏性浴皂。对于皮肤特别干燥或有破损者，应使用温水清洗，避免使用浴皂。②润肤剂于体表形成油脂面，可防止水分蒸发，具有软化皮肤作用。常用的润肤剂包括羊毛脂和凡士林类护肤品。③爽身粉可减少皮肤摩擦，吸收多余水分，抑制细菌生长。

二、皮肤护理

保持皮肤清洁，促进细胞新陈代谢，除去皮肤表面积聚的污垢。

（一）淋浴和盆浴

适用于病情较轻，能自行完成沐浴过程的患者。护士可根据其自理能力给予协助。

【目的】

1. 去除皮肤污垢，保持皮肤清洁，使患者舒适。
2. 促进皮肤血液循环，增强皮肤的排泄功能，预防皮肤感染、压疮等并发症。
3. 缓解肌肉的紧张度，增强皮肤对外界刺激的敏感性。
4. 观察和了解患者的情况，满足患者的身心需要。

【操作程序】

1. 评估

（1）患者的年龄、病情、意识及治疗情况。

（2）患者皮肤情况及日常沐浴习惯。

（3）患者的心理状态与合作程度。

2. 计划

（1）护士准备　衣帽整洁，修剪指甲，洗手，戴口罩。

（2）患者准备　患者和家属了解淋浴和盆浴的目的、方法及注意事项。

（3）用物准备　脸盆、毛巾、浴巾、浴皂或浴液、清洁衣裤、防滑拖鞋、手消毒液。

（4）环境准备　调节浴室温度至（24±2）℃；水温保持在40～45℃；浴室内有信号铃、扶手、浴盆，地面有防滑设施。必要时备椅子。

3. 实施　见表11－6。

表11－6　淋浴和盆浴技术

操作步骤	操作说明
核对解释	备齐用物、携至床旁，核对患者床号、姓名、腕带，向患者说明淋浴和盆浴的目的及注意事项，如信号铃的使用方法、水温调节法、勿用湿手接触电源开关等
进入浴室	携带用物，送患者入浴室，并安置好患者。嘱其勿闩门，可在门外挂“正在使用”牌；防止意外发生，确保患者安全
协助洗浴	如为盆浴，先调好水温，浴盆中的水位不可超过心脏水平，以免引起胸闷；协助患者进出浴盆防止滑倒；注意沐浴时间，浸泡时间不可超过20分钟，浸泡过久容易导致憋闷、晕厥等
观察记录	浴后观察患者情况；若遇患者发生意外，应迅速救治和护理；协助患者回病室休息，必要时做好记录

4. 评价

（1）患者沐浴过程安全，无意外发生。

（2）沐浴后患者感到舒适、清洁、精神放松和愉快。

【注意事项】

1. 沐浴应在进餐1小时后进行，以免影响消化功能。

2. 沐浴中防止患者受凉、晕厥、烫伤、滑倒等意外情况发生。

3. 女性月经期间、妊娠7个月以上的孕妇禁用盆浴；衰弱、创伤和患心脏病需要卧床休息的患者不宜淋浴或盆浴。

4. 操作过程中注意观察病情，如患者出现寒战、面色苍白、呼吸急促等情况时，应立即停止淋浴或盆浴，并给予适当处理。

5. 传染病患者根据病种、病情，按隔离消毒原则进行洗浴。

（二）床上擦浴

适用于病情较重、长期卧床、制动或活动受限（如使用石膏、牵引）及身体衰弱而无法自行沐浴的患者。

【目的】

1. 同“淋浴与盆浴”。

2. 协助患者活动肢体，防止关节僵硬和肌肉痉挛。

【操作程序】

1. 评估

（1）患者的年龄、病情、意识及治疗情况。

（2）患者皮肤卫生状况。

（3）患者的心理状态与合作程度。

2. 计划

（1）护士准备　衣帽整洁，修剪指甲，洗手，戴口罩。

（2）患者准备　患者和家属了解床上擦浴的目的、操作过程及配合要点；病情稳定，全身皮肤情况较好。

（3）用物准备　脸盆、足盆各一只，水桶两只（一桶盛50～52℃热水，另一桶盛接污水）、毛巾2条、浴巾2条、小橡胶单、浴皂或浴液、梳子、小剪刀、50%乙醇、润滑剂（不主张使用爽身粉）、清洁衣裤和被服、手消毒液。需要时备便盆、便盆巾、屏风。

（4）环境准备　关好门窗，调节室温，为（24±2）℃，屏风或围帘遮挡。

3. 实施　见表11－7。

表 11－7　床上擦浴技术

操作步骤	操作说明
核对解释	备齐用物、携至床旁，核对患者床号、姓名、腕带，向患者说明床上擦浴的目的、配合要点
调节温度	关闭门窗调节室温，防止患者受凉。用屏风遮挡，按需给予便盆。调节病床高度，放平床头及床尾支架，放下近侧床栏，松开床尾盖被，将患者身体移向床缘。调试水温，将脸盆放于床尾椅上，倒入热水 2/3 满
清洗面部	将微湿的热毛巾包在右手上，毛巾折叠成手套状（图 11－7），为患者洗脸及颈部 洗眼部：由内眦擦向外眦，同法擦洗另一侧，防止眼部分泌物进入鼻泪管 洗脸、鼻、颈部：手套式持巾，按照“3”字形擦洗一侧额部、面颊部、鼻翼、人中、耳后、下颌直至颈部，同法擦洗另一侧。注意擦净耳郭、耳后及皮肤褶皱处
擦洗上肢	为患者脱去上肢衣服（先脱近侧，后脱远侧。如有肢体外伤或活动障碍，先脱健侧，后脱患侧），暴露一侧上肢，浴巾铺于一侧上肢下，一手支托患者肘部及前臂，另一手先用涂沐浴液的小毛巾由远心端向近心端擦洗，再用湿毛巾拭去浴液，直至擦净浴液为止，最后大浴巾边按摩边擦干。同法擦洗另一侧上肢
泡洗双手	将患者双手浸泡盆内热水中，浸泡可软化皮肤角质层，便于清除指甲下的污垢
擦洗胸腹	换水，将浴巾铺于患者胸腹部，一手略掀起浴巾，一手依次擦洗胸部及腹部，注意脐部及乳房下部的清洁
擦洗背部	协助患者翻身侧卧，浴巾铺于患者背侧身下。依次擦洗后颈部、背部和臀部，按需要进行背部护理。擦洗后可用 50% 乙醇按摩受压部位。协助患者穿上清洁上衣（先穿对侧，后穿近侧。如肢体有外伤，先穿患侧，后穿健侧）
擦洗下肢	脱下裤子，将浴巾一半铺于一侧腿下，另一半覆盖腿上，减少身体暴露。依次擦洗踝部、小腿、大腿、腹股沟、髋部（从远心端向近心端），用浴巾轻拍或拭干，同法擦洗另一侧下肢
泡洗双足	协助患者两腿屈膝，置小橡胶单、浴巾于患者脚下，足盆放于小橡胶单之上，护士一手把持足盆，一手将患者两脚分别放于热水中浸泡、洗净
擦洗会阴	铺浴巾于患者臀下，换盆、换水，协助或指导患者清洗会阴部，女患者由耻骨联合向肛门方向清洗。为患者换上清洁的衣裤
整理记录	取舒适卧位，清理用物，整理床单位。洗手，记录

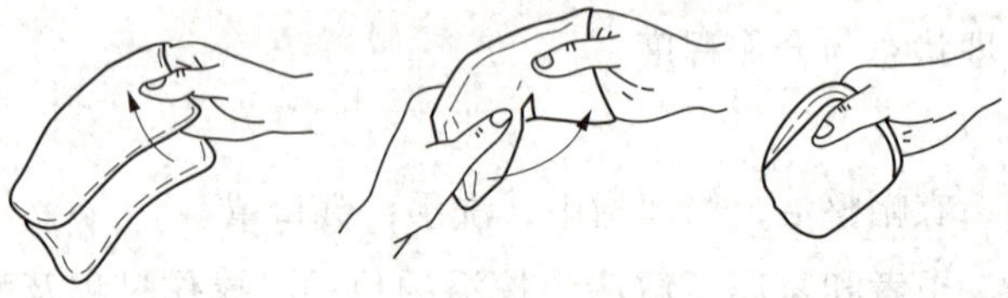

图 11－7　包小毛巾法

4. 评价

（1）操作方法正确，动作轻柔，无皮肤损伤等并发症。

（2）患者感到身体清洁、舒适，身心愉快。

【注意事项】

1. 擦浴时注意患者保暖，控制室温，随时调节水温。
2. 动作轻柔、敏捷，注意遮挡，保护患者自尊。
3. 注意脐部的清洁，擦净腋窝、腹股沟等皮肤皱褶处。
4. 观察病情变化及全身状况，如出现寒战、面色苍白等应立即停止擦洗，并给予适当处理。

5. 擦浴过程中，遵循节力原则，两脚分开，降低身体重心。端盆时尽量靠近身体，避免损伤腰部肌肉。

6. 休克、心力衰竭、心肌梗死、脑出血、脑外伤、大出血等患者禁忌擦浴。

三、压疮的预防及护理

压疮也称压力性溃疡，是身体局部组织长期受压，血液循环障碍，局部组织持续缺血、缺氧、营养缺乏，引起的组织破损和坏死。

（一）压疮发生的原因

1. 力学因素　卧床患者长时间不改变体位，局部组织受压过久，出现血液循环障碍。引起压疮发生的力学因素主要是垂直压力、摩擦力和剪切力，通常是 2～3 种力联合作用所致（图 11－8）。

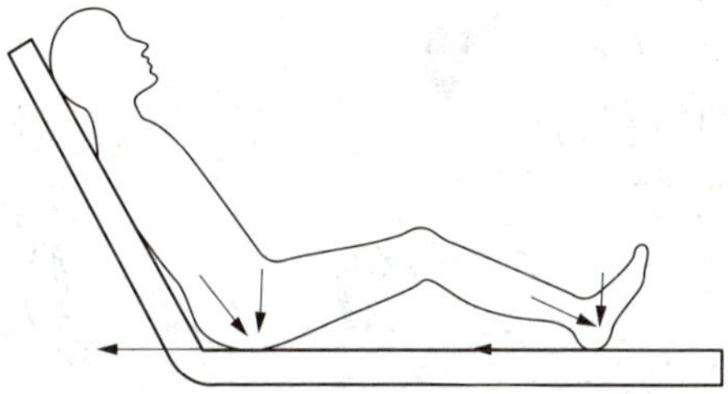

图 11－8　力学因素

（1）垂直压力　是引起压疮最主要的原因。单位面积承受的压力越大，组织发生压疮所需要的时间越短。当持续性垂直压力超过毛细血管压（正常为 16～32mmHg）时，即可阻断毛细血管对组织的灌注，致使氧和营养物质供应不足，代谢废物排泄受阻，导致组织发生缺血、溃烂或坏死。垂直压力常见于长时间采用某种体位，如卧位、坐位者。

（2）摩擦力　是指相互接触的两物体在接触面上发生的阻碍相对运动的力。摩擦力可直接损伤皮肤角质层，使皮肤抵抗力下降。患者在床上活动时骶尾、足跟等处经常与床面出现摩擦，造成擦伤，如果再受到汗液、尿液或渗出液的浸渍，就更容易发生压疮。

（3）剪切力　是由两层组织相邻表面间的滑行而产生进行性的相对移位所引起的，是由摩擦力和压力相加而成。剪切力的产生与体位关系密切，如当患者半卧位时，由于重力的作用可使身体下滑，皮肤与床铺出现平行的摩擦力，加上皮肤垂直方向的压力，从而导致剪切力发生，引起局部皮肤血液循环障碍，而发生压疮。

2. 局部潮湿或排泄物的刺激　皮肤经常受到汗液、尿液、各种渗出液、引流液等物质的刺激，引起皮肤酸碱度的改变，致使表皮角质层的抵抗力下降，皮肤组织破损，容易继发感染。

3. 医疗用物使用不当　使用石膏绷带、夹板固定时，衬垫不当，松紧不适宜，致使局部血液循环不良。

4. 营养状况 全身营养不良和水肿者，皮肤变薄，抵抗力减弱，受力后容易破损；营养摄入不足，则蛋白质合成减少，皮下脂肪减少，肌肉萎缩，受压处缺乏肌肉和脂肪组织的保护，引起血液循环障碍，因而易发生压疮。

5. 其他 年龄、体温过高、医疗器械使用不当、机体活动或感觉障碍等会引起皮肤易损性增加、局部压力增大和温湿度改变或保护性反应迟钝等而易发生压疮。

（二）压疮易发部位

压疮好发于受压和缺乏脂肪组织保护，无肌肉包裹或肌层较薄的骨骼隆突处。卧位不同，受压点及好发部位也不同（图 11－9）。

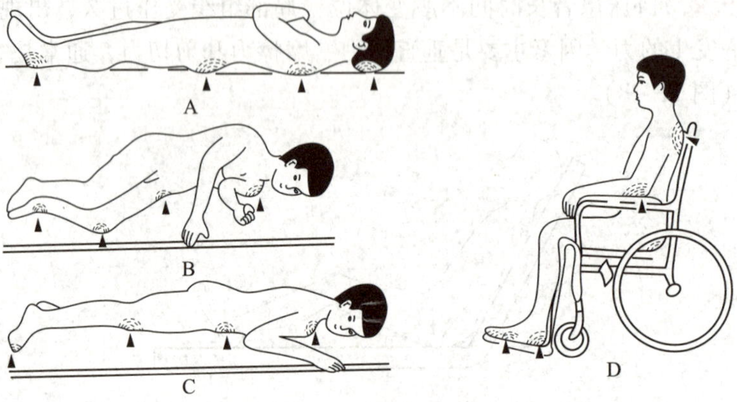

图 11－9 压疮好发部位

1. 仰卧位 好发于枕骨粗隆、肩胛部、肘部、脊椎体隆突处，骶尾部、足跟部。

2. 侧卧位 好发于耳郭、肩峰部、肘部、髋部、膝关节的内外侧、内外踝处。

3. 俯卧位 好发于耳郭、面颊部、肩部、女性乳房、男性生殖器、髂嵴、膝部、脚趾处。

4. 坐位 好发于坐骨结节。

知识拓展

耳廓

又名耳郭，外耳的一部分，有收集声波的作用，位于头部两侧。它的大部分是以弹性软骨为支架，覆以皮肤，只有薄薄的结缔组织填充其中，很容易损坏。如果耳廓长期受压，将造成养分无法有效供给耳廓的皮肤、软骨和软骨膜，易致局部破损或坏死。

（三）压疮的预防

压疮预防的关键在于加强管理，消除危险因素，要求做到“七勤一好"，即勤观察、勤翻身、勤擦洗、勤按摩、勤整理、勤更换、勤交班、营养好。

1. 避免局部组织长时间受压

（1）定时翻身　翻身可间歇性解除局部组织承受的压力。应鼓励和协助卧床患者经常更换卧位，可采用人工手动或电动翻身床协助患者翻身，翻身的间隔时间视病情及受压处皮肤情况而定，一般每2小时翻身一次，必要时1小时翻身一次。建立床头翻身记录卡（表11－8）。

表11－8　翻身记录卡

姓名：	床号：			
日期/时间	卧位	皮肤情况	备注	执行者

（2）保护骨隆突处和支持身体空隙处　对易发生压疮者，使用各种床垫，如海绵垫褥、气垫褥、水褥或软枕、羊皮垫等可使支撑体重的面积增大，降低骨隆突处皮肤所受的压力。骨隆突部位还可以使用透明贴或减压贴保护。

（3）正确使用石膏绷带及夹板固定　对使用石膏绷带、夹板、牵引的患者，衬垫应平整，松软适度，并严密观察局部状况及指（趾）端的皮肤颜色、温度、运动及感觉；认真听取患者的反应，如发现石膏绷带凹凸不平，应立即报告医生，及时处理。

2. 避免或减少摩擦力和剪切力的作用　为避免剪切力的产生，患者需采取有效体位。半卧位时，如无特殊禁忌，床头抬高≤30°，为防止身体下滑，可在足底部放置一软垫，并屈髋30°，于腘窝下垫软枕。长期坐轮椅的患者，应保持正确坐姿，尽量坐直并紧靠椅背，必要时垫软枕；两膝关节屈曲90°，双足平放于脚踏板，可适当给予约束。为避免摩擦力的形成而损伤患者皮肤，在协助患者翻身或搬运患者时，应使用有效翻身技巧，将患者身体抬离床面，避免拖、拉、推等动作。使用便盆时，便盆不应有损坏；使用时应协助患者抬高臀部，不可硬塞、硬拉，必要时在便盆边缘垫以软纸或布垫，防止擦伤皮肤。此外，保持床单和被褥清洁、平整、无碎屑，避免皮肤与床单、衣服皱褶、碎屑产生摩擦而损伤皮肤。

3. 避免潮湿刺激　对有大小便失禁、出汗及分泌物较多的患者应及时擦洗皮肤；床铺要经常保持清洁干燥，平整无渣屑；被服污染要及时更换，不可让患者直接卧于橡胶中单或塑料布上；小儿要勤换尿布。

4. 促进局部血液循环　对长期卧床的患者，最有效的促进血液循环的方法是使患者做主动的或被动的肢体运动，如每日进行全范围关节运动，维持关节的活动性和肌肉张力，促进肢体的血液循环。此外，协助患者定时更换卧位；红外线或烤灯进行照射；维持适当的室内温度；盆浴或用湿热毛巾擦背；常规检查受压处皮肤情况，对受压部位的皮肤进行按摩等均可以改善该部位血液循环，促进静脉回流，起到预防压疮的作用。但需要注意的是，对于因受压而出现反应性充血的皮肤组织则不主张按摩，因此时软组织已经受到损伤，实施按摩会造成深部组织损伤。

（1）手法按摩　①局部按摩：蘸少许50%乙醇或润滑剂，以手掌大鱼际和小鱼际紧贴受压皮肤，作向心方向按摩，力量由轻到重，再由重到轻，每次3~5分钟。②全背按摩：协助患者侧卧或俯卧，露出背部，先用热水进行擦洗，再以两手或一手蘸50%乙醇或润滑剂按摩。可采用按摩法、揉捏法、叩击法等（表11-9）。

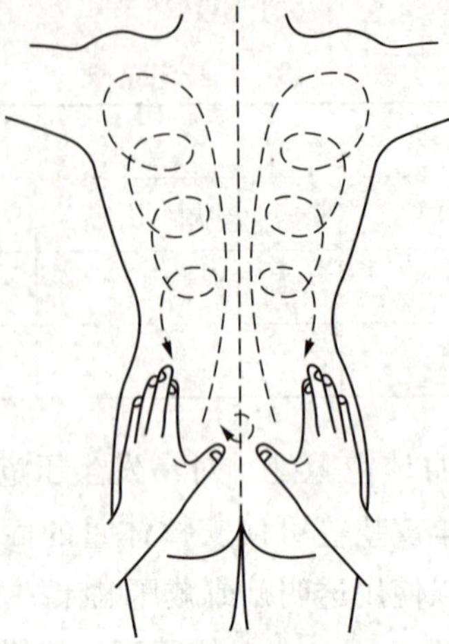

图11-10　背部按摩

表11-9　全背按摩

方法	操作说明
按摩法	用双手手掌的大鱼际和小鱼际，从患者骶尾部开始，以环形动作沿脊椎两侧边缘向上按摩（力量要足够刺激肌肉组织），至肩部后（手法稍轻）向下至腰部，按摩后手再轻轻滑至臀部及尾骨处。如此反复有节奏地按摩数次。再用拇指指腹由骶尾部开始沿脊柱按至第7颈椎处（图11-10）
揉捏法	用大拇指及其余四指连串抓起或捏起大块肌肉，采取有节律地抓或压的动作、先揉捏患者侧背部及上臂，再由臀部往上至肩部，同法揉捏另一侧
叩击法	用两手掌小指侧，轻轻叩敲臀部、背部及肩部

（2）电动按摩器　电动按摩器是依靠电磁作用，引导按摩器头振动，以代替各种手法按摩，操作者应根据不同部位选择合适的按摩头，并将按摩器头紧贴皮肤进行按摩。

5. 改善机体营养状况　营养不良是导致压疮的内因之一，也是直接影响压疮愈合的因素。合理的膳食是改善患者营养状况、促进疮面愈合的重要条件。因此，在病情允许下，应给予高蛋白、高热量、高维生素、富含矿物质的饮食，以增强机体抵抗力和组织修复能力，促进创面愈合。必要时还可采取支持疗法，如补液、输血、肠外高营养等。

6. 健康教育　为使患者及家属积极有效地参与或独立地采取预防压疮的措施，就必须使其了解压疮发生、发展及预防和护理的知识。如经常改变体位，掌握翻身技巧，经常自行检查皮肤状况，保持身体及床褥的清洁等。

（四）压疮的分期及临床表现 微课

压疮的发生为渐进性过程，目前常用的分类系统是依据局部组织损伤程度将压疮分为四期（图 11－11）。

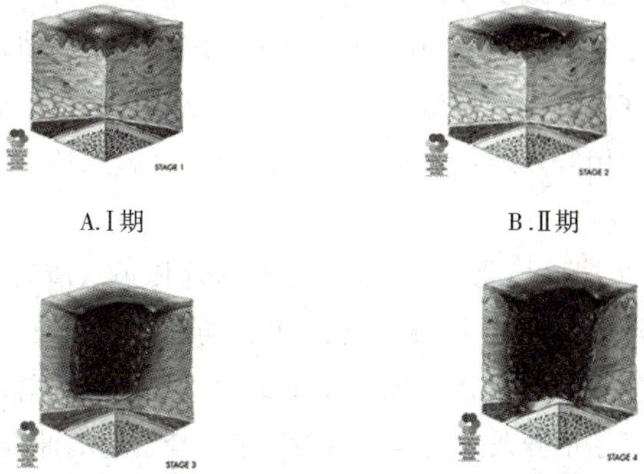

A.Ⅰ期　B.Ⅱ期

C.Ⅲ期　D.Ⅳ期

图 11－11　压疮的分期

1. 淤血红润期（Ⅰ期）　此期为压疮的初期。局部皮肤出现暂时性血液循环障碍，表现为红、肿、热、麻木或有触痛，解除压力 30 分钟后，皮肤颜色不能恢复正常。此期皮肤的完整性未受到破坏，为可逆性改变，若能及时去除原因，可阻止压疮的发展。

2. 炎性浸润期（Ⅱ期）　红肿部位如继续受压，血液循环仍得不到改善，静脉回流受阻，局部静脉淤血。受压表面可呈紫红色，皮下产生硬结，表皮水疱形成，极易破溃，患者有疼痛感。此期若及时解除受压，改善血液循环，清洁创面，仍可防止压疮进一步发展。

3. 浅度溃疡期（Ⅲ期）　全层皮肤破坏，可深及皮下组织和深层组织。表皮水疱逐渐扩大破溃，真皮创面有黄色渗出物，感染后脓液流出，浅层组织坏死，溃疡形成，疼痛加重。

4. 坏死溃疡期（Ⅳ期）　为压疮严重期。表现为坏死组织侵入真皮下层和肌肉层，感染向周围及深部组织扩展，可深达骨骼。脓性分泌物增多，坏死组织发黑，有臭味，严重者细菌入血可引起脓毒败血症，造成全身感染，危及患者生命。

（五）压疮的治疗及护理

压疮发生后，应在积极治疗原发病的同时，实施全身治疗，增加营养摄入，增强机体抵抗力，给予科学饮食，增加蛋白质、维生素及微量元素的摄入，加强局部治疗和护理。

1. 淤血红润期（Ⅰ期）　此期护理原则是去除致病原因，加强护理，防止压疮继续发展。如增加翻身次数，避免局部组织受压过久；避免潮湿、摩擦的刺激；改善全身营养状况；促进局部血液循环等。

2. 炎性浸润期（Ⅱ期） 此期护理原则是保护皮肤，避免感染。除继续加强上述措施外，对未破的小水疱要减少摩擦，防止破裂感染，使其自行吸收；大水疱可在无菌操作下用注射器抽出疱内液体（不必剪去表皮），然后涂以消毒液，用无菌敷料包扎。若水疱已破溃并露出创面，需消毒创面及周围皮肤，并根据创面类型选择合适的伤口敷料。另外配合使用红外线或紫外线照射治疗，可起到消炎、干燥、促进血液循环的作用。

3. 浅度溃疡期（Ⅲ期） 此期护理的重点是解除压迫、清洁创面，清除浅层坏死组织，处理伤口渗出液，促进肉芽组织生长。并预防和控制感染。

根据伤口类型选择伤口清洗液。创面无感染时，可用生理盐水进行冲洗；创面有感染时，需根据创面细菌培养及药物敏感试验结果选择合适的冲洗液，如可选用3%过氧化氢溶液等。另外，为控制感染和增加局部营养供给，可在局部创面采用药物治疗如碘伏、胰岛素、碱性成纤维因子等，或采用具有清热解毒、活血化瘀、去腐生肌的中草药治疗。

4. 坏死溃疡期（Ⅳ期） 此期除继续加强浅度溃疡期的治疗和护理措施外，采取清创术清除焦痂和腐肉，处理伤口潜行的窦道以减少死腔，并保护暴露的骨骼、肌腱和肌肉。对深达骨质、保守治疗效果不佳或久治不愈的压疮可采取外科手术治疗，如手术修刮引流、植皮修补缺损或皮瓣移植术等。

思政小课堂

案例回顾： 患者，女，51岁。因上消化道出血住院，剖腹探查术后于下午回病房，患者自觉冷，便让家属准备暖水袋放于肩部。第2天早晨床旁交接班时，护士着重交接患者骶尾部和足跟处皮肤情况，却忽略了肩部的皮肤，而接班护士为长白班，知晓患者昨日应用暖水袋，但并未巡视检查、指导使用。夜间护士接班时查看患者周身皮肤，发现患者右肩部烫伤水疱，面积约10cm×6cm。立即给予相关处理，并上报。

案例思考： 在以上案例中发现了什么问题？如何做才能规避此类问题的发生？

案例分析： 护理是一门精细的艺术，细心、认真、谨慎是护理工作中需要的重要品质。案例中的护士忽视患者存在的安全隐患，最终造成差错事故的发生。护士只有时刻把患者的安危放在心上，拥有忠于职守、一丝不苟的职业态度，真正想患者之所想，急患者之所急，深刻意识到疏忽大意可能给患者造成的伤害和痛苦，才能保证患者的安全，提高护理的质量。

第四节　会阴部护理

PPT

会阴部护理的目的是清洁外阴，预防生殖系统或泌尿系统的逆行感染。由于会阴部有许多孔道，毛发浓密，温度高而潮湿，有利于病原菌生长或由此路径侵入体内。因此，会阴部清洁护理对预防感染及增进患者舒适十分必要，特别是对生殖系统及泌尿系统炎症、大小便失禁、局部皮肤破损、分泌物增多或尿液浓度过高、留置尿管、产后及各种会阴部手术后的患者尤为重要。

一、会阴部的清洁护理

【目的】

1. 去除会阴部异味，预防和减少感染，保持舒适。
2. 防止皮肤破损，促进伤口愈合。
3. 导尿术、留取标本、会阴部手术前准备。

【操作程序】

1. 评估

（1）患者的年龄、病情、意识及治疗情况。

（2）患者会阴部清洁程度、皮肤黏膜情况，有无伤口、流血及流液情况。

（3）患者的心理状态与合作程度。

2. 计划

（1）护士准备　衣帽整洁，修剪指甲，洗手，戴口罩。

（2）患者准备　患者了解会阴护理的目的、操作过程及配合的要点。

（3）用物准备　毛巾、浴巾（2 块）、无菌棉球、无菌纱布、无菌溶液、大量杯、镊子、橡胶中单、中单、一次性手套、浴毯、卫生纸、水壶内盛温水（50～52℃）、便盆及便盆巾、围帘或屏风。

（4）环境准备　关好门窗，调节室温至 24～25°C 以上，以屏风或围帘遮挡。

3. 实施　见表 11－10。

表 11－10　会阴部清洁护理

操作步骤	操作说明
核对解释	备齐用物、携至床旁，核对患者床号、姓名、腕带，向患者说明会阴清洁的目的，取得配合
环境准备	关闭门窗，屏风或围帘遮挡患者，室内家属（特别是异性）回避，保护患者隐私
会阴擦洗法	
安置卧位	备齐用物携至患者床旁，再次核对患者，调试水温，防止烫伤。将水盆和纸巾放在床旁桌上，将水壶中的温水倒入盆中。戴好一次性手套，防止交叉感染。协助患者取仰卧位，脱去左裤腿，盖于右腿上，左腿部用盖被盖好，右腿用浴巾覆盖，上半身用盖被或浴毯盖好

续表

操作步骤	操作说明
擦洗会阴	**男患者** 将毛巾浸湿并拧成微干，缠绕在手上成手套式，依次擦洗一侧大腿内侧、腹股沟、阴阜部位；同法擦洗另一侧，用浴巾擦干各部位。将阴茎轻轻提起，浴巾铺于阴茎下方，由尿道口向外环形擦洗尿道口、龟头及冠状沟部位（图 11－12），更换毛巾，如此反复擦洗，直到擦净为止。将浴巾垫于阴囊下部，擦洗阴囊的上部，轻轻托起阴囊，擦洗阴囊下部，用浴巾擦干阴囊，阴囊部位受压容易引起患者不适，动作应轻柔，阴囊皱褶部位重点擦洗 **女患者** 左手轻轻按住阴唇使其闭合，右手擦洗一侧阴唇外侧皮肤，更换毛巾，擦洗另一侧。左手分开阴唇，暴露尿道口及阴道口。将毛巾浸湿拧成微干缠绕于右手上，从上而下擦洗阴唇周围皮肤、阴蒂及尿道口黏膜部位，反复擦拭各部位，直至干净为止。每擦一处，更换毛巾的不同部位，以保持清洁效果
肛门护理	协助患者取侧卧位，浴毯盖好上半身，下肢用盖被盖好，暴露臀部。擦洗肛门，观察臀部及肛门周围皮肤情况，大小便失禁者，做好肛周皮肤护理，在肛门和会阴部涂抹凡士林或氧化锌软膏，协助穿好衣裤
整理记录	协助患者取舒适卧位，询问并满足患者需要，整理床单位及用物，洗手，记录
会阴冲洗法	
安置卧位	协助患者取屈膝仰卧位，方法同上。在患者臀下铺上橡胶中单及中单，将便盆放于臀下
冲洗会阴	用大棉球堵住阴道口，防止水流入阴道。左手持大量杯，右手持镊子夹取棉球，将冲洗溶液慢慢倒下，询问患者水温是否合适，边冲洗、边擦拭，直至干净为止，每擦洗一个部位，更换一个棉球。依次冲洗阴阜、大腿上 1/3 内侧、大阴唇、小阴唇、会阴、肛门（图 11－13）
整理记录	冲洗完毕，撤去便盆、中单及橡胶中单。协助患者取舒适卧位，询问并满足患者需要，整理床单位。整理用物，洗手，记录

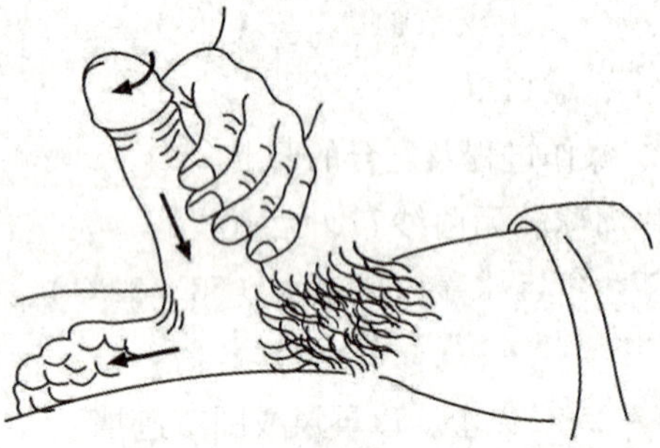

图 11－12　男性患者会阴部擦洗

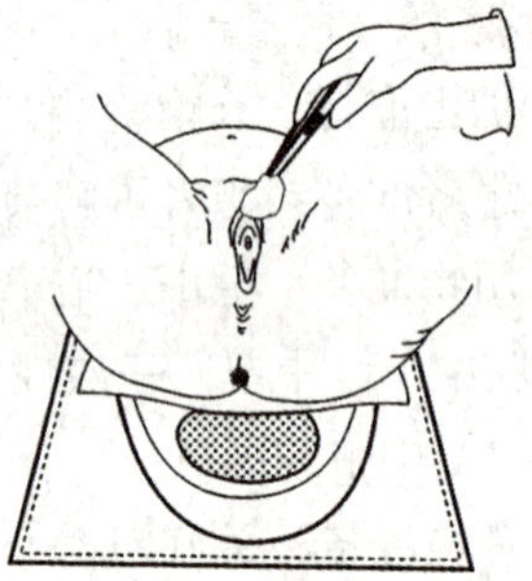

图 11－13　女性患者会阴部冲洗

4. 评价

（1）操作方法正确，动作轻柔，患者舒适。

（2）会阴部无异味及分泌物、清洁干净。

（3）护患沟通有效，患者理解并主动配合。

【注意事项】

1. 操作过程中，不宜过多的暴露患者，防止受凉。注意维护患者的自尊，征得患者同意并遮挡患者。

2. 进行会阴擦洗时，每擦洗一个部位，毛巾应清洗一次或更换毛巾的位置。如用棉球擦洗，每擦洗一处应更换一个棉球。

3. 如患者会阴部有伤口或手术，应按无菌操作进行，防止交叉感染。

4. 护士在操作时，应符合人体力学原则，保持良好的身体姿势，注意节时省力。

二、便盆使用法

当患者由于病情限制，需在床上排尿、排便时，护士需要指导病人正确使用便盆，并给予帮助。常用便盆包括便盆和尿壶，便盆的材质有搪瓷、塑料和金属 3 种。临床上便盆应用较广泛，尿壶多用于卧床的男性病人。

【目的】

为卧床的患者提供便盆，满足其排泄的需求。

【操作程序】

1. 评估

（1）患者的年龄、病情、意识及治疗情况；患者的心理状态与合作程度。

（2）患者会阴部有无感染、有无破损、有无异味及分泌物等情况。

2. 计划

（1）护士准备　衣帽整洁，洗手，戴口罩。

（2）患者准备　患者了解便盆的使用方法、注意事项和配合要点。

（3）用物准备　便盆、便盆巾、卫生纸、手消毒液。

（4）环境准备　关闭门窗，屏风遮挡。

3. 实施　见表 11－11。

表 11－11　便盆使用法

操作步骤	操作说明
核对解释	备齐用物携至床旁，核对患者床号、姓名、腕带，做好解释以取得配合
环境准备	关闭门窗，屏风或挂帘遮挡患者，室内家属（特别是异性）暂时回避
便盆准备	便盆使用前必须擦干，以免弄湿衣服及盖被，天冷时，先把便盆加温，必要时在便盆边缘垫软纸或垫布，以免损伤骶尾部皮肤
安置卧位	将橡胶单及中单垫于患者臀下。协助患者脱裤，取屈膝仰卧位
放置便盆	能配合的患者，嘱其双脚向下蹬床，抬起背部和臀部，护士一手协助患者托起腰骶部，一手将便盆置于臀下（图 11－14A）。若患者不能配合，先协助患者侧卧，放置便盆于患者臀部后，护士一手紧按便盆，另一手帮助患者恢复平卧位（图 11－14B）；或两人协力抬起患者臀部放置便盆。检查患者是否坐于便盆中央，尊重患者意愿，酌情守候床旁或暂离病室。离开病室前，应将卫生纸、呼叫器等放于患者身边易取处
撤出便盆	排便完毕，根据患者的病情，协助擦拭会阴部。取出便盆，观察大小便情况，盖上便盆巾移走，如有异常，通知医生
整理记录	协助患者取舒适卧位，询问并满足患者需要，整理床单位，开窗通风，清理用物，洗手，记录

4. 评价

(1) 操作方法正确，动作轻柔，患者舒适。

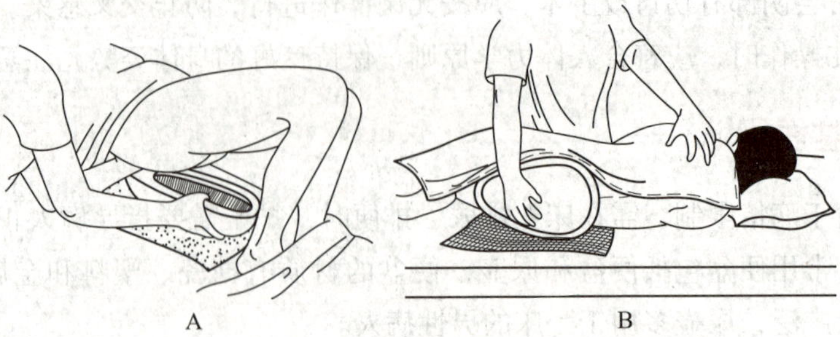

图 11－14　便盆的使用方法

(2) 护患沟通有效，患者能理解并主动配合。

【注意事项】

1. 不可使用破损的便盆，防止皮肤损伤。

2. 护理过程中及时与患者沟通，询问有无不适；便后观察排泄物性状及骶尾部位的皮肤，如有异常及时处理。

3. 床上排便时，注意遮挡患者防止受凉，同时保护患者隐私。

第五节　晨晚间护理

PPT

晨晚间护理是指护士根据病情的需要，为昏迷、瘫痪、高热、危重、大手术后和年老体弱等生活不能自理的患者在晨晚间实施的生活护理，是基础护理的重要内容。护士每日根据患者的身心需要、环境状况于晨间及晚间给予指导或协助患者进行卫生护理及环境的整理，以满足其身心需要，促进舒适、休息与睡眠。

一、晨间护理

晨间护理一般于清晨诊疗工作前完成。

（一）晨间护理目的

1. 促进患者清洁、舒适，预防压疮、肺炎等并发症的发生。
2. 观察和了解病情，为诊断治疗及调整护理计划提供依据。
3. 进行心理和卫生指导，满足患者心理需求，促进护患沟通。
4. 保持病室和床单位的整洁、美观。

（二）晨间护理内容

1. 协助洗漱　根据患者病情和自理能力，协助患者排便、洗漱及进食等。

2. 预防压疮　帮助患者翻身。检查局部皮肤情况，酌情进行皮肤按摩。

3. 观察病情　了解夜间患者睡眠情况及感受，观察病情变化，根据需要进行心理护理及健康教育。

4. 整理床单位　扫净床单并铺好，需要时更换。整理病房内环境。酌情开窗通风、保持室内空气新鲜。

5. 检查各种管道的引流、固定及治疗完成情况，维护管道安全和通畅。

二、晚间护理

（一）晚间护理目的

1. 确保病室安静、清洁，为患者创造良好的夜间睡眠条件，促进患者入睡。
2. 观察和了解病情，满足患者身心需要，促进护患沟通。
3. 预防压疮的发生。

（二）晚间护理内容

1. 睡前指导　指导患者睡前进食不宜过饱，饮水不宜过多，不饮浓茶和咖啡，避免过度兴奋，养成定时就寝的良好习惯。

2. 协助洗漱　根据患者病情和自理能力，协助患者排便、洗漱等，女性患者给予会阴清洗。

3. 环境准备　协助患者取舒适卧位，关大灯，开壁灯或地灯，使光线柔和，酌情关门窗，保持病室安静。

4. 整理床单位　按需更换盖被、大单及中单，根据室温增减盖被，保持床单位平整。

5. 观察病情　经常巡视病房，了解患者睡眠情况，观察病情变化，并酌情处理。

三、卧有患者床更换床单法

长期卧床患者由于疾病限制，只能在床上活动，患者体位的改变，易使床单出现皱褶。出汗或排泄则会使床单位潮湿、污染，影响患者的舒适，并易损伤皮肤发生压疮。因此，护士在执行各项操作及晨晚间护理时，应随时观察床单位和皮肤状况，及时整理及更换床单位，满足患者的身心需求，为患者早日康复奠定良好的基础。

【目的】

1. 保持床铺的清洁、干燥、平整，使患者感觉舒适。
2. 观察患者的病情变化，预防压疮等并发症的发生。
3. 保持病室的整洁美观。

【操作程序】

1. 评估

（1）患者的年龄、病情、意识及治疗情况；患者的心理状态与合作程度。

（2）患者床单位的清洁程度。

2. 计划

（1）护士准备　衣帽整洁，洗手，戴口罩。

（2）患者准备　病情稳定，了解更换床单位的目的、配合方法及所需用时，愿意合作。

（3）用物准备　清洁的大单、中单、被套、枕套、床刷和床刷套、污物袋、手消毒液，需要时备清洁衣裤。

（4）环境准备　根据患者需要调节室温，关门窗，必要时用屏风遮挡。

3. 实施　见表 11－12。

表 11－12　卧有患者床更换床单法

操作步骤	操作说明
核对解释	备齐用物携至床旁，核对患者床号、姓名、腕带，向患者说明操作目的、配合要点
摆置用物	移开床旁椅，放于床尾处，移开床旁桌，距床 20cm 左右，病情允许，放平床头和床尾支架。将清洁被服按使用顺序放于床尾椅上，遵守省力原则
更换床单	针对不同的患者有不同的方法，即侧卧式和平卧式
	侧卧式（图 11－15）
松被翻身	松开床尾盖被，协助患者侧卧于对侧，背向护士，枕头和患者一起移向对侧，必要时竖起床档防止坠床，翻身前安置好导管防止脱管
松单扫床	松开近侧各层床单，将中单向内卷入患者身下，扫净橡胶单，搭于患者身上，将大单向内卷入患者身下，扫净褥垫上的渣屑
铺近侧单	将清洁大单的中线和床的中线对齐，一半塞入患者身下，靠近侧半幅大单，自床头、床尾、中间按顺序铺好。拉平橡胶单，铺上清洁中单，一半塞入身下，半幅中单连同橡胶单一起塞入床垫下
翻身转移	协助患者侧卧于铺好的一边，确保患者安全后转至对侧
铺对侧单	松开各层床单，撤去污中单，扫净橡胶单，搭于患者身上，将污大单放于污物袋中，注意观察患者，安置好各种导管。扫净床褥上的渣屑，依次将清洁大单、橡胶单、中单逐层拉平、铺好。包紧床角，使病床平整、舒适。
	平卧式（图 11－16）
取枕卷单	一手托起患者头部，另一手迅速取出枕头，放于床尾椅上。松开床尾盖被，将床头污大单横卷成筒状，骨科患者可利用牵引架上的拉手抬起上半身
铺单撤单	清洁大单横卷成筒状铺在床头，叠缝中线和床中线对齐，铺好床头大单，然后抬起患者的上半身，将污大单、中单及橡胶单一起从床头卷至患者臀下，同时将清洁大单随着污单从床头拉至臀部。放下患者上半身，抬起臀部，迅速撤去污大单、中单及橡胶单，同时将清洁大单拉至床尾。将污大单及中单放于污物袋中
展平铺好	铺好清洁大单。先铺好一侧橡胶单及中单，将余下半幅塞于床垫下，转至床对侧，将橡胶单、中单铺好
更换被套	有两种方法，即方法一和方法二
取出棉胎	松开被套，解开被尾带子，将污被套自被尾翻卷至被头，取出棉胎，平铺于床上。如果患者能够配合，可请患者抓住被套两角方便操作，避免被头空虚，注意保护患者避免受凉
套上被套	**方法一** 将正面向内的清洁被套铺于棉胎上，翻转拉出被套和棉胎的被角，套清洁被套同时卷出污被套，直至床尾，污被套放于污物袋中 **方法二** 将清洁被套正面向外铺于污被套之上，其尾端向上打开 1/3，将棉胎套入清洁被套内。拉平已套好的棉胎和被套，同时卷出污被套放于污物袋中，系好被套尾端带子。叠成被筒，尾端向内折叠与床尾平齐

续表

操作步骤	操作说明
更换枕套	撤下污枕套，换上清洁枕套，枕头整理松软后放于患者头下，迅速套好以免引起不适
整理用物	协助患者取舒适卧位，必要时拉起床栏。整理床单位，开窗通风，清理用物，洗手。保持室内空气清新

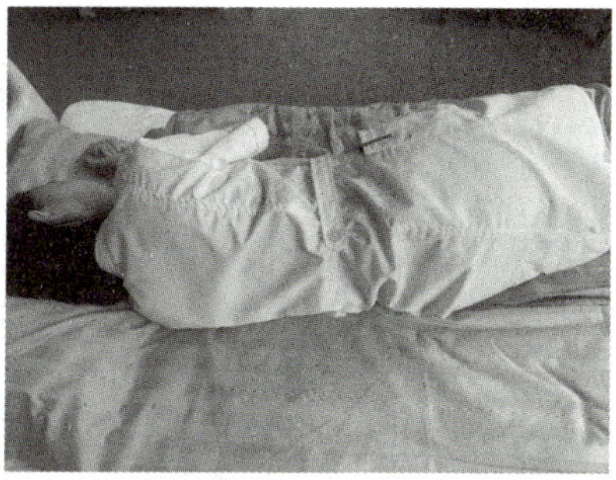

图11－15　卧有患者床更换床单侧卧式

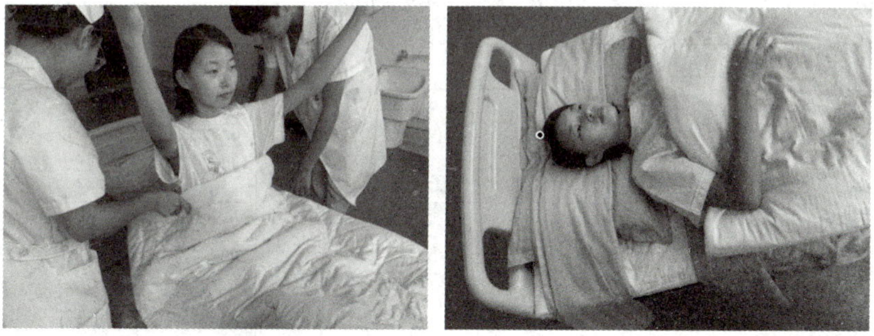

A　　B

图11－16　卧有患者床更换床单平卧式

4. 评价

（1）患者感觉舒适、安全。

（2）操作轻稳，节省体力，床单位整洁、美观。

（3）护患沟通有效，满足患者身心需要。

【注意事项】

1. 操作时动作轻稳，注意节力，若两人配合应动作协调。

2. 保证患者舒适与安全，不宜过多翻动和暴露患者，维护患者隐私，必要时可用床档，保护患者。

3. 患者的衣服、床单、被套等一般每周更换1～2次，如被血液、便、尿液等污染时，应及时更换。

4. 病床应湿式清扫，一床一巾一消毒。禁止在病区走廊地面上堆放更换下来的被服。

口腔护理技术标准化患者（SP）模拟训练及护士应对考核评价

操作流程		SP 模拟要点及考核评价			护士应对要点及考核评价		
		模拟要点	考核评价		应对要点	考核评价	
			考核要点	评价		考核要点	评价
口腔护理	操作前	询问护士：“口腔护理会不会不舒服啊？”	在护士告知要进行口腔护理后发问（5 分）		能准确地回答问题并能安抚患者紧张焦虑的情绪	注重安抚患者情绪（5 分） 如：“不用紧张，我会尽量轻轻为您操作的。”	
			语气焦虑（6 分）			回答问题准确（5 分） 如：“口腔护理时会有点不舒服的！”	
			表情担忧（5 分）			态度真诚温和，使患者信赖（5 分）	
	操作中	告知护士：“我右（左）侧口腔有假牙。”	在护士询问口腔情况后告知说明（5 分）		能给予患者正确的解决方法并安抚患者紧张情绪	注重安抚患者情绪（6 分） 如：“您别担心，我先来看一下您的假牙吧！”	
			描述准确（6 分）			解决方法准确（5 分） 如：“好的，我帮您将假牙暂时取下！”	
			表情担忧（5 分）			态度诚恳，动作轻柔（5 分）	
		擦洗过程中，患者表现出疼痛等不适感	护士嘱咐患者做张口动作后口唇干裂，直接张口会破裂出血（5 分）		能给予患者正确的处理办法并安抚患者紧张情绪	注重安抚患者情绪（5 分） 如：“您不要紧张，放松点！”	
			表情痛苦、紧张（6 分）			处理办法准确（6 分） 如：“我用湿棉球帮您湿润一下嘴唇，等您缓解后，我再操作吧！”	
			缓慢张口，表现真实（5 分）			态度温和，体现爱伤观念（5 分）	
		擦洗过程中，患者表现出张口时间太长，口水积聚想吞咽等不适	护士在擦洗患者（左）右侧颊部时表现出有口水积聚等不适（6 分）		能给予患者正确的处理办法并安抚患者紧张情绪	注重安抚患者情绪（6 分） 如：“您不要着急，我很快就给您擦好了。再有口水请您举手示意我。”	
			表情急躁（5 分）			处理办法准确（5 分） 如：“您先吞咽一下啊，我再操作吧！”	
			吞咽口水动作自然，表现真实（5 分）			爱护患者，动作轻柔（5 分）	

续表

操作流程		SP 模拟要点及考核评价			护士应对要点及考核评价		
		模拟要点	考核评价		应对要点	考核评价	
			考核要点	评价		考核要点	评价
口腔护理	操作后	口腔护理结束后，询问护士：“您可以帮我涂一下口腔溃疡药物吗?”	在护士操作结束后发问（5 分）		能准确地回答问题并解释原因同时能安抚患者紧张的情绪	回答问题准确（5 分） 如：“可以，可能稍微有点疼，您忍耐一下!”	
			体现急切表达想涂药的意愿（6 分）			原因解释正确（6 分） 如：“口腔溃疡膏能加速您伤口的愈合。但您平时还要多喝水，多吃一些新鲜的瓜果蔬菜，注意加强营养。”	
			表情急切、疑虑（5 分）			指导方法准确（6 分） 如：“溃疡膏已经给您涂好了，为了让药物更好的吸收，请不要立即喝水或触碰到溃疡面。”	
综合评价		SP	语言表达流利，询问及时，语气恰当（6 分）		护士	应对迅速，及时给出具体的指导，处理方法操作规范，动作熟练，注意安全（8 分）	
			表现自然真切，没有表演痕迹（6 分）			态度和蔼，沟通有效、充分体现人文关怀，达到舒缓患者紧张焦虑情绪的目的（8 分）	
			肢体语言与模拟描述一致，语言表达与表情一致（8 分）			体现良好的爱伤观念（4 分）	
总分		SP			护士		
评价人							

目标检测

一、选择题

【A1 型题】

1. 为长期应用激素患者做口腔护理时，应注意观察

　A. 口腔黏膜有无溃疡　　　B. 口腔有无特殊的气味

　C. 口腔黏膜有无真菌感染　　　D. 口腔黏膜有无出血点

　E. 口唇有无干裂

2. 去除口臭宜选用的漱口液是

A. 生理盐水

B. 复方硼砂溶液

C. 1% ~4%碳酸氢钠溶液

D. 2% ~3%硼酸溶液

E. 0.1%醋酸溶液

3. 为昏迷患者口腔护理用开口器时应

A. 从门齿处放入

B. 从尖齿处放入

C. 从臼齿处放入

D. 从双唇处放入

E. 从上下腭处放入

4. 压疮发生的原因不包括

A. 局部组织长期受压

B. 使用石膏绷带衬垫不当

C. 全身营养缺乏

D. 局部皮肤经常受排泄物刺激

E. 肌肉萎缩

5. 仰卧位时压疮的最易发部位是

A. 髋部

B. 背部

C. 腹部

D. 头部

E. 骶尾部

6. 俯卧位时压疮的最易发部位是

A. 坐骨结节处

B. 髂前上棘

C. 耳郭

D. 肩胛

E. 内外踝

7. 关于压疮炎性浸润期的护理措施，错误的是

A. 增加翻身次数

B. 保护皮肤，避免感染

C. 未破的小水疱可用让其自行吸收

D. 大水疱直接用注射器抽出水疱内的液体，并撕下水疱皮

E. 破溃的水疱应消毒创面及周围皮肤，然后用无菌敷料包扎

8. 不宜进行盆浴的患者是

A. 急性肾炎患者

B. 糖尿病患者

C. 高血压患者

D. 传染病患者

E. 妊娠7个月的孕妇

【A2型题】

9. 患者，女，42岁。大面积皮肤烧伤合并呼吸道烧伤。患者发生铜绿假单胞菌感染，其口腔护理应选用的溶液是

A. 0.1%醋酸溶液

B. 复方硼砂溶液

C. 0.2%呋喃西林溶液

D. 0.2% ~0.3%硼酸溶液

E. 1% ~4%碳酸氢钠溶液

10. 患者，男，73 岁。股骨骨折，行牵引 1 周。护士为其床上擦浴过程中，患者突然寒战、心慌、面色苍白、出冷汗，护士应立即

A. 请家属协助擦浴
B. 加快速度边保暖边完成擦浴
C. 边擦洗边通知医生
D. 鼓励患者做张口呼吸
E. 停止操作，并给予适当护理

11. 患者，男，26 岁。左肱骨干骨折后行切开复位内固定术，术后护士为其更换上衣的步骤是

A. 先脱左侧，后穿右侧
B. 先脱左侧，不穿右侧
C. 先脱左侧，后穿左侧
D. 先脱右侧，后穿右侧
E. 先脱右侧，后穿左侧

12. 患者，女，65 岁。股骨骨折，在家卧床已 1 周，主诉臂部触痛、麻木、护士检查臂部皮肤局部红肿。下列指导中，不妥的是

A. 避免局部长期受压
B. 适当增加营养
C. 避免潮湿按摩
D. 局部可用棉垫包扎，避免直接与床铺接触
E. 红外线照射

【A3 型题】

（13 ~14 共用题干）

患者，男，71 岁。脑血栓致偏瘫，住院 1 个月。

13. 该患者若长期仰卧，容易发生压疮的部位是

A. 骶尾部
B. 髋部
C. 膝前部
D. 足尖
E. 坐骨结节

14. 若该患者受压部位皮肤浅层感染，形成溃疡，属于压疮的

A. 淤血红润期
B. 浅度溃疡期
C. 炎性浸润期
D. 坏死溃疡期
E. 败血症期

二、思考题

1. 患者，女，78 岁。左侧肢体瘫痪半年，长期卧床，近期发现其骶尾部皮肤呈紫色，皮下有硬结，表皮有数个大小不等的水疱。

（1）患者处于压疮的哪一期？目前应采取何种治疗和护理措施？

（2）应按什么顺序为患者进行床上擦浴？擦浴时应注意什么？

2. 患者，男，71 岁。因脑出血昏迷入院，患者大小便失禁，口腔有活动义齿，入院第 10 天检查发现口腔黏膜有乳白色分泌物。

（1）为该患者进行口腔护理时应选择哪种漱口溶液，注意什么问题?

（2）义齿怎么护理?

（姜　蕾）

书网融合……

微课　本章小结　思维导图　自测题

第十二章 生命体征的评估及护理

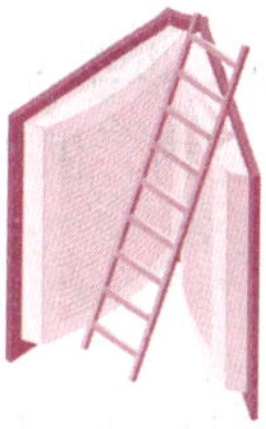

【学习目标】

知识目标

1. **掌握** 异常体温、脉搏、呼吸、血压的评估及护理。
2. **熟悉** 正常体温、脉搏、呼吸、血压及生理性变化。
3. **了解** 体温计的种类及构造；体温计的清洁、消毒和检查方法。

能力目标

1. 能正确进行体温、脉搏、呼吸、血压的测量。
2. 能具有分析问题、解决问题的能力，能准确判断出患者异常生命体征并采取有效的措施。

素质目标

1. 具有同理心，能体会患者的痛苦，理解、同情患者。
2. 具有严谨认真、高度负责的工作态度。

岗位情景模拟

情景描述 患者，男，62岁。持续高热3天，以“发热待查”于上午8时收住入院。患者主诉：发热、咽痛、头痛3天，家中自测体温39.5℃。患者神志清楚，精神差，面色潮红。

工作任务 1. 正确为患者测量生命体征。

2. 正确为患者采取物理降温措施。

生命体征是体温、脉搏、呼吸、血压的总称。是机体内在活动的客观反映，也是衡量机体状况正常与否的重要指标。正常人的生命体征相对稳定。通过生命体征的评估，可以获取患者机体状态的基本情况，预测疾病的发生、发展及转归，为预防、诊断、治疗和护理提供依据。因此，正确掌握生命体征的观察及护理，是临床护理工作的重要内容之一，也是护士应掌握的基本护理技能之一。

第一节 体温的评估及护理

PPT

体温（body temperature，T），又称体核温度，是指身体内部胸腹腔脏器和中枢神经的温度，其特点是相对稳定且较高于皮肤温度。皮肤温度又称体表温度，它受环境温度和衣着情况的影响，低于体核温度。

一、正常体温及生理性变化

（一）体温的产生与调节

1. 体温的产生 体温是由糖、脂肪、蛋白质三大营养物质氧化分解而产生。三大营养物质在体内氧化分解时所释放的能量，其中50%以上转化为热能，以维持体温，并不断地散发到体外；其余不足50%的能量贮存于三磷酸腺苷（ATP）内，供机体利用，最终仍转化为热能散发到体外。

2. 产热与散热

（1）产热过程 人体以化学方式产热，产热的主要器官为肝脏和骨骼肌。可通过骨骼肌的运动、食物的氧化分解、交感神经兴奋、甲状腺素分泌增多等产生热量。

（2）散热过程 人体以物理方式散热，主要的散热器官是皮肤。此外，呼吸和排泄也能散发部分热量。散热的主要方式有辐射、传导、对流和蒸发。

1）辐射 是指热量由一个物体表面通过电磁波传到另一个与其不接触的物体表面的散热方式。在低温环境中，辐射是主要的散热方式。影响辐射散热的因素包括环境的温度、有效的辐射面积、皮肤的颜色及衣着的情况等。

2）传导 是指热量直接传递给与之相接触物体的一种散热方式。其散热效果与所接触物体的导热性能、体积及温差大小有关。临床上根据传导散热的原理，常用冰袋、冰帽给高热患者降温。

3）对流 是指人体通过气体或液体流动来交换热量的一种散热方式，属于传导散热的一种特殊方式。对流散热受气体或液体流动速度、温差大小的影响，他们之间成正比关系。如人体通过血液循环将热流传到体表而散发出去。

4）蒸发 是指液体变为气体的过程中吸收热量的一种散热方式。人体的呼吸道、皮肤随时都在进行蒸发散热，尤其汗液蒸发可散发大量的体热，使体热不致于淤积体内而引起体温升高。

3. 体温的调节 在正常情况下，人体有调节体温相对恒定的能力。其调节方式分为生理性调节和行为性调节两类。

（1）生理性调节 是指通过下丘脑的体温调节中枢，控制产热与散热效应器的活动，将体温维持在一个调定点，约37.0℃。机体的温度感受器能经常感受体温的高低并发出反馈信息到达下丘脑的体温调节中枢，体温调节中枢根据这些反馈信息，不断地调整产热与散热活动。如通过血管的舒缩、骨骼肌及汗腺的活动，使体温维持恒定，与调定点一致。

（2）行为性调节 是以生理性体温调节为基础，根据环境温度与个人对冷热的感觉来进行调节。如通过增减衣服，调整身体的活动量和姿势，开关门窗及使用空气调节器等行为调节体温。

（二）正常体温

正常体温是一个波动范围，而不是一个具体固定的点。临床上测量体温常以口腔温度、直肠温度、腋下温度为标准（表 12－1）。其中，直肠温度最接近于体核温度，但在日常工作中，测量口腔温度和腋下温度更为方便。

表 12－1 成人体温正常范围及平均值

部位	正常范围	平均温度
腋温	36.0～37.0℃（96.8～98.6 ℉）	36.5℃（97.7 ℉）
口温	36.3～37.2℃（97.3～99.0 ℉）	37.0℃（98.6 ℉）
肛温	36.5～37.7℃（97.7～99.9 ℉）	37.5℃（99.5 ℉）

（三）体温的生理性变化

体温可随昼夜、年龄、性别、运动、用药等因素而出现生理性波动，但其变化范围很小，一般不超过 0.5～1.0℃。

1. 年龄 新生儿因体温调节中枢发育尚未完善，体温易受环境温度的影响而发生变化；儿童由于新陈代谢率高，体温略高于成人；老年人由于代谢率低、运动少，体温略低于成人。

2. 性别 一般女性皮下脂肪较男性厚，因此，女性体温稍高于男性约 0.3℃。成年女性的基础体温随月经周期出现规律性的变化，与孕激素的周期性分泌有关，如排卵后，由于孕激素水平上升，体温会升高 0.2～0.3℃。

3. 昼夜 一般凌晨 2～6 时体温最低，下午 2～8 时体温最高，但波动范围不超过平均值上下 0.5℃。这种昼夜节律性波动，与人体代谢活动、血液循环等周期性变化有关，如长期从事夜间工作的人员，可出现夜间体温升高、日间体温下降的情况。

4. 环境 在炎热和寒冷的环境下，机体的散热受到抑制或加强，体温可出现暂时性的升高或降低。

5. 活动 活动可使机体代谢率增强，产热增高，体温可暂时性升高。所以，应在患者安静状态下测量体温。

6. 药物 麻醉药物可抑制体温调节中枢，使体温调节发生障碍，并能扩张血管，导致散热增加，使体温降低；有些药物通过抑制汗腺分泌而使体温升高，如阿托品、山莨菪碱。

7. 情绪 强烈的情绪反应会造成生理和心理上的压力，导致体温发生变化，如情绪激动、紧张时会出现体温升高现象。

8. 进食 进食后由于食物的特殊动力作用可使体温升高，食物在肝脏内氧化，产热增加，导致体温升高。食物的冷热可影响口腔温度，使口腔温度一过性的增高或下降。

二、异常体温的评估及护理

（一）体温过高

体温过高又称发热。指机体在致热原的作用下，体温调节中枢的调定点上移而引起的调节性体温升高。当体温上升超过正常值0.5℃或一昼夜体温波动在1.0℃以上即可称为发热。

1. 发热的临床分级 以口腔温度为例，发热程度可划分为：

低　热：37.5～37.9℃　（99.5～100.2 ℉）

中度热：38.0～38.9℃　（100.4～102.0 ℉）

高　热：39.0～40.9℃　（102.2～105.0 ℉）

超高热：41℃以上　（105.8 ℉以上）

2. 发热分期、特点及症状 见表12－2。

表12－2　发热分期、特点、症状及体温升降方式

发热分期	特点	症状	体温升降方式
上升期	产热大于散热	皮肤苍白、无汗、畏寒，严重者寒战，皮肤温度暂时下降	骤升常见于肺炎球菌肺炎；缓升常见于伤寒
持续期	产热和散热在较高水平上趋于平衡	颜面潮红、皮肤灼热、口唇干燥、呼吸和脉搏加快、尿量减少等	
退热期	散热大于产热	大量出汗和皮肤温度降低	骤退常见于大叶性肺炎；渐退常见于伤寒、风湿热

3. 常见热型 临床上把各种体温曲线的形态称为热型。不同的发热性疾病可表现出不同的热型，加强观察有助于疾病的诊断。常见热型如图12－1。

（1）稽留热　体温持续在39.0～40.0℃，达数日或数周，24小时波动范围不超过1.0℃。常见于肺炎球菌性肺炎、伤寒、儿童肺结核等。

（2）弛张热　体温在39.0℃以上，24小时内温差达到或超过1℃，最低体温仍高于正常水平。常见于败血症、化脓性疾病、风湿热等。

（3）间歇热　体温骤升至39.0℃以上，持续数小时或更长，然后下降至正常或正常以下，经过一段间歇时间，体温又升高，即高热期和无热期交替出现。常见于疟疾等。

（4）不规则热　发热无一定规律，且持续时间不定。常见于流行性感冒、肿瘤性发热等。

4. 护理措施

（1）对症护理

1）保暖　体温上升期，患者出现畏寒、寒战时，应调节室温，酌情增加衣被。

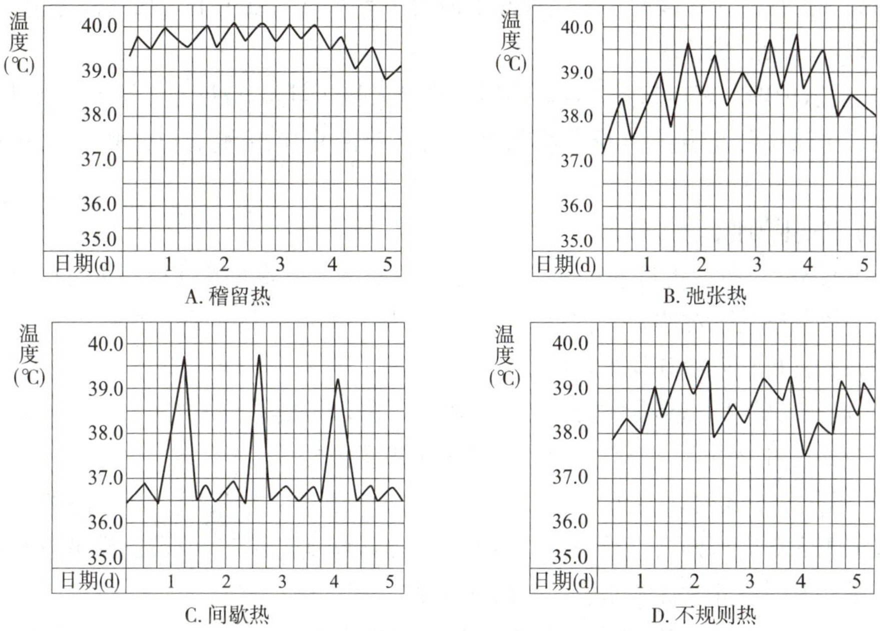

图12－1　常见热型

2）降温　根据病情及医嘱采用物理降温或药物降温方法。如体温超过39.0℃可用冰袋敷头部；体温超过39.5℃可用乙醇（或温水）拭浴。给予药物降温时应注意防止体温骤退，大量出汗易引起虚脱或休克。采取降温措施30分钟后应测量体温，并做好记录和交班。

（2）观察病情

1）观察生命体征　定时测量体温，一般每日测量4次，高热患者每4小时测量1次，待体温恢复正常3天后，改为每日2次。同时注意观察呼吸、脉搏、血压。

2）观察临床表现　观察发热分级、类型、临床表现以及是否有淋巴结肿大，出血倾向，肝、脾大，结膜充血，关节肿痛等伴随症状。

3）观察降温效果　观察采取降温措施后的降温效果，比较降温前后的体温。

（3）补充能量

1）补充营养　高热患者应给予高热量、高蛋白、高维生素、易消化的流质或半流质饮食，同时注意食物的色、香、味，嘱患者少量多餐。不能进食者根据医嘱给予静脉输液或鼻饲以补充营养物质。

2）维持水电解质平衡　应鼓励患者多饮水，每日摄入量不能低于2500～3000ml，不能进食者根据医嘱给予静脉输液以维持水、电解质平衡。

（4）促进舒适

1）休息　发热患者由于消耗多，进食少，适当休息可减少能量的消耗，有利于机体康复。高热者应绝对卧床休息，并提供安静、空气流通、温湿度适宜的休养环境。

2）口腔护理　发热患者机体抵抗力降低，唾液分泌减少，口腔黏膜干燥，易发生口腔溃疡和炎症。应在晨起、餐后及睡前协助患者漱口，或用生理盐水棉球清洁口腔，口唇干裂者可涂液状石蜡。

3）皮肤护理　高热患者出汗较多时，应及时擦干汗液，更换衣服和床单以保持皮肤清洁、干燥，防止着凉。长期高热卧床者，应防止压疮和坠积性肺炎等并发症的发生。

（5）心理护理

1）体温上升期　此期患者会产生紧张、不安、害怕等心理反应，护士应经常探询患者，了解其感受，对体温变化及伴随症状等耐心解答，尽量满足患者的需要，给予精神安慰和支持，以缓解其紧张情绪。

2）高热持续期　患者因高热会产生烦躁、不安、焦虑、恐惧等心理反应，应注意尽量减轻高热带给患者的身心不适，合理满足患者的要求。

3）退热期　随着体温下降并逐渐恢复正常，患者心理趋于平稳。但如果体温骤降，造成患者虚脱，则会产生紧张、焦虑、害怕等心理反应。护理应满足患者舒适的身心需求，及时补充营养和水分，预防并发症。

（6）健康教育　针对患者情况制定相应的健康教育计划，给予必要的知识教育，如教会患者测量体温的方法，如何进行物理降温以及科学安排饮食和休息等。

（二）体温过低

体温过低是指体温低于正常范围。若体温低于35.0℃以下称为体温不升。常见于早产儿、极度衰竭的患者。此外，颅脑外伤、药物中毒等导致体温调节中枢功能受损也是造成体温过低的常见原因。体温过低是一种危险的信号，常提示疾病的严重程度和预后不良。

1. 体温过低的临床分级　以口腔温度为例。

轻度：32.0～35.0℃（89.6～95.0 ℉）

中度：30.0～32.0℃（86.0～89.6 ℉）

重度：<30.0℃（86.0 ℉）

致死温度：23.0～25.0℃（73.4～77.0 ℉）

2. 临床表现　体温过低时患者常表现为体温不升、皮肤苍白、四肢冰冷、呼吸减慢、脉搏细弱、血压下降、感觉和反应迟钝、嗜睡、神志昏迷等。

3. 护理措施

（1）保暖措施

1）调节室温　若室温过低，应调节至24.0～26.0℃。

2）保暖　可通过给患者加盖被、给予热饮料，足部放置热水袋等提高机体温度。

（2）观察病情　密切观察患者的生命体征，加强体温监测，至少每小时测量体温一次，直至体温恢复正常并稳定。同时注意呼吸、脉搏、血压的变化及伴随症状。

（3）病因治疗　采取积极的治疗措施，去除引起体温过低的原因，使体温逐渐恢复正常。

（4）抢救准备　随时做好抢救的准备工作。

（5）健康教育　教会患者和家属使用热水袋的方法，积极配合护士做好相关的护理工作。

三、体温测量技术

（一）体温计的种类及构造

1. 玻璃体温计　又称水银体温计，为临床最常用的体温计。它是一种外标刻度的真空毛细玻璃管，玻璃管末端为贮汞槽，当贮汞槽受热后，汞膨胀沿毛细管上行，其上行高度与受热程度成正比，毛细玻璃管和贮汞槽之间有一凹陷处，可防止汞遇冷时下降，以便检视温度。玻璃汞柱式体温计分腋表、口表和肛表三种（图 12－2）。

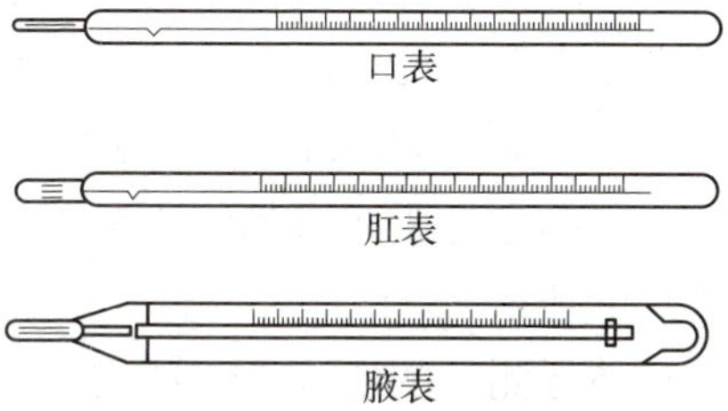

图 12－2　玻璃体温计种类

> **知识链接**
>
> **新型测温工具**
>
> **1. 感温胶片**　即对温度敏感的胶片，此感温胶片需紧贴于前额和腹部 15 秒以上，用后即弃，不需消毒。可根据胶片上颜色改变而知体温的变化。但只能判断体温是否在正常范围，不能显示具体的温度数值。适用于正常的新生儿及幼儿。
>
> **2. 红外线测温仪**
>
> （1）额温仪　测量人体表面温度。额温仪的光化学元件将能量汇聚到探测器上。它的电子元件将此信息转换成温度读数，并显示在面板上。适用于公共场合人员需快速测体温时，如车站、机场等。
>
> （2）红外线耳式体温计　该体温计将红外线感应到的耳膜温度数据在 1 秒内经微电脑的精密调校后显示出来，耳温更接近于人体的体核温度。适用于老人和儿童。
>
> **3. 报警体温计**　是一种能够连续监测患者温度的器械。体温计的探头与报警器相连，当患者的体温变化超过一定的限度时，它就会报警。适用于危重患者。

2. 电子体温计　此种体温计是用电子感温探头测量体温，数字显示器显示温度值（图 12－3）。优点是读数直观，使用方便，测量准确，灵敏度高等。分为个人和医院使用两种。

3. 可弃式体温计 又叫化学点式体温计，其构造是对热敏感的化学指示点薄片，每个指示点上都有相对应的化学感温试剂，受热时指示点的颜色会改变，当颜色点由白色变成墨绿色或蓝色时，即为所测的温度。

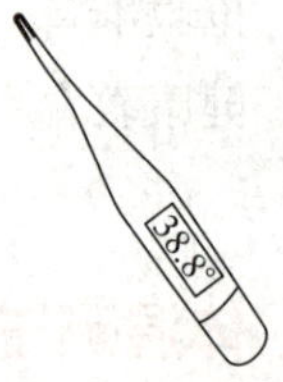

图 12－3 电子体温计

（二）体温计的消毒与检测

1. 体温计消毒法 为了防止交叉感染，用后的体温计应选用化学消毒剂进行浸泡消毒处理。常用的消毒溶液有 75% 乙醇、1% 过氧乙酸、含氯消毒剂、500～1000mg/L 二溴海因等。

（1）玻璃体温计消毒法 ①口表、腋表消毒法：使用后即浸泡于消毒液中 5 分钟后取出清水冲净、擦干，放入另一消毒液容器中，浸泡 30 分钟后取出，用冷开水冲洗干净，拭干后用手或离心机将汞柱甩至 35℃以下，存放于清洁盒内备用。②肛表消毒法：先用消毒纱布擦净，再按上述方法进行消毒处理。一般采用有盖容器浸泡方式进行消毒。消毒液每天更换一次，容器、离心机等每周消毒一次。

（2）电子体温计消毒法 仅消毒电子感温探头部分，根据制作探头材质的性质选择不同的消毒方法，如熏蒸、浸泡等。

2. 体温计检测法 为保证体温测量的准确性，使用中的体温计（包括新使用的体温计）应定期进行准确性检测。检测时，先将全部体温计的水银柱甩至 35.0℃以下，再同时放入盛有 40.0℃温水的容器中，3 分钟后取出检视。如误差在 0.2℃以上、玻璃汞柱出现裂隙或水银柱自行下降时，则不能再使用。合格体温计用纱布擦干后，放入清洁容器内备用。

（三）体温测量技术

【目的】

1. 动态监测体温 动态监测体温变化，判断体温有无异常，判断发热的分级，分析热型及伴随症状。

2. 协助临床诊断 为疾病的预防、诊断、治疗和护理提供依据。

【操作程序】

1. 评估

（1）评估患者一般情况及认知反应，如年龄、病情、意识状态。

（2）测温部位的皮肤黏膜状况、活动状态等。

（3）患者的心理状态与合作程度，如是否紧张，是否了解测量的目的，是否愿意配合等。

2. 计划

（1）护士准备 衣帽整洁，修剪指甲，洗手，戴口罩。

（2）患者准备 体位舒适，情绪稳定，测量前 20～30 分钟无剧烈运动、进食、进饮、洗澡、灌肠等影响体温的因素。

（3）用物准备 测量盘内备：盛有清洁体温计的干燥容器 1 个，盛有消毒液的容器1个（内放纱布）、弯盘、手消毒液、记录本、笔及有秒针的表。如测量肛温另备润滑油、棉签、卫生纸。

（4）环境准备　病室安静、整洁，光线明亮。

3. 实施　见表12－3。

表12－3　体温测量法

操作步骤	操作说明
核对指导	核对患者腕带，确认患者，避免差错，指导患者配合的方法
测量方法	根据患者情况选择适宜的测量方法
口温测量	
测量体位	仰卧位、侧卧位、半坐卧位、端坐位等，根据患者的病情，以患者舒适为宜
测量方法	将口表水银端斜放于舌下热窝处（图12－4），此处靠近舌动脉，是口腔中温度最高的部位。嘱患者闭唇含住口表，勿用牙咬体温计，用鼻呼吸，保证获得正确的测量结果，防止体温计咬碎，损伤口腔及消化道黏膜
测量时间	测量3分钟，擦净体温计，正确读数，获得准确的测量结果
测后嘱咐	告知患者测量结果、相关注意事项，异常时做出合理解释。感谢患者合作，避免患者紧张、焦虑或恐惧，使病情加重
整理消毒	协助患者取舒适体位，为患者整理衣物、床单位，将体温计浸泡于盛有消毒液的容器中，垃圾分类处理，防止交叉感染
洗手记录	洗手，脱口罩，记录测量结果
腋温测量	
测量体位	仰卧位、侧卧位、半坐卧位、端坐位等
测量方法	擦干汗液，将腋表水银端放于腋窝处。嘱患者夹紧体温计，紧贴皮肤，屈臂过胸（图12－5），保证测量结果的准确性
测量时间	测量10min，擦净体温计，正确读数，获得准确的测量结果
测后嘱咐	告知患者测量结果、相关注意事项，异常时做出合理解释。感谢患者合作，避免患者紧张、焦虑或恐惧，使病情加重
整理消毒	协助患者取舒适体位，为患者整理衣物、床单位，将体温计浸泡于盛有消毒液的容器中，垃圾分类处理，防止交叉感染
洗手记录	洗手，脱口罩，记录测量结果
肛温测量	
测量体位	仰卧位、侧卧位、屈膝仰卧位等，暴露测温部位便于测量，必要时用屏风遮挡
测量方法	润滑肛表水银端，利于插入，防止损伤肛门及直肠黏膜，轻轻插入肛门3～4cm，婴儿1.25cm，幼儿2.5cm，护士注意固定肛表（图12－6）
测量时间	测量3min，用消毒纱布擦净体温计，正确读数，获得准确的测量结果
测后嘱咐	告知患者测量结果、相关注意事项，异常时做出合理解释。感谢患者合作，避免患者紧张、焦虑或恐惧，使病情加重
整理消毒	协助患者取舒适体位，为患者整理衣物、床单位，用浸有消毒液的纱布拭净体温计，再浸泡于盛有消毒液的容器中，防止交叉感染，垃圾分类处理
洗手记录	洗手，脱口罩，记录测量结果

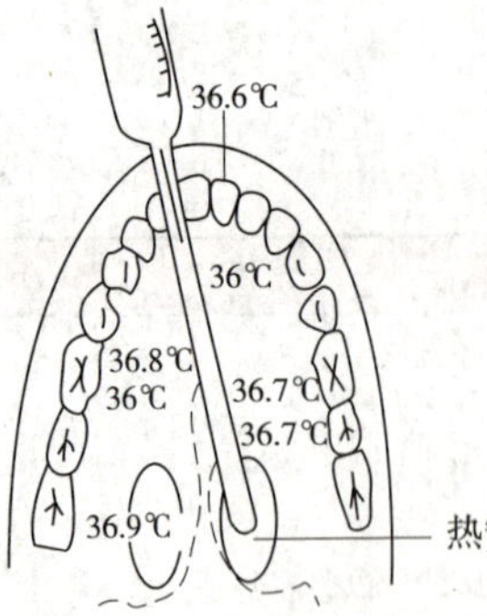

图 12－4　口腔温度测量法

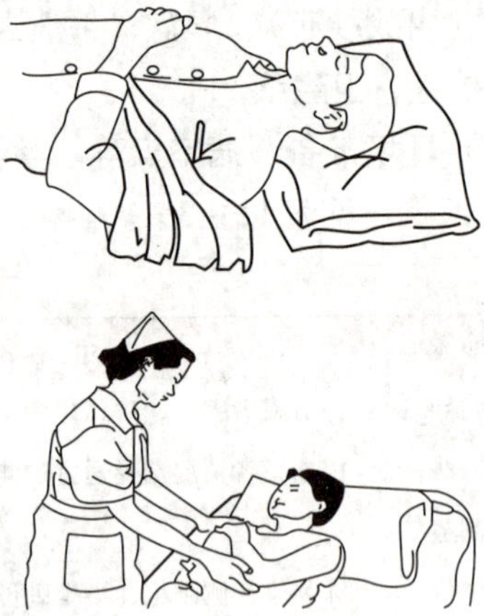

图 12－5　腋温测量法

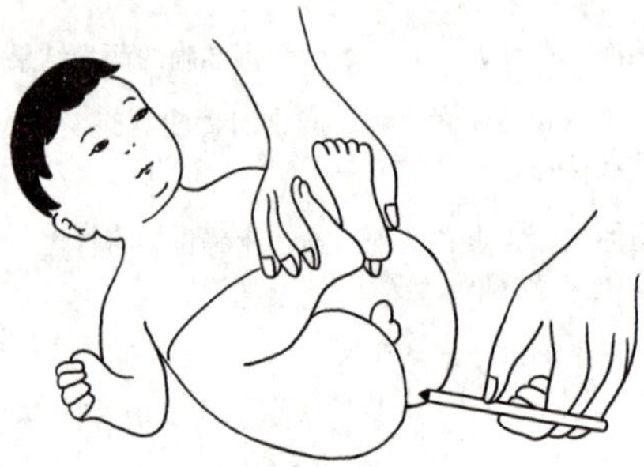

图 12－6　肛温测量法

4. 评价

（1）患者明确测量体温的目的，主动配合。

（2）护士操作方法正确，测量结果准确。

（3）护士与患者沟通愉快，获取有关病情信息。

【注意事项】

1. 测量前检查　测量体温前，应认真清点体温计的数量，检查体温计是否完好，水银柱是否在 35℃以下。

2. 不宜测口温者　精神异常、昏迷、婴幼儿、口腔疾患、口鼻手术或呼吸困难及不能合作者，不宜测口温。进食或面颊部冷、热敷后，应间隔 30 分钟后测量。

3. 不宜测腋温者　腋下出汗较多、有创伤、手术、炎症者，肩关节受伤或极度消瘦夹不紧体温计者不宜测腋温。

4. 不宜测肛温者　腹泻、直肠或肛门手术者禁忌测肛温；心肌梗死患者不宜测肛温，以免刺激肛门引起迷走神经兴奋，导致心动过缓；坐浴或灌肠者须待 30 分钟后方可测直肠温度。

5. 婴幼儿测量时　婴幼儿应先测量脉搏、呼吸和血压后再测量体温。因测量体温婴幼儿易哭闹不配合而影响脉搏、呼吸和血压的测量结果。

6. 咬碎体温计的处理　如患者不慎咬碎体温计，首先应立即清除玻璃碎屑以免损伤唇、舌、口腔、食管和胃肠道黏膜，再口服蛋清或牛奶以延缓汞的吸收。若病情允许，可服用粗纤维食物，如韭菜、芹菜等，以促进汞的排出。

7. 体温与病情不符重测量　发现体温与病情不相符合时，应在床边监测，必要时测口温或肛温作对照。

8. 防止交叉感染　严格做好体温计的清洁消毒，防止交叉感染。传染病患者的体温计应固定使用。

PPT

第二节　脉搏的评估及护理

在每一个心动周期中，随着心脏的节律性收缩和舒张，动脉管壁随之有节律的收缩和舒张，产生节律性搏动，称为动脉脉搏，简称脉搏（pulse，P）。正常情况下，脉率与心率一致，当脉搏微弱不易测量时，可测量心率。

一、正常脉搏及生理性变化

（一）脉搏的形成

当心脏收缩时，左心室将血射入主动脉，主动脉内压力骤然升高，动脉管壁随之扩张，当心脏舒张时，动脉管壁弹性回缩。这种动脉管壁随着心脏的舒缩而出现的周期性的起伏形成动脉脉搏。

（二）正常脉搏

1. 脉率　脉率是每分钟脉搏搏动的次数。正常成人在安静状态下，脉率为 60～100 次/分。它可随内外环境诸因素的变化而在一定范围内波动（表 12－4）。

表 12－4　脉率的正常范围与平均脉率表

<table>
<tr><th>年龄</th><th colspan="2">正常范围（次/分）</th><th colspan="2">平均脉率（次/分）</th></tr>
<tr><td>出生～1 个月</td><td colspan="2">70～170</td><td colspan="2">120</td></tr>
<tr><td>1～12 个月</td><td colspan="2">80～160</td><td colspan="2">120</td></tr>
<tr><td>1～3 岁</td><td colspan="2">80～120</td><td colspan="2">100</td></tr>
<tr><td>3～6 岁</td><td colspan="2">75～115</td><td colspan="2">100</td></tr>
<tr><td>6～12 岁</td><td colspan="2">70～110</td><td colspan="2">90</td></tr>
<tr><th rowspan="2">年龄</th><th colspan="2">正常范围（次/分）</th><th colspan="2">平均脉率（次/分）</th></tr>
<tr><th>男</th><th>女</th><th>男</th><th>女</th></tr>
<tr><td>12～14 岁</td><td>65～105</td><td>70～110</td><td>85</td><td>90</td></tr>
<tr><td>14～16 岁</td><td>60～100</td><td>65～105</td><td>80</td><td>85</td></tr>
<tr><td>16～18</td><td>55～95</td><td>60～100</td><td>75</td><td>80</td></tr>
<tr><td>18～65</td><td colspan="2">60～100</td><td colspan="2">72</td></tr>
<tr><td>65 岁以上</td><td colspan="2">70～100</td><td colspan="2">75</td></tr>
</table>

2. 脉律 是指脉搏的节律性，它反映了心脏的舒缩功能。正常脉搏搏动均匀规则，间隔时间相等。

3. 脉搏的强弱 即血流冲击血管壁力量强度的大小。脉搏的强弱取决于心输出量、动脉的充盈程度、脉压大小、动脉壁的弹性和外周血管的阻力。正常情况下每搏强弱相同。

4. 动脉管壁情况 正常动脉管壁光滑、柔软，富有弹性。

（三）生理性变化

1. 年龄 一般婴幼儿的脉率较快，成年人逐渐减慢，老年人稍微加快（表12－4）。

2. 性别 女性比男性稍快，通常每分钟相差约5次。

3. 活动与情绪 运动、兴奋、愤怒、恐惧等可使脉率增快，休息、睡眠时脉率减慢。

4. 药物与饮食 使用兴奋剂、饮咖啡或浓茶、进食可使脉率加快，使用洋地黄类药物、镇静剂和禁食可使脉率减慢。

二、异常脉搏的评估及护理

（一）异常脉搏

1. 脉率异常

（1）速脉 指在安静状态下成人脉率超过100次/分，又称心动过速。常见于发热、甲状腺功能亢进、心力衰竭、大出血等患者。一般情况下体温每升高1℃，儿童脉率每分钟约增加15次，成人脉率约增加10次。

（2）缓脉 指在安静状态下成人脉率每少于60次/分，又称心动过缓。常见于房室传导阻滞、颅内压增高、甲状腺功能减退或服用某些药物如地高辛等。

2. 节律异常

（1）间歇脉 在一系列正常均匀的脉搏中，出现一次提前而较弱的脉搏，其后有一较正常延长的间歇（代偿性间歇），称间歇脉，亦称期前收缩。①二联律：每隔一个正常搏动后出现一次期前收缩。②三联律：每隔两个正常搏动后出现一次期前收缩。常见于各种器质性心脏病或洋地黄中毒等患者，正常人在过度疲劳、精神兴奋时偶尔也会出现间歇脉。

（2）绌脉 在同一单位时间内脉率少于心率，称脉搏短绌或绌脉。其特点是听诊时心律完全不规则，心率快慢不一，心音强弱不等。常见于心房纤维颤动的患者。

3. 强弱异常

（1）洪脉 当心输出量增加，动脉充盈度和脉压较大，周围动脉阻力较小时，则脉搏搏动强，称洪脉。常见于高热、主动脉瓣关闭不全、甲状腺功能亢进等患者。

（2）丝脉 当心输出量减少，动脉充盈度降低，周围动脉阻力较大时，脉搏搏动细弱无力，扪之如细丝，称丝脉。常见于心功能不全、主动脉瓣狭窄、大出血、休克等患者。

（3）奇脉　当平静吸气时脉搏明显减弱或消失称为奇脉。常见于缩窄性心包炎、心包积液等患者。

（4）交替脉　指节律正常，但强弱交替出现的脉搏。常见于高血压性心脏病、主动脉瓣关闭不全、冠心病等患者。

（5）水冲脉　脉搏骤起骤落，急促而有力称水冲脉。常见于甲状腺功能亢进、先天性动脉导管未闭、主动脉瓣关闭不全等患者。

4. 动脉壁异常　正常动脉用手指压迫时，其远端动脉管不能触及，若仍能触到者，提示动脉硬化。早期动脉硬化表现为动脉壁变硬，失去弹性，触诊呈条索状如抚触琴弦，严重者出现动脉迂曲或结节。

（二）护理措施

1. 注意休息　根据病情指导患者增加卧床时间，酌情适量活动，以减少心肌耗氧量。

2. 观察病情　密切观察脉搏有无频率、节律和强弱的异常，动脉壁的弹性有无改变。观察药物的治疗效果和不良反应。对安装起搏器的患者应做好相应的护理。

3. 备齐物品　备齐各种急救物品，抢救仪器处于良好的备用状态。

4. 心理护理　进行有针对性的心理护理，以缓解患者焦虑、紧张、恐惧等情绪。

5. 健康教育　指导患者及家属合理饮食，戒烟戒酒；认识脉搏监测的重要性。

三、脉搏测量技术

【目的】

1. 动态监测脉搏　动态监测脉搏变化，判断脉搏有无异常，间接了解心脏的功能。

2. 协助临床诊断　为临床疾病的诊断、治疗、护理和预防提供依据。

【操作程序】

1. 评估

（1）评估患者一般情况及认知反应，如年龄、病情、意识状态。

（2）评估脉搏状况、测量脉搏部位的皮肤黏膜状况、活动状态，有无安装起搏器等。

（3）患者的心理状态与合作程度，如是否紧张，是否了解测量的目的，是否愿意配合等。

2. 计划

（1）护士准备　衣帽整洁，修剪指甲，洗手，戴口罩。

（2）患者准备　患者了解测量脉搏的目的、方法、配合要点及注意事项，情绪稳定。测量前20～30分钟无剧烈运动、情绪激动等影响脉搏的因素。

（3）用物准备　测量盘内备：手消毒液、有秒针的表、记录本和笔，必要时备听诊器。

（4）环境准备　病室安静、整洁，光线充足。

3. 实施　见表 12－5。

表 12－5　脉搏测量法

操作步骤	操作说明
核对指导	核对患者腕带，确认患者，避免差错，指导患者配合的方法
选择部位	根据患者情况选择适宜的测量部位
安置体位	协助患者取舒适体位：如仰卧位、坐位、半坐卧位、端坐位等，手腕舒展，根据病情，以患者舒适、便于护士测量为宜
测量部位	靠近骨骼、浅表的大动脉均可作为测量脉搏的部位，如桡动脉、颞动脉、肱动脉、颈动脉、股动脉、腘动脉、足背动脉、胫骨后动脉等（图 12－7）
测量方法（以桡动脉为例）	以示指、中指、无名指的指端放在桡动脉搏动处，压力大小以能清晰触及脉搏波动为宜。若触摸不清可用听诊器测心率。注意脉搏的节律、强弱、动脉管壁的弹性、紧张度，保证获得正确的测量结果
测量时间	一般情况测量 30 秒，将所测得的数值乘以 2 即可。危重患者测量 1 分钟
脉搏短绌	脉搏短绌应由两名护士同时测量，一人听心率，另一人测脉率，由听心率者发出“开始”与“停止”的口令，计时 1 分钟（图 12－8）
测后嘱咐	告知患者测量结果，相关注意事项。异常时做出合理解释。感谢患者合作，避免患者紧张、焦虑或恐惧，使病情加重
洗手记录	洗手，脱口罩，记录测量结果

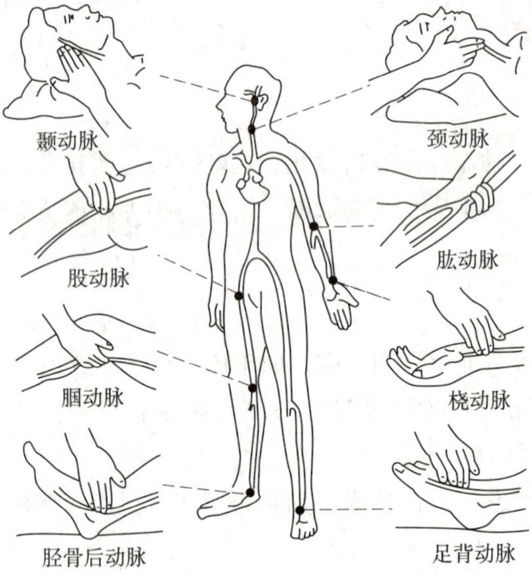

图 12－7　常用诊脉部位

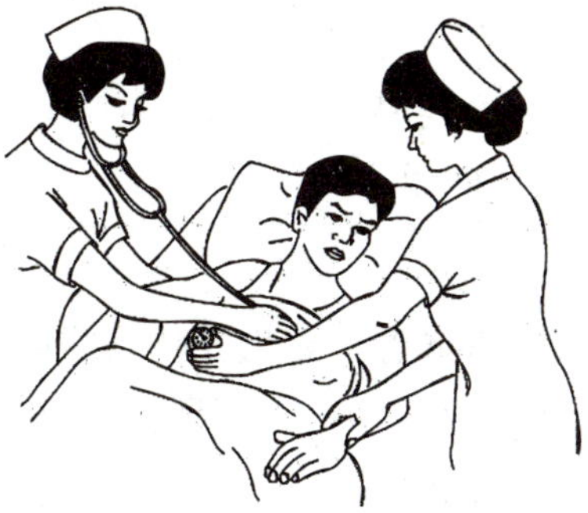

图 12－8　绌脉测量法

4. 评价

（1）患者明确测量脉搏的目的，主动配合。

（2）护士操作方法正确，测量结果准确。

（3）护士与患者沟通愉快，获取有关病情信息。

【注意事项】

1. 拇指勿诊脉　不可用拇指诊脉，因拇指小动脉搏动较强，易与患者的脉搏相混淆。

2. 偏瘫测健侧　为偏瘫或肢体有损伤的患者测脉率应选择健侧肢体，患侧肢体因血液循环不良会影响测量结果的准确性。

3. 婴幼儿测量　婴幼儿应先测量脉搏再测量体温。测量体温时，婴幼儿因易哭闹不配合而影响脉搏的测量结果。

PPT

第三节　呼吸的评估及护理

为保证新陈代谢的正常进行和内环境的相对稳定，机体需要不断地从外界环境中摄取氧气，并把机体产生的二氧化碳排出体外。这种机体与环境之间进行气体交换的过程，称为呼吸（respiration，R）。呼吸运动是一种节律性活动，同时受意识控制，具有一定的随意性。

一、正常呼吸及生理性变化

（一）呼吸过程

呼吸过程由外呼吸、气体运输、内呼吸三个相互关联的环节组成。外呼吸是指外界环境与血液之间在肺部进行的气体交换；气体运输是指通过血液循环将氧气由肺运输到组织细胞，同时将二氧化碳由组织细胞运回到肺；内呼吸是指血液与组织细胞之间的气体交换过程。

（二）正常呼吸

正常成人安静状态下呼吸频率为16～20次/分，呼吸运动均匀平稳，节律规则且不费力。呼吸与脉搏的比例为1∶4～1∶5。

（三）呼吸的生理性变化

1. 年龄 年龄越小，呼吸频率越快。新生儿呼吸约44次/分。随着年龄增长，呼吸逐渐减慢并保持平稳。

2. 性别 女性较同龄男性呼吸稍快。

3. 运动 剧烈运动时机体新陈代谢增加，可引起呼吸加快。休息、睡眠时呼吸稍减慢。

4. 情绪 强烈的情绪变化，如紧张、兴奋、恐惧、愤怒、害怕、悲伤等可引起呼吸加快。

5. 血压 血压发生大幅度变化时，可反射性地影响呼吸。血压升高时，呼吸减慢减弱，血压降低时，呼吸加快加强。

6. 其他 如环境温度升高或在高山和飞机上的高空低氧环境时，可使呼吸加深加快。

二、异常呼吸的评估及护理

（一）异常呼吸

1. 频率异常

（1）呼吸过速　成人在安静状态下呼吸频率超过24次/分，称为呼吸过速。常见于甲状腺功能亢进、疼痛、发热等患者。一般体温每升高1℃，呼吸频率每分钟约增加3～4次。

（2）呼吸过缓　成人在安静状态下呼吸频率低于12次/分，称为呼吸过缓。常见于巴比妥类药物中毒、颅内压增高等。

2. 深浅度异常

（1）深度呼吸　又称库斯莫尔呼吸，是一种深而规则的大呼吸，可伴有鼾音。常见于尿毒症、糖尿病酮症酸中毒等引起代谢性酸中毒的患者。

（2）浅快呼吸　是一种浅表而不规则的呼吸，有时呈叹息样。可见于呼吸肌麻痹、胸膜疾病、肋骨骨折或濒死的患者。

3. 节律异常

（1）潮式呼吸　又称陈－施呼吸，是一种周期性的呼吸异常，表现为呼吸由浅慢逐渐加深加快，达到高峰，又由深快逐渐变为浅慢，随后呼吸暂停一段时间（5～30秒），又开始重复上述周期性变化。潮式呼吸是呼吸中枢兴奋性减弱或高度缺氧的表现。多见于中枢神经系统疾病，如脑膜炎、脑炎、巴比妥类药物中毒、颅内压增高等患者。

（2）间断呼吸　又称比奥呼吸。表现为有规律的呼吸几次后，呼吸突然停止，间隔一段时间后又开始呼吸，如此反复交替。间断呼吸是呼吸中枢兴奋性显著降低的表现。多见于颅内病变或呼吸中枢衰竭的患者。

4. 声音异常

（1）蝉鸣样呼吸　表现为吸气时产生的一种声音极高似蝉鸣样的音响。多因声带附近阻塞或受压，空气吸入困难所致。常见于喉头异物、喉头水肿、喉头痉挛等。

（2）鼾声呼吸　即呼吸时发出一种粗大的鼾声。由于气管或支气管内有较多的分泌物，呼吸时气流震动所致。多见于昏迷患者，也可见于睡眠呼吸暂停综合征患者。

5. 呼吸困难　是指呼吸频率、节律和深浅度的异常。患者主观感觉空气不足、胸闷、呼吸费力、不能平卧等；客观表现为烦躁、鼻翼扇动、张口呼吸、端坐呼吸及发绀等。主要由于气体交换不足、机体缺氧所致。临床上可分为：

（1）吸气性呼吸困难　患者表现为吸气困难，吸气时间延长，伴有明显的三凹征（胸骨上窝、锁骨上窝和肋间隙凹陷）。由于上呼吸道部分梗阻，气体进入肺部不畅，呼吸肌收缩，肺内负压增高所致。多见于喉头水肿、喉头异物等。

（2）呼气性呼吸困难　患者表现为呼气费力，呼气时间延长。由于下呼吸道部分梗阻，气体呼出不畅所致。多见于阻塞性肺气肿、支气管哮喘发作时等。

（3）混合性呼吸困难　患者表现为吸气、呼气均感费力，呼吸频率增快而表浅。由于肺部广泛性的病变使有效呼吸面积减少，影响换气功能所致。常见于广泛性肺纤维化、重症肺炎、大面积肺不张、大量胸腔积液等。

（二）护理措施

1. 心理护理　焦虑、紧张、恐惧的情绪可加重缺氧，应细心安慰和呵护患者，使患者情绪稳定，保持良好心态，以利于疾病恢复。

2. 保持气道通畅　及时清除呼吸道分泌物，指导患者有效咳嗽，进行体位引流，对痰液黏稠者给予雾化吸入以稀释痰液，必要时采取吸痰技术吸痰，保持呼吸道通畅。

3. 严密观察病情　严密观察呼吸的频率、节律、深浅度和声音有无异常改变。有无呼吸困难、发绀、咳嗽、咳痰、咯血、胸痛等表现。观察药物的治疗效果和不良反应。

4. 改善缺氧状况　根据医嘱给药，给予氧气吸入或使用呼吸机，提高动脉血氧饱和度，促进气体交换，改善呼吸困难。

5. 创造舒适环境　保持病室环境整洁、空气流通、清新，根据患者的病情，调节室内温度和湿度，以减少呼吸道不适感。提供安静、舒适的环境以利于患者休息，减少耗氧量。

6. 健康教育　指导患者及家属认识呼吸监测的重要性，并能正确测量呼吸。教会患者正确的呼吸训练方法，如腹式呼吸、缩唇呼吸等。

三、呼吸测量技术

【目的】

1. 动态监测呼吸 动态监测呼吸变化，判断呼吸有无异常。间接了解呼吸系统功能状态。

2. 协助临床诊断 为疾病的诊断、治疗、护理和预防提供依据。

【操作程序】

1. 评估

（1）评估患者一般情况及认知反应，如年龄、病情、意识状态。

（2）测量前呼吸状况（呼吸频率、节律、声音、深浅度和呼吸困难的症状）、活动状态以及体位等。使用呼吸机者，需评估呼吸机的运转状况及患者的呼吸情况。

（3）患者的心理状态与合作程度，是否紧张，是否了解测量的目的，是否愿意配合等。

2. 计划

（1）护士准备 衣帽整洁，修剪指甲，洗手，戴口罩。

（2）患者准备 患者情绪稳定，测量前20～30分钟无剧烈运动、紧张、恐惧等影响因素。

（3）用物准备 测量盘内备：有秒针的表、记录本和笔。

（4）环境准备 病室安静、整洁，光线充足。

3. 实施 见表12－6。

表12－6 呼吸测量法

操作步骤	步骤说明
核对指导	核对患者腕带，确认患者，避免差错，指导患者配合的方法
测量体位	根据患者病情选择适宜舒适的体位，放松精神，避免紧张
测量方法	将手继续放在测量脉搏的动脉搏动处，眼睛观察患者胸腹起伏（一起一伏是一次呼吸）计数呼吸的频率，观察呼吸的节律、深浅度、音响以及有无呼吸困难等。分散患者注意力，让患者处于自然呼吸的状态。男性及儿童以腹式呼吸为主，女性以胸式呼吸为主。危重患者呼吸微弱不易观察时，可用少许棉花纤维置于患者鼻孔前，观察棉花纤维被吹动起伏的次数即可。保证获得正确的测量结果
测量时间	一般情况测量30秒，将所测得的数值乘以2即可。异常呼吸、婴幼儿或危重患者测量1分钟
测后嘱咐	告知患者测量结果、相关注意事项，异常时做出合理解释。感谢患者合作。避免患者紧张、焦虑或恐惧，使病情加重
整理消毒	协助患者取舒适体位，为患者整理衣物、床单位
洗手记录	洗手，脱口罩，记录测量结果

4. 评价

（1）患者明确测量呼吸的目的，主动配合。

（2）护士操作方法正确，测量结果准确。

（3）护士与患者沟通愉快，获取有关病情信息。

【注意事项】

1. 确保准确性　测量呼吸时不应做解释，以免分散患者的注意力，应使其处于自然呼吸状态，确保测量结果的准确性。

2. 观察呼吸　测量呼吸的同时应观察呼吸的深浅度、节律，有无异常声音等，以准确评估患者呼吸的整体情况。

3. 婴幼儿测量　婴幼儿应先测呼吸后再测量体温。因测量体温婴幼儿易哭闹不配合而影响呼吸的测量结果。

知识链接

呼吸动态检测仪

呼吸动态检测仪指的是动态进行呼吸监测，即呼吸 Holter。所谓 Holter，是美国一家医疗器械公司的名称，这家公司首创了动态心电图，故人们将动态心电图称之为 Holter。后来，人们根据 Holter 的原理，推出了呼吸动态检测仪，简称呼吸 Holter。呼吸动态检测仪是对患者的呼吸状况做动态、实时监测的一种仪器，监测内容有吸气量、呼气量、呼吸频率、幅度、血氧饱和度等项目。现在如“睡眠呼吸检测仪”“儿童呼吸检测仪”都是呼吸动态检测仪器的分支产品。

PPT

第四节　血压的评估及护理

血压（blood pressure，BP）是指血液在血管内流动时对血管壁的侧压力。在不同的血管内，血压分别称为动脉血压、静脉血压和毛细血管压，通常血压是指动脉血压。

一、正常血压及生理性变化

（一）血压的形成

在一个心动周期中，血压随着心室的收缩与舒张而发生规律性的变化，当心脏收缩时，血液射入主动脉，动脉管壁扩张，此时动脉管壁所受到的压力的最高值称为收缩压。当心脏舒张时，动脉管壁弹性回缩，此时动脉管壁所受到的压力的最低值称为舒张压。收缩压与舒张压之差称为脉压。

血压的计量单位有 mmHg 和 kPa 两种。mmHg 和 kPa 之间的换算关系为：

1mmHg＝0. 133kP，1kPa＝7. 5mmHg。

（二）正常血压

以肱动脉血压为标准，正常成人安静状态下的血压范围为收缩压 90～139mmHg

（12.0～18.5kPa），舒张压60～89mmHg（8.0～11.8kPa），脉压30～40mmHg（4.0～5.3kPa），平均动脉压100mmHg（13.3kPa）左右。

（三）血压的生理性变化

1. 年龄 血压有随年龄增加而逐渐增高的趋势，并以收缩压升高更为明显。儿童血压的计算公式为：收缩压 = 80 + 年龄 ×2；舒张压 = 收缩压 ×2/3。

2. 性别 一般成年男性的血压略高于成年女性，更年期后女性血压逐渐增高，与男性差别不大。

3. 昼夜和睡眠 一昼夜中，一般清晨血压相对较低，然后逐渐升高，至傍晚血压相对较高，但在正常范围内波动。安静休息时，血压平稳，过度劳累或睡眠不佳时血压可偏高。

4. 环境温度 在寒冷环境中，由于末梢血管收缩，外周阻力增高，血压可上升；高温环境下由于皮肤血管扩张，外周阻力降低，血压可略下降。

5. 测量部位 一般右上肢血压比左上肢高10～20mmHg，下肢血压比上肢高20～40mmHg。主要是收缩压的差异，舒张压相对不变。

6. 其他 剧烈运动、情绪激动、疼痛、吸烟等均可导致收缩压升高，舒张压一般无变化。此外，饮酒、盐摄入过多、应用药物等对血压也有影响。

二、异常血压的评估及护理

（一）异常血压

1. 高血压 指在未使用降压药的情况下，成人收缩压≥140mmHg，舒张压≥90mmHg。

2. 低血压 指正常状态下，成人收缩压＜90mmHg，舒张压＜60mmHg。常见于急性心力衰竭、休克、大量失血等患者。

3. 脉压变化

（1）脉压增大 脉压＞40mmHg称脉压增大。常见于主动脉瓣关闭不全、主动脉硬化、甲状腺功能亢进、动-静脉瘘等。

（2）脉压减小 脉压＜30mmHg称脉压减小。常见于缩窄性心包炎、心包积液、主动脉瓣狭窄、心力衰竭等。

我国最新采用的是2020年国际高血压学会颁布的全球高血压实践指南，血压水平的定义和分类见表12－7。

表12－7 血压水平的定义和分类

分类	收缩压（mmHg）		舒张压（mmHg）
正常血压	＜130	和	＜85
正常高值血压	130～139	和（或）	85～89
1级高血压	140～159	和（或）	90～99
2级高血压	≥160	和（或）	≥100

（二）护理措施

1. 观测血压　如发现血压异常时，应加强血压监测，及时了解血压变化，同时观察有无伴随症状。

2. 环境舒适　为患者创造一个温湿度适宜、通风良好、光线柔和、安静舒适的环境。

3. 饮食合理　协助患者选择高维生素、低脂、低胆固醇、低盐、富含纤维素、易消化的饮食。控制烟、酒、咖啡和浓茶的摄入。

4. 动静结合　根据患者血压情况合理安排休息与活动，高血压初期不限制一般的体力活动，可进行散步、打太极拳等适度运动，颐养身心。患者血压较高时应嘱其休息，血压过低时应迅速给患者安置平卧位，并针对病因给予紧急处理。

5. 心理护理　长期抑郁或情绪激动、急剧而强烈的精神创伤可使血压升高。因此，应提供针对性的心理护理，消除患者紧张和压抑的心理，保持良好的心理状态，积极主动参与配合治疗与护理。

6. 健康教育　介绍高血压病的相关知识，教会患者及家属学会自我监测与紧急情况的处理方法。指导患者建立良好的生活行为习惯，帮助患者消除影响血压变化的不良生活方式，如戒烟戒酒。低血压的患者应注意适度运动，增强体力，注意营养均衡。

三、血压测量技术

（一）血压计的种类

常用的血压计主要有汞柱式血压计、表式血压计（弹簧式）和电子血压计 3 种（图 12—9）。

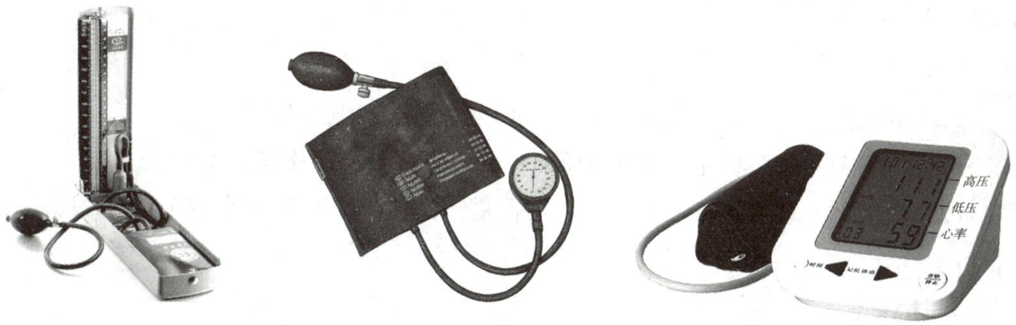

A.汞柱式血压计　　B.表式血压计　　C.电子血压计

图 12－9　常用血压计

（二）血压计的构造

血压计主要由 3 个部分组成。

1. 输气球及压力阀门　输气球可向袖带气囊充气；压力阀门可调节空气压力的大

小。全自动电子血压计没有输气球和压力阀门，有一个按钮来启动加压过程。

2. 袖带 为长方形扁平橡胶袋，有外层包布套与尼龙搭扣两种，橡胶袋上有两根橡胶管，一根连接输气球，另一根连接压力表。袖带有不同的规格，给患者测量时应选择大小合适的袖带，袖带至少应包裹80%的上臂。

3. 测压计

（1）汞柱式血压计 有立式和台式两种。由玻璃管、标尺、水银槽三部分组成。血压计盒盖内壁上固定有一根玻璃管，管面上标有双刻度为0～300mmHg（0～40kPa），每小格相当于2mmHg（0.5kPa），玻璃管上端和大气相通，其下端和水银槽相通。水银槽内装有水银，当输气球送入空气后，水银由玻璃管底部上升，汞柱上缘所指刻度即为压力刻度。其优点是测得的数值准确可靠，但笨重且玻璃部分易破裂。

（2）表式血压计 外形似表，呈圆盘状，正面盘上标有刻度及读数，盘中央有一指针，指示血压数值。

（3）电子血压计 电子血压计包括手动式电子血压计和全自动电子血压计。手动式电子血压计只需自己往袖带中打气，测量过程则是自动的。全自动电子血压计只需要按动开关键，一切就可以自动完成。在电子血压计的袖带内有一换能器，有自动采样电脑控制数字运算及自动放气程序。数秒内可得到收缩压、舒张压、脉搏数值。

（三）血压测量技术 e 微课

【目的】

1. 动态监测血压 动态监测血压变化，判断血压有无异常。间接了解循环系统的功能状况。

2. 协助临床诊断 为诊断、治疗、护理和预防提供依据。

【操作程序】

1. 评估

（1）评估患者一般情况及认知反应，如年龄、病情、意识状态。

（2）测量前的血压状况、测量血压部位的皮肤有无破损及肢体状况等。

（3）患者的心理状态与合作程度，是否紧张，是否了解测量的目的，是否愿意配合等。

2. 计划

（1）护士准备 衣帽整洁，修剪指甲，洗手，戴口罩。

（2）患者准备 患者了解测量血压的目的、方法、配合要点及注意事项，情绪稳定。测量前20～30分钟无剧烈运动、紧张或恐惧等影响血压的因素。

（3）用物准备 测量盘内备：血压计、听诊器、手消毒液、记录本和笔。

（4）环境准备 病室安静、整洁，光线充足。

3. 实施 见表12－8。

表 12-8　血压测量法

操作步骤	操作说明
核对指导	核对患者腕带，确认患者，避免差错，指导患者配合的方法
选择部位	根据患者情况选择适宜的测量部位
上肢肱动脉测量法	
测量体位	取仰卧位或坐位，保持测量肢体与心脏同一水平（仰卧位平腋中线、坐位平第四肋），保证测量值的准确性
测量部位	上臂肘窝肱动脉
测量方法	卷袖露臂：卷衣袖露出上臂，必要时脱衣袖，掌心向上，肘部伸直 放置血压计：放稳血压计，开启水银槽开关，以免袖口过紧而影响血压值的准确性 缠绕袖带：放尽袖带内的空气，将袖带橡胶管向下正对肘窝，袖带下缘在距离肘窝 2～3cm 处平整地缠于上臂，松紧以能放入一指为宜 置听诊器：触及肱动脉搏动，将听诊器置于肱动脉搏动处 平稳充气：关闭气门，均匀充气至肱动脉搏动音消失再升高 20～30mmHg，充气不可过猛过快，避免水银溢出 缓慢放气：以每秒 4mmHg 的速度缓慢放气，注意观察肱动脉与水银柱刻度的变化，视线与汞柱所指刻度保持同一水平 听读血压值：听到第一声搏动音时水银柱所指的刻度数值即为收缩压，搏动音突然减弱或消失时水银柱所指的刻度数值即为舒张压 排气取带：测量后排净袖带内余气，取下袖带，将血压计盒盖右倾 45°促使水银全部回流至槽内，关闭水银槽开关，整理血压计。避免水银外流，导致水银不足，而影响测量结果的准确性
测后嘱咐	告知患者测量结果及注意事项，异常时做出合理解释。感谢患者合作。避免患者紧张、焦虑或恐惧，使病情加重
整理消毒	协助患者取舒适体位，为患者整理衣物、床单位
垃圾处理	垃圾分类处理，接触过患者的放入医用垃圾桶，未接触过患者的放入生活垃圾桶
洗手记录	洗手，脱口罩。将测量结果正确记录在体温单相应栏内，以分数式记录，收缩压/舒张压 mmHg，如变音和消失音之间有差异时，同时记录两个读数，记录方法为：收缩压/变音～消失音 mmHg，如 160/86～40mmHg
下肢腘动脉测量法	
测量体位	取仰卧位、俯卧位或侧卧位，充分展露测量部位
测量部位	下肢腘窝腘动脉
测量方法	卷裤露腿：协助患者卷裤或脱去一侧裤子，露出测量部位 放置血压计：平稳放置血压计，开启水银槽开关 缠绕袖带：放尽袖带内的空气，将袖带橡胶管向下正对腘窝，袖带下缘在距离腘窝 3～5cm 处平整地缠于大腿下部，松紧以能放入一指为宜 置听诊器：触及腘动脉搏动，将听诊器置于腘动脉搏动处 平稳充气：关闭气门，均匀充气至腘动脉搏动音消失再升高 20～30mmHg，充气不可过猛过快，避免水银溢出 缓慢放气：以每秒 4mmHg 的速度缓慢放气，注意观察腘动脉与水银柱刻度的变化，视线与汞柱所指刻度保持同一水平 听读血压值：听到第一声搏动音时水银柱所指的刻度数值即为收缩压，搏动音突然减弱或消失时水银柱所指的刻度数值即为舒张压，保证测量结果的准确性 排气取带：测量后排净袖带内余气，取下袖带，将血压计盒盖右倾 45°促使水银全部回流至槽内，关闭水银槽开关，整理血压计。避免水银外流，导致水银不足，而影响测量结果的准确性

续表

操作步骤	操作说明
测后嘱咐	告知患者测量结果及注意事项，异常时做出合理解释。感谢患者合作。避免患者紧张、焦虑或恐惧，使病情加重
整理消毒	协助患者取舒适体位，为患者整理衣物、床单位
垃圾处理	垃圾分类处理，接触过患者的放入医用垃圾桶，未接触过患者的放入生活垃圾桶
洗手记录	洗手，脱口罩。将测量结果正确记录在体温单相应栏内，以分数式记录，收缩压/舒张压 mmHg，如变音和消失音之间有差异时，同时记录两个读数，记录方法为：收缩压/变音~消失音 mmHg，注明下肢血压

4. 评价

（1）患者明确测量血压的目的，主动配合。

（2）护士操作方法正确，测量结果准确。

思政小课堂

案例回顾：患者，男，82岁。咳嗽伴有胸闷不适，持续高热三天，于12月21日上午8时收住入院。患者神志清楚，精神差，面色潮红，食欲不振。护士及时为患者测量生命体征。测量脉搏时，护士将自己的手搓热后再给患者测脉搏。测量血压时，该护士轻柔地将血压计袖带缠于上臂，然后很仔细地将听诊器胸件在手心中捂热，再置于肱动脉搏动处。

案例思考：你从该护士身上学到了什么？

案例分析：该护士这些细微的动作赢得了患者及家属的信赖与好评，使护患关系得到了良好的互动。这些常规的动作，不是技术规范，与医术无关，但“手心的温度”传递的却是“爱的温度”，传递的是对患者的关爱、友善和尊重。这些细小的举动，让患者体会到医护工作者的“医者仁心”。因此，大家作为一名护理学生，也要将这种“爱伤观念”发扬传承，成为真正合格的白衣天使。

【注意事项】

1. 定期查对 测量血压前，常规检查血压计，玻璃管是否损坏，水银有无漏出，输气球与橡胶管有无老化、漏气，听诊器是否完好。定期校对血压计，以保证测量结果的准确性。

2. 做到“四定” 需长期严密观察血压的患者应做到“四定”：定时间、定部位、定体位、定血压计。

3. 测量健侧 为偏瘫、肢体外伤或手术的患者测血压时应选择健侧肢体测量。

4. 排除影响因素

（1）导致血压偏高的因素 ①袖带过窄：袖带过窄需要较高的压力才能阻断动脉血流，使测量的血压值偏高。②袖带过松：袖带过松使橡胶袋呈球状，导致有效测量面积变窄，需要较高的压力才能阻断动脉血流，致使测量的血压值偏高。③肢体位置过低：肢体位置过低时，肱动脉低于心脏水平时，肱动脉有效血容量相应增加，肱动脉充盈度增加，导致测量的血压值偏高。④视线偏低：视线低于汞柱，使血压读数偏高。

（2）导致血压偏低的因素　①袖带过宽：袖带过宽使大段血管受压，致搏动音在到达袖带下缘前已消失，故测量的血压值偏低。②袖带过紧：袖带过紧使血管在未充气前已受压，测量的血压值偏低。③肢体位置过高：肢体位置过高时，肱动脉高于心脏水平，肱动脉有效血容量相应减少，肱动脉充盈度相对下降，致使测量的血压值偏低。④视线偏高：视线高于汞柱，使血压读数偏低。

5. 异常重测量　发现血压异常或听不清时，应重新测量。重测时，应先将袖带内空气放尽，汞柱降至“0”点，稍待片刻后再测量，一般连测 2～3 次，取其平均值，必要时可行双侧肢体血压测量对比。

生命体征测量技术标准化患者（SP）模拟训练及护士应对考核评价

操作流程		SP 模拟要点及考核评价			护士应对要点及考核评价		
		模拟要点	考核评价		应对要点	考核评价	
			考核要点	评价		考核要点	评价
生命体征测量技术	操作前	询问质疑护士：“没有的，但这些对测量有什么影响吗？”	在护士询问：“20～30 分钟前有无剧烈运动、进食、进饮、洗澡、灌肠等？”后询问质疑（6 分）		能准确地回答问题并能安抚患者紧张质疑的情绪	注重安抚患者情绪（5 分）如：“不用紧张，我给你解释一下吧！”	
			语气紧张（5 分）			回答问题准确（6 分）如：“20～30 分钟前有剧烈运动、进食、进饮、洗澡、灌肠等对测量结果是有一定影响的，所以应该避免，这样才能保证测量结果准确。”	
			表情担忧（4 分）			态度真诚温和，使患者信赖（4 分）	
	操作中	询问护士：“我刚抽完血，对测量不会有什么影响吧？”	护士告知在上肢测量生命体征后发问（6 分）		能准确地回答问题并能安抚患者紧张焦虑的情绪	注重安抚患者情绪（5 分）如：“不用紧张，对测量结果不会有影响的。”	
			语气焦虑（5 分）			回答问题准确（6 分）如：“您刚在哪侧手臂抽血的？我待会在另一侧给您测血压吧！”	
			表情担忧（4 分）			态度真诚温和，使患者信赖（4 分）	

续表

操作流程		SP模拟要点及考核评价			护士应对要点及考核评价		
		模拟要点	考核评价		应对要点	考核评价	
			考核要点	评价		考核要点	评价
生命体征测量技术	操作中	告知护士：“我右（左）侧腋窝以前做过手术。”	在护士询问腋窝情况后告知说明（6分）		能给予患者正确的解决方法并安抚患者紧张情绪	注重安抚患者情绪，感谢配合（5分） 如：“请您别担心啊，也感谢您的告知。”	
			描述准确（5分）			解决方法准确（6分） 如：“那我把体温计放到另一侧腋窝测温吧！”	
			表情担忧（4分）			态度诚恳，动作轻柔（4分）	
		询问护士：“护士，我没有看到你数我的呼吸啊？”	护士手继续放在测量脉搏的动脉搏动处，眼睛观察计数患者胸腹起伏计数呼吸，告知患者呼吸计数后发问（6分）		能准确地回答问题并能安抚患者紧张疑虑的情绪	注重安抚患者疑惑情绪（5分） 如：“您不要紧张，我来给您解释一下啊！”	
			表情疑惑（5分）			回答问题准确（6分） 如：“刚才我没有打扰你，是想让你处于自然呼吸的状态，所以我手未动，但我在观察你的胸腹起伏，一直在数呼吸。”	
			语气自然，表现真实（4分）			态度温和，体现爱伤观念（4分）	
		询问护士：“我坐起来（躺着）测，可以吗？”	护士嘱咐患者平躺着（坐位）测血压时发问（6分）		能准确地回答问题并能安抚患者紧张疑虑的情绪	注重安抚患者疑虑情绪（5分） 如：“您平躺着（坐着）测吧！不要紧张，放轻松啊！”	
			表情自然（5分）			回答问题准确（6分） 如：“为了保证测量的准确，都是固定同一种体位测量的，同时也定测量部位、定时间和固定血压计，您稍平躺着（坐着）一会吧，我马上就测好了。”	
			动作表现真实（4分）			爱护患者，态度和蔼（4分）	

续表

<table>
<tr><th colspan="2" rowspan="3">操作流程</th><th colspan="3">SP 模拟要点及考核评价</th><th colspan="3">护士应对要点及考核评价</th></tr>
<tr><th rowspan="2">模拟要点</th><th colspan="2">考核评价</th><th rowspan="2">应对要点</th><th colspan="2">考核评价</th></tr>
<tr><th>考核要点</th><th>评价</th><th>考核要点</th><th>评价</th></tr>
<tr><td rowspan="3">生命体征测量技术</td><td rowspan="3">操作后</td><td rowspan="3">血压测量结束后，询问护士：“我的血压怎么高这么多？刚才测血压为什么测了3次呢？你是不是测量错了呢？”</td><td>血压测量结束，护士告知血压读数后发问（6分）</td><td></td><td rowspan="3">能准确地回答问题并解释原因同时能安抚患者紧张的情绪</td><td>注重安抚患者疑虑情绪（5分）
如：“不要紧张，我给您解释一下啊！”</td><td></td></tr>
<tr><td>语气急切（5分）</td><td></td><td>回答问题准确（6分）
如：“今天测量时和前几天的数值偏差比较大，为了保证测量的准确，我将袖带内空气放尽，稍待一会再测量，又连续测了3次取了平均值，才使准确。的确血压有些高，您没有什么不适感觉吗？您稍等，我去汇报医生给您做处理啊！”</td><td></td></tr>
<tr><td>表情疑虑（4分）</td><td></td><td>爱护患者，态度和蔼（4分）</td><td></td></tr>
<tr><td colspan="2" rowspan="3">综合评价</td><td rowspan="3">SP</td><td>语言表达流利，询问及时，语气恰当（4分）</td><td></td><td rowspan="3">护士</td><td>应对迅速，及时给出具体的指导，处理方法操作规范，动作熟练，注意安全（4分）</td><td></td></tr>
<tr><td>表现自然真切，没有表演痕迹（3分）</td><td></td><td>态度和蔼，沟通有效、充分体现人文关怀，达到舒缓患者紧张焦虑情绪的目的（3分）</td><td></td></tr>
<tr><td>肢体语言与模拟描述一致，语言表达与表情一致（3分）</td><td></td><td>体现良好的爱伤观念（3分）</td><td></td></tr>
<tr><td colspan="2">总分</td><td>SP</td><td colspan="2"></td><td>护士</td><td colspan="2"></td></tr>
<tr><td colspan="2">评价人</td><td colspan="6"></td></tr>
</table>

目标检测

一、选择题

【A1 型题】

1. 下列关于体温生理性变化的叙述，不正确的是

   A. 清晨 2 ~ 6 时体温最低　　B. 午后 13 ~ 18 时体温最高

   C. 昼夜体温变动范围不超过 2℃　D. 与运动有关

   E. 与机体代谢的相应周期变化有关

2. 节律异常的脉搏是
   A. 速脉　B. 绌脉
   C. 洪脉　D. 丝脉
   E. 缓脉
3. 代谢性酸中毒患者的呼吸表现为
   A. 费力呼吸　B. 深而规则的大呼吸
   C. 叹息样呼吸　D. 蝉鸣样呼吸
   E. 鼾声呼吸
4. 关于血压的生理性变化，错误的叙述是
   A. 小儿血压低于成年人　B. 中年以前女性血压低于男性
   C. 清晨血压低于傍晚　D. 上肢血压低于下肢
   E. 寒冷环境血压低于高温环境

【A2 型题】

5. 患者以发热待查入院，体温 39℃左右，有时高低不一，日差在 2℃左右，持续五天不退，脉搏 96 次/分，该患者的体温属于的热型是
   A. 不规则热　B. 回归热
   C. 弛张热　D. 稽留热
   E. 间歇热
6. 一男性患者，因外伤致出血性休克急诊入院，该患者脉搏的特征是
   A. 强大有力　B. 细弱无力
   C. 动脉管壁变硬，失去弹性　D. 单位时间内脉率少于心率
   E. 每隔一个正常搏动后出现一次早搏
7. 某患者测口腔温度时不慎咬碎体温计，护士应首先给予
   A. 口服蛋清液　B. 立即服用大量膳食纤维丰富的食物
   C. 催吐　D. 洗胃
   E. 清除口腔内玻璃碎屑
8. 患者，女，66 岁。诊断为心房纤维颤动。护士为其测量血压，动脉搏动微弱且不易辨清，需重复测量。下述做法错误的是
   A. 将袖带内气体驱尽　B. 使汞柱降至“零”点
   C. 稍等片刻后重测　D. 连续加压直到听清为止
   E. 测量值先读收缩压，后读舒张压
9. 患者，男，54 岁。近日来头痛、恶心，有时呕吐，无发热，血压 20/12.6kPa (150/97mmHg)，脉搏 46 次/分，此脉搏被称为
   A. 绌脉　B. 洪脉
   C. 水冲脉　D. 整脉

E. 缓脉

10. 患者，男，50 岁。阑尾切除手术后第二天，护士为其测量体温，体温在 35.0℃以下，分析原因可排除的一项是

A. 病情变化
B. 腋下汗液未擦干
C. 测量时患者未夹紧
D. 体温计失灵
E. 测量时间少于 5min

【A3 型题】

（11 ~ 12 题共用题干）

患者，女，29 岁。体温骤升至 39.0℃以上，持续数小时或更长，然后下降至正常或正常以下，经过一段间歇时间，体温又升高，即高热期和无热期交替出现。

11. 患者可能出现的热型是

A. 弛张热
B. 间歇热
C. 稽留热
D. 不规则热
E. 波浪热

12. 为其降温应首选

A. 头部冷敷
B. 腹股沟冷敷
C. 乙醇拭浴
D. 冷盐水灌肠
E. 服退热药

（13 ~ 15 题共用题干）

患者，女，47 岁。因“风心病、房颤”入院，主诉心悸、胸闷、头晕、四肢乏力，为其诊脉时发现脉搏细速、不规则，同一时间内心率大于脉率，听诊心率快慢不一、心律完全不规则、心音强弱不等。

13. 该患者的脉搏为

A. 缓脉
B. 间歇脉
C. 绌脉
D. 洪脉
E. 丝脉

14. 此脉搏属于

A. 频率异常
B. 节律异常
C. 次数异常
D. 强弱异常
E. 动脉壁异常

15. 正确测量该患者脉搏的方法是

A. 先测脉率，再测心率
B. 护士测脉率，医生测心率
C. 一人同时测脉率和心率
D. 一人听心率，一人测脉率，同测一分钟
E. 一人测脉率，一人计时

（16～17 题共用题干）

患者，女，78 岁。肺癌，处于濒死期。

16. 患者呼吸表浅微弱，不易观察。此时应如何测量呼吸

A. 仔细听呼吸音，计数 1min

B. 观察鼻翼翕动的频率计数

C. 观察胸腹起伏计数

D. 置少许棉花于患者鼻孔前观察棉花飘动的次数

E. 测脉率乘以 1/4，以推测呼吸频率

17. 患者呼吸浅表而不规则，为

A. 浅快呼吸 B. 潮式呼吸

C. 间断呼吸 D. 呼吸过缓

E. 蝉鸣样呼吸

（18～20 题共用题干）

患者，男，69 岁。因血压高引起脑出血，经抢救病情稳定，意识清楚，左侧瘫痪。

18. 护士为选择右侧肢体测血压的主要原因是

A. 患者能配合操作 B. 为减轻患者的身心痛苦

C. 使操作顺利，迅速 D. 左侧循环不良，易致血压不准确

E. 左侧肢体肌张力增高，不能真实反映血压情况

19. 如选择右下肢测量血压，操作步骤错误的是

A. 取仰卧位或俯卧位

B. 测量前 20～30 分钟无剧烈运动、紧张或恐惧等

C. 袖带下缘距腘窝 3～5cm

D. 将听诊器胸件置于腘动脉搏动处

E. 下肢血压比上肢高 20～30mmHg

20. 在测量血压过程中，发现腘动脉搏动音微弱不易辨清，需重复测量，错误的做法是

A. 将袖带内气体驱尽 B. 使汞柱降至“0”点

C. 稍等片刻再行第二次测量 D. 一般连续测 2～3 次

E. 取其最高值

二、思考题

1. 患者，女，60 岁。持续高热 1 周，体温 39℃左右，24 小时温差不超过 1℃。患者神志清楚，面色潮红，口唇干裂，脉搏 124 次/分，呼吸 26 次/分，精神萎靡，食欲差。

（1）该患者发热属哪种热型？

（2）应采取哪些护理措施？

2. 患者，男，60 岁。持续高热 1 周，以“心房纤颤”为诊断收住入院。

（1）该患者可能发生何种脉搏异常？此脉搏的特点是什么？

（2）应该如何正确测量？

（苗晓琦）

书网融合……

微课　　本章小结　　思维导图　　自测题

第十三章　医疗和护理文件的记录与管理

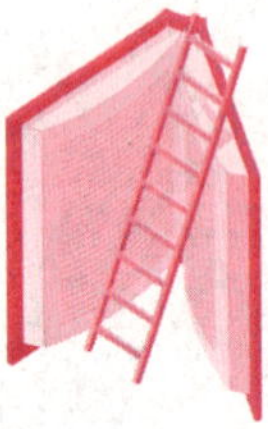

【学习目标】

知识目标

1. **掌握**　体温单和病室报告的书写以及医嘱的处理原则。

2. **熟悉**　医疗和护理文件记录的原则。

3. **了解**　医疗和护理文件的管理要求。

能力目标

1. 能正确绘制体温单。

2. 能正确书写护理记录单及病室报告。

3. 能正确处理医嘱。

素质目标

1. 能认识到正确规范记录医疗和护理文件的意义。

2. 在医疗和护理文件的记录与管理中具备认真负责、实事求是的态度。

3. 在医疗和护理文件的记录与管理中具有法律意识。

岗位情景模拟

情景描述　患者，男，67岁。咳嗽咳痰，喘憋明显，医生检查完后下达医嘱：内科护理常规，软质饮食，二级护理，PN皮试，5% GS 500ml + 氨溴索 15mg 静脉输液 bid，0.9% NS 50ml + 地塞米松 5mg + 糜蛋白酶 4000U 雾化吸入 st，氧气吸入 st。

工作任务　1. 正确执行上述医嘱。

2. 说说处理上述医嘱时应遵循的原则和需要注意的事项。

第一节　概　述

PPT

一、医疗和护理文件的概述

医疗和护理文件包括病历、医嘱单、体温单、护理记录单、病室交班报告、特别护理记录单等，是患者疾病发生、发展、诊断、治疗、护理等情况的完整记录，是医院和患者重要的档案资料，并且为教学、科研、管理、法律提供原始资料。护士参与并负责其中部分文件的记录和管理，因此，护士应明确医疗和护理文件记录和管理的重要性，在相关工作中务必做到认真、严谨、负责。

二、医疗和护理文件记录的意义

（一）提供患者的信息资料

医疗和护理文件是患者住院治疗过程的动态性、持续性记录，为医护人员进行正确诊疗、护理提供有效的、科学的依据，是原始的记录文件。医护人员可通过医疗和护理文件，及时掌握患者病情变化、治疗及护理过程，加强各级医护人员的交流与合作，使医疗和护理工作更加连贯和全面。

（二）提供教学与科研资料

理论和实践是相辅相成的。完整的医疗和护理文件为医学和护理教学提供了良好的素材，也为开展科研工作提供了重要资料和依据，可供学生进行个案分析、讨论及进行回顾性研究。同时，完整的原始记录也为疾病调查、流行病学研究、传染病的管理提供了医学统计学资料，是卫生行政机构制定和实施政策的重要依据。

（三）提供评价依据

医疗和护理文件记录的质量可反映医院的医疗护理质量，是医院工作和科学管理水平的重要标志之一，也是医务人员服务质量和技术水平的体现。

（四）提供法律依据

医疗和护理文件是受法律认可的、具有法律效应的文件。医疗纠纷、伤残鉴定等情况时常发生，在调查处理的过程中，病案和护理记录作为重要依据，以明确医院及医护人员有无法律责任。因此，及时、完整、准确地做好医疗和护理文件的记录，可以维护医护人员的权益，为患者和家属提供医疗相关事件的证明。

三、医疗和护理文件记录的原则

为规范医疗和护理文件书写行为，提高文件记录质量，保障医疗质量和安全，保护患者权益，防止医患双方发生误解、争执，根据有关规定，文件记录应当及时、客观、完整、准确、简要、规范。

1. 及时　具有时效性的医疗护理文件才具有意义，因此必须及时记录，不能提前或延期，更不能漏记、错记。当抢救急、危、重症患者不能及时记录时，相关医护人员应在抢救结束后6小时内据实补记，并注明抢救完成时间及补记时间。

2. 客观　医疗和护理文件不应加入医护人员的主观判断和解释，否则，可能会造成结果的误差或错误而影响诊疗。当记录体征等客观资料时，应该是医护人员亲自或借助工具检查出的客观症状和体征；记录症状等主观资料时，应记录患者自诉的内容，并用引号注明，根据需要补充相应的客观资料。

3. 完整 医疗和护理文件所有资料不得缺失。眉栏、页码填写完整；各项记录应按要求逐项填写，避免遗漏，记录应连续，不可留有空行或空白；记录后执行者签全名。

4. 准确 医疗护理文件的记录内容必须准确、真实，不使用含糊的词句，如尚可、适量等。记录者和执行者必须是同一人，杜绝他人代写或代替执行的现象。记录的时间为执行时间，而非计划时间。

5. 简要 记录应使用规范的医学术语、通用的缩写以及计量单位；重点突出、简明扼要，不使用过多的修饰语言，以便于医护人员获取有效信息。

6. 规范 一般情况下，白班用蓝黑笔记录，夜班用红笔记录。所有内容包括签名须字迹清晰，字体端正，保持页面的整洁，不得涂改、剪贴、随意简化，签名不可使用代号、小名等。记录过程中若出现错误，可在错误处画双线，就近书写正确内容并签名，不得采用刮、粘、涂等方法掩盖或去除原来的字迹。

四、医疗和护理文件的管理要求

（一）关于保存、使用的要求

1. 住院时

（1）住院期间所有的医疗护理文件应按规定顺序排列，定点放置，由所在病区统一保管。医护人员记录和使用后必须放回原处，不得私自带出病区。

（2）使用过程中必须保证文件的完整性，防止破损、丢失等情况的发生。任何人不得随意涂改，严禁伪造、隐匿、销毁、抢夺、窃取等。

2. 出院后

（1）门（急）诊病历档案保管自患者最后一次就诊之日起不少于 15 年。

（2）住院时的医疗和护理文件待患者出院后交送至病案室长期保存，一般不少于 30 年。疑难杂症、对医学研究有推进作用等的特殊病历永久保存。

（3）病区交班报告在本病区保存 1 年，医嘱本保存 2 年备查。

（二）关于借阅、复印的要求

1. 医务工作人员因教学、科研、医疗或护理活动等需要查阅相关文件时，需经相关部门同意，办理相关借阅手续，使用后应立即归还，不得泄露患者隐私。

2. 患者及其代理人、保险机构有权复印国务院卫生行政部门规定的医疗和护理文件，但必须办理申请手续，按医疗和护理文件复印规程办理。

（三）关于涉及法律时的要求

当发生医疗事故纠纷时，应当在医疗机构或其代理人、患者或其代理人同时在场的情况下，双方共同进行确认，封存或启封病历，封存的病历可以是复印件，封存的病历由医疗机构负责医疗质量监控的部门或者专（兼）职人员保管。

知识链接

举证责任倒置

在一般证据规则中，“谁主张谁举证”是举证责任分配的一般原则，而举证责任倒置则是这一原则的例外。所谓举证责任倒置原则，指基于法律规定，将通常情形下本应由提出主张的一方当事人（一般是原告）就某种事由不负担举证责任，而由他方当事人（一般是被告）就某种事实存在或不存在承担举证责任，如果该方当事人不能就此举证证明，则推定原告的事实主张成立的一种举证责任分配制度。

随着新的《医疗事故处理条例》和最高人民法院《关于民事诉讼证据的若干规定》中“举证责任倒置”的实施，病案记录的准确性、一致性和真实性对于司法正确、公正具有非常重要的意义。

思政小课堂

案例回顾：某患者凌晨2：40开始静脉滴注缩宫素诱发分娩。按照规定，使用缩宫素的患者应该持续监护以防止子宫收缩过强引起胎儿窒息或子宫破裂等并发症的发生。然而，直至凌晨5：25，护士的护理记录单上仍未记录患者使用缩宫素后的临床表现。分娩后，患者由于出现严重子宫出血且无法止血而不得不行全宫切除术。后来患者向法院起诉并控告医院，称其并发症是由于不当的缩宫素使用和用药后病情监护缺乏造成的。虽然负责手术的两名医生都证明用药的同时确实进行了监护，然而他们却没有证据证明，因为护士未按规定对患者诊断和治疗的信息进行详细记录，包括患者对治疗的反应。因此，患者胜诉并获得了赔偿。

案例思考：在这位护士身上发现了什么问题？怎样才能避免类似问题的发生？

案例分析：本案例中，医院被患者控告由于不当的用药和监护导致子宫出血，由于护士没有记录患者使用静脉缩宫素后的病情变化，无法证明自己所进行的正确的护理活动。由此可见，在临床护理工作中，护士及时准确地记录护理活动尤为重要。

病历属法律文件，可作为判定医疗纠纷、保险索赔、犯罪刑案及遗嘱查验的依据。护士应及时、完整、准确无误地记录护理病案，不得丢失、涂改、隐匿、任意伪造或销毁，对提高医护服务质量、病案管理质量、预防医疗事故的发生起到积极作用。

护士一丝不苟的专业精神和严谨细致的职业态度不仅可以为患者的安全保驾护航，也可以大大降低自身的职业风险。

（四）病历排列顺序

患者的病历通常按规定的顺序排列，独立存放，妥善保存，以便管理和查阅。

1. 住院病历的排列顺序 体温单→医嘱单→入院记录→病史及体格检查→病程记录（手术、分娩记录单等）→会诊记录→各项检查及报告→知情同意书→护理记录单→长期医嘱执行单→住院病历首页→门（急）诊病历。

2. 出院（转院、死亡）后病历的排列顺序 住院病例首页→出院或死亡记录→入院记录→病史及体格检查→病程记录→各项检查及报告→护理记录单→医嘱单（按时间先后顺序排）→长期医嘱执行单→体温单（按时间先后顺序排）。

PPT

第二节 医疗和护理文件的记录

一、体温单

体温单用于记录住院患者的体温、脉搏、呼吸、血压和其他情况，由护士填写。体温单能迅速、直观地了解患者的病情变化，为掌握病情提供重要依据。患者住院期间，体温单排列在住院病历的首页，以便查阅（表 13－1）。

（一）体温单的内容

体温单包括：患者的姓名、年龄、性别、科别、床号、入院日期、住院号；体温、脉搏、呼吸、血压；出入院、手术、分娩、转科或死亡时间；患者出入量、大便、体重、药物过敏及其他情况等。

（二）体温单的填写方法 e 微课

1. 眉栏

（1）用蓝（黑）笔填写患者姓名、科别、病室、床号、入院日期和住院号等项目。

（2）“日期”栏用蓝（黑）笔填写，每页第 1 天填写年、月、日，中间用短线隔开，如“2020－02－04”，其余 6 天只填写日。如在 6 天中遇有新的年度或月份开始时，则应填写年、月、日或月、日。

（3）“住院天数”栏用蓝（黑）笔填写阿拉伯数字，自入院日起连续写至出院日。

（4）“手术/分娩后天数”栏用红笔填写手术（或分娩）日期，以手术（或分娩）的次日为术后（或分娩后）第 1 日，用阿拉伯数字依次填写至第 14 日止。若在 14 天内进行第二次手术，则将第一次手术日数作为分母，第二次手术日数作为分子进行填写。如：1/4，下面 4 代表第 1 次手术后日数，上面 1 代表第 2 次手术后日数。

表 13-1　体温单

×××医院体温单

姓名　刘强　年龄　58岁　性别　男　科别　外科　床号　28　入院日期　2021-02-25　住院号　523876

日期	2021-02-25	26	27	28	03-01	02	03
住院天数	1	2	3	4	5	6	7
手术/分娩后天数			1	2	3	1/4	2/5
时间	2 6 10 14 18 22	2 6 10 14 18 22	2 6 10 14 18 22	2 6 10 14 18 22	2 6 10 14 18 22	2 6 10 14 18 22	2 6 10 14 18 22

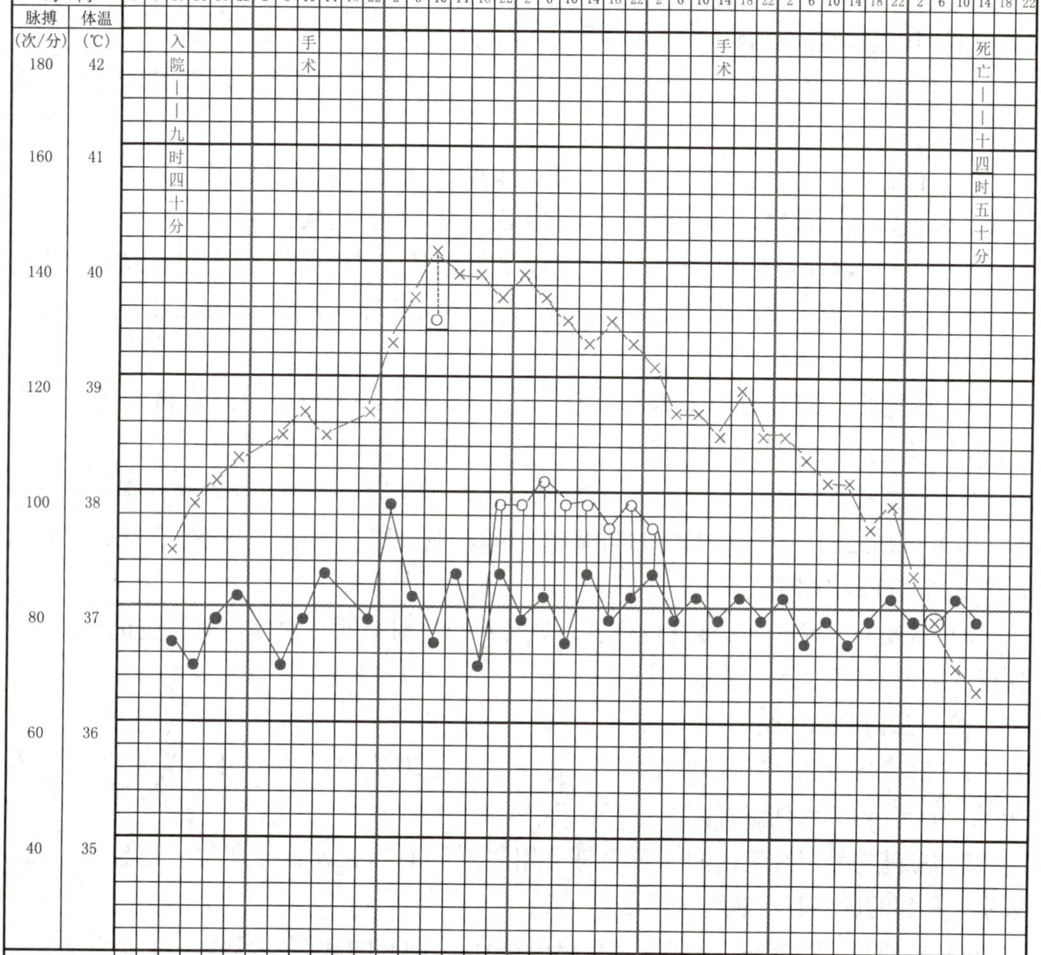

呼吸(次/分)	2	6	10	14	18	22
2021-02-25			18	18	20	20
26		18	20	18		20
27	26	18	20	18	18	20
28	21	18	20	18	18	18
03-01	19	19	20	18	19	18
02	®	®	®	®	®	®
03	®	®	®	®		

日期	2021-02-25	26	27	28	03-01	02	03
血压(mmHg)	124/78　130/80	126/80　140/90	130/84　120/80	120/74　114/70	110/70　100/70	100/68　90/58	80/50
入量(ml)		3000	2800	2600	3000	2800	1600
出量(ml)		2800	2200/C	1900/C	1700/C	1600/C	1200/C
大便(次/日)	0	0	0	1/E	0	1	※
体重(kg)	78	卧床					
药物过敏	青霉素（+）						
其他							

第　1　页

2. 40～42℃之间

（1）填写内容　用红笔在相应时间栏内填写入院、手术、分娩、转科、出院、死亡的时间。

（2）填写方法　纵行填写，如“入院— —九时十分”，其中破折号占两小格；如果时间与体温单上的整点时间不一致时，填写在相近的时间栏内。如“八时二十分入院”则填写在“10”时栏内，下午“十三时四十分”手术，则填写在“14”时栏内。除了手术不写具体时间外，其余均采用24小时制，精确到分钟。手术不写具体手术名称。

3. 体温、脉搏曲线的绘制与呼吸的记录

（1）体温曲线的绘制

1）体温单从35～42℃，每一大格为1℃，每一小格为0.2℃，在37℃处用红横线明显标记。

2）体温符号用蓝笔绘制，口温符号用蓝点“●”表示，腋温符号用蓝叉“×”表示，肛温符号用蓝圈“○”表示，相邻两次符号之间用蓝线相连。

3）药物或物理降温30分钟后测量的体温用红圈“○”表示，绘制在降温前体温符号的同一纵格内，并以红虚线与降温前温度相连，下次测量的体温符号与降温前的体温符号用蓝线相连。

4）体温低于35℃时，为体温不升，应在35℃线以下相应时间纵格内用红笔写“不升”，不再与相邻体温符号相连。

5）若患者因拒测、外出进行诊疗活动或请假等原因未能测量体温时，则在体温单40～42℃横线之间用红笔在相应时间纵格内填写“拒测”“外出”“请假”等，并且前后两次体温断开不相连。

6）需要密切观察体温变化的患者，如需每2小时监测一次体温时，应记录在q2h体温专用单上。

（2）脉搏曲线的绘制

1）脉率从20次/分至180次/分，每一大格为20次/分，每一小格为4次/分，在80次/分处用红横线明显标记。

2）脉搏符号用红笔绘制，脉率符号用红点“●”表示，心率符号用红圈“○”表示。相邻的脉率或心率用红线相连。

3）脉搏与体温重叠，先绘制蓝色体温符号，外画红圈以表示脉博。如是肛温，先绘制蓝圈表示体温，其内以红点表示脉搏。

4）脉搏短绌的患者，相邻脉率和心率用红线相连，脉率和心率之间用红笔画线填满。

（3）呼吸的记录

1）测量的呼吸次数，用红笔填写阿拉伯数字在相应的呼吸栏内，相邻两次呼吸上下错开记录，每页首记呼吸从上开始记录。

2）使用呼吸机患者的呼吸以“Ⓡ”表示，在体温单相应时间内用蓝（黑）笔画“Ⓡ”。

4. 底栏 底栏的内容包括血压、入量、出量、大便次数、体重、药物过敏及其他等。各栏内已注明计量单位名称，只需填写阿拉伯数字记录，免写计量单位，用蓝

（黑）笔填写在相应栏内。

（1）血压

1）记录方式　收缩压/舒张压

2）一天内连续测量血压时，上午血压填写在前半格内，下午血压填写在后半格内；术前血压填写在前面，术后血压填写在后面。如每日测量次数大于 2 次以上时，记录在护理记录单上。

3）如为下肢血压应当标注。

（2）入量　记录前一日 24 小时的总入量，每天记录 1 次。

（3）出量　记录前一日 24 小时的总出量，主要为尿量，必要时单独记录。导尿（持续导尿）后的尿量以“C”表示，如 1800/C，表示导尿患者排尿 1800ml，尿失禁以“※”表示。

（4）大便次数

1）记录前一日 24 小时的大便次数，每日记录 1 次。

2）大便符号　未排大便记“0”，大便失禁以“※”表示，人工肛门以“☆”表示，灌肠以“E”表示、分子记录大便次数。如 1/E 表示灌肠后大便 1 次；0/E 表示灌肠后无排便；1^2/E 表示自行排便 1 次，灌肠后又排便 2 次；4/2E 表示灌肠 2 次后排便 4 次。

（5）体重　新入院患者所测体重记录在相应时间栏内，住院患者每周测量体重 1 次。病情危重或卧床不能测量的患者，在体重栏内注明“卧床”。

（6）药物过敏　填写皮内过敏试验阳性药物或发生过敏反应药物的名称，用红笔在括号中标注阳性反应“(＋)”，每次填写体温单时应转抄。

（7）其他　作为机动，根据病情需要填写，如特殊用药、管路情况、腹围等。

（8）页码　按页数连续填写。

二、医嘱单

医嘱是医生根据患者病情的需要，为达到诊治的目的而拟定的书面嘱咐，是医护人员共同实施治疗和护理的重要依据。医生将医嘱直接写在医嘱单上，或将医嘱直接输入计算机，进行处理。医嘱单可分为长期医嘱单和临时医嘱单。

（一）医嘱的内容

医嘱的内容包括：日期、时间、床号、姓名、护理常规、护理级别、饮食、体位、药物（名称、剂量、浓度、方法等）、各种检查、治疗、术前准备、隔离种类、医生和护士的签名等。

（二）医嘱的种类

1. 长期医嘱　有效时间在 24 小时以上，须医生注明停止时间后方可失效。如普通饮食、护理级别、护理常规、维生素 B_6 0.3g po tid 等（表 13－2）。

表 13-2 长期医嘱单

姓名：××　科别：内科　病室：5　床号：10　住院号：6131423　第 1 页

开始					停止			
日期	时间	医嘱	签名		日期	时间	签名	
			医生	护士			医生	护士
2020-10-11	9：00	内科护理常规	张强	孙霞				
10-11	9：00	二级护理	张强	孙霞				
10-11	9：00	流质饮食	张强	孙霞				
10-11	9：00	吸氧	张强	孙霞				
10-11	9：00	持续心电监护	张强	孙霞	10-15	8：00	张强	孙霞
10-11	9：00	5%葡萄糖 250ml	张强	孙霞				
10-11	9：00	硝酸甘油 10mg ivgtt qd	张强	孙霞				

2. 临时医嘱　有效时间在24小时以内，应在短时间内执行，只执行一次，如干扰素10μg im；有的需要立即执行（st），如阿托品0.5mg im st；有的在限定时间内执行，如手术、会诊、检查、检验等。另外，出院、转科、死亡等也列入临时医嘱（表13-3）。

表 13-3 临时医嘱单

姓名：××　科别：内科　病室：2　床号：5　住院号：8131713　第 1 页

日期	时间	医嘱	医生签名	执行时间	执行者签名
2020-11-14	9：00	心电图	张强	9：20	李丽
11-14	9：00	腹部B超	张强	9：20	李丽
11-14	9：00	血常规	张强	9：20	李丽
11-14	9：00	哌替啶 50mg im st	张强	9：10	张玲

3. 备用医嘱　可分为长期备用医嘱和临时备用医嘱两种。

（1）长期备用医嘱（prn）　有效时间在24小时以上，必要时使用，两次执行之间必须有间隔时间，由医生注明停止时间后方可失效。如哌替啶50mg im q6h prn。

（2）临时备用医嘱（sos）　有效时间在12小时以内，必要时使用，只执行一次，过期未执行自动失效。如地西泮5mg po sos。

（三）医嘱的处理方法

1. 长期医嘱　医生开写在长期医嘱单上，注明日期和时间，并签全名。护士核对无误后分别将长期医嘱转抄至各种执行单上（如服药单、注射卡、治疗单、饮食单等），并在长期医嘱单上签全名。如为定时执行的长期医嘱则在执行单上注明执行的具体时间，如维生素 B_6 0.3g po tid，服药单上应注明维生素 B_6 0.3g 8am、12n、4pm。

2. 临时医嘱 医生开写在临时医嘱单上，注明日期和时间并签全名。护士将临时医嘱转抄至执行单上，两人核对无误后方可执行，护士执行后注明执行时间并签全名。需要立即执行的临时医嘱，应安排护士马上执行，注明执行时间并签全名。

3. 备用医嘱

（1）长期备用医嘱 医生开写于长期医嘱单上，注明日期和时间并签全名。护士按照长期医嘱处理，每次执行后，护士在临时医嘱单上记录执行时间并签全名，供下一班次参考。

（2）临时备用医嘱 医生开写于临时医嘱单上，注明日期和时间并签全名。12 小时内有效，过时未执行，护士用红笔在该项医嘱栏内写“未用”两字，并签全名。

4. 停止医嘱 医生在长期医嘱单上“停止”栏内注明日期、时间并签全名。护士将相应执行单上的有关项目注销，并在医嘱单原医嘱后，填写停止日期、时间，并在执行者栏内签全名。

（四）重整医嘱

1. 长期医嘱调整项目较多或长期医嘱超过 3 页时，应重整医嘱。在原医嘱的最后一行下面用红笔画一横线（上下均不得有空行），并在红线下面用蓝（黑）笔写上“重整医嘱”四字，再将继续执行的长期医嘱，按时间排列顺序依次抄录在红线以下的医嘱单上。抄录完毕核对无误后签上全名。

2. 当患者手术、分娩、转科后也需要重整医嘱，即在原医嘱最后一行下面用红笔画一横线，并在红线下面用蓝（黑）笔写上“转科医嘱”“手术医嘱”“分娩医嘱”，然后医生开写新的医嘱，红线以上的医嘱自行停止。医生重整医嘱后，当班护士核对无误后在护士栏内签上全名，并将各执行单上的原有医嘱注销，再写上新开医嘱。

（五）医嘱的处理原则和注意事项

1. 处理医嘱时，先急后缓，先执行临时医嘱，后执行长期医嘱。当处理多项医嘱时，应先判断医嘱的轻重缓急，合理安排执行顺序。

2. 医嘱必须经医生签名后方可有效。一般情况下，护士不执行口头医嘱，在抢救或手术过程中医生提出口头医嘱时，护士必须向医生复诵一遍，双方确认无误后方可执行，事后要求医生在 6 小时内据实补写医嘱。

3. 对有疑问的医嘱，必须及时与医生沟通，确认医嘱准确无误后方可执行。

4. 医嘱执行后，由执行护士注明执行时间并签全名，观察效果和不良反应，必要时记录并及时与医生联系。

5. 凡需要下一班执行的临时医嘱要交班，并在护士交班记录上注明。

6. 医嘱需要每班、每日核对，每周总查对，查对后签全名。

三、护理记录单

护理记录单是护士如实记录患者实施整体护理全过程的护理文件。护理记录单分为一般护理记录单和特别护理记录单。

（一）一般患者护理记录单

1. 记录内容 包括患者的姓名、科别、病室、床号、住院号、页码、记录日期、时间及病情观察情况、护理措施和效果、护士签名等（表13－4）。

2. 书写要求

1）一般患者入院、转入、转出、分娩当日应有记录。

2）择期手术前一日及其他手术当日应有记录。

3）二、三级护理的患者每周定期记录。

4）病情变化及护理措施和效果，随时进行记录。

表13－4 一般护理记录单

姓名：×××　科别：内科　病室：5　床号：9　住院号：5123423　第1页

日期	时间	内容	护士签名
2020－3－5	16：00	T 36.8℃，P 86次/分，R 24次/分，BP 120/80mmHg	
		神志清楚，精神萎靡，主诉心慌、胸闷。心电图：窦性心律，偶发室早，遵医嘱给予持续吸氧。患者情绪紧张，给予安抚、心理疏导，稍有好转。请加强病情观察	李娜

（二）特别护理记录单

特别护理记录单是对危重、大手术后、特殊治疗等需严密观察病情变化的患者进行及时、准确、完整的病情记录，以便及时了解和掌握患者情况，观察治疗或抢救后的效果（表13－5）。

1. 记录内容 包括患者的生命体征、病情动态、用药、出入液量、给予的各种检查、治疗和护理措施及抢救后效果等。

2. 记录要求

1）眉栏各项用蓝（黑）笔填写，包括患者姓名、科别、病室、床号、住院号、页码等。

2）白班用蓝（黑）笔记录，夜班用红笔记录。

3）及时准确记录患者的体温、脉搏、呼吸、血压、出入量等。计量单位标题栏内已注明，记录栏内只填数字。记录出入量时，除填写量外，还要将颜色、性状记录于病情栏内。

4）“病情观察及护理”栏内详细记录患者的病情变化、治疗、护理措施及效果，并签全名。

5）每12小时、24小时应将患者的出入液量及病情作简要小结，并签全名。24小时出入液量应于次晨总结，并用蓝笔填写在体温单的相应栏内。

表 13－5　特别护理记录单

姓名：××　科别：内科　病室：3　床号：5　住院号：6173223　第 1 页

日期	时间	体温（℃）	脉搏（次/分）	呼吸（次/分）	血压（mmHg）	入量		出量		病情观察及护理	签名
						项目	ml	项目	ml		
2020－5－8	9：45	36.7	108	24	90/62	10% GS	500	呕血	300	病人主诉心慌、头晕，呕血一次，为暗红色。通知医生，抽血，作血型鉴定，给予胃肠减压，继续观察生命体征	
						$VitK_1$	2			给予止血药物	
						低分子右旋糖酐	250				李丽
	10：15		110	23	90/64	0.9% NS	10				
						奥美拉唑 40mg	4	胃出血	100	血压略有回升，奥美拉唑 40mg iv，胃管通畅，抽出血性液体约 100ml	李丽
	11：10		105	21	90/60	新鲜血	200			输血	李丽
	13：30		108	22	102/62	新鲜血	200	尿液	130	继续输血	李丽
	15：00	36.6	98	20	110/62	平衡液	500			血压逐渐恢复正常	李丽
	16：40		90	20	112/64	0.9% NS	10				
						奥美拉唑 40mg	4				李丽
	17：30					10% GS	500	尿液	300	胃管通畅，引流液少，咖啡色	李丽
	18：30							胃液	200	病人今日出血 400ml，血压下降，遵医嘱给予胃肠减压，静脉应用止血药物，输液输血处理，目前血压恢复正常，继续观察	
12 小时小结						入量	2180	出量	1030	尿液 430ml，胃液 200ml，呕血 400ml	李丽
	19：30	36.7	86	20	110/64	0.9% NS	10				
						奥美拉唑 40mg	4			胃管引流液为淡黄色	王芳
	21：50		80	18	108/62					输液完毕	王芳
2020－5－9	0：10		80	18	100/60					病人无出血情况，生命体征平稳，已安静入睡，继续观察	王芳

四、病室交班报告

病室交班报告是值班护士书写的书面交班报告，其内容是值班期间病区的情况及患者病情的动态变化。通过阅读，可了解病区全天的工作动态，使下一班护士能做到心中有数，护理工作能够有计划地连续进行（表13-6）。

（一）交班内容

1. 出院、转出、死亡的患者 出院患者记录离开时间；转出患者记录转往的医院、科别及转出时间；死亡患者记录抢救过程及死亡时间。

2. 新入院或转入的患者 记录入院或转入时间、病情、治疗情况、护理措施及效果，存在的主要护理问题及下一班重点观察的内容和注意事项等。

3. 危重患者、有异常情况以及做特殊检查或治疗的患者 记录患者主诉、生命体征、神志、病情动态、特殊抢救及治疗护理，下一班重点观察的内容及注意事项等。

4. 手术患者 准备手术患者应记录术前准备和术前用药情况等。当天手术患者记录麻醉种类，手术名称及过程，麻醉清醒时间，返回病房后的生命体征、伤口、引流、排尿及镇痛药使用情况等。

5. 产妇 产前报告胎次、胎心、宫缩及破水情况；产后报告产式、产程、分娩时间、婴儿情况、出血量、会阴切口、排尿及恶露情况等。

6. 老年、小儿及生活不能自理的患者 报告生活护理情况，如口腔护理、压疮护理及饮食护理等。

此外，还应报告上述患者的心理状况和需要接班者重点观察及完成的事项。夜间记录还应记录患者的睡眠情况。

（二）书写顺序

1. 眉栏各项用蓝（黑）笔填写，包括病区、日期、时间、患者总数和入院、转出、出院、转入、死亡、手术、分娩、病危等。

2. 先填写离开病室的患者，如出院、转出、死亡。再填写进入病室的新患者，如新入院或转入的患者。最后填写病室内重点护理的患者，如手术、分娩、危重及有异常情况的患者。同一栏内的内容，按床号先后顺序书写报告。

（三）书写要求

1. 护士应在全面了解患者病情的基础上认真书写。

2. 书写内容全面、真实、简明扼要、重点突出，以利于下一班护士快速、全面了解病室情况，继续进行系统观察病情和处理。

3. 字迹清楚，白班用蓝（黑）笔书写，夜班用红笔书写，并签全名。

4. 对新入院、转入、手术、分娩及危重患者，在诊断栏目下分别用红笔注明“新”“转入”“手术”“分娩”，危重患者红笔注明“危”或红色特殊标记“※”。

表 13－6　病室交班报告

病区：内科四病区　　2020 年 3 月 12 日　　第 1 页

床号 姓名诊断 \ 病情 \ 病人总报告	上午八时至下午五时 病人总数 38 人	下午五时至午夜十二时 病人总数 38 人	午夜十二时至上午八时 病人总数 38 人
	总数：38　入院：1　转出：1 出院：1　转入：0　死亡：0 手术：0　分娩：0　病危：1	总数：38　入院：0　转出：0 出院：0　转入：0　死亡：0 手术：0　分娩：0　病危：1	总数：38　入院：0　转出：0 出院：0　转入：0　死亡：0 手术：0　分娩：0　病危：1
5 床 × × 高血压	于 10：00 出院		
10 床 × × 二尖瓣狭窄	于 10：50 转心外科治疗		
12 床 × × 病毒性心肌炎 “新”	病人，男，20 岁，“因心悸、胸闷、呼吸困难、乏力一周，加重一天”于 10：00 急诊入院。T 37.7℃，P 98 次/分，R 23 次/分，BP 118/76mmHg，神志清楚，精神萎靡。心电图：频发室早，ST 段压低，T 波倒置。给予：一级护理，半流质饮食，持续吸氧，现病人无不良反应。病人情绪较紧张，已做心理疏导。加强病情观察，明晨空腹抽血	20：50 T 37.3℃，P 94 次/分，R 21 次/分，病人主诉入睡困难。告知明晨空腹抽血。22：00 遵医嘱给予地西泮 5mg po st，病人很快入睡，病情稳定	6：00 T 37.1℃，P 84 次/分，R 21 次/分，BP 110/74mmHg。病人主诉胸闷、呼吸困难稍缓解，睡眠良好。已采集血标本
12 床 × × 急性前壁心肌梗死 “※”	16：00 T 37℃，P 84 次/分，R 21 次/分，BP 118/76mmHg。今日发病第三天，15：20 主诉胸闷及胸痛，遵医嘱舌下含服硝酸甘油一片后缓解。病人仍需卧床休息，现静脉输液通畅，请加强病情观察	20：30 T 37℃，P 80 次/分，R 20 次/分，BP 110/76mmHg，病人病情平稳。22：00 主诉入睡困难，遵医嘱给予地西泮 5mg po st，病人很快入睡，请加强病情观察	6：00 T 37℃，P 84 次/分，R 20 次/分，BP 110/80mmHg。病人夜间睡眠良好，病情稳定

五、护理病历

护理病历是护士在临床应用护理程序过程中，有关患者的健康资料、护理诊断、预期目标、护理措施、护理记录和效果评价的书面记录。

目前，各医院护理病历的设计不尽相同，一般包括入院护理评估单、护理计划单、PIO 护理记录单、健康教育计划单和出院指导等。

（一）入院护理评估单

入院护理评估单是护理病历的首页（表 13－7），对新入院患者进行初步的护理评估，通过评估找出患者的问题，确立护理诊断。主要内容包括患者的一般资料、简要病史、护理体检、生活状况及自理程度、心理社会等方面的状态。

表 13－7　患者入院护理评估单

姓名 ×× 床号 25 科别 内科 病室 4 住院号 5672314

（一）一般资料

性别 女 年龄 55 岁 职业 干部 民族 汉 籍贯 北京 婚姻 未婚

文化程度 大学 宗教信仰 无 联系地址 雅兰小区10－3－301 联系人 李梅

电话 12345656678 主管医师 赵楠 护士 王丹 收集资料时间 2020－10－25 14：30

入院时间：2020－10－25 14：30

入院方式：步行 扶行 轮椅 平车√

入院医疗诊断：急性广泛前壁心肌梗死

入院原因（主诉和简要病史）心前区持续疼痛 30 分钟，有濒死感，出冷汗，舌下含硝酸甘油，疼痛仍不缓解

既往史：冠心病 过敏史：无√ 有（药物 食物 其他）

家族史：高血压病√ 冠心病 糖尿病 癫痫 精神病 传染病 遗传病 其他

（二）生活状况及自理程度

1. 饮食

基本饮食：普通 软饭√ 半流质 流质 禁食

食欲：正常√ 增加 亢进____天/____周/____月 下降 厌食____天/____周/____月

近期体重变化：无√ 增加/下降____千克/月（原因________________）

其他（________________）

2. 睡眠/休息

休息后体力是否容易恢复：是√ 否（原因）（________________）

睡眠：正常 入睡困难 易醒 早醒 噩梦 多梦 失眠√

辅助睡眠：无 药物 其他方法

其他（________________）

3. 排泄

排便：1 次/天 性状正常√ 便秘 腹泻 失禁 造瘘

排尿：5 次/天 颜色 黄 性状 透明 尿量 1800 ml/24h 尿失禁

4. 烟酒嗜好

吸烟：无√ 偶尔 经常____年____支/天 已戒____年

饮酒/酗酒：无√ 偶尔 经常____年____ml/d 已戒____年

5. 活动

自理：全部 部分障碍：进食 沐浴/卫生√ 穿着/修饰 如厕√

步态：稳√ 不稳（原因________________）

医疗/疾病限制：医嘱卧床√ 持续静滴 石膏固定 牵引 瘫痪

6. 其他________________

续表

（三）体格检查

T 37℃　P 110 次/分　R 26 次/分　BP 90/62mmHg　身高 160cm　体重 74Kg

1. 神经系统

意识状态：清醒√　意识模糊　嗜睡　谵妄　昏迷

语言表达：清醒√　含糊　语言困难　失语

定向能力：准确√　障碍：自我　时间　地点　人物

2. 皮肤黏膜

皮肤颜色：正常√　潮红　苍白　发绀　黄染

皮肤温度：温√　凉　热

皮肤湿度：正常　干燥　潮湿　多汗√

完整性：完整√　皮疹　出血点　其他

压疮：Ⅰ　Ⅱ　Ⅲ　　部位/范围________

口腔黏膜：正常√　充血　出血点　糜烂　溃疡　疱疹　白斑

其他________

3. 呼吸系统

呼吸方式：自主呼吸√　机械通气

节律：规则√　异常　频率 26 次/分　深浅度：正常√　深　浅

呼吸困难：无√　轻度　中度　重度　咳嗽：无√　有

痰：无√　容易咳出　不易咳出　痰：色_____量_____黏稠度________

其他________

4. 循环系统

心律：规则√　心律不齐　心率 110 次/分

水肿：无√　有（部位________程度________）

其他________

5. 消化系统

胃肠道症状：无√　恶心　呕吐：颜色_____性质_____次数_____总量________

嗳气　反酸　烧灼感　腹痛部位________性质________

腹部：软√　肌紧张　压痛/反跳痛　可触及包块部位________性质________

腹水（腹围_____cm）其他________

6. 生殖系统

月经：正常√　紊乱　痛经　月经量过多　绝经

其他________

7. 认知/感受

疼痛：无　有√　部位 心前区　性质 压榨性

视力：正常√　远/近视　失明：　左　右　双侧

听力：正常√　耳鸣　重听　耳聋：左　右　双侧

触觉：正常√　障碍部位________

嗅觉：正常√　减弱　缺失

思维过程：正常√　注意力分散　远/近期记忆力下降　思维混乱

其他________

（四）心理社会方面

1. 情绪状态：镇静√　易激动　焦虑　恐惧　悲哀　无反应

2. 就业状态：固定职业　丧失劳动力　失业√　待业

3. 沟通：希望与更多的人交往　语言交流障碍　不愿与人交往√

4. 医疗费用来源：自费√　劳保　公费　医疗保险　其他

5. 与亲友关系：和睦　冷淡√　紧张

6. 遇到困难最愿向谁倾诉：父母　配偶　子女　其他√

（五）入院介绍（患者知道）

负责自己的护士姓名、医生姓名、病室环境、病室制度（查房、进餐、探望、熄灯时间）及粪便、尿常规标本留取法等。

（二）护理计划单

根据入院护理评估单的资料，按照先后顺序将患者的护理诊断列于护理计划单上（表13－8），设定各自的预期目标，制定相应的护理措施，及时进行评价。

表13－8 护理计划单

科别：普外科 病室：2 床号：3 姓名：张兰 性别：女 年龄：53岁 疾病诊断：急性胰腺炎 住院号：6173223

开始日期	时间	护理诊断	预期目标	护理措施	签名	评价		
						日期时间	结果	签名
2020－5－20	16：00	疼痛：与胰腺周围组织炎症刺激有关	2日内病人主诉疼痛减轻或消失	1. 密切观察疼痛的部位、性质、程度及持续时间 2. 病人绝对卧床休息，可采取屈膝侧卧位，剧痛而辗转不安者防止坠床 3. 遵医嘱给予哌替啶等止痛药，注意用药后的效果 4. 控制感染，遵医嘱及时合理使用抗生素 5. 禁饮禁食，遵医嘱给予胃肠减压 6. 对病人进行心理疏导，缓解焦虑等情绪	刘梅	5－21 10：30	目标完全实现	赵靖
2020－5－20	16：00	体温过高：与胰腺感染有关	2日内病人体温下降至正常范围	1. 评估发热程度 2. 高热时给予物理降温等方式，嘱多喝水。必要时，遵医嘱给予药物降温 3. 病人多卧床休息 4. 保持病室内通风，环境干净整洁，保持床单位舒适 5. 定期监测病人体温	刘梅	5－21 14：30	目标完全实现	赵靖
2020－5－21	9：00	有体液不足的危险：与呕吐导致体液丢失有关	2日内病人保持体液平衡	1. 密切观察生命体征、意识状态、准确记录出入量，观察尿量变化 2. 观察病人呕吐的次数、呕吐物的性质、量、颜色、气味，并做好记录 3. 遵医嘱补充水分和电解质	刘梅	5－23 15：00	未发生并发症	赵靖
2020－5－22	10：30	知识缺乏：缺乏胰腺炎的预防、治疗、饮食等知识	2日内病人对胰腺炎的预防、饮食等知识有所了解	1. 评估病人的文化知识及学习态度 2. 解释影响疾病的危险因素，改变不良的习惯 3. 养成规律进食习惯，避免暴饮暴食，戒烟戒酒	刘梅	5－24 15：30	目标完全实现	赵靖

（三）PIO 护理记录单

PIO 护理记录单是护士应用护理程序进行具体工作的体现，内容包括患者的护理诊断、护士所采取的护理措施及对预期目标的评价（表 13－9）。

表 13－9 PIO 护理计划单

科别：普外科 病室：2 床号：3 姓名：张兰 性别：女 年龄：53 岁 疾病诊断：急性胰腺炎 住院号：6173223

日期	时间	护理记录（PIO）	护士签名
5－20	16：00	P_1疼痛：与胰腺周围组织炎症刺激有关	赵靖
5－20	16：00	I_1 1. 遵医嘱给予消炎，止痛治疗 2. 绝对卧床休息，取舒适体位 3. 禁水禁食	赵靖
5－20	16：00	P_2体温过高：与胰腺感染有关	赵靖
5－20	16：00	I_2 1. 密切监测患者体温变化 2. 给予物理降温 3. 嘱患者多休息	赵靖
5－21	10：30	O_1疼痛缓解	赵靖
5－21	14：30	O_2 体温降至正常范围	赵靖
5－21	9：00	P_3有体液不足的危险：与呕吐导致体液丢失有关	赵靖
5－21	9：00	I_3 1. 密切观察患者生命体征、意识状态，准确记录出入量，观察尿量变化 2. 观察患者呕吐的次数，呕吐物的性质、量、颜色、气味，并做好记录 3. 遵医嘱补充水分和电解质	赵靖
5－22	10：30	P_4知识缺乏：缺乏胰腺炎的预防、治疗、饮食等知识	赵靖
5－22	10：30	I_4 1. 评估患者的文化知识及学习态度 2. 解释影响疾病的危险因素，劝其改变不良的习惯 3. 养成规律进食习惯，避免暴饮暴食，戒烟戒酒	赵靖
5－23	15：00	O_3患者体液维持平衡	赵靖
5－24	15：30	O_4对急性胰腺炎的预防、治疗、饮食等相关知识有所了解	赵靖

（四）健康教育计划

健康教育计划是为了恢复和促进患者健康并保证患者出院后能获得有效的自我护理能力而制订和实施的健康知识学习计划和技能训练计划。主要内容包括：

1. 住院期间的健康教育计划 内容主要包括入院介绍、疾病相关知识、用药知识、相关检查的注意事项、饮食与活动注意事项，可采取的治疗和护理方法、患者的预防、保健及康复指导等。

2. 出院指导 对患者出院后的活动、饮食、服药、伤口护理、复诊等方面进行的指导。可以采用讲解、示范、模拟、提供书面或视听材料等方式。

对于需要患者和家属了解或掌握的有关知识和技能，护理专家已编制成标准健康计划单和标准出院指导，护士可参照其进行健康教育和出院指导。在使用中，护士应根据患者的文化程度、理解能力，提供个性化的指导，直至患者掌握。

第三节　医院信息系统在护理相关文件管理中的应用

PPT

医院信息系统是医院现代化管理的重要工具和手段，是医院深化改革、强化管理、提高效益、和谐发展的重要保障，对提高医疗质量、促进资源共享、扩展信息服务、支撑教学研究、提高医院竞争力等具有重要的意义。

一、医院信息系统概述

（一）概念

医院信息系统（HIS）是指利用计算机软硬件技术、网络通信技术等现代化手段，对医院及其所属各部门的人流、物流、财流进行综合管理，对在医疗活动各阶段产生的数据进行采集、储存、处理、提取、传输、汇总、加工生成各种信息，从而为医院的整体运行提供全面的、自动化的管理及各种服务的信息系统。

（二）组成

医院信息系统的组成主要由硬件系统和软件系统两大部分组成。从功能划分，医院信息系统一般可分成三部分：一是满足管理要求的管理信息系统；二是满足医疗要求的医疗信息系统；三是满足以上两种要求的信息服务系统。此外，许多医院还承担临床教学、科研、社会保健、医疗保险等任务，因此在医院信息系统中也应设置相应的信息系统。

（三）意义

医院信息系统是计算机技术、通信技术和管理科学在医院信息管理中的应用，是计算机技术对医院管理、临床医学、医院信息管理长期影响、渗透以及相互结合的产物。医院信息系统在医院信息化管理中的应用意义如下。

1. 就医流程最优化　把优化患者就医流程作为以患者为中心的切入点，充分应用各种成熟技术，如磁卡、条形码、二维码等，着力解决诸如门诊“三长一短”（挂号时间长、等候时间长、取药时间长、看病时间短）等问题。

2. 医疗质量最佳化　医生可及时全面了解患者的各种诊疗信息，为快速准确诊断奠定良好基础；并通过各种辅助诊疗系统的开发，提高检查检验结果的准确及时性。同时，也能把医务人员各种可能的差错降到最低，达到医疗质量最佳化。

3. 工作效率最高化　充分利用已有的信息平台，将各种现代通信技术（如PDA）、自动化设备（如自动摆药机）和实验室自动化系统引入医院数字化建设中，减轻工作强度，提高工作效率。

4. 病历实现电子化　深刻理解电子病历的内涵，丰富原有病历的内容，把包括CT、MRI、X线、超声、心电图和手术麻醉等影像图片、声像动态以及神经电生理信号等全新的信息记录在案，使病历更加直观和全面，确保医疗信息的完整性。

5. 决策实现科学化　通过建立强大的管理和诊疗数据仓库等系统，使得医院管理和诊疗决策完全建立在科学的基础上，不断提高管理和诊疗决策水平。

6. 办公实现自动化　把办公自动化作为医院数字化建设的重要组成部分。突出抓好公文流转办公的自动化和日常工作管理的自动化，基本实现院内公文无纸化和快速传递邮件化。

知识链接

智慧医院

近年来，随着“互联网＋”、大数据、人工智能、物联网等新技术与医疗相融合，医院信息化进入了建设“智慧医院”的新阶段，目标是将智能技术广泛应用于医院各个科室和部门。智慧医院主要涉及三个方面，智慧医疗、智慧服务和智慧管理，分别对医务人员、患者和医院提供智能化服务。

目前总体来说智慧医院已具备以下功能：智能分诊、手机挂号、门诊叫号查询、取报告单、化验单解读、在线医生咨询、医院医生查询、医院周边商户查询、医院地理位置导航、院内科室导航、疾病查询、药物使用、急救流程指导、健康资讯播报等。

以后智慧医院还会在以下方面继续探索发展。①远程探视：避免探访者与病患的直接接触，杜绝疾病蔓延。②远程会诊：支持优势医疗资源共享和跨地域优化配置。③自动报警：对病患的生命体征数据进行监控，降低重症护理成本。④临床决策系统：协助医生分析详尽的病历，为制定准确有效的治疗方案提供基础。⑤智慧处方：分析患者和药品等信息，有效记录和分析处方变更等信息，为慢性病治疗和保健提供参考。

二、医院信息系统在医嘱处理中的应用

（一）医嘱处理方法的计算机化

1. 医嘱信息库的建立　在建立医嘱信息库的过程中，结合临床实践，从用药、放射、检验、护理等各个方面广泛收集信息，经过反复调查、运行、修改、补充，组成了强大的医嘱信息库，保证了医嘱信息的完整性、系统性，同时对医嘱信息的范围、内容进行了标准化和规范化，以便更好地应用信息。

2. 医嘱的录入　医生通过医生工作站直接录入医嘱，并下达护士工作站。

3. 医嘱的处理

（1）提取医嘱　处理医嘱护士录入工作代码及个人密码，进入护士工作站系统后提取录入医嘱。

（2）核对医嘱　处理医嘱前先双人核对医嘱，无误后方可确认执行。对有疑问的医嘱及时向医生询问，严防盲目执行医嘱。

（3）执行医嘱　医嘱汇总生成后，中心药房根据网络信息摆药，分发药物等；处

理医嘱护士通过各自的终端机直接打印当天各种药物执行单，包括注射、口服、输液等治疗单并执行。

4. 医嘱处理的监控 在医嘱录入、校对、汇总、生成、总查、删除等每一个处理环节中，实行操作码管理，操作码与操作人员一一对应，由操作人员自行管理，操作人员只有凭借操作码才能进入计算机医嘱处理系统，操作人员姓名可在总台显示。职能部门可通过监控系统浏览、查对住院患者或出院患者的全部医嘱，从而监控各个科室医嘱处理的环节质量和终末质量。

（二）医嘱处理计算机化管理的优点

1. 缓解工作压力 医嘱处理的计算机化，使护士从过去反复转抄医嘱的烦琐事务中解脱出来，可以有更多的时间为患者提供身心护理，充分体现了护理工作以人为本的服务理念。

2. 责任明确，减少差错 在医嘱处理的各个环节中均实行操作码管理，从而使得每次操作责任到人，加强了护士操作的责任心。另一方面，医嘱处理实施计算机管理后，护士在执行医嘱中，由计算机自动化打印代替了传统的手工转抄医嘱，计算机处理医嘱只要输入正确，打印的医嘱记录单和各种执行卡就一致无误，杜绝了由于重复转抄而造成的错误。通常医生只需要从网上下达医嘱，护士在计算机上依据医嘱，向药房摆药中心发出信息，药房根据相关信息摆药即可。其次，医嘱的计算机输入加强了医嘱的查对，护士可参考电脑上的药物剂型、剂量及用法，及时发现医嘱中的错误，防止医疗事故发生。

3. 有利于提高病案管理的质量 医疗护理文件数量大、占用空间大、查询费时、管理困难。实行医嘱处理的计算机管理后，可使大量患者的基本信息实现一次性输入，全院共享，避免了重复劳动和大量的手工作业。并且在借阅与查询医嘱档案时，计算机网络系统在数秒内即可完成对使用该系统患者所有项目资料的查询。

三、医院信息系统在护理文件记录中的应用

1. 在体温单绘制中的应用 电子体温单，只需将数据输入，系统会自动生成版面清晰、美观、完整、准确、规范的体温单，避免了手绘体温单出现的画图不准确、字迹潦草、填错、漏填、涂改、信息不符、续写时间序号错误等问题。它操作简便、省时省力、方便快捷。医生和护士可以从系统中查阅患者体温单，也可以根据需要打印体温单。如果使用移动护士工作站（PDA），在 PDA 的用户登录窗口中输入用户名和口令后，护士可随时随地在 PDA 上录入患者的体温、脉搏、呼吸、血压、大便次数、体重、身高、出入量、意识等，自动生成体温单。

2. 在护理病历记录中的应用 随着护理信息系统在临床中的应用，护理计划可由医院信息系统智能生成。护士通过点击相应疾病名称，系统将呈现该疾病的标准护理计划，内容有护理诊断、诊断依据、护理目标和护理措施，其中护理诊断遵循首优原则排序。护士只需取消不符合患者病情的护理诊断选项，增加需要的内容，确定后即

可生成护理计划。同时还可对已选的护理计划进行调整，例如对护理诊断或依据等内容进行添加、排序和删除，构成个性化护理计划，并保存在系统中。随着患者病情变化，护理诊断及其护理计划可随时增加或停止。

当前医院信息化建设正在迅猛发展，已经成为医院实现科学管理和可持续发展的重要基础。通过医院管理信息系统的实施，可以有效促进医院信息化建设，实现医院内部管理一体化、员工工作高效化、部门协作关系简单化、科室收益透明化、患者费用清单化、诊疗信息电子化，使医疗服务过程更加高效、有序、规范，给医院和患者带来全新的诊疗环境和更加完善的医疗服务。

目标检测

一、选择题

【A1 型题】

1. 下列有关医疗与护理文件管理要求的描述，正确的一项是
   A. 患者不得复印医嘱
   B. 未经护士同意，患者不得随意翻阅
   C. 医疗与护理文件按规定放置，用后必须放回原处
   D. 发生医疗事故纠纷时，封存的病历资料不可以是复印件
   E. 患者出院后，特别护理记录单送病案室保存 2 年
2. 住院病历不包括
   A. 病程记录　B. 护理记录　C. 交班报告
   D. 会诊记录　E. 检验记录
3. 住院期间排在病历首页的是
   A. 住院病例首页　B. 长期医嘱单　C. 临时医嘱单
   D. 入院记录　E. 体温单
4. 下列属于临时医嘱的是
   A. 病危　B. 转科　C. 一级护理
   D. 半流质饮食　E. 新开的长期医嘱
5. 护士处理医嘱时，应先执行
   A. 停止医嘱　B. 临时医嘱　C. 临时备用医嘱
   D. 长期备用医嘱　E. 新开的长期医嘱
6. 特别护理记录单一般不需用于
   A. 危重患者　B. 大手术患者
   C. 行特殊治疗的患者　D. 肢体受伤生活不能自理患者
   E. 需要密切观察病情的患者
7. 下列有关特别护理记录单的书写，描述正确的一项是

A. 夜间用蓝笔书写　　B. 日间用红笔书写
C. 用红笔填写眉栏各项　　D. 护理记录单不随病历留档保存
E. 总结24h出入液量后记录于体温单上

8. 对新入院患者进行交班时，需在交班报告上写明的是
A. 发病经过　　B. 长期医嘱的时间
C. 患者家属的既往史　　D. 出院患者健康教育情况
E. 医生查房情况

9. 病室报告眉栏的书写顺序正确的是
A. 新入院—转入—出院—手术—危重
B. 手术—新患者—危重—转入—出院
C. 转入—新入院—出院—手术—危重
D. 出院—转入—手术—危重—新入院
E. 出院—新入院—转入—手术—危重

【A2型题】

10. 患者，因甲型H1N1流感须严密隔离，此项医嘱属于
A. 长期医嘱　　B. 临时医嘱　　C. 长期备用医嘱
D. 临时备用医嘱　　E. 即刻执行的医嘱

11. 患者因肠道术前行清洁灌肠。灌肠前自行排便2次，灌肠后排便4次，在体温单上正确的记录方法是
A. 2/E　　B. 4/E　　C. 2/4E
D. 4/2E　　E. 2^4/E

12. 患者主诉近两天夜间入睡困难，5pm医生开出医嘱：地西泮5mg po sos，此项医嘱失效时间为
A. 当天10pm　　B. 当天11pm　　C. 第二日5am
D. 第二日5pm　　E. 医生开出停止时间

【A3型题】

（13～15题共用题干）

患者9am在硬膜外麻醉下行胃大部切除术，12am返回病房。生命体征稳定，4pm患者主诉伤口疼痛难忍，医嘱：哌替啶50mg im q6h prn。

13. 此医嘱属于
A. 长期医嘱　　B. 临时医嘱　　C. 长期备用医嘱
D. 临时备用医嘱　　E. 即刻执行的医嘱

14. 护士执行此项医嘱时，正确的是
A. 执行前无需了解上一次的执行情况
B. 必要时医嘱每6h执行一次
C. 将其转抄于执行单上

D. 24h 内有效

E. 最后一次次执行后，在临时医嘱单内记录执行时间并签名

15. 回到病房后，护士对患者术后医嘱处理正确的是

A. 在原医嘱最后一项下面用蓝笔划一横线

B. 在红线下用蓝笔写“重整医嘱”

C. 抄录红线以上有效的医嘱完毕后，无须两人核对

D. 重整医嘱后，原医嘱依然有效

E. 将红线以上的所有长期医嘱，抄于于红线下

二、思考题

1. 患者，男，35 岁。因车祸外伤急诊收入院。主诉：小腿剧烈疼痛，肿胀较重，有伤口，无法活动。体格检查：体温 37.8℃，脉搏 110 次/分，呼吸 26 次/分，血压 122/84mmHg。医嘱：查血常规，下肢行 X 线片，破伤风抗毒素皮试，破伤风 2000IU，im st。

（1）上述医嘱的类型分别是什么？各种类型的特点是什么？

（2）各类医嘱该如何处理？注意事项有哪些？

2. 患者，女，72 岁。因大面积烧伤入院，医嘱要求准确记录出入液量。

（1）出入液量的记录内容都包括什么？

（2）如何准确记录出入液量？

（庞爱菊　杨晓肖）

书网融合……

微课　　本章小结　　思维导图　　自测题

第十四章 冷、热疗法

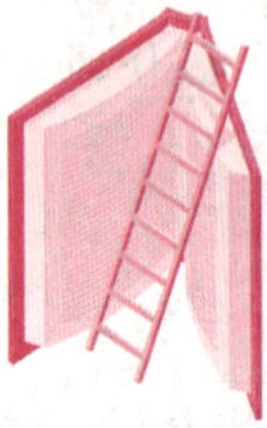

【学习目标】

知识目标

1. **掌握** 冷、热疗法的作用及禁忌证；常见的冷热疗技术。

2. **熟悉** 冷、热疗法的效应。

3. **了解** 冷、热疗法的影响因素。

能力目标

1. 能正确地使用冰袋、热水袋。

2. 能正确实施乙醇擦浴、冷湿敷、湿热敷、热水坐浴。

3. 能正确对患者进行安全用冷和用热的健康宣教。

素质目标

1. 具有爱伤观念，在实施操作过程中关心、尊重患者，动作轻柔，态度和蔼，患者感觉舒适安全。

2. 具有严谨求实的工作态度确保患者安全。

岗位情景模拟

情景描述 患者，女，55 岁，因高血压入院治疗。今早下楼梯去做检查时，不慎将右侧踝关节扭伤。做完检查回到病房，发现右侧踝部肿胀明显且疼痛难忍。

工作任务 1. 用冷疗的方法正确处理患者的右踝部肿胀问题。

2. 48 小时后，请为该患者正确实施热疗。

冷热疗法是临床上常用的物理治疗方法。人体皮肤内分布着大量的神经末梢，可以感受各种不同的刺激。冷热因子是一种温度刺激，这种刺激作用于皮肤表面时，神经末梢发出冲动，通过传入神经纤维传到大脑皮层，对冲动进行识别并通过传出神经纤维发出指令，使皮肤和内脏器官的血管收缩或舒张，改变机体各系统的体液循环和代谢活动，使机体免受损伤或达到舒适、治疗的目的。在为患者实施冷热疗法的过程中，护士应及时、有效地评估患者局部或全身状况，防止不良反应发生，确保患者安全，满足患者身心需要。

第一节　概　述

PPT

一、冷、热疗法的概念

（一）冷热疗法

冷热疗法是利用低于或高于人体温度的物质作用于体表皮肤，通过神经传导引起皮肤和内脏器官血管的收缩或舒张，从而改变机体各系统体液循环和新陈代谢达到治疗目的的方法。

二、冷、热疗法的效应

（一）生理效应

冷热疗法的应用使机体产生不同的生理效应。用热时，血管扩张毛细血管的通透性增加，血液黏稠度降低，血流速度增快，局部组织的新陈代谢加快，需氧量增加，淋巴细胞的能动性增大，白细胞的数量和活动度增加，肌肉组织和结缔组织的伸展性增强，柔韧性增加。用冷时，机体的生理反应大部分与用热时相反。机体对冷热疗法的生理反应见表 14－1。

表 14－1　冷热疗法的生理反应

生理效应	用热	用冷
血管	扩张	收缩
毛细血管通透性	增高	降低
血液黏稠度	降低	增加
血液流动	增快	减慢
细胞代谢	增加	减慢
需氧量	增加	减少
结缔组织伸展性	增强	减弱
淋巴细胞流动	增快	减慢

三、影响冷、热疗法效果的因素

（一）冷疗的影响因素

1. 方式　冷疗的方式有干冷法和湿冷法，同等温度条件下湿冷比干冷效果好，因为水比空气传导性能强、渗透力大，所以干冷法的温度应比湿冷法低一些，才能达到治疗效果。

2. 部位　因皮肤的厚薄不同，皮肤较厚的区域，如脚和手对冷的耐受性强，冷疗效果较差；而皮肤较薄区域，如前臂内侧、颈部对冷的敏感性强，冷疗效果较好。另外，冷疗效果还受血液循环情况的影响，如在颈部、腋下、腹股沟等体表较大的血管流经处置冷，因血液循环良好，冷疗效果更好。

3. 面积 冷疗的效应与用冷面积成正比。冷疗面积越大，冷疗效果就越强，反之则越弱。但需要注意的是，冷疗面积越大，机体的耐受性越差，越易引起全身反应。如大面积冷疗时，血管收缩，周围皮肤血液分流至内脏血管，患者血压易升高。所以大面积用冷时，应密切观察患者，以保证治疗安全、有效。

4. 时间 在一定时间内冷疗的效应随着时间的增加而增强，一般用冷时间为15～30分钟。时间过长会引起继发性效应，不但抵消治疗效果，还可导致不良反应，出现疼痛、冻伤等，甚至造成组织细胞死亡。

5. 温度差 冷疗的温度与体表皮肤的温度相差越大，机体对冷刺激的反应越强，反之则越弱；另外，环境温度也会影响冷疗效果，如在干燥且温度低的环境中用冷疗，冷疗的效应会增强。

6. 个体差异 老年人因感觉功能减退，对冷疗刺激反应比较迟钝；婴幼儿因体温调节中枢未发育完善，对冷疗耐受性较低；女性患者对冷的感受较男性敏感；昏迷、瘫痪、血液循环不良、血管硬化、感觉迟钝等患者，对冷刺激的敏感性降低。故对此类患者用冷时应特别注意温度的选择，以免发生冻伤。

（二）热疗的影响因素

1. 方式 热疗的方式分为干热法和湿热法，湿热通过水传导，传导快，渗透力强，效果优于干热；干热法具有保温时间长、不会浸软皮肤、烫伤危险性较小及患者更易耐受等特点。在临床应用中，应根据病变部位及病情特点选择热疗的方式，使用湿热法时，温度应比干热低一些，注意防止烫伤。

2. 部位 在血管粗大、血流较丰富的体表部位热疗时效果较好；皮肤较薄且不经常暴露的部位，对热刺激的反应较明显，热疗效果更好。

3. 面积 热疗的效应与用热面积成正比。热疗面积越大，热疗效果就越强，反之则越弱。但需要注意的是，热疗面积越大，机体的耐受性越差，越易引起全身反应。如大面积热疗时，广泛性周围血管扩张，血压下降，患者易发生晕厥。所以大面积用热时，应密切观察患者，以保证治疗安全、有效。

4. 时间 热效应与热疗的时间不成比例关系，一般热疗的效应需要一定的时间才能产生，并随着时间的延长而增强，用热时间多为10～30分钟。时间过长会引起继发性效应，不但抵消热疗效果，还可导致不良反应，引起烫伤等。

5. 温度差 热疗的温度与体表皮肤的温度相差越大，机体对热刺激的反应越强，反之则越弱；另外，环境温度也会影响热疗效果，如室温越高，散热越慢，热效应越强。室温越低，散热越快，热效应越弱。

6. 个体差异 老年人因感觉功能减退，对热疗刺激反应比较迟钝；婴幼儿因体温调节中枢未发育完善，对热疗耐受性较低；女性患者对热的感受较男性敏感；昏迷、瘫痪、血液循环不良、血管硬化、感觉迟钝等患者，对热刺激的敏感性降低。故对此类患者用热疗时应特别注意温度的选择，以免发生烫伤。

第二节　冷、热疗法的应用

PPT

一、冷疗法 微课

（一）冷疗的作用

1. 控制炎症扩散　冷疗可使局部血管收缩，局部血流减少、降低细胞新陈代谢和细菌的活力，从而控制了炎症的扩散。适用于炎症早期的患者。

2. 减轻局部充血或出血　冷疗可使局部血管收缩，毛细血管通透性降低，减轻局部充血和水肿；冷疗还可以使血流减慢，血液黏稠度增加，促进血液凝固而控制出血。常用于扁桃体摘除术后、鼻出血、局部软组织损伤早期（48 小时内）的患者。

3. 减轻疼痛　冷疗可抑制细胞活动，减慢神经冲动的传导，降低神经末梢的敏感性而减轻疼痛；同时冷疗也可使血管收缩，毛细血管的通透性降低，减少渗出，减轻由于组织充血、肿胀而压迫神经末梢所导致的疼痛。常用于牙痛、烫伤等患者。

4. 降低体温　冷疗直接与皮肤接触，通过传导、蒸发等物理作用，使体温降低。常用于高热、中暑等患者。头部用冷疗可降低脑细胞的代谢，减少其耗氧量，提高脑组织对缺氧的耐受性，减少脑细胞的损害。常用于脑外伤、脑缺氧的患者。

（二）冷疗的禁忌

1. 血液循环障碍　冷疗可使局部血管收缩，继续加重血液循环障碍，导致组织缺血缺氧而变性、坏死，因此对休克、大面积组织受损、微循环明显障碍、动脉硬化、水肿等的患者，不宜用冷疗。

2. 慢性炎症或深部化脓病灶　冷疗可使局部血流减少，影响炎症吸收。

3. 对冷过敏　对冷过敏的患者冷疗后可出现皮疹、关节疼痛、肌肉痉挛等过敏症状。

4. 冷疗的禁忌部位

（1）枕后、耳廓、阴囊处　用冷疗易引起冻伤。

（2）心前区　用冷疗可反射性引起心率减慢、心律不齐、心房纤颤或心室纤颤及房室传导阻滞。

（3）腹部　用冷疗易引起腹痛、腹泻。

（4）足底　用冷疗可反射性引起末梢血管收缩，影响散热；还可以引起一过性的冠状动脉收缩。

（三）冷疗的方法

根据冷疗面积及方式，冷疗法可分为局部冷疗法和全身冷疗法。局部冷疗法包括用冰袋、冰囊、冰帽、冰槽及冷湿敷法等；全身冷疗包括酒精拭浴和温水拭浴等。

1. 冰袋（冰囊）使用

【目的】

降温、止血、镇痛、消炎。

【操作程序】

（1）评估

1）患者的年龄、病情、意识状态、治疗情况。

2）患者的局部皮肤情况、循环状况、有无感觉障碍及对冷过敏。

3）患者的心理状态、活动能力及配合程度。

（2）计划

1）护士准备　衣帽整洁，洗手，戴口罩。

2）患者准备　了解用冰袋（冰囊）冷疗的目的、方法、注意事项及配合要点；排空大小便，取舒适卧位。

3）用物准备　治疗盘内备冰袋或冰囊（图 14－1）、布套、帆布袋、木槌。治疗盘外备冰块、盆、冷水、毛巾、漏勺。

图 14－1　冰袋和冰囊

4）环境准备　病室温湿度适宜、安静、整洁，酌情关闭门窗，必要时用床帘或屏风遮挡患者。

（3）实施　见表 14－2。

表 14－2　冰袋（冰囊）的使用

操作步骤	操作说明
核对解释	认真核对患者床号、姓名、腕带，评估患者并做好解释
备齐用物	将冰块放入帆布袋内，用木槌敲成核桃大小，放入盆中，用冷水冲去棱角，以免棱角损坏冰袋而漏水，造成患者不适。用漏勺将小冰块装入冰袋或冰囊内约 2/3 满，驱尽空气，扎紧袋口后擦干，然后倒提抖动，检查无漏水后装入布套
再次核对	携用物至床旁，认真核对患者床号、姓名、腕带，并做好解释，协助患者取舒适卧位
放置冰袋	置冰袋于所需部位。高热患者降温，可放在前额（图 14－2）、头顶和体表大血管流经处如颈部、腋下、腹股沟等；扁桃体摘除术后，冰囊可放在颈前颌下（图 14－3），忌压手术部位可采用悬吊式
严密观察	使用时注意观察患者反应及皮肤颜色，冰袋有无异常，倾听患者主诉
撤去冰袋	用冷约 15～30 分钟后，撤掉冰袋
整理记录	整理用物，协助患者取舒适卧位，整理床单位。将冰袋倒空，倒挂晾干后，吹入少许空气，拧紧袋口存放于干燥阴凉处，以免橡胶相互粘连。布袋消毒清洗后晾干备用。洗手，记录冷疗的部位、时间及效果和反应

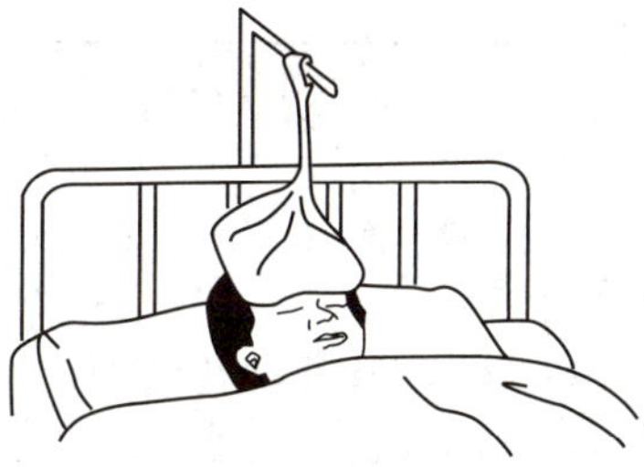

图 14－2　头部放置冰袋

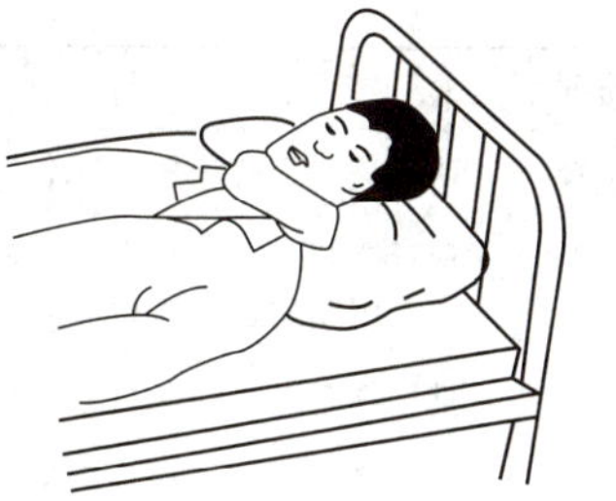

图 14－3　颈前颌下冰敷

（4）评价

1）冰袋完整、无漏水；患者感觉舒适，无不良反应发生。

2）护患沟通有效，保护患者自尊，得到患者的理解和配合。

【注意事项】

（1）注意观察冷疗部位血液循环情况，如局部皮肤出现苍白、发绀、麻木等，应立即停止用冷。

（2）注意观察冰袋有无漏水，冰块是否融化，以便及时更换或添加。

（3）用冷时间须准确，最长不超过 30 分钟，如需再用应间隔 1 小时。

（4）为高热患者降温时，冰袋使用后 30 分钟需测体温，当体温降至 39℃以下，应取下冰袋，并在体温单上做好记录。

2. 冰帽（冰槽）使用

【目的】

头部降温，预防脑水肿，减轻脑细胞损害。

【操作程序】

（1）评估　同冰袋冷疗法，另外注意评估患者的头部状况。

（2）计划

1）护士准备　衣帽整洁，洗手，戴口罩。

2）患者准备　了解用冰帽（冰槽）冷疗的目的、方法、注意事项及配合要点；排空大小便，取舒适卧位。

3）用物准备　冰帽或冰槽、帆布袋、木槌、冰块、盆、冷水、漏勺、海绵垫、水桶、肛表、未脱脂棉球、凡士林纱布、治疗碗。

4）环境准备　病室温湿度适宜、安静、整洁，酌情关闭门窗。

（3）实施　见表 14－3。

表 14－3　冰帽（冰槽）的使用

操作步骤	操作说明
核对解释	认真核对患者床号、姓名、腕带，评估患者并做好解释
备齐用物	检查冰帽或冰槽有无破损，将冰块放入帆布袋内，用木槌敲成小块，放入盆中，用冷水冲去棱角，用漏勺将小冰块装入冰帽或冰槽内，擦干冰帽外壁水渍
再次核对	携用物至床旁，认真核对患者床号、姓名、腕带，并做好解释，协助患者取舒适卧位
放置冰帽	在患者后颈部、双耳廓垫海绵垫，防止冻伤；两耳塞未脱脂棉球，防止水流入耳内；双眼用凡士林纱布覆盖，保护角膜。将患者头部置于冰帽或冰槽内，排水管置于水桶中（图 14－4）
严密观察	观察患者头部皮肤情况、体温以及全身反应和病情变化。每 30 分钟测量体温一次，维持肛温在 33℃左右，不宜低于 30℃
撤去冰帽	用冷约 30 分钟后，撤掉冰帽
整理记录	整理用物，协助患者取舒适卧位，整理床单位。冰帽处理同冰袋，将冰水倒空，消毒备用。洗手，记录冷疗的部位、时间及效果和反应

（4）评价　护患沟通有效，操作熟练，动作轻巧，患者感觉舒适、安全，未发生不良反应。

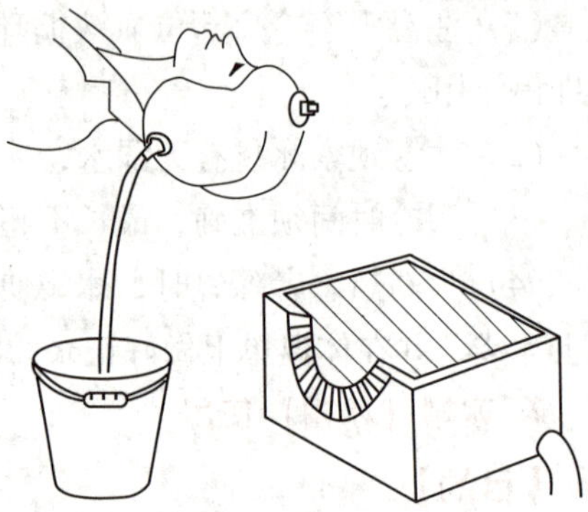

图 14－4　冰帽、冰槽

【注意事项】

（1）观察头部皮肤的变化，尤其注意耳廓部位有无青紫、麻木及冻伤。

（2）观察体温，为患者测肛温，每 30 分钟一次，肛温不得低于 30℃。

（3）监测心率变化，防止心房、心室纤颤或房室传导阻滞等的发生。

（4）观察冰帽有无破损、漏水，冰块融化后，应及时更换或添加。

知识拓展

超低温冷疗技术

超低温冷疗（whole body cryotherapy，WBC）是一种新型的冷疗手段，通过定时定温的极寒液氮喷雾作用于身体各部位使身体短时间（2～3 分钟）暴露在零下 100℃至零下 180℃冷疗舱中的天然物理疗法。其已经被证实对身体和精神健康有积极的影响。寒冷可以增加肌肉中的血流量，有利于肌肉排出废物。同时，寒冷刺激中枢神经，促使体内相关激素的分泌，可以迅速缓解肌肉酸痛，减轻压力。通过极低温环境，可以刺激和释放身体中的内啡肽，从而达到增强皮肤弹性，减少脂肪团，帮助肌肉恢复，促进身体康复，增强身体机能的效果。目前超低温冷疗在欧美国家非常流行，不仅是运动员们的日常固定项目，更逐渐走进社区，成为受欢迎的休闲体验项目。

3. 冷湿敷法

【目的】

消炎、消肿、止血、止痛。

【操作程序】

（1）评估　同冰袋冷疗法，注意有无伤口。

（2）计划

1）护士准备　衣帽整洁，洗手，戴口罩。

2）患者准备　了解冷湿敷的目的、方法、注意事项及配合要点。

3）用物准备　盆内盛冰水，敷布两块、钳子两把、凡士林、纱布、棉签、弯盘、毛巾、橡胶单、治疗巾，如有伤口，应准备换药盘。

4）环境准备　病室温湿度适宜、安静、整洁，酌情关闭门窗。

（3）实施　见表 14－4。

表 14－4　冷湿敷法

操作步骤	操作说明
核对解释	认真核对患者床号、姓名、腕带，评估患者并做好解释
备齐用物	根据患者局部情况备齐用物，伤口处冷敷，应备无菌换药用物
再次核对	携用物至床旁，认真核对患者床号、姓名、腕带，并做好解释，协助患者取舒适卧位，暴露治疗部位，必要时用床帘或屏风遮挡，保护患者自尊
湿敷患处	在冷敷部位下垫橡胶单及治疗巾，局部涂凡士林（凡士林能减缓冷传导，防止冻伤，保持冷疗效果），上面盖一层纱布。将敷布浸于冰水中，用钳子拧至不滴水为度（图 14－5），抖开折好，敷于患处。高热者敷于前额。每 3～5 分钟更换一次敷布，冷敷时间为 15～20 分钟
严密观察	密切观察局部皮肤变化和患者反应，如出现青紫、疼痛时应停止
停止冷敷	用冷时间应控制在 30 分钟以内，以防发生继发效应。若为降温，则使用冷湿敷 30 分钟后应测量体温，并将体温记录在体温单上。撤下敷布，用纱布擦干冷敷部位
整理记录	整理用物，协助患者取舒适卧位，整理床单位，用物消毒后备用。洗手，记录冷敷的部位、时间及效果和反应

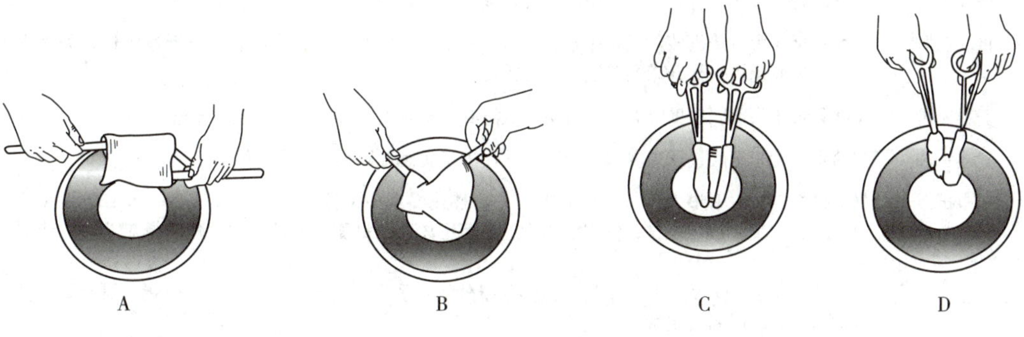

图 14－5　冷湿敷拧敷布法

（4）评价　用冷时间正确，达到冷湿敷的目的，患者无不良反应。

【注意事项】

（1）观察局部皮肤的变化及患者的全身反应。

（2）敷布浸泡需彻底，拧至不滴水为度，并及时更换敷布。

（3）冷敷部位如为开放性伤口，应按无菌原则处理。

4. 乙醇或温水拭浴法 乙醇或温水拭浴属于全身冷疗法，是通过蒸发和传导的作用来增加机体的散热，达到全身降温的目的。乙醇是一种挥发性液体，拭浴时在皮肤上迅速蒸发，吸收和带走机体大量的热，同时乙醇又可刺激皮肤血管扩张，因此散热效果较强。温水拭浴的水温与正常人体皮肤温度相近，患者感觉舒适，并且温水无刺激、不过敏，常用于小儿、老人及体质虚弱患者的降温。

【目的】

为高热患者降温。

【操作程序】

（1）评估 同冰袋冷疗法，并询问有无乙醇过敏史。

（2）计划

1）护士准备 衣帽整洁，洗手，戴口罩。

2）患者准备 了解乙醇或温水拭浴的目的、方法、注意事项及配合要点。

3）用物准备 盆内盛25%～35%乙醇200～300ml（温度30℃左右）或温水2/3满（温度32～34℃）、小毛巾2块、大毛巾、冰袋及布套、热水袋及布套，必要时备便盆、清洁衣裤、大单、被套及屏风。

4）环境准备 病室温湿度适宜、安静、整洁，酌情关闭门窗，必要时用床帘或屏风遮挡患者。

（3）实施 见表14－5。

表14－5 乙醇或温水拭浴法

操作步骤	操作说明
核对解释	认真核对患者床号、姓名、腕带，评估患者并做好解释
备齐用物	备齐用物，按热水袋、冰袋使用法，备好热水袋、冰袋
再次核对	携用物至床旁，认真核对患者床号、姓名、腕带，并做好解释，协助患者取舒适卧位，关闭门窗，用屏风遮挡，松开床尾盖被，协助排便，松解衣裤
安置冰袋	将冰袋置于头部，以助降温，并可防止拭浴时全身表皮血管收缩，引起头部充血
置热水袋	将热水袋置于足底，使患者感觉舒适，并促进足底血管扩张，有利于散热
垫巾拭浴	暴露拭浴部位，下垫大毛巾。小毛巾浸入乙醇或温水中，拧至半干，缠于手上呈手套状（图14－6），以离心方向拍拭，拍拭后用大毛巾擦干皮肤，每侧3分钟。拍拭顺序为双上肢→背部→双下肢 （1）双上肢：颈外侧→肩→上臂外侧→前臂外侧→手背；侧胸→腋窝→上臂内侧→肘窝→前臂内侧→手心。以同法擦拭另一上肢 （2）腰背部：患者侧卧，颈下肩部→腰背部→臀部。穿好上衣 （3）双下肢：髋部→下肢外侧→足背；腹股沟→下肢内侧→内踝；臀下→下肢后侧→腘窝→足跟。以同法擦拭另一下肢，穿好裤子
撤热水袋	拭浴毕，取下足底热水袋。根据需要更换干净衣裤

续表

操作步骤	操作说明
严密观察	密切观察局部皮肤变化和患者反应，倾听患者主诉
撤去冰袋	拭浴后30分钟测体温，若体温降至39℃以下，取下头部冰袋
整理记录	整理用物，协助患者取舒适卧位，整理床单位，用物消毒后备用。洗手，记录拭浴时间、效果、反应

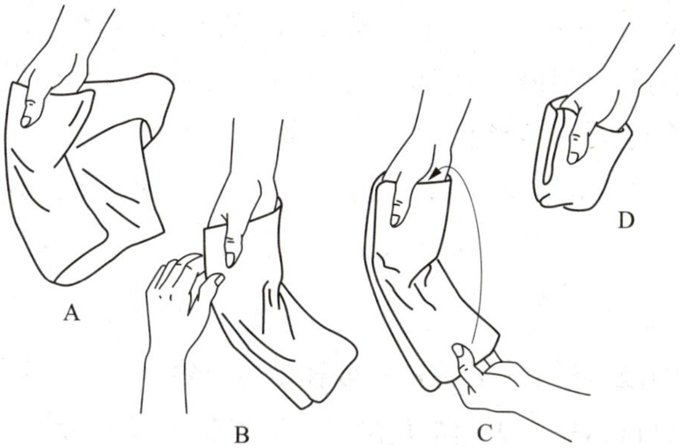

图14－6　小毛巾缠绕法

（4）评价

1）患者体温下降，感觉舒适、安全，无不良反应发生。

2）护患沟通有效，护士工作认真，关心患者。操作熟练，动作轻巧。

【注意事项】

（1）拭浴中应注意观察患者反应，如有面色苍白、寒战、脉搏、呼吸异常，应立即停止拭浴，并报告医生。

（2）拭浴时，应以拍拭方式进行，避免用摩擦方式，因为摩擦生热。

（3）在擦至腋窝、肘窝、腹股沟、腘窝等血管丰富处，应稍用力并延长停留时间，以促进散热。

（4）一般拭浴时间为15～20分钟，以免患者着凉。

（5）禁忌擦拭后颈部、心前区、腹部和足底。

（6）新生儿、血液病患者及乙醇过敏者禁用乙醇拭浴。

二、热疗法

（一）热疗的作用

1. 促进炎症的消散和局限　热疗可使局部血管扩张，血液循环速度加快，促进组织中毒素、废物的排出；血流量增多，白细胞数量增加，吞噬功能增强和新陈代谢加快，局部或全身的抵抗力和修复力增强。因而在炎症早期用热疗可促进炎性渗出物的吸收和消散；炎症后期用热疗可以促使白细胞释放蛋白溶解酶，溶解坏死组织，从而有助于坏死组织的清除及组织修复，使炎症局限。适用于眼睑炎、乳腺炎等患者。

2. 减轻深部组织充血 热疗可使局部血管扩张，使平时大量呈闭锁状态的动－静脉吻合支开放，全身循环血量重新分布，体表血流增加。因而相对减轻深部组织的充血。

3. 缓解疼痛 热疗能降低痛觉神经的兴奋性，改善血液循环，减轻炎性水肿，加速致痛物质的排出及渗出物的吸收，从而解除局部神经末梢的压力。热疗还可使肌肉、肌腱和韧带等组织松弛，增加结缔组织的延展性，可缓解因肌肉痉挛、关节强直而引起的疼痛。常用于腰肌劳损、肾绞痛、胃肠痉挛等患者。

4. 保暖 热疗可使局部血管扩张，促进血液循环，使患者感到温暖、舒适。多用于危重、年老体弱、小儿及末梢循环不良患者的保暖。

（二）热疗的禁忌

1. 急腹症尚未明确诊断前 热疗能够减轻疼痛，易掩盖病情真相贻误诊断和治疗。

2. 面部危险三角区感染 因面部危险三角区血管丰富又无静脉瓣并与颅内海绵窦相通，热疗能使血管扩张，血流量增多，导致细菌和毒素进入血液循环，促使炎症扩散，造成颅内感染和败血症。

3. 各种脏器出血、出血性疾病 热疗可使局部血管扩张，增加脏器的血流量和血管的通透性，从而加重出血。血液凝固障碍的患者，用热会增加出血倾向。

4. 软组织损伤 早期（48 小时内）软组织损伤，如挫伤、扭伤或砸伤等早期，忌用热疗。因热疗可促进局部血液循环，使血管扩张，通透性增加，从而加重皮下出血、肿胀及疼痛。

5. 其他

（1）心、肝、肾功能不全者 大面积热疗使皮肤血管扩张，减少对内脏器官的血液供应，加重病情。

（2）皮肤湿疹 热疗可加重皮肤受损，也可使患者痒感增加而不适。

（3）急性炎症 如牙龈炎、中耳炎、结膜炎等热疗时可使局部温度升高，有利于细菌繁殖及分泌物增多，加重病情。

（4）孕妇 热疗可影响胎儿的生长。

（5）金属移植部位、人工关节 金属是热的良好导体，用热易造成烫伤。

（6）睾丸 用热会抑制精子发育、破坏精子。

（7）感觉异常者、婴幼儿、老年人、意识不清的患者慎用热疗。

（三）热疗技术

热疗技术包括干热疗法和湿热疗法，干热疗法有热水袋、红外线灯等；湿热疗法有热湿敷、热水坐浴、温水浸泡等。

1. 热水袋的使用

【目的】

保暖、解痉、镇痛、舒适。

【操作程序】

（1）评估

1）患者的年龄、病情、意识状态、治疗情况。

2）患者的局部皮肤情况，如颜色、温度、有无硬结、瘀血、有无伤口、感觉障碍及对热的耐受程度。

3）患者的心理状态、活动能力及配合程度。

（2）计划

1）护士准备　衣帽整洁，洗手，戴口罩。

2）患者准备　了解热水袋热疗的目的、方法、注意事项及配合要点；排空大小便，取舒适卧位。

3）用物准备　治疗盘内备热水袋及布套、水温计、大毛巾。治疗盘外备量杯、热水（60～70℃）。

4）环境准备　病室温湿度适宜、安静、整洁，酌情关闭门窗。

（3）实施　见表14－6。

表14－6　热水袋的使用

操作步骤	操作说明
核对解释	认真核对患者床号、姓名、腕带，评估患者并做好解释
备齐用物	检查热水袋有无破损，用水温计测量水温，调节温度至60～70℃。将热水袋放平，去塞，一手持热水袋口边缘，另一手灌入热水，边灌边提高袋口（图14－7），以免热水溢出，灌至热水袋容积的1/2～2/3满即可。将热水袋慢慢放平，驱尽袋内空气，旋紧塞子，擦干热水袋后倒提，并轻轻抖动，检查无漏水，装入布套内
再次核对	携用物至床旁，认真核对患者床号、姓名、腕带，并做好解释，协助患者取舒适卧位
置热水袋	置热水袋于所需部位，袋口朝身体外侧，热水袋可用毛巾包裹，以免烫伤患者
严密观察	使用时注意观察患者反应及皮肤颜色，倾听患者主诉
撤热水袋	用热约30分钟后，撤去热水袋
整理记录	整理用物，协助患者取舒适卧位，整理床单位。将热水袋倒空，倒挂晾干后，吹入少许空气，旋紧塞子，存放于干燥阴凉处，以免橡胶相互粘连。布袋消毒清洗后晾干备用。洗手，记录热疗的部位、时间、效果和反应

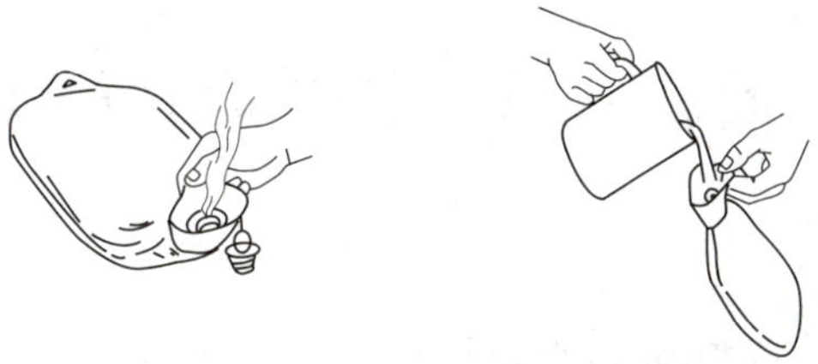

图14－7　灌热水袋法

（4）评价

1）患者感觉温暖、舒适，无头晕、心慌，未发生烫伤。患者或家属会正确使用热水袋。

2）护士操作熟练，动作轻巧。

【注意事项】

（1）对婴幼儿、老年人、昏迷、末梢循环不良、麻醉未清醒、感觉障碍等患者，热水袋的水温应调至50℃以内，并用大毛巾包裹，避免直接接触患者的皮肤而引起烫伤。

（2）使用热水袋时，要加强巡视，严格执行交接班制度，检查局部皮肤情况，如发现皮肤潮红、疼痛，应立即停止使用，并在局部涂凡士林以保护皮肤。

（3）热水袋如需持续使用，应及时更换热水。

知识拓展

体外高频热疗治疗肿瘤

体外高频热疗是一种利用高频率的震荡电流对处于两个电极之间的人体进行作用的一种治疗方法，是一种无创伤性、无痛的、非介入性的新型治疗手段。高频热疗仪的主要作用机制是在人体肿瘤组织内形成有利的内生电磁场，肿瘤组织会将电磁场中的能量吸收进去，并转化成热能，较高的热量不仅直接损伤肿瘤细胞，促进细胞凋亡，还能抑制肿瘤细胞的繁殖。使用时指导患者充分暴露进行治疗的部位并进行彻底的皮肤清洁。治疗前将体外高频热疗仪提前预热5～10分钟，将仪器调节至适当的工作参数，将温度调至41～43℃，根据患者需要调节电极的位置，通常应保证电极距离四肢处3cm左右，距离躯干处5cm左右，结合患者的病情与身体耐受值进行温度调整。一般每次治疗1小时左右，每周进行2～3次治疗，以求在不对患者的正常组织造成损伤的前提下，达到消灭肿瘤细胞的作用。

2. 红外线灯及烤灯的使用 红外线是利用热的辐射作用于人体，使人体局部温度升高、血管扩张、局部血液循环加速，促进组织代谢，改善局部组织营养状况。

【目的】

消炎、消肿、解痉、镇痛，促进创面干燥结痂，保护肉芽组织生长，以利伤口愈合。

【操作程序】

（1）评估　同热水袋使用的评估。

（2）计划

1）护士准备　衣帽整洁，洗手，戴口罩。

2）患者准备　了解红外线灯热疗的目的、方法、注意事项及配合要点；排空大小便，取舒适卧位。

3）用物准备　红外线灯，根据需要选择不同功率的灯头，手、足等小部位用250W为宜，胸腹、腰背部等可用500～1000W的大灯头。必要时备有色眼镜或湿纱布。

4）环境准备　病室温湿度适宜、安静、整洁，酌情关闭门窗，必要时用床帘或屏风遮挡患者。

（3）实施　见表14－7。

表14－7　红外线灯的使用

操作步骤	操作说明
核对解释	认真核对患者床号、姓名、腕带，评估患者并做好解释
备齐用物	检查红外线灯的性能
再次核对	携用物至床旁，认真核对患者床号、姓名、腕带，并做好解释，协助患者取舒适卧位
放置烤灯	暴露治疗部位。移动红外线灯头至治疗部位斜上方或侧方，一般灯距为30～50cm（图14－8），以患者感觉温热为宜，如灯头有保护罩，可以垂直照射。每次照射时间为20～30分钟
严密观察	使用时注意观察患者反应及皮肤颜色，倾听患者主诉
撤除烤灯	照射完毕，关闭开关。嘱患者休息15分钟后再离开治疗室，以防感冒
整理记录	擦拭红外线灯，整理备用。洗手，记录照射的部位、时间、效果和反应

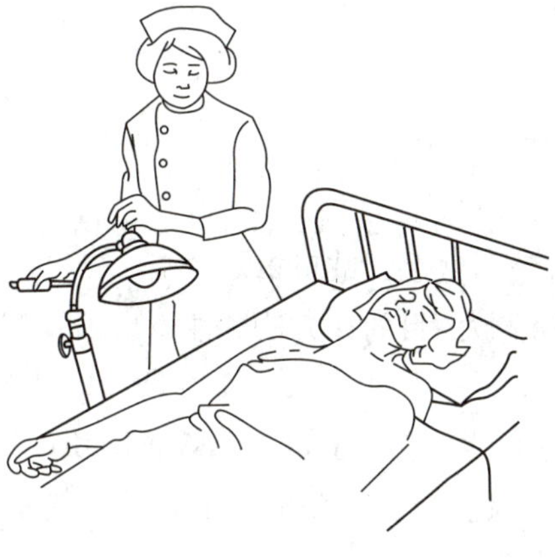

图14－8　红外线灯的使用

（4）评价　患者感到舒适，无不良反应及烫伤发生。护患沟通有效，得到理解与配合。

【注意事项】

（1）一定强度的红外线直接照射可引发白内障，因此在照射面颈部、胸部时，应注意保护眼睛，可戴有色眼镜或用湿纱布遮盖。

（2）照射过程中，嘱患者如有过热、心慌、头晕等情况，应及时告知医护人员。

（3）照射过程中随时观察患者局部皮肤反应，以出现桃红色的均匀红斑为合适剂量；如出现紫红色，应立即停止照射，并涂凡士林保护皮肤。

思政小课堂

案例回顾：孩子出生的第一个小时，是黄金1小时，保暖尤为重要，特别是早产儿。因为早产儿的体温中枢、生理机制发育尚未完善且易受外界环境温度影响，所以在脱离母体后极易发生低体温，需要及时从产房转运到新生儿重症监护病房内。但是目前临床上早产儿的保温措施多针对进入重症监护病房后，忽略了从产房转运至重症监护病房路途中的热量损失。请思考在转运途中该如何做好保温呢？华中科技大学同济医院的儿科护士发明了暖婴转运包，这种转运包能够快速预热，模拟子宫的环境温度，还内置了支撑板以支撑婴儿的身体，保证了早产儿出生后从产房转运到新生儿病房途中的温暖、安全和舒适。

案例思考：从这位儿科护士身上，你学到了什么？

案例分析：护士小发明，患儿大福利。作为未来的医务工作者，我们要具备“与时俱进，自我革新”的创新精神，将科技与临床照护工作相结合，解决护理工作中的困难，满足患者的需求，营造温馨和谐的就医环境。

3. 热湿敷

【目的】

消炎、消肿、解痉、镇痛。

【操作程序】

（1）评估　同热水袋使用的评估。

（2）计划

1）护士准备　衣帽整洁，洗手，戴口罩。

2）患者准备　了解热湿敷的目的、方法、注意事项及配合要点；排空大小便，取舒适卧位。

3）用物准备　盆内盛热水（50～60℃），敷布两块、钳子两把、凡士林、纱布、棉签、弯盘、毛巾、棉垫、橡胶单、治疗巾、水温计、热水瓶，必要时备热水袋、大毛巾，如有伤口，应准备换药盘。

4）环境准备　病室温湿度适宜、安静、整洁，酌情关闭门窗。

（3）实施　见表14－8。

表14－8　热湿敷法

操作步骤	操作说明
核对解释	认真核对患者床号、姓名、腕带，评估患者并做好解释
备齐用物	根据患者局部情况备齐用物，伤口处湿敷，应备无菌换药用物

续表

操作步骤	操作说明
再次核对	携用物至床旁，认真核对患者床号、姓名、腕带，并做好解释，协助患者取舒适卧位，暴露治疗部位，必要时用床帘或屏风遮挡，保护患者自尊
湿敷患处	在湿敷部位下垫橡胶单及治疗巾，局部涂凡士林（凡士林能减缓热传导，防止烫伤，保持热疗效果），上面盖一层纱布。将敷布浸于热水中，用钳子拧至不滴水为度，抖开敷布用手腕内侧皮肤试温，无烫感即可折好敷于患处。上面可放置热水袋，并盖棉垫或用大毛巾包裹，以保持温度。如患者感到烫，可揭开敷布一角以散热。每3～5分钟更换一次敷布，热敷时间为15～20分钟
严密观察	密切观察局部皮肤变化和患者反应并倾听患者主诉
整理记录	敷毕，用纱布擦净湿敷部位，整理用物，协助患者取舒适卧位，整理床单位，用物消毒后备用。洗手，记录热敷的部位、时间、效果和反应

（4）评价

1）患者感觉温暖、舒适，无烫伤及感染发生。

2）敷布更换及时，温度适宜。

【注意事项】

（1）面部湿热敷的患者，敷后30分钟方能外出，以防受凉感冒。

（2）湿热敷过程中，应注意观察局部皮肤状况，每3～5分钟更换一次敷布，维持适当温度。

（3）伤口部位湿热敷时，应按无菌操作进行，敷后伤口按换药法处理。

4. 热水坐浴

【目的】

消炎、消肿、止痛和促进引流的作用，常用于会阴、肛门疾病及手术后的患者。

【操作程序】

（1）评估　同热水袋使用的评估。

（2）计划

1）护士准备　衣帽整洁，洗手，戴口罩。

2）患者准备　了解热水坐浴的目的、方法、注意事项及配合要点；排空大小便，清洗坐浴部位，取舒适坐位。

3）用物准备　遵医嘱备坐浴溶液、水温计、无菌纱布、毛巾、浴巾、消毒坐浴盆、坐浴椅（图14－9）、热水（水温40～45℃），酌情备换药用物。

4）环境准备　病室温湿度适宜、安静、整洁，酌情关闭门窗，必要时用床帘或屏风遮挡患者。

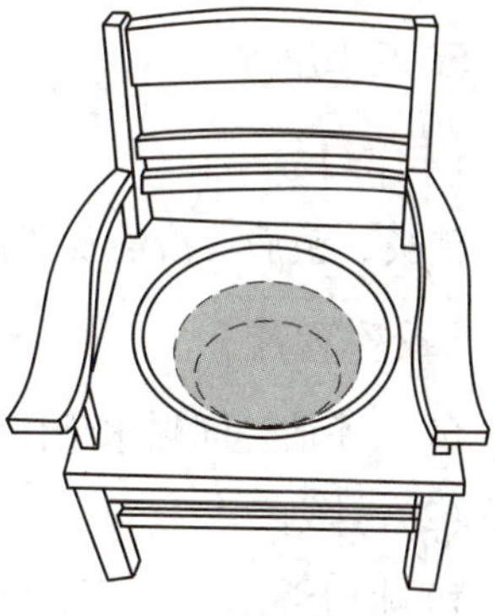

图14－9　坐浴椅

（3）实施　见表14－9。

表14－9　热水坐浴

操作步骤	操作说明
核对解释	认真核对患者床号、姓名、腕带，评估患者并做好解释
备齐用物	根据患者局部情况备齐用物，坐浴部位有伤口，应备无菌换药用物
再次核对	携用物至床旁，认真核对患者床号、姓名、腕带，并做好解释，协助排便，将坐浴盆置于坐浴椅上，倒入坐浴液至浴盆的1/2满为宜
协助坐浴	协助患者脱裤至膝部，嘱病人用纱布蘸药液清洗外阴部皮肤，待臀部皮肤适应水温后再坐入盆中。腿部用浴巾遮盖。随时调节水温，添加热水及药物时要注意安全，嘱患者臀部偏离浴盆，以防烫伤。坐浴时间为15～20分钟
严密观察	密切观察患者面色、脉搏、呼吸有无异常并倾听患者主诉
整理记录	坐浴毕，用毛巾擦干臀部，协助穿裤，整理用物，协助患者取舒适卧位，整理床单位，用物消毒后备用。洗手，记录坐浴的时间、药液、效果和反应

（4）评价

1）患者感觉舒适，无烫伤发生，坐浴后局部的炎症和疼痛有所减轻。

2）护士操作熟练，动作轻巧。

【注意事项】

（1）坐浴过程中，应注意患者安全，随时观察其面色、呼吸、脉搏等，如患者主诉头晕、乏力、心慌等不适，应立即停止坐浴。

（2）对会阴、肛门部有伤口的患者，坐浴时应执行无菌操作，并于坐浴后按换药法处理伤口。

（3）女患者在月经期、妊娠后期、产后两周内及阴道出血、盆腔器官有急性炎症时，不宜坐浴，以免引起感染。

（4）热水坐浴前先排尿、排便，因热水可刺激肛门、会阴引起排尿、排便反射。

5. 温水浸泡

【目的】

消炎、镇痛、清洁及消毒伤口等。用于手、足、前臂、小腿部感染。

【操作程序】

（1）评估　同热水袋使用的评估。

（2）计划

1）护士准备　衣帽整洁，洗手，戴口罩。

2）患者准备　了解温水浸泡的目的、方法、注意事项及配合要点。

3）用物准备　遵医嘱备浸泡溶液、浸泡盆、水温计、毛巾、镊子、纱布、热水（水温43～46℃），酌情备换药用物。

4）环境准备　病室温湿度适宜、安静、整洁，酌情关闭门窗。

（3）实施　见表14－10。

表14－10　温水浸泡法

操作步骤	操作说明
核对解释	认真核对患者床号、姓名、腕带，评估患者并做好解释
备齐用物	根据患者局部情况备齐用物，局部有伤口，应备无菌换药用物
再次核对	携用物至床旁，认真核对患者床号、姓名、腕带，并做好解释，将浸泡液倒入盆内1/2满
协助浸泡	指导患者将肢体慢慢放入盆中浸泡，需要时用镊子夹取纱布反复清洗创面（图14－10）。随时添加热水，以维持所需温度。浸泡时间为30分钟
严密观察	密切观察局部皮肤情况及反应并倾听患者主诉
整理记录	浸泡毕，用毛巾擦干肢体，整理用物，协助患者取舒适卧位，整理床单位，用物消毒后备用。洗手，记录浸泡部位、时间、药液、效果和反应

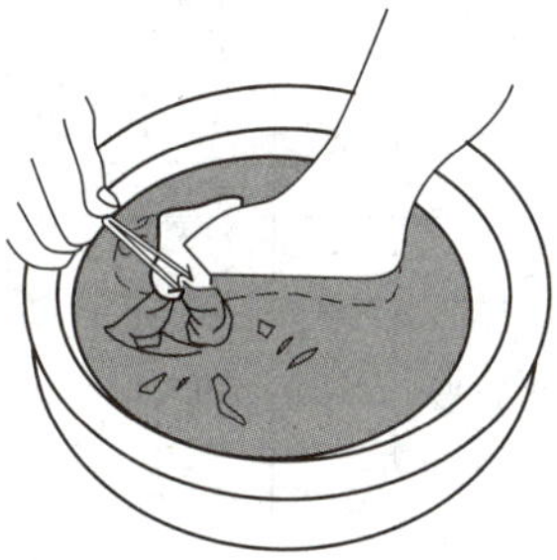

图14－10　温水浸泡

（4）评价

1）患者感觉舒适，无烫伤发生，浸泡后局部的炎症和疼痛有所减轻。

2）护士操作熟练，动作轻巧。

【注意事项】

（1）浸泡过程中，应注意观察患者局部皮肤情况，如出现发红、疼痛等反应，应及时处理。

（2）浸泡过程中，应随时添加热水或药液，以维持合适温度；添加热水时，应将患者肢体移出盆外，以防烫伤。有伤口者应执行无菌操作并按换药法处理伤口。

温水拭浴标准化患者（SP）模拟训练及护士应对考核评价

操作流程	SP 模拟要点及考核评价			护士应对要点及考核评价		
	模拟要点	考核评价		应对要点	考核评价	
		考核要点	评价		考核要点	评价
操作前	询问护士：“擦浴会不会很暴露？别人会不会看到？”	在护士告知要用温水拭浴降温后发问（6 分）		能准确地回答问题并能安抚患者紧张焦虑的情绪	注重保护患者隐私，消除患者顾虑（6 分） 如：“您不要紧张，擦拭的时候我会遮挡住您的。”	
		语气害羞（6 分）			回答问题准确（6 分） 如：“我用床帘或屏风遮挡，不会有人看到。”	
		表情担忧（6 分）			态度真诚温和，使患者信赖（6 分）	
	询问护士：“水温是多少啊，我比较怕冷！”	在护士告知要用温水拭浴降温后发问（6 分）		能准确地回答问题并安抚患者紧张情绪	注重安抚患者情绪（6 分） 如：“您放心，我刚才用水温计测试过了。”	
		描述准确（6 分）			回答问题准确（6 分） 如：“水温是 34℃，接近人的体温，您会感觉到很舒服的。”	
		表情担忧（6 分）			态度诚恳，描述准确（6 分）	
操作中	询问护士：“我感觉脚心、胸前很热，帮我擦擦吧！”“用温水擦擦就能降温吗，那我自己在家也可以做吗？”	拭浴过程中表现出烦躁（6 分）		能准确地解释回答问题并安抚患者烦躁情绪	注重说明冷疗的禁忌证，原因解释正确（6 分） 如：“脚心不可以用冷会影响散热，胸前用冷会引起心率失常，另外腹部用冷会发生腹泻，颈后用冷易发生冻伤。”	
		描述准确（6 分）			回答问题准确（6 分） 如：“您自己也可以做，我可以教您，您把水温调到 32～34℃，同时将冰袋或冰水浸过的毛巾置于额头部，以助降温。预防擦浴时全身血管收缩、脑部充血引起头痛；脚底放一个热水袋会更舒服。另外除了刚才说的不能擦的部位外，腋下、腹股沟、腘窝这些血管丰富的地方可以多擦擦，有助于散热。”	
		表情自然、真实（6 分）			态度温和，体现爱伤观念（6 分）	
	拭浴过程中，患者出现寒战，面色苍白，并诉说：“太冷了！”	语言表达准确（6 分）		能及时发现患者不适，并停止操作，进行正确处理	注重安抚患者情绪（6 分） 如：“不要紧张，放轻松啊！”	
		表情痛苦（6 分）			处理办法准确（6 分） 如：“您先休息一下！”（一边为患者保暖，测量生命体征并通知医生）	
		寒战动作表现真实（6 分）			爱护患者，反应迅速，处理及时（6 分）	

续表

操作流程	SP模拟要点及考核评价			护士应对要点及考核评价		
	模拟要点	考核评价		应对要点	考核评价	
		考核要点	评价		考核要点	评价
操作后	操作后，患者出汗较多	主诉出了很多汗（6分）		能准确地回答问题并进行正确处理	注重安抚患者情绪（6分）如：“您别担心，这个现象是正常的。”	
		表情焦虑、不安（6分）			处理办法准确（6分）如：“我帮您把汗液擦干，防止着凉，我会轻轻的！”（一边擦干汗液、更换干净衣裤，协助患者饮水）	
		表现真实（6分）			给予有效支持（6分）如：“如果您有什么不舒服请随时告诉我。”	
综合评价	SP	语言表达流利，询问及时，语气恰当（3分）		护士	应对迅速，及时给出具体的指导，处理方法操作规范，动作熟练，注意安全（3分）	
		表现自然真切，没有表演痕迹（4分）			态度和蔼，沟通有效、充分体现人文关怀，达到舒缓患者紧张焦虑情绪的目的（4分）	
		肢体语言与模拟描述一致，语言表达与表情一致（3分）			体现良好的爱伤观念（3分）	
总分	SP			护士		
评价人						

目标检测

一、选择题

【A1型题】

1. 使用冰槽时，为防止冻伤需保护的部位应是
   A. 前额　　B. 颞部　　C. 头顶
   D. 耳部　　E. 面颊
2. 直肠肛管周围脓肿患者肛门坐浴的水温应为
   A. 23～26℃　　B. 33～36℃　　C. 40～45℃
   D. 53～56℃　　E. 63～66℃
3. 冷疗的目的不包括
   A. 控制炎症扩散　　B. 减轻深部组织充血　　C. 减轻疼痛
   D. 降低体温　　E. 减轻局部充血

4. 冰袋放置部位不妥的是

A. 前额　B. 头顶部　C. 腋下　D. 腹股沟　E. 足底

5. 面部危险三角区感染时禁用热疗的目的是

A. 加重患者疼痛　B. 引起局部出血　C. 掩盖患者病情　D. 造成面部烫伤　E. 导致颅内感染

6. 冷疗减轻疼痛的作用机制是

A. 降低了神经末梢的敏感性　B. 降低痛觉神经的兴奋性　C. 降低细胞的新陈代谢　D. 降低了细菌活力　E. 减慢血液速度

7. 乙醇擦浴前置冰袋于患者头部的目的是

A. 防止脑水肿　B. 防止心律失常　C. 防止体温继续上升　D. 减轻头部充血　E. 减轻患者不适

8. 热疗的目的不包括

A. 促进炎症的消散和局限　B. 减轻深部组织充血　C. 缓解疼痛　D. 控制炎症扩散　E. 保暖

9. 关于热疗影响因素的描述，错误的是

A. 湿热比干热效果好　B. 热疗的效果与用热面积成正比　C. 热疗的效果与用热时间成正比　D. 冷环境用热，效果会降低　E. 老年人对热反应比较迟钝

【A2 型题】

10. 患者，女，28 岁。分娩时行会阴侧切，分娩后用 25% 硫酸镁湿敷，护士在操作过程中应特别注意的是

A. 严格执行无菌操作　B. 保持合适的水温　C. 敷料拧至不滴水为止　D. 热敷局部皮肤涂凡士林　E. 操作完毕后及时更换敷料

11. 患者，男，65 岁。行痔疮手术后给予热水坐浴，不正确的叙述是

A. 具有消炎、止痛的作用　B. 浴盆和溶液要求无菌　C. 坐浴前需排空膀胱　D. 坐浴后更换敷料　E. 坐浴时间 30 ~ 40 分钟

12. 患者，女，13 岁。行扁桃体摘除术，术后应将冰袋置于

A. 前额　B. 颈前颌下　C. 头顶部　D. 胸部　E. 腋窝处

13. 患者，男，55 岁。因关节疼痛需每日红外线照射一次，在照射过程中观察皮肤出现紫红色。此时护士应该

A. 停止照射，改用热敷

B. 立即停止照射，涂抹凡士林保护皮肤
C. 适当降低温度继续照射
D. 改用小功率灯，继续照射
E. 改用大功率灯，继续照射

14. 患者，男，37 岁。不慎左踝关节扭伤。为防止皮下出血和血肿，早期应
A. 冷热交替敷　B. 局部按摩　C. 冷湿敷
D. 热湿敷　E. 松节油涂擦

二、思考题

1. 患者，男性，25 岁，因“肺炎链球菌肺炎”收住院。住院期间患者面色潮红，呼吸急促，R28 次/分，P126 次/分，T39.6℃，值班护士为患者乙醇擦浴。

（1）乙醇擦浴的目的是什么？

（2）为患者擦浴时，为什么在头上置冰袋而足底置热水袋？

2. 刘先生，32 岁，有痔疮史 6 年。近期排便时疼痛难忍，大便出血，故采取手术治疗。术后医嘱行热水坐浴。

（1）热水坐浴的水温是多少度？

（2）每次坐浴多长时间？

（3）坐浴时应注意什么？

（杨　竞）

书网融合……

微课　本章小结　思维导图　自测题

第十五章 饮食与营养

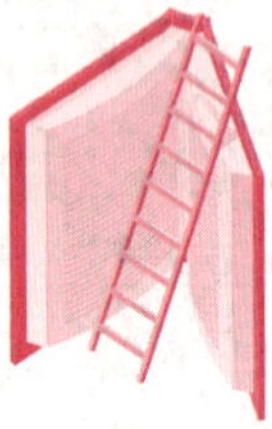

【学习目标】

知识目标

1. **掌握** 基本饮食、治疗饮食、试验饮食的分类、适用范围和饮食原则；鼻饲法的概念、适应证、禁忌证及操作注意事项；要素饮食的特点及用法；出入液量的记录方法。

2. **熟悉** 一般饮食的护理方法。

3. **了解** 影响饮食与营养的因素。

能力目标

1. 能按照正确的步骤和要求完成鼻饲操作。

2. 能为患者进行全面有效的饮食护理相关的健康宣教。

素质目标

1. 具备同理心，能理解和感受患者插胃管时的痛苦。

2. 具备人文关怀意识，能关心和尊重患者，做到态度和蔼、动作轻柔。

3. 具备良好的人际沟通能力，能和患者准确、有效地交流饮食护理相关信息。

4. 具备严谨求实的工作态度，能科学规范地为患者进行饮食护理。

岗位情景模拟

情景描述 患者，男，59岁。因新型冠状病毒肺炎入院，病情危重，需24小时配戴呼吸机，影响了正常饮食，患者出现营养不良，机体抵抗力下降，造成病情进一步加重，需帮患者插鼻胃管进行营养治疗。对这名患者而言，摘掉呼吸机会造成缺氧，因此，插管的速度必须要快！

工作任务 1. 规范且快速地为患者留置胃管。

2. 为患者准备合理的管饲饮食。

俗话说："人是铁，饭是钢"，食物是提供人体所需营养物质的主要来源。食物中可被人体消化吸收和利用的成分称为营养素。人体需要的营养素包括蛋白质、脂肪、碳水化合物、无机盐、维生素、水和膳食纤维。其中，蛋白质、脂肪、碳水化合物被称为产能营养素。这七大营养素在胃肠道经消化吸收后进入人体，供给热能、保证机体正常生长发育、维持各种生理功能、提高免疫力。当机体患病时，均衡的饮食以及充足的营养是促进康复的重要手段。因此，护士应掌握饮食与营养的相关知识，能正确评估患者的饮食营养状况和需求，制定并实施合理的饮食护理措施，以促进患者尽快康复。

PPT

第一节 医院饮食

饮食与营养是维持机体正常生长发育和各种生理功能、促进组织修复、提高机体免疫力等生命活动的基本条件。当个体患病时，由于疾病的影响，需要调整食物中某些营养素比例以适应不同的病情需要，帮助诊断、治疗、促进疾病的康复，这一类特殊的饮食统称为医院饮食。医院饮食可分为基本饮食、治疗饮食、试验饮食三类。

一、基本饮食

基本饮食（general diet）适用于一般患者的饮食需要，对营养素的种类、摄入量未作调整，是医院中一切饮食的基本烹调形式，包括普通饮食、软质饮食、半流质饮食和流质饮食四种（表 15－1）。

表 15－1 基本饮食

种类	适用范围	饮食原则	用法	可选食物
普通饮食	消化咀嚼功能正常；体温正常；无饮食限制者；病情较轻或疾病恢复期的患者	营养平衡；美观可口；易消化、无刺激性的一般食物；与健康人饮食类似	每日 3 次，蛋白质 70～90g/d，总热量 9.5～11.0MJ/d	一般食物都可采用
软质饮食	消化吸收功能差；吞咽咀嚼不便者；低热；术后恢复期的患者	营养平衡；易消化咀嚼；食物碎、烂、软；少油炸、少粗纤维及刺激性调料	每日 3～4 次，蛋白质 60～80g/d，总热量 8.5～9.5MJ/d	软饭、面条、切碎煮熟的菜肉等
半流质饮食	口腔及消化道疾病；吞咽咀嚼困难者；中热；术后及体弱患者	易咀嚼、吞咽和消化；无刺激性；少量多餐；食物呈半流质状	每日 5～6 次，蛋白质 50～70g/d，总热量 6.5～8.5MJ/d	粥、面条、馄饨、蒸鸡蛋、肉末、豆腐等
流质饮食	口腔及急性消化道疾患；高热；各种大手术后；危重或全身衰竭患者	易吞咽和消化；无刺激性；食物呈液体状；所含热量及营养素不足，只能短期使用	每日 6～7 次，蛋白质 40～50g/d，总热量 3.5～5.0MJ/d	乳类、豆浆、米汤、肉汁、菜汁、果汁等

二、治疗饮食

治疗饮食（therapeutic diet）是在基本饮食的基础上，根据病情的需要，适当调整总热能和某些营养素，以达到治疗或辅助治疗目的的一类饮食（表 15－2）。

表 15－2 治疗饮食

种类	适用范围	饮食原则	用法	可选/禁忌食物
高热量饮食	热能消耗较高的患者，如甲状腺功能亢进、高热、烧伤、产妇、肝炎，胆道疾病等患者	在基本饮食的基础上加餐2次，普食者3餐之间可加；半流质或流质饮食者可加浓缩食品	每日供给热量约12.5MJ	可选牛奶、豆浆、鸡蛋、藕粉、蛋糕、奶油、巧克力等
高蛋白质饮食	长期消耗性疾病，如癌症、结核、严重贫血，烧伤、肾病综合征、大手术后等患者及孕妇、哺乳期妇女	饮食中增加含蛋白质丰富的食物	按体重计每日供给1.5～2g/kg，成人每日蛋白质摄入总量为90g～120g	可选肉类、鱼类、蛋类、乳类、豆类等
低蛋白质饮食	需要限制蛋白质摄入的患者，如急性肾炎、尿毒症、肝昏迷等患者	减少蛋白质摄入，多给蔬菜和含糖量较高的食物，以维持热量	成人蛋白质摄入总量不超过40g/d，视病情需要也可在20～30g/d	肾功能不全者应摄入动物性蛋白，忌用豆制品；肝性昏迷者应以植物性蛋白为主
低脂肪饮食	适用于冠心病、高脂血症，肝、胆、胰疾患，肥胖、腹泻等患者	限制脂肪的摄入，尤其是动物脂肪	成人脂肪摄入量在50g/d以下，患胆、胰疾病的患者可少于40g/d	少用油，禁食肥肉、蛋黄等食物
低盐饮食	适用于急、慢性肾炎，心脏病，肝硬化伴腹水，重度高血压等所致水钠潴留的患者	限制盐的摄入	成人食盐入量不超过2g/d（含钠0.8g，不包括食物内自然存在的含钠量）	忌用一切腌制食品，如香肠肉、皮蛋、火腿等
无盐低钠饮食	适用范围同低盐饮食，但水肿较重者	无盐饮食，除食物内自然含钠量外，不放食盐烹调；低钠饮食，除无盐外，还应控制摄入食物中自然存在的钠含量	食物中含钠量控制在0.5g/d以下	对于无盐低钠者，还应禁用含钠食物和药物，如含碱食品（馒头、油条、挂面、汽水）和碳酸氢钠等药物
高膳食纤维饮食	适用于便秘、肥胖、高脂血症、糖尿病等患者	选择含膳食纤维多的食物	选择含膳食纤维多的食物	如韭菜、卷心菜、芹菜、豆类、粗粮等
少渣饮食	适用于伤寒、痢疾、肛门疾病、腹泻、肠炎、食管－胃底静脉曲张、咽喉部及消化道手术后的患者等	限制膳食纤维摄入，不用强刺激性调味品和坚硬的食物，肠道疾患少用油；忌用油炸煎的烹调方法	将食物切碎煮烂，做成泥状。此饮食长期使用易导致便秘、痔疮、肠憩室、结肠肿瘤、高脂血症、动脉粥样硬化和糖尿病等	少用含纤维素多的食物，如粗粮、竹笋、芹菜等

三、试验饮食

试验饮食也称诊断饮食，是指在特定的时间内，调整饮食以配合某些特殊功能的检查，以达到协助诊断疾病，保证实验室检查结果准确性的一类饮食（表15－3）。

表 15－3　试验饮食

饮食种类	适用范围	饮食方法
胆囊B超检查饮食	用于需行B超检查有无胆囊、胆管、肝胆管疾病的患者	检查前一日中午进高脂肪饮食，使胆囊收缩和排空，便于造影剂进入胆囊。晚餐进无脂肪、低蛋白、高糖的清淡饮食，晚饭后口服造影剂并禁食、禁烟至次日上午。检查当日晨禁早餐，第1次B超检查后，如胆囊显影良好，可进食高脂肪餐（脂肪量25～50g），半小时后进行第2次B超检查
潜血试验饮食	在大便潜血试验期内用，试验期为3～5天	试验前3天禁食易造成潜血试验假阳性的食物，如绿色蔬菜、肉类、动物肝脏、动物血、含铁的食物和药物。可进食牛奶、豆制品及白菜、土豆、冬瓜、粉丝等食物，第4天起连续留取3天粪便做潜血检查
甲状腺^{131}I试验饮食	用于协助检查甲状腺功能	试验期为2周，在试验期间禁用含碘食物及其他一切影响甲状腺功能的药物及食物，如海带、海蜇、紫菜、海参、虾、鱼、加碘食盐等，禁用碘做局部消毒，2周后做^{131}I功能测定

PPT

第二节　一般饮食护理

对患者进行科学合理的饮食护理，是满足患者最基本生理需要的重要措施之一。护士通过对患者饮食与营养的评估，确认患者存在的问题，并采取适宜的护理措施，帮助患者恢复、维持和改善营养状况，以促进患者康复。

一、营养状况的评估

（一）饮食状态的评估

1. 用餐时间长短　用餐时间过短可使患者咀嚼不充分，影响营养素的消化与吸收。

2. 摄食种类　食物种类繁多，不同食物中营养素的含量大多不同，应注意评估患者摄入食物的种类，是否易被人体消化吸收。

3. 摄入食物的量　应注意评估患者摄入食物的量能否被人体有效吸收和利用，过多过少均不利于营养素的吸收。

4. 其他　应注意评估患者的饮食规律，是否服用药物并注意其种类、剂量、服用时间，有无对某种或某些特定食物的过敏史、特殊喜好等。

（二）身体状态的评估

1. 身高和体重　身高和体重是综合反映人体生长发育及营养状况的重要指标。因此，在评估营养状况时可通过测量身高和体重，并与正常值进行比较，以了解其营养状况。

我国常用的标准体重的计算公式为Broca公式的改良公式：

男性：标准体重(kg)＝身高(cm)－105

女性：标准体重(kg)＝身高(cm)－105－2.5

也可计算实测体重占标准体重的百分数，公式：（实测体重－标准体重）/标准体重×100%。百分数在±10%之内为正常，增加10%～20%为超重，超过20%为肥胖，减少10% ~20%为消瘦，低于20%为明显消瘦。

此外，体重指数（BMI）也可判断体重是否正常：体重指数（BMI） = 体重（kg）/［身高（m）］^{2}的比值。按照WHO的标准，体重指数 > 25为超重， > 30为肥胖， < 18.5为消瘦。

2. 皮下脂肪的厚度 最常用的是三头肌皮褶厚度，男性12.5mm，女性16.5mm为正常。与同年龄的正常值相比较，较正常值少35% ~40%为重度消耗，少25% ~34%为中度消耗，少24%以下为轻度消耗。

3. 上臂围 可反映肌蛋白贮存和消耗程度，是快速而简便的评价指标。男性上臂围平均为27.5cm。测量值 > 标准值的90%为营养正常，90% ~80%为轻度营养不良，80% ~60%为中度营养不良， < 60%为严重营养不良。

4. 身体表象 通过对患者的外貌、毛发、面色、皮肤、肌肉和骨骼、指甲等方面观察，可评估患者的营养状况。

（三）影响饮食与营养的因素

1. 生理因素

（1）年龄　年龄不同，对食物的爱好、每日所需的食物量及特殊营养素均有所差异。例如婴幼儿、青少年生长发育速度较快，需摄入足够的蛋白质、各种维生素和微量元素等；老年人由于新陈代谢逐渐减慢，每日所需的热量也逐渐减少，但对钙的需求却有所增加。同时，年龄也可影响人们对食物质地的选择，如婴幼儿咀嚼及消化功能尚未完善、老年人咀嚼及消化功能减退，应供给他们质地柔软易于消化的食物。

（2）活动量　由于职业不同，活动量也不同，平时活动量大的人所需的热能及营养素高于活动量小的人。

（3）身高与体重　身高与体重综合反映了蛋白质、热能及矿物质的摄入、利用和储存情况，在一定程度上也反映机体肌肉、内脏的发育和潜在能力。一般情况下，体格强壮、高大的人对营养素的需求量较高。

（4）特殊生理状况　如妊娠和哺乳期妇女对营养素需求量明显增加，并有饮食习惯的改变。

2. 病理因素

（1）疾病因素　疾病与外伤影响患者的食欲、食物的摄取量和食物的消化、吸收。如发热、甲状腺功能亢进的患者，由于代谢增加，所需营养也高于平时。

（2）药物因素　某些药物可引起胃肠道反应，出现食欲减退、恶心、呕吐等。如：抗组胺药赛庚啶等能增进食欲；非肠溶性红霉素可降低食欲。有的药物则可影响营养素的吸收，如苯妥英钠可干扰维生素D的吸收和代谢。

3. 心理、社会因素

（1）心理因素　不良的情绪，如焦虑、抑郁、烦躁、悲哀等均可引起交感神经兴奋，抑制胃肠蠕动和消化液的分泌，使患者食欲减退，进食量减少甚至厌食。而愉快轻松的心理状态会促进食欲。进食环境的整洁，食品的清洁美观，食物的感官性状、色、香、味、美等，能增进食欲。

（2）社会文化因素　人的饮食多受经济状况、文化背景、宗教信仰、地域环境等影响，经济状况的好坏会直接影响人们对食物的选择，从而影响人们的营养状况；文化背景、宗教信仰、地域环境等会影响饮食习惯，从而影响饮食的摄入和营养的吸收，影响健康甚至导致疾病。如东北地区居民冬天常吃腌制的酸菜，易导致消化系统肿瘤的发生。

二、一般饮食的护理措施

在为患者进行营养评估的基础上，结合疾病特点，对患者进行有针对性的饮食护理，做好患者饮食护理，可帮助患者摄入充足、合理的营养素，促进其机体的康复。

（一）进食前护理

1. 饮食指导　护士应根据患者所需的饮食种类进行解释和指导，饮食指导时应尽量符合患者的饮食习惯，用一些患者容易接受的食物代替限制的食物，使患者适应饮食习惯的改变，保证患者的饮食计划顺利执行。

2. 环境准备　患者进食的环境应以清洁、整齐、空气清新、安静、气氛轻松为原则。

（1）整理床单位，饭前半小时开窗通风，移去便盆。

（2）进食前暂停非紧急治疗、检查和护理操作。

（3）同病室有危重患者应以屏风遮挡，病情允许可安排在餐厅进餐。集体进餐可促进食欲，病友间可相互交流，使患者在和谐环境中愉快进食。

3. 患者准备　在进食前，护士应协助患者做相应的准备工作。

（1）减少或去除不舒适的因素　如疼痛者给予适时的止痛；高热者及时地降温；因特定卧位引起疲劳时，应帮助患者更换卧位或相应部位给予按摩等。

（2）清洁护理　督促并协助患者洗手、漱口，病情严重者给予口腔护理，以促进食欲。

（3）协助患者采取舒适的进食姿势　如病情允许，可协助患者下床进食；不能下床进食的，应协助取坐位或半坐位，放好跨床桌，并擦拭干净；卧床患者协助取侧卧位或仰卧位（头转向一侧），并给予适当支托。经患者同意，将治疗巾或餐巾围于患者胸前，以保持衣服和被单的清洁，并使患者做好进食准备。

（二）进食时护理

1. 分发食物　护士洗净双手，衣帽整洁。根据饮食单上的饮食要求，督促并协助配餐员及时将饭菜准确无误地分发给每位患者。

2. 鼓励进食　患者进食期间，护士应巡视观察患者进餐情况，同时鼓励或协助患者进餐。

（1）检查治疗饮食和试验饮食的实施情况，适时给予督促。来访者带来的食物，需经护士检查，符合治疗护理原则的方可食用。

（2）不能自行进食的患者，护士应给予喂食。喂食时应根据患者的进食习惯及进食的次序与方法耐心喂食；进流质饮食者，可用吸管进食。

（3）双目失明或双眼被遮盖的患者，除遵守上述喂食要求外，还应在喂食前告知食物名称以增加兴趣，促进消化液分泌。如患者要求自己进食，可按时钟平面图放置食物，告知方法及食物名称，利于按顺序摄取。如 6 点处放主食，12 点处放汤，9 点处和 3 点处放菜，见图 15－1。

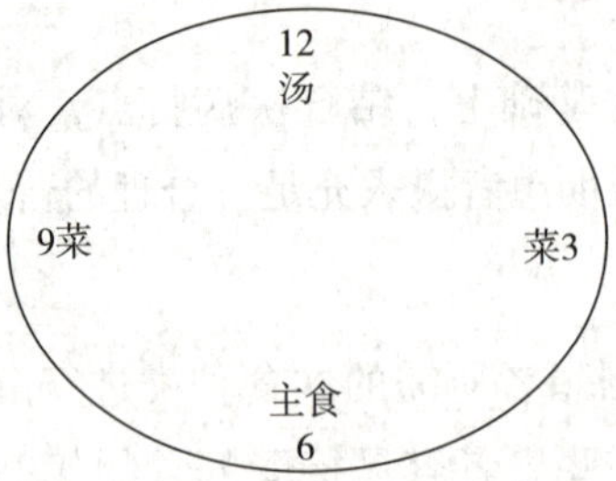

图 15－1　失明患者食物摆放平面示意图

（4）对禁食或限量饮食者，应告知患者原因，以取得合作，同时在床尾卡上标记，并做好交接班。

（5）对于需要增加饮水量者，应向患者解释大量饮水的重要性。对限制饮水量者，应向患者及家属说明限水的目的及限水量，以取得合作，并且患者床边应有限水标记。

3. 健康教育　进食期间是进行健康教育的最佳时机，适时讲述和解答患者饮食方面的问题，进行健康宣教，帮助患者纠正不良饮食习惯及违反医疗原则的饮食行为。

（三）进食后护理

1. 清洁护理　及时撤去餐具，清理食物残渣，整理床单。督促协助患者洗手、漱口或做口腔护理。

2. 做好记录　如记录进食种类、量、患者进食时和进食后的反应等，以了解患者的进食是否满足营养需求。

3. 特殊患者　对暂需禁食或延迟进食的患者应做好交接班。

第三节　特殊饮食护理

PPT

对于病情危重、存在消化功能障碍、不能经口或不愿经口进食的患者，为保证其营养素的摄取、消化、吸收，维持细胞的代谢，保持组织器官的结构与功能，调控免疫、内分泌等功能并修复组织，促进康复，临床上常根据患者的情况采用不同的特殊饮食护理。

一、鼻饲法 微课

鼻饲法是将胃管经一侧鼻腔插入胃内，从管内灌注流质食物、水分和药物的方法。

【目的】

对不能自行经口进食的患者以鼻胃管供给食物和药物，以满足患者的营养和治疗需要。常用于以下患者：①口腔疾患、口腔手术后的患者。②不能张口的患者，如破伤风患者。③早产儿和病情危重的患者。④昏迷患者。⑤拒绝进食的患者。

【操作程序】

1. 评估

（1）患者的年龄、病情、意识及治疗情况。

（2）患者鼻腔黏膜有无肿胀、炎症，有无鼻中隔偏曲，有无鼻息肉等。

（3）患者的心理状态与合作程度，既往是否接受过类似的治疗，是否紧张，是否了解插管的目的，是否愿意配合和明确如何配合插管等。

2. 计划

（1）护士准备　衣帽整洁，洗手，戴口罩。

（2）患者准备　患者和家属了解插管的目的、操作过程及配合的相关知识，戴眼镜或有义齿者操作前应取下，妥善放置。

（3）用物准备

1）插管治疗盘：鼻饲包、50ml 注射器、棉签、液状石蜡、胶布、安全别针、听诊器、调节夹或橡皮圈（夹管用）、温开水适量（亦可用患者饮水壶内的水）、水杯、弯盘、鼻饲液（38～40℃）。

2）拔管治疗盘：弯盘、纱布、棉签、松节油，根据需要备漱口液。

（4）环境准备　病室光线充足，安静、整洁，无异味。根据需要遮挡患者。

3. 实施　见表 15－4。

表 15－4　鼻饲法

操作步骤	操作说明
插管	
核对解释	携用物至床旁，核对患者姓名和床号，解释插胃管的目的和过程，以取得合作
安置体位	协助患者取坐位或半坐位，无法坐起者取右侧卧位。昏迷患者安置去枕仰卧位，头向后仰
清洁鼻腔	铺治疗巾于患者颌下，弯盘置于患者口角旁，准备胶布。选择通畅的一侧鼻孔，用湿棉签清洁鼻腔
查管标记	打开鼻饲包，取出胃管，注入少量空气，检查是否通畅。以患者前额发际至剑突的长度（或鼻尖至耳垂再至剑突的长度，成人 45～55cm）作为插入深度，测量并做好标记（图 15－2）
润管插入	用液状石蜡润滑胃管前端 10～20cm，一手持纱布托住胃管，另一手持镊子夹住胃管从一侧鼻腔轻轻插入，至咽喉部（10～15cm）时嘱患者吞咽，顺势将胃管推进。昏迷患者插管时应取去枕平卧位，头向后仰，当胃管插入 15cm（会厌部）时，将患者头部托起，使下颌靠近胸骨柄（以增大咽喉部通道的弧度，便于胃管沿通道后壁进入食管），徐徐插入至预定长度（图 15－3）
观察反应	插管过程中，如发现呛咳、呼吸困难、发绀等情况，应立即拔管，缓解后重插；如患者出现恶心，可暂停片刻，嘱患者做深呼吸，缓解后继续插入；如插入不畅时，可检查一下胃管是否盘在口中，然后抽回一小段再小心向前推进

续表

操作步骤	操作说明
确认固定	插至预定长度后，应检查胃管是否在胃内，检查方法有三种：①接注射器抽吸有胃液抽出。②将听诊器放于胃部，用注射器快速注入10ml空气，能听到气过水声（图15－4）。③将胃管末端放入水中观察，无气泡溢出；确认胃管在胃内后，用胶布固定
灌注食物	先灌入少量温开水，约10ml，再缓慢灌注鼻饲液或药液。灌食后再注入少量温开水 闭合胃管开口端并反折末端，用纱布包好，橡皮圈系紧或用夹子夹紧，用别针固定于枕旁或患者衣领处
整理记录	清理用物，整理床单位，嘱患者维持原卧位20～30分钟。洗净注射器，放于治疗盘内，用纱布盖好备用，所有用物每日消毒一次 洗手，记录插管时间，鼻饲液的种类、量，患者的反应等
拔管	
核对解释	携用物至床旁，核对并解释
去除胶布	置弯盘于患者颌下，夹紧胃管末端置于弯盘内，轻轻揭去固定的胶布
拔除胃管	用纱布包裹近鼻孔处胃管，嘱患者深呼吸，在患者呼气时拔管，在咽喉处快速拔出。用纱布包住胃管放于弯盘中
整理记录	清洁患者口鼻及面部，擦去胶布痕迹，协助患者漱口，取舒适卧位。整理床单位，清理用物。洗手，记录拔管时间和患者反应

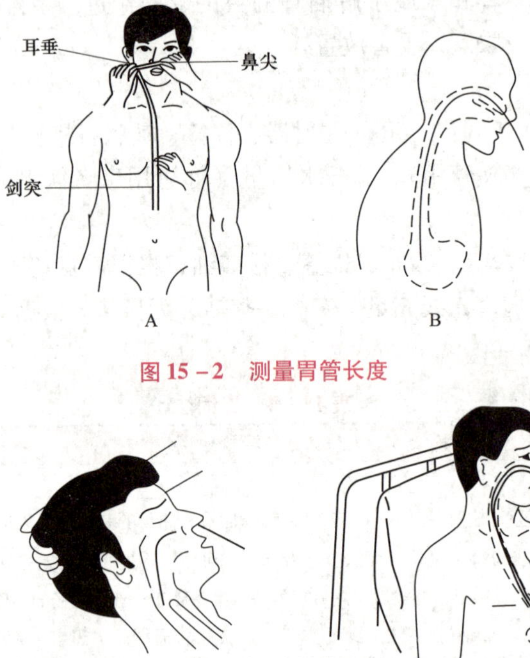

图15－2　测量胃管长度

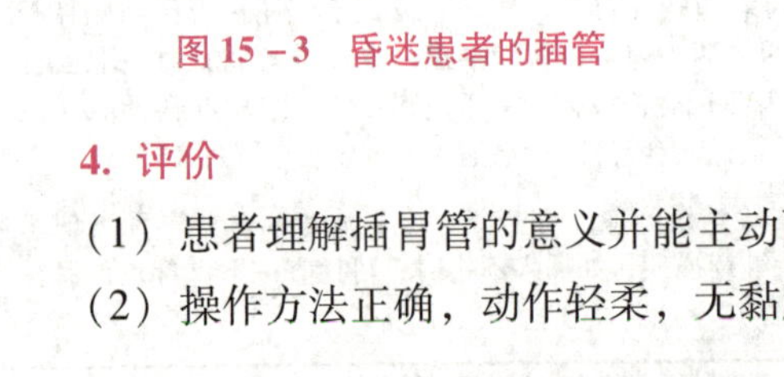

图15－3　昏迷患者的插管

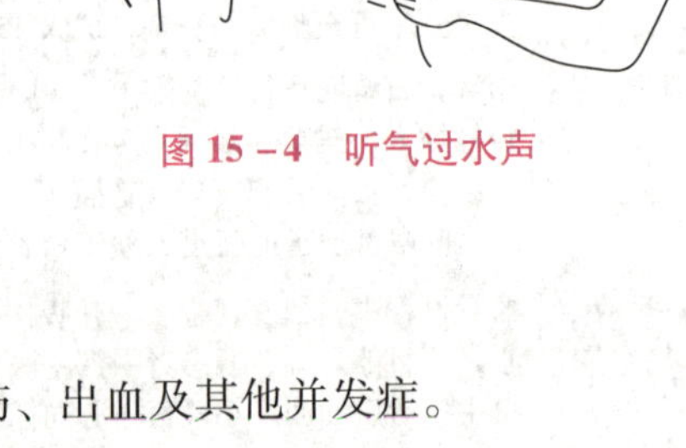

图15－4　听气过水声

4. 评价

（1）患者理解插胃管的意义并能主动配合。

（2）操作方法正确，动作轻柔，无黏膜损伤、出血及其他并发症。

（3）胃管置于正确位置，无滑脱。

（4）拔管后患者无不适反应。

知识拓展

检查胃管在胃内的其他方法

研究报道成人胃管的置管错误率为1.3%～50%。若胃管置入太浅、太深或误入气道均可影响治疗，甚至导致并发症发生。因此在进行管饲喂食前，护士均应检查胃管是否在胃内。除传统方法外，还有以下方法。

1. X线检查法　通过X线片，清晰显示胃管走形及是否在胃内，是判断胃管在胃内的金标准。

2. 抽吸物检测　对抽吸物进行pH检测，或进行胆红素和pH相结合的方法检测。用此方法判断的干扰因素较多。

3. 电磁探查　通过电磁探查，“实时”确认胃管位置。

4. 内镜检查　通过内镜观察，准确率高，但检查具有侵入性，费用高，因此临床运用有限。

【注意事项】

1. 操作前应和患者进行有效的沟通，向患者说明鼻饲目的及配合方法，消除患者的疑虑和不安全感。

2. 动作应轻柔，以免损伤患者鼻腔和消化道黏膜。且在插管操作中要注意与患者的交流及患者的反应。

3. 每次鼻饲量不超过200ml，间隔时间不少于2小时。需要通过胃管灌入药物时，应研碎溶解后再灌入。新鲜果汁和奶液应分别注入，防止产生凝块。

4. 鼻饲过程中应做到“三避免”：①避免灌入空气，以防造成腹胀；②避免灌注速度过快，防止不适应；③避免鼻饲液过热或过冷，防止烫伤黏膜和胃部不适。

5. 长期鼻饲者应每天进行口腔护理，每周更换胃管一次，晚间末次喂食后拔出，翌晨从另侧鼻孔插入。

6. 食管－胃底静脉曲张，食管癌和食管梗阻的患者禁忌鼻饲。

思政小课堂

案例回顾：患者，男，57岁。因“脑梗死后遗症，酒精中毒遗留精神障碍”而长期卧床，不能自主进食，靠鼻饲营养液支持。患者因肺部感染曾就诊多次，每隔2个月就要去医院急诊进行更换胃管。某日晚，患者又被送入急诊，主因“自行将胃管拔出12小时”。来院时，患者呼吸道症状明显，咳白色黏痰，肺部感染严重。家属要求再度重置胃管，操作护士遂为患者放置胃管，过程顺利。留置胃管后，护士采用抽吸胃液的方法检查胃管是否在胃里，用注射器连接胃管末端回抽，结果没有抽出胃液，询问家属得知患者12小时已未进食，考虑胃内可能没有内容物。护士又将听诊器放于患者胃区，快速经胃管向胃内注入10ml空气，听气过水声，但气过水声不明显。然而，操作护士没有再次核实，接着给患者喂食少量温水，询问患者感受，患者反应无明显不适。于是，护士叮嘱患者回家观察，如有不适随诊。次日晚，患者家属主诉喂水后咳嗽加重，再次来医院急诊。立即拍摄胸片，发现胃管在患者肺内。

案例思考：胃管留置在肺内的原因是什么？

案例分析：患者为脑梗死后遗症，且长期的肺部感染，反复更换胃管，导致患者咽反射减弱。因此，操作护士给患者喂食少量温水时，患者不敏感，无明显反应，导致护士误以为胃管在胃内。针对此类患者，护士应使患者下颌贴近胸骨柄，加大口咽食管部的通道；留置胃管后常规到放射科拍摄胸片确认。案例中的护士，没有认真分析患者的病情特点，未考虑到该患者留置胃管可能出现的问题；也未严格按照要求，验证胃管在胃内，因而导致该起案件发生。因此，在护理工作中，同学们一方面要提高自身分析问题和解决问题的能力，慎思明辨，涵养一颗“慧心”；另一方面要严格按照规范操作，严谨求实，认真负责，坚守“初心”。

二、要素饮食

要素饮食是一种化学精制食物，含有全部人体所需、易于吸收的营养成分，包括游离氨基酸、单糖、必需脂肪酸、维生素、无机盐类和微量元素。它的主要特点是不含纤维素，无需经过消化过程，可直接被肠道吸收，且营养价值高，营养全面。

【目的】

用于临床营养治疗，可提高危重患者或胃肠道疾病、严重感染、重度烧伤及肿瘤等患者的营养水平，促进伤口愈合，改善患者的营养状况，增加体重，纠正负氮平衡以维持正常生理功能，提高患者对热能和氨基酸等营养素的摄入，以达到治疗和辅助治疗的目的。

【分类】

要素饮食根据治疗用途可分为用于营养治疗和用于特殊治疗两大类。用于营养治疗的要素饮食主要包括游离氨基酸、单糖、主要脂肪酸、维生素、微量元素、无机盐等。用于特殊治疗的要素饮食是针对不同疾病患者，调整相应营养素的比例而达到治疗目的的一类特殊种类的要素饮食，主要有适用于肝功能损害的高支链氨基酸低芳香族氨基酸要素饮食、适用于肾衰竭的以必需氨基酸为主的要素饮食、适用于苯丙酮尿症的低苯丙氨基酸要素饮食等。

【适应证和禁忌证】

1. 适应证

（1）超高代谢者，如严重烧伤及创伤、严重化脓性感染、多发性骨折。

（2）某些外科手术前后需营养支持治疗者。

（3）肿瘤或其他消耗性疾病引起的营养不良患者。

（4）肠炎及其他腹泻、消化道瘘管、急性胰腺炎等患者。

（5）其他，如脑外伤、免疫功能低下的患者等。

2. 禁忌证

（1）3 个月以内婴儿。

（2）消化道出血患者。

（3）糖尿病患者慎用。

（4）胃切除术患者大量使用要素饮食可引起倾倒综合征，应慎用。

【实施方法】

根据患者病情的需要，要素饮食配制好后可经口服、鼻饲、经胃或空肠造瘘滴入等方式供给患者。

1. 口服法　要素饮食一般口感欠佳，患者较难耐受，故临床较少采用。若需要口服时，可用调味品以改善口感。口服剂量由每次 50ml 逐渐增至 100ml，根据病情一般 6～10 次/日。

2. 经鼻胃管、胃或空肠造口处滴入法

（1）分次注入法　将调配好的要素饮食或现成制品用注射器通过鼻胃管或造口注入肠内，4～6 次/日，每次 250～400ml。主要用于非危重、经鼻胃管或造口管行胃内喂食的患者。此法操作方便，费用较低，但容易引起消化道症状，如恶心、呕吐、腹胀、腹泻等。

（2）间歇滴入法　将调配好的要素饮食或现成制品倒入有盖吊瓶内，经输注管缓缓注入，4～6 次/日，每次 400～500ml，每次输注 30～60 分钟。此方法不适反应少，大多数患者都可耐受。

（3）连续滴入法　装置和间歇滴入相同，在 12～24 小时内持续滴注，也可用肠内营养泵保持恒定的滴速。浓度开始以 5% 为宜，逐渐调到 20%～25%；速度开始以 40～60ml/h 为宜，逐渐调到 120ml/h，最多可到 150ml/h。多用于经空肠造口喂食的危重患者。

【间歇滴入法操作程序】

1. 评估

（1）评估患者　①病情、测量目的、意识状态、心理反应、合作程度；②评估患者造瘘处皮肤情况、身体状况、既往健康史；③向患者解释空肠造瘘滴入法的目的、方法及配合要点，以取得患者合作。

（2）评估环境　整洁、舒适、光线明亮。

2. 计划

（1）护士准备　衣帽整洁，洗手，戴口罩。

（2）患者准备　患者了解要素饮食的目的、注意事项，以取得合作。

（3）用物准备　①治疗盘：碘伏、无菌持物钳、无菌棉签、液状石蜡、棉签、弯盘、适量温开水、等渗盐水或蒸馏水、治疗碗（内盛纱布）、橡胶圈、别针、70% 乙醇及手消毒液等。②滴入器具：无菌有盖吊瓶、输液器、瘘管等；输液泵、输液架、热水瓶、夹子等。③饮食根据医嘱准备：要素饮食或大分子聚合物等。

（4）环境准备　病室安静、整洁、光线充足。

3. 实施　见表15－5。

表15－5　要素饮食间歇滴入法

操作步骤	操作说明
核对解释	核对患者及手腕带上的床号、姓名等，并向患者及家属解释目的和需配合事项，以取得合作
准备液体	检查无菌有盖吊瓶、输液泵是否完好，输液器生产日期和灭菌日期，并衔接好，将有盖吊瓶挂在输液架上 消毒水温计，然后测要素饮食或大分子聚合物的温度。温度适宜即倒入无菌有盖吊瓶内
排气冲管	将输液器挂在输液架上，把墨菲滴管以下的气体排尽
消毒冲管	消毒造瘘口的皮肤及造瘘管，用少量温开水冲注造瘘管
接管调速	将输液器的头皮针取下弃掉，润滑输液器前端，再次排气并与造瘘管连接 间歇滴注：每日4～6次，每次400～500ml，每次输注持续时间30～60min 连续滴注：12～24h内持续滴入，浓度宜从5%开始逐渐调至20%～25%；速度由40～60ml/h开始渐增至120ml/h，最高可达150ml/h或用输液泵保持恒定滴速
拔管固定	滴注毕，将输液器和造瘘管分开，再用少量温开水冲注造瘘管，并将造瘘管反折用无菌纱布包好，橡胶圈缠绕并固定
整理记录	整理床单位，记录滴注次数、剂量及患者反应

4. 评价

（1）操作方法正确，患者未出现胃肠道反应。

（2）保证患者基本营养、水分的摄取。

【注意事项】

（1）要素饮食或大分子聚合物需新鲜配制，并严格执行无菌操作，所有配制用物均严格灭菌后使用。每天配制一次，置冰箱保存，应于24小时内用完。

（2）要素饮食或大分子聚合物应以低、少、慢开始，逐渐增加。停用时需逐渐减量，不可骤停，以免引起低血糖反应。使用期间定期检查血糖、尿糖、大便潜血、出凝血时间、凝血酶原、氮排出量和肝功能、电解质等情况，定期测体重。

（3）滴注过程中应该常巡视患者，出现恶心、呕吐、腹胀等症状时应及时查明原因，根据患者反应轻重程度适当调整速度、温度及量，反应严重者可暂停滴入。

（4）长期使用者应补充维生素和矿物质。

（5）消化道出血患者、三个月内婴儿应禁用。糖尿病患者、胃切除术后患者应慎用。

三、胃肠外营养

全胃肠外营养（TPN）也称全静脉营养（TEN），是指通过胃肠外途径提供机体代谢过程所需全部营养的营养支持方法。目前采用的主要途径是经静脉内输给，故又称静脉营养。可使患者在不进食的状况下维持良好的营养状况，体重增加，创伤愈合，幼儿可以继续生长和发育。

【目的】

提供有效的营养物质，以维持器官的功能与代谢，又不加重器官的负荷与代谢紊乱。

【原则】

1. 支持的营养物质由氨基酸、脂肪、糖、维生素、微量元素、电解质和水混合组成。

2. 减少葡萄糖负荷，30% ~50% 的非蛋白能量由脂肪乳剂供给。

3. 每日提供的非蛋白能量一般小于 146J/kg（35kcal/kg）。

4. 液体总量、非蛋白热卡、总氮、热氮比、渗透压及 pH 值适宜。

【适应证与禁忌证】

1. 适应证 任何原因导致的 4 ~5 天不能经胃肠进食的患者，如急性胰腺炎早期、短肠综合征、肠梗阻、多发内脏伤、炎性肠道疾病等。

2. 相对禁忌证 失血性休克、肝肾功能严重障碍、脂肪代谢障碍、内环境严重紊乱等。

【方法】

1. 途径 可经周围或中心静脉置管供给。

（1）周围静脉营养 适用于应用时间短、部分营养支持或中心静脉置管困难的患者。疗程一般在 15 天内。

（2）中心静脉营养 适用于长期、全量补充营养的患者。常选择锁骨下静脉置管。

2. 输注原则 根据患者的病情、年龄及耐受情况调节输注速度和溶液浓度。

（1）速度 开始缓慢，逐渐加快滴速。一般成人首日速度为 60ml/h，次日为 80m/h，第 3 日为 100ml/h，且输注速度均匀。

（2）浓度 溶液浓度先从低浓度开始，再逐渐增加。

（3）用量 输注先从少量开始，再逐渐增加。至停用前应提前 2 ~3 天逐渐减量，不可骤停，以免出现低血糖反应。

【并发症及护理】

在患者使用胃肠外营养时，可能发生的并发症有如下几种。

1. 机械性并发症 在中心静脉置管时，若穿刺不慎，可引起气胸、皮下气肿、血胸、神经损伤、导管扭曲或折断等。护士应严格遵循操作规程，熟练掌握穿刺置管技术，插管时动作轻稳，滴注过程中加强巡视，及时发现并处理异常情况。

2. 感染性并发症 置管时无菌技术操作不严格，营养液变质或被污染以及导管长期留置可引起局部或全身感染，严重时引起败血症。护士应严格无菌技术操作，营养液现配现用，避免放置过久而变质，注意观察穿刺局部及全身情况，如出现不明原因的发热时，应做血培养，以查明原因，及时控制感染。

3. 代谢性并发症 营养液输注浓度、速度不当或突然停用等可引起糖代谢紊乱、电解质失衡、肝功能损害。护士应每日记录出入液量，进行实验室监测，定期检查血常规、电解质、血糖、血氧分压、血浆蛋白、尿糖、尿生化等。观察患者代谢的动态变化，随时调整营养液配方。

【注意事项】

1. 营养液配制及静脉穿刺操作必须严格遵守无菌技术操作原则。

2. 营养液尽量现配现用，如暂不输注需存储在4℃冰箱内，存储时间不得超过24小时，超时不宜再用。

3. 输注袋及连接管应每12～24小时更换1次，穿刺处敷料应每日更换，注意观察局部皮肤有无异常。

4. 静脉营养管严禁输入其他液体、药物、血液等，严禁采集血液标本或监测中心静脉压。输注过程中保持导管通畅，避免液体中断或导管脱出，防止空气栓塞。若发现患者情况异常应及时报告医生，配合处理。

第四节　出入液量记录

PPT

正常人每天的液体摄入量和排出量保持动态平衡。当患者因休克、大面积烧伤、大手术时必须正确记录出入液量，以作为医生了解病情、作出诊断和治疗方案的依据。

一、内容与要求

（一）摄入量

包括每日的饮水量、食物含水量、输液量、输血量等。患者饮水或进食时，使用已测量过容量的容器，以便准确记录。凡固体食物或水果，除记录其单位数量外，还要算其含水量。医院常用食物含水量见表15－6，各种水果含水量见表15－7。

表15－6　医院常用食物含水量

食物	单位	原料重量（g）	含水量（ml）	食物	单位	原料重量（g）	含水量（ml）
米饭	1中碗	100	240	藕粉	1大碗	50	210
大米粥	1大碗	50	400	鸭蛋	1个	100	72
大米粥	1小碗	25	200	馄饨	1大碗	100	350
面条	1大碗	100	250	牛奶	1大杯	250	217
馒头	1个	50	25	豆浆	1大杯	250	230
花卷	1个	50	25	蒸鸡蛋	1大碗	60	260
烧饼	1个	50	20	牛肉		100	69
油饼	1个	100	25	猪肉		100	29
豆沙包	1个	50	34	羊肉		100	59
菜包	1个	150	80	青菜		100	92
水饺	1个	10	20	大白菜		100	96
蛋糕	1个	50	25	冬瓜		100	97
饼干	1个	7	2	豆腐		100	90
煮鸡蛋	1个	40	2	带鱼		100	50

表 15－7　各种水果含水量

水果	重量（g）	含水量（ml）	水果	重量（g）	含水量（ml）
西瓜	100	79	葡萄	100	65
甜瓜	100	66	桃	100	82
西红柿	100	90	杏	100	80
萝卜	100	73	柿子	100	58
李子	100	68	香蕉	100	60
樱桃	100	67	橘子	100	54
黄瓜	100	83	菠萝	100	86
苹果	100	68	柚子	100	85
梨	100	71	芦柑	100	88

（二）排出量

主要为尿量，其次包括大便量、呕吐量、咯血量、痰量、出血量、各种引流液量及创面渗出液量等。除大便记录次数外，其他以“ml”为单位记录。为准确记录尿量，对昏迷、需密切观察尿量和尿比重的患者，最好留置导尿管，也可用称重法计算尿量。对难以收集的排出量，可以根据规定测量液体浸润棉织物的状况进行估算。

二、记录方法

（一）眉栏填写

用蓝（黑）色墨水笔填写记录单的眉栏项目和页码。

（二）出入液量记录

晨 7 时到晚 7 时用蓝（黑）色墨水笔，晚 7 时到次晨 7 时用红色墨水笔，均以“ml”为单位记录。记录同一时间的摄入量和排出量，在同一横格上开始记录；对于不同时间的摄入量和排出量，应另起一行记录。

（三）出入液量总结

一般于每日晚 7 时做 12 小时的小结一次，用蓝（黑）色墨水笔在晚 7 时记录的下面划一横线，将 12 小时小结的液体出入量记录在横线下，然后在小结的下方再划一横线；次晨 7 时做 24 小时总结，用红色墨水笔在次晨 7 时记录的下面划一横线，将 24 小时总结的液体出入量记录在横线下，然后在总结的下方再划一横线，并将 24 小时总出入液量填写在体温单的相应栏内。

（四）记录应及时、准确、完整、字迹清楚

患者不需要继续记录出入液量或患者出院、死亡后，出液量记录单一般不保存。

鼻饲技术标准化患者（SP）模拟训练及护士应对考核评价

操作流程		SP模拟要点及考核评价			护士应对要点及考核评价		
		模拟要点	考核评价		应对要点	考核评价	
			考核要点	评价		考核要点	评价
插管	操作前	询问护士：“插管会不会很疼啊？”	在护士告知要插鼻胃管后发问（4分）		能准确地回答问题并能安抚患者紧张焦虑的情绪	注重安抚患者情绪（3分） 如：“不过不用紧张，我会尽量轻轻为您操作的，请您配合下好吗？”	
			语气焦虑（3分）			回答问题准确（4分） 如：“插管时会有点不舒服的。”	
			表情担忧（3分）			态度真诚温和，使患者信赖（3分）	
	操作中	告知护士：“我右（左）侧鼻腔以前做过手术！”	在护士询问鼻腔情况后告知说明（4分）		能给予患者正确的解决方法并安抚患者紧张情绪	注重安抚患者情绪（3分） 如：“您别担心，我先来看一下您的鼻腔吧！”	
			描述准确（3分）			解决方法准确（4分） 如：“好的，我插胃管时会从另一侧鼻腔插入的。”	
			表情担忧（3分）			态度诚恳，动作轻柔（3分）	
		插入胃管至咽喉部后，表现出恶心、欲呕等不适	插入胃管至咽部后，出现不适表现（4分）		能给予患者正确的处理办法并安抚患者紧张情绪	能给予患者正确的处理办法并注重安抚患者紧张情绪（3分） 如：“您不要紧张，放轻松点啊！”	
			表情痛苦、紧张（3分）			处理办法准确（4分） 如：“您先做深呼吸放松动作，等您缓解后，我再操作吧！”	
			恶心不适动作自然，表现真实（3分）			态度温和，体现爱伤观念（3分）	
		插管过程中，出现呛咳、憋气等不适表现	护士嘱咐患者做吞咽动作后，表现出呛咳等不适（4分）		能给予患者正确的处理办法并安抚患者紧张情绪	注重安抚患者情绪（3分） 如：“不要紧张，放轻松啊！”	
			表情痛苦（3分）			处理办法准确（4分） 如：“您休息一下吧！”（一边轻柔快速地拔出胃管）	
			呛咳动作表现真实（3分）			爱护患者，动作轻柔（3分）	

续表

<table>
<tr><th rowspan="3" colspan="2">操作流程</th><th colspan="3">SP 模拟要点及考核评价</th><th colspan="3">护士应对要点及考核评价</th></tr>
<tr><th rowspan="2">模拟要点</th><th colspan="2">考核评价</th><th rowspan="2">应对要点</th><th colspan="2">考核评价</th></tr>
<tr><th>考核要点</th><th>评价</th><th>考核要点</th><th>评价</th></tr>
<tr><td rowspan="6">插管</td><td rowspan="3">操作中</td><td rowspan="3">灌注前，询问护士：“灌注时，难受吗?”</td><td>在护士告知要灌注流食后发问（4 分）</td><td></td><td rowspan="3">能准确地回答问题并能安抚患者紧张的情绪</td><td>注重安抚患者情绪（3 分）
如：“请不要担心，放轻松啊!”</td><td></td></tr>
<tr><td>表情疑虑（3 分）</td><td></td><td>回答问题准确（4 分）
如：“会有点不适的感觉，但不要紧张!”</td><td></td></tr>
<tr><td>表现真实（3 分）</td><td></td><td>给予有效支持（3 分）
如：“如果您有什么不舒服请随时告诉我。”</td><td></td></tr>
<tr><td rowspan="3">操作后</td><td rowspan="3">灌注结束后，询问护士：“我可以翻个身侧躺一会吗?”</td><td>在护士灌注结束后发问（4 分）</td><td></td><td rowspan="3">能准确地回答问题并解释原因同时能安抚患者紧张的情绪</td><td>回答问题准确（3 分）
如：“您现在这种体位至少要保持 30 分钟。”</td><td></td></tr>
<tr><td>体现急切表达想翻身的意愿（3 分）</td><td></td><td>原因解释正确（4 分）
如：“因为这样可以避免引起您呕吐、流食反流等不适或者导致误吸等一些严重的后果。”</td><td></td></tr>
<tr><td>表情急切、疑虑（3 分）</td><td></td><td>指导方法准确（3 分）
如：“您先这样躺着忍耐一会吧，时间到了，我及时过来帮您翻身啊!”</td><td></td></tr>
<tr><td rowspan="6">拔管</td><td rowspan="3">操作前</td><td rowspan="3">护士告知要拔出胃管时，询问：“我再不需要胃管了吗?”</td><td>护士告知要拔出胃管后询问（4 分）</td><td></td><td rowspan="3">能准确地回答问题并解释原因同时能安抚患者紧张的情绪</td><td>回答问题准确（4 分）
如：“您现在已经病情好转，可以经口进食了，遵照医嘱，我们现在要为您拔出胃管了。”</td><td></td></tr>
<tr><td>表情疑虑、担忧（3 分）</td><td></td><td>注重安抚患者情绪（3 分）
如：“请您不用担心，我会动作轻柔一点儿的。”</td><td></td></tr>
<tr><td>语气恰当（3 分）</td><td></td><td>解释配合方法准确（3 分）
如：“待会您按照我说的方法深呼吸就可以了。”</td><td></td></tr>
<tr><td rowspan="3">操作中</td><td rowspan="3">表现为紧张，屏住呼吸</td><td>护士告知要拔出胃管后，表现出紧张不适（4 分）</td><td></td><td rowspan="3">能给予患者正确的解决方法并安抚患者紧张情绪</td><td>注重安抚患者情绪（3 分）
如：“请您不要紧张!”</td><td></td></tr>
<tr><td>表情紧张（3 分）</td><td></td><td>处理办法准确（4 分）
如：“请您像我这样大口呼吸做深呼吸。”</td><td></td></tr>
<tr><td>表现真实（3 分）</td><td></td><td>态度真诚温和，使患者信赖（3 分）</td><td></td></tr>
</table>

续表

操作流程		SP 模拟要点及考核评价			护士应对要点及考核评价		
		模拟要点	考核评价		应对要点	考核评价	
			考核要点	评价		考核要点	评价
拔管	操作后	护士拔完胃管后,询问“我这样躺着有点不舒服。”	护士拔完胃管，整理时告知（4分）		能给予患者正确的解决方法并安抚患者紧张情绪	处理办法准确（4分） 如：“好的，我来帮您放低床头躺舒服点吧。”（一边轻稳放低床头并观察患者反应）	
			表情不适感（3分）			适时询问（3分） 如：“这样感觉好点了吗?”	
			表现自然（3分）			给予有效支持（3分） 如：“如果您有什么不舒服请随时告诉我啊!”	
综合评价		SP	语言表达流利，询问及时，语气恰当（4分）		护士	应对迅速，及时给出具体的指导，处理方法操作规范，动作熟练，注意安全（4分）	
			表现自然真切，没有表演痕迹（3分）			态度和蔼，沟通有效、充分体现人文关怀，达到舒缓患者紧张焦虑情绪的目的（3分）	
			肢体语言与模拟描述一致，语言表达与表情一致（3分）			体现良好的爱伤观念（3分）	
总分		SP	护士				
评价人							

目标检测

一、选择题

【A1 型题】

1. 为适应不同病情的需要，医院饮食分为
   A. 基本饮食、治疗饮食、试验饮食
   B. 基本饮食、普通饮食、试验饮食
   C. 治疗饮食、普通饮食、试验饮食
   D. 普通饮食、流质饮食、软质饮食
   E. 普通饮食、流质饮食、半流质饮食
2. 下列患者适宜选用流质饮食的是
   A. 病情较轻的患者
   B. 不需饮食限制的疾病恢复期患者
   C. 幼儿或老人
   D. 择期手术患者
   E. 病情危重患者

3. 关于半流质饮食的饮食原则，描述错误的是

A. 营养均衡，易于消化　　B. 食物无刺激性

C. 食物呈半流质状　　D. 为防止便秘，宜增加纤维素的含量

E. 可选用的食物有面条、馄饨、米粥等

4. 以下属于治疗饮食的是

A. 普通饮食　　B. 潜血试验饮食　　C. 半流质饮食

D. 高脂饮食　　E. 低盐饮食

5. 低蛋白饮食的饮食原则要求每日摄入蛋白质的量为

A. 按体重计算 1.5 ~ 2g/(kg · d)　　B. 不超过 120g

C. 70 ~ 80g　　D. 50 ~ 70g

E. 不超过 40g

6. 低盐饮食的饮食原则中要求每日摄入食盐量少于

A. 0.5g　　B. 2g　　C. 1.5g

D. 1g　　E. 3g

7. 关于治疗饮食，下列描述正确的是

A. 高热量饮食热量为 10.88MJ/d

B. 高蛋白饮食蛋白质每日总量不超过 120g

C. 低蛋白饮食蛋白质每日不超过 60g

D. 低盐饮食食盐每日摄入量不超过 4g

E. 低胆固醇饮食胆固醇每日摄入量不超过 500mg

8. 以下不符合无盐低钠饮食原则的是

A. 必须控制食物中自然存在的钠含量

B. 禁用腌制品

C. 禁用含钠食物和药物

D. 每日控制食物中钠含量 < 0.7g

E. 适用于重度高血压水肿患者

9. 甲状腺 ^{131}I 试验饮食，下列说法不正确的是

A. 协助诊断甲状腺功能　　B. 试验期间禁用含碘食物

C. 试验期为 2 周　　D. 2 周后做 ^{131}I 功能测定

E. 不需要禁止局部皮肤碘消毒

10. 关于大便潜血试验，以下说法错误的是

A. 试验期间禁用肉类、肝类、动物血　　B. 可食用牛奶、豆制品

C. 禁食绿色蔬菜　　D. 可食用面条、馒头

E. 第三日开始留取大便标本做潜血试验

11. 禁用鼻饲法的患者是

A. 食管 - 静脉曲张者　　B. 拒绝进食者　　C. 昏迷患者

D. 早产儿　　E. 口腔疾病患者

12. 为昏迷患者插胃管至15cm时，将患者头部托起使下颌靠近胸骨柄，其目的是

A. 增大咽喉部通道的弧度　　B. 避免损伤食管黏膜

C. 减轻痛苦　　D. 避免出现恶心，利于顺利插管

E. 咽喉部肌肉放松，利于胃管顺利插入

【A2 型题】

13. 患者，男，42岁。因冠心病、高脂血症入院治疗。护士应嘱其患者每日脂肪摄入量不应高于

A. 30g　　B. 40g　　C. 50g

D. 60g　　E. 70g

14. 患者，女，46岁。因急性肾炎入院。该患者每日蛋白质摄入量应低于

A. 30g　　B. 40g　　C. 50g

D. 60g　　E. 70g

15. 患者，女，28岁。产后10天出现便秘，应鼓励患者多食

A. 芹菜　　B. 牛奶　　C. 鸡蛋

D. 肉类　　E. 鱼汤

16. 患者，男，48岁。因肝性脑病收治入院。其住院期间应进食

A. 高蛋白饮食　　B. 低蛋白饮食　　C. 低盐饮食

D. 高脂肪饮食　　E. 低脂饮食

【A3 型题】

（17～18 共用题干）

患者，男性，36岁。身高165cm，体重90kg，肥胖症，医师建议其控制饮食，减轻体重。

17. 该患者应给予的最佳饮食是

A. 低脂饮食　　B. 低蛋白饮食　　C. 低盐饮食

D. 低纤维饮食　　E. 半流质饮食

18. 进一步检查发现患者血压明显高于正常，而且观察1周仍然高于正常，患者的饮食应该为

A. 低蛋白饮食　　B. 低钠饮食　　C. 低盐低脂饮食

D. 高糖类饮食　　E. 低纤维素饮食

（19～20 共用题干）

患者，因脑出血昏迷10日，为补充营养，护理措施准备给予鼻饲要素饮食。

19. 要素饮食溶液的温度应是

A. 24～28℃　　B. 29～32℃　　C. 38～40℃

D. 41～42℃　　E. 45～48℃

20. 给患者插管时，下列不妥的是

A. 做好解释，取得配合
B. 取半坐卧位
C. 插管前测量胃管插入长度
D. 插至咽喉部时，应抬起头部使下颌贴近胸骨柄，以增加咽部的弧度
E. 检查胃管是否在胃内后再固定

二、思考题

1. 患者，女，60 岁。因脑血管意外昏迷入院，需鼻饲饮食。

（1）为患者插胃管时需特别注意什么？

（2）用哪些方法证实胃管在胃内？

2. 患者，女，51 岁。因“消瘦、烦躁 3 个月”主诉入院，入院诊断为“甲状腺功能亢进”。

（1）患者入院后应给予的基本饮食为哪一类？

（2）若患者需要进一步做 ^{131}I 试验，则患者在试验前应禁食的食物有哪些？

（达朝锦　王书敏）

书网融合……

微课　本章小结　思维导图　自测题

第十六章 排泄护理

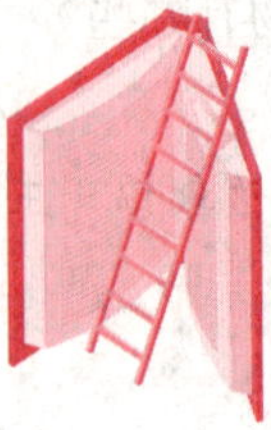

【学习目标】

知识目标

1. **掌握** 多尿、少尿、无尿、膀胱刺激征、血尿、血红蛋白尿、胆红素尿、乳糜尿的概念；导尿术、留置导尿术的目的、操作要点及注意事项；正常和异常粪便的性状；大量不保留灌肠、小量不保留灌肠、保留灌肠的目的、操作要点及注意事项；排尿、排便异常的护理。

2. **熟悉** 膀胱冲洗术、排气的护理。

3. **了解** 影响排尿、排便的因素。

能力目标

1. 能规范完成各种导尿、灌肠的操作技术。

2. 能为排尿异常、排便异常的患者进行全面有效的健康宣教。

素质目标

1. 具有爱伤观念和无菌观念，在操作过程中能理解患者的痛苦，尊重患者的隐私，与患者进行有效的沟通，态度和蔼，动作轻柔。

2. 初步养成较强的责任意识和严谨求实的工作态度。

岗位情景模拟

情景描述 患者，男，28岁。发生车祸，有一过性神志不清，清醒后右上腹持续性、刀割样的剧烈疼痛，短时间内疼痛扩散至全腹，出现头晕、心悸，面色苍白，肢端发凉；恶心、呕吐3次，被120送入院。查体：体温36.3℃，脉搏115次/分，呼吸22次/分，血压110/75mmHg。全腹压痛，反跳痛，肌紧张；肝区叩痛阳性，移动性浊音阳性，肠鸣音消失。腹部穿刺抽出不凝固血并混有胆汁。诊断为“肝破裂”，行急诊手术。

工作任务 1. 正确为患者留置导尿管，并进行清洁灌肠，以做好术前准备。

2. 若患者术后出现便秘，请运用相关知识进行正确的护理。

排泄是指将新陈代谢过程所产生的终产物和过剩的物质等排出体外的过程，是反映机体健康的重要指标之一。但生理、心理、病理等诸多因素可影响排泄活动的进行，导致机体出现健康问题。因此，护士应掌握与排泄有关的知识和技能，满足患者排泄的需求，帮助患者促进和维持健康。

PPT

第一节　排尿护理

排尿活动可将代谢终产物、有毒物质等排出体外，同时还具有调节体内水、盐代谢和酸碱平衡、维持体内环境相对稳定的功能。当排尿出现异常时，个体身心健康将会受到影响。因此，护士应掌握尿液观察及排尿的相关知识，提供适宜的护理措施，解决患者的排尿问题。

一、排尿的评估

（一）排尿及尿液的观察

1. 正常

（1）次数与尿量　尿量是反应肾脏功能的重要指标之一。一般成人日间排尿3～5次，夜间0～1次。每次尿量为200～400ml，24小时尿量为1000～2000ml，平均1500ml左右。

（2）颜色　正常新鲜尿液呈淡黄色或深黄色。尿液的颜色还可受某些食物和药物及饮水量的影响。

（3）透明度　正常新鲜尿液澄清、透明，放置后可出现少量絮状沉淀物。

（4）比重　正常尿液的比重为1.015～1.025，尿比重的高低与饮水量有关，主要取决于肾脏的浓缩功能，一般尿比重与尿量成反比。

（5）酸碱度　正常尿液呈弱酸性，pH为4.5～7.5，平均为6。饮食的种类可影响尿液的酸碱度，如进食大量蔬菜时，尿液可呈碱性。

（6）气味　正常尿液气味来自尿内的挥发性酸。久置后，因细菌分解尿素产生氨，故有氨臭味。

2. 异常

（1）次数与尿量　尿量和排尿次数受多因素的影响。①多尿：24小时尿量超过2500ml。多由于内分泌代谢障碍或肾小管浓缩功能不全引起，见于糖尿病、尿崩症等。②少尿：24小时尿量少于400ml或每小时尿量少于17ml。见于发热、液体摄入过少、休克、心脏或肾脏功能衰竭患者。③无尿或尿闭：24小时尿量少于100ml或12小时内无尿液产生。见于严重休克、急性肾衰竭、药物中毒等患者。④膀胱刺激征：表现为尿频、尿急、尿痛同时出现。见于膀胱及尿道感染。

（2）颜色　①血尿：尿液中含有红细胞，严重的呈洗肉水色。见于急性肾小球肾炎、输尿管结石、泌尿系统肿瘤及结核。②血红蛋白尿：尿液中含有血红蛋白，呈酱油色或浓茶色。见于溶血反应、恶性疟疾。③胆红素尿：尿液中含有胆红素，呈深黄色或黄褐色。见于阻塞性黄疸、肝细胞性黄疸。④乳糜尿：尿液中含有淋巴液，呈乳白色。见于丝虫病。

（3）透明度　当泌尿系统感染时，尿液中含有大量的脓细胞、红细胞、上皮细胞、管型，排出的新鲜尿液呈白色絮状浑浊，加热、加酸或加碱后，浑浊程度不变。见于泌尿系统感染等患者。

（4）比重　若尿比重经常固定于1.010左右，提示肾功能严重障碍。

（5）酸碱度　酸中毒患者的尿液可呈强酸性；严重呕吐患者的尿液可呈强碱性。

（6）气味　新鲜尿液有氨臭味提示泌尿系统感染；糖尿病酮症酸中毒时，尿液中因含有丙酮，故有烂苹果气味。

（二）影响排尿的因素

1. 年龄与性别　老年人由于膀胱肌肉张力减弱，故而易出现尿频；婴幼儿由于大脑发育不完善，排尿不受意识控制，多在3岁后才能自我控制；老年男性因前列腺增生压迫尿道，故而出现滴尿和排尿困难；妊娠期妇女因子宫增大而压迫膀胱，故而导致排尿次数增多。

2. 饮食与习惯　大量饮水、摄入咖啡、茶、西瓜等利尿的食物可使尿量增加，饮水过少或摄入含钠较高的食物易导致水钠潴留，使尿量减少。排尿的习惯往往影响着排尿活动，如患者由于疾病限制只能在床上排尿时，会因不习惯该姿势而排尿次数减少。

3. 气候与环境　夏季高温时身体大量出汗，呼吸增快，体内水分相对减少，血浆晶体渗透压升高，引起抗利尿激素分泌增多，促进肾脏的重吸收，从而导致尿量减少；冬季寒冷，身体外周血管收缩，循环血量增加，体内水分相对增加，反射性地抑制抗利尿激素的分泌，从而导致尿量增加。在缺乏隐蔽或过于脏污的环境排尿，会产生顾忌而影响排尿。

4. 治疗与检查　手术或某些检查需使用麻醉剂而导致尿潴留；为了治疗使用利尿剂、镇静剂等可使排尿出现异常；某些检查前要求患者禁食禁水，从而使尿量减少。

5. 疾病与心理　肾脏病变可使尿液生成产生障碍，出现少尿或无尿，如急性肾功能衰竭；神经系统损伤或病变可使排尿神经反射传导及排尿的意识控制产生障碍，出现尿失禁，如脊髓损伤早期的脊髓休克阶段；泌尿系统的肿瘤、结石或狭窄也可导致排尿障碍，出现尿潴留。心理因素对排尿有很大影响，过度紧张、焦虑等可引起排尿异常，如考试前频繁上厕所；听觉、视觉等刺激也可诱导排尿，如听口哨声、流水声等。

二、排尿异常的护理

（一）尿失禁患者的护理

1. 概述

（1）概念　尿失禁是指膀胱内的尿不能控制而自行流出。

（2）分类及原因　常见的尿失禁有真性尿失禁、假性尿失禁和压力性尿失禁（表 16－1）。

表 16－1　尿失禁的分类及原因

分类	含义	原因
真性尿失禁（完全性尿失禁）	膀胱内稍有存尿便会不受主观控制地流出，膀胱处于空虚状态	外伤、手术或先天疾病引起的膀胱颈和尿道括约肌的损伤
假性尿失禁（充溢性尿失禁）	当长期充盈的膀胱压力超过尿道阻力时不自主地溢出少量尿液	由于下尿路梗阻或膀胱逼尿肌无力、麻痹，造成膀胱过度膨胀、内压升高致尿液被迫溢出
压力性尿失禁（不完全性尿失禁）	大笑、喷嚏或咳嗽等腹压增高时出现不自主的尿液自尿道外口溢出	尿道括约肌张力减低、骨盆底部肌肉及韧带松弛或肥大，导致尿道阻力下降，多见于老年女性

2. 护理措施

（1）皮肤护理　保持患者皮肤和床单位清洁干燥，床上铺橡胶单加中单或铺一次性尿垫；勤洗勤换衣裤、床单，常用温水清洗会阴部；定时按摩受压部位，防止压疮的发生。

（2）饮食方面　病情允许的条件下，鼓励患者多饮水，每天白天摄入 2000～3000ml 液体，促进排尿反射，预防泌尿系统感染。

（3）引流护理

1）外部引流　必要时使用接尿装置引流尿液，但不宜长期使用此方法。女患者使用女式接尿器，男患者可用尿壶或阴茎套连接集尿袋。

2）留置导尿术引流　对于长期尿失禁的患者必要时给予留置导尿术，根据患者情况持续导尿或定时放尿，避免尿液刺激皮肤，预防压疮的发生。

（4）功能锻炼指导

1）培养规律的排尿习惯，开始时每 1～2 小时使用一次便盆，帮助训练有意识的排尿，以后逐渐延长排尿时间间隔，促进排尿功能的恢复。使用便盆时，可用手使用合适的力度按压膀胱，协助排尿。

2）指导患者进行盆底肌收缩和放松的锻炼，增强控制排尿的能力。方法是协助患者取站位（双脚分开，与肩同宽）、坐位（双脚平放于地面，双膝分开，与肩同宽，双手置于大腿上，身体微微前倾）或仰卧位（双腿屈曲，放松腹部），试做排尿或排便动作，先慢慢收紧盆底肌肉，再缓慢放松，每次 10 秒左右，连续 10 次，每日进行数组，以不觉疲乏为宜。

（5）心理护理　尿失禁的患者容易出现忧郁、自卑等心理压力，而且也会给生活带来许多不便。因此，护士应该多关心、理解、尊重患者，给予鼓励，帮助其树立信心，积极配合治疗，提高依从性。

（6）环境护理　定期开窗通风，去除不良气味，保持空气清新，提供舒适的环境。

知识拓展

凯格尔运动

凯格尔运动，又称为骨盆运动，原为治疗产后大小便失禁的手段。于1948年被美国的阿诺·凯格尔医师所公布。凯格尔运动可增加盆底支持张力，进而增加尿道的阻力、增强肛门括约肌的功能，达到加强控尿、控便能力的目的，防止尿失禁和大便失禁。锻炼方法如下。

一、准备工作

1. 小便时突然憋住找到盆底肌肉。

2. 如果仍然找不到凯格尔肌肉，把手指放入阴道，挤压周围的肌肉。

3. 利用手镜找到凯格尔肌肉。

二、进行凯格尔运动 进行运动前需排空膀胱。

1. 平躺，双膝弯曲。

2. 收缩臀部的肌肉向上提肛。

3. 保持骨盆底肌肉（亦称PC肌）收缩5秒钟，然后慢慢地放松。休息5～10秒后，重复收缩运动。

4. 运动的全程，照常呼吸、保持身体其他部位的放松。可以用手触摸腹部，如果腹部有紧缩的现象，则运动的肌肉为错误。

（二）尿潴留患者的护理

1. 概述

（1）概念　尿潴留是指膀胱内充满尿液而不能正常排出。患者下腹胀痛、排尿困难；查体可见膀胱高度膨胀（膀胱容积可增至3000～4000ml），上至脐部，扪及囊样包块，叩诊呈实音，有压痛。

（2）原因　产生尿潴留的常见原因有机械性梗阻，如前列腺增生或肥大压迫尿道而造成排尿受阻；动力性梗阻，如神经系统病变、手术因素、药物作用、精神因素等。

2. 护理措施

（1）促进排尿

1）协助患者取适当体位，尽可能选择患者习惯的排尿姿势。

2）利用条件反射诱导排尿，如听流水声、用温水冲洗会阴。

3）针灸法治疗，针刺中极、曲骨、三阴交穴或艾灸关元、中极穴等。

4）用手按压膀胱，注意按压力度以防膀胱破裂；还可热敷，放松肌肉，促进排尿。

5）必要时遵医嘱口服或肌内注射卡巴胆碱。

（2）心理护理　加强与患者的沟通，给予安慰和鼓励，消除紧张、焦虑情绪，缓解心理压力。

（3）环境护理 使用屏风遮挡以保护患者隐私。必要时适当调整治疗和护理的时间，使患者安心排尿。

（4）健康宣教 指导患者养成按时排尿的习惯，教会患者自我放松的方法。

上述方法处理无效后，可遵医嘱实施导尿术。

三、排尿相关的护理技术

（一）导尿术

导尿术是指在严格无菌操作下，将导尿管经尿道插入膀胱引流出尿液的方法。

【目的】

1. 减轻痛苦 为尿潴留患者引流出尿液，以减轻痛苦。

2. 辅助诊断 ①留取无菌的尿标本作细菌培养；②测量膀胱容量、压力，检查残余尿液；③进行膀胱或尿道造影等。

3. 药物治疗 为膀胱肿瘤患者进行膀胱化疗。

【操作程序】

1. 评估

（1）患者评估 年龄、病情、临床诊断、导尿的目的、意识状态、生命体征、合作程度、心理状况、自理能力、膀胱充盈度、会阴部皮肤情况。

（2）环境评估 安静、整洁、宽敞、安全、光线充足、适合操作。

2. 计划

（1）患者准备 了解导尿的目的、方法、注意事项和配合要点；清洁外阴，若无自理能力，可由护士或家属协助完成。

（2）护士准备 衣帽整洁、修剪指甲、洗手、戴口罩。

（3）用物准备

1）一次性导尿包 弯盘1个、方盘2个、导尿管1根、镊子2把、圆镊1把、碘伏棉球2袋、石蜡棉球1袋、清洁手套1副、无菌手套1副、标本试管1个、洞巾1块、外包治疗巾1块、纱布2块、10ml注射器1个、引流袋1只。

2）其他 弯盘、一次性垫巾、浴巾、便盆、记录单。

（4）环境准备 酌情关闭门窗，围帘或屏风遮挡，注意室温。

3. 实施

（1）女患者导尿术 女性尿道短、粗、直，长4～5厘米，富有扩张性，尿道外口位于阴蒂下方，阴道口上方，呈矢状裂。见表16－2。

表 16-2 女患者导尿术

操作步骤	操作说明
核对准备	携用物至床旁，核对患者信息；便盆置于同侧床旁椅上
安置体位	协助患者取屈膝仰卧位，双腿微外展，充分暴露外阴（注意保护患者隐私）
垫巾开包	帮助患者脱去对侧裤腿盖在近侧腿上，并盖上浴巾，对侧腿用盖被遮盖（注意保暖）；用洗手液消毒双手，核对检查并打开导尿包
初次消毒	将一次性尿垫垫于患者臀下；取出初步消毒用物放于患者两腿之间，左手戴手套，将消毒棉球倒入小方盘内 将弯盘放于近会阴处，右手持镊子夹消毒棉球依次消毒阴阜、大阴唇，左手分开大阴唇，消毒小阴唇、尿道口，将污棉球放于弯盘内；消毒完毕后将弯盘和小方盘移至床尾，脱下手套（消毒顺序为由外向内、自上而下、先对侧再近侧）
洗手置包	用洗手液消毒双手，将导尿包放于患者两腿之间，按无菌要求打开
铺巾润管	戴无菌手套，取出洞巾，铺在患者外阴处并暴露会阴部，洞巾和导尿包包布形成无菌区域；按操作顺序摆放用物，弯盘放于近外阴处，取出消毒棉球放于弯盘内，检查尿管是否通畅和破损，连接集尿袋；用石蜡油棉球润滑尿管前段（润滑尿管可减轻插管阻力和对尿道的刺激）
再次消毒	左手分开并固定小阴唇，右手持镊子夹取消毒棉球依次消毒尿道口、双侧小阴唇、尿道口，污棉球、弯盘、镊子放于床尾（消毒顺序为由内到外再到内，自上而下，先对侧再近侧；消毒尿道口时稍作停留，以增加消毒效果）
插入尿管	将方盘放于近会阴处，嘱患者张口呼吸，用圆镊夹尿管前端，轻轻插入尿道 4~6cm（图 16-1），见尿液流出再插入 1cm 左右；松开固定小阴唇的手下移固定尿管，将尿液引入集尿袋内。插管时动作轻柔，以免损伤尿道黏膜；若误插入阴道，应立即拔出，更换无菌导尿管，重新插管；张口呼吸可使患者尿道括约肌松弛，便于插管
留取标本	若需做尿培养，用标本试管接取中段尿液 5ml，盖好盖子，放置在合适的地方
拔管安置	导尿结束，拔出尿管，撤下洞巾，擦净外阴，将床尾的垃圾和撤下的一次性尿垫弃于医疗垃圾桶内，脱下手套，洗手，协助患者穿好衣裤
整理用物	整理床单位，撤去屏风或拉开围帘，酌情开窗通风
记录送检	测量尿量，洗手，记录；标本贴好标签后送检

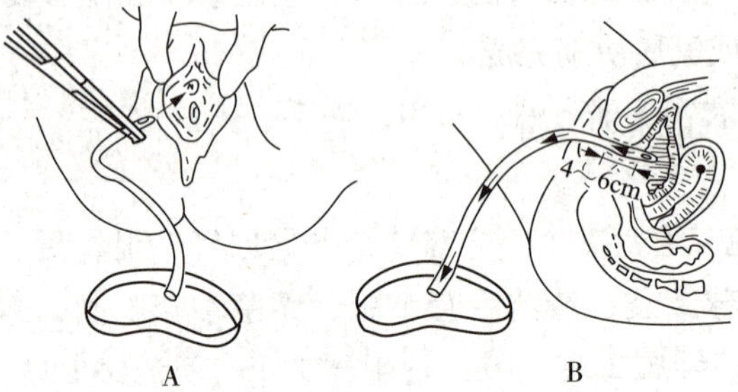

图 16-1 女患者插管方式

(2) 男患者导尿术　成年男性尿道长 18~20 厘米，有两个弯曲，为耻骨前弯和耻骨下弯；三个狭窄，为尿道口、膜部和尿道内口（图 16-2）（表 16-3）。微课

表 16-3 男患者导尿术

操作步骤	操作说明
核对准备	同女患者导尿术
安置体位	患者取仰卧位，褪下裤子，暴露外阴，两腿放平略分开

续表

操作步骤	操作说明
垫巾开包	同女患者导尿术
初次消毒	将弯盘放于近会阴处，右手持镊子夹消毒棉球依次消毒阴阜、阴茎、阴囊、阴茎根部向尿道口。左手持无菌纱布裹住阴茎将包皮向后推暴露尿道口，自尿道口向外向后旋转擦拭尿道口、龟头、冠状沟，将污棉球和纱布放于弯盘内；消毒完毕后将弯盘和小方盘移至床尾，脱下手套（包皮和冠状沟易藏污纳垢，擦拭时需到位，以防感染）
再次开包	同女患者导尿术
铺巾润滑	同女患者导尿术
再次消毒	左手用纱布包住阴茎将包皮向后推，暴露出尿道口，右手持镊子夹取消毒棉球依次消毒尿道口、龟头、冠状沟，污棉球、弯盘、镊子放于床尾（消毒尿道口时稍作停留，以增加消毒效果）
插入尿管	将方盘放于近会阴处，嘱患者张口呼吸，左手持纱布固定阴茎并提起，使之与腹壁成60°角，可使耻骨前弯消失，利于插管（图16－3），右手用圆镊夹尿管前端，轻轻插入尿道20～22cm，见尿液流出再插入1～2cm；松开固定阴茎的手下移固定尿管，将尿液引入集尿袋内。男性尿道有三个狭窄，如遇到阻力需轻柔，切忌用力过快过猛而损伤尿道黏膜
留取标本	同女患者导尿术
拔管安置	同女患者导尿术
整理用物	同女患者导尿术
记录送检	同女患者导尿术

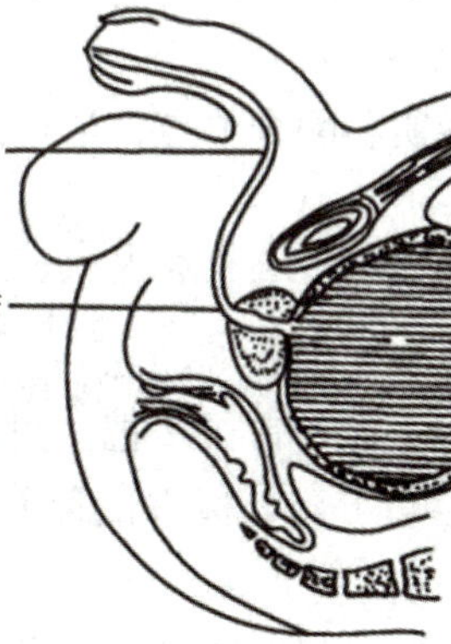

图16－2　男性尿道特点

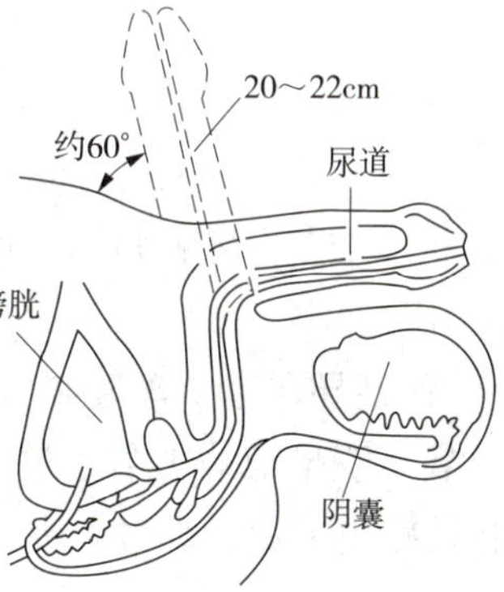

图16－3　男患者插管方式

4. 评价

（1）患者了解导尿的目的，积极配合，操作顺利。

（2）无菌观念强，操作无污染。

（3）患者护理问题缓解或解决，自觉舒适。

【注意事项】

1. 整个操作过程严格遵守无菌原则，防止感染。
2. 消毒时，每颗棉球限用一次。
2. 膀胱高度膨胀且极度虚弱的患者，首次放尿不可超过1000ml，以防大量放尿而导致腹内压急剧下降，血液大量滞留在腹腔内，造成血压下降而引起虚脱；另外膀胱内压突然降低，还会导致膀胱黏膜急剧充血，发生血尿。

（二）留置导尿术

留置导尿术是指在导尿后，将尿管保留在膀胱内持续引流尿液的方法。

【目的】

1. 为盆腔手术进行术前引流，排空膀胱，使膀胱持续保持空虚状态，避免术中误伤。

2. 某些泌尿系统疾病术后的患者进行留置导尿，便于引流和冲洗，还可减轻手术切口的张力，促进伤口的愈合。

3. 抢救危重、休克或某些大手术后的患者时正确记录尿量、测尿比重，以密切观察病情变化。

4. 为尿失禁、昏迷或会阴部有伤口的患者引流尿液，保持会阴部的清洁干燥。

5. 为尿失禁患者进行膀胱功能训练。

【操作程序】

1. 评估

（1）患者评估　年龄、病情、临床诊断、留置导尿的目的、意识状态、生命体征、合作程度、心理状况、自理能力、膀胱充盈度、会阴部皮肤情况。

（2）环境评估　安静、整洁、宽敞、安全、光线充足、适合操作。

2. 计划

（1）患者准备　了解导尿的目的、方法、注意事项和配合要点；清洁外阴，若无自理能力，可由护士或家属协助完成。

（2）护士准备　衣帽整洁、修剪指甲、洗手、戴口罩。

（3）用物准备

1）一次性导尿包　弯盘1个、方盘2个、导尿管1根、镊子2把、圆镊1把、碘伏棉球2袋、石蜡棉球1袋、清洁手套1副、无菌手套1副、标本试管1个、洞巾1块、外包治疗巾1块、纱布2块、10ml注射器1个、引流袋1只。

2）其他　弯盘、一次性垫巾、浴巾、便盆、记录单，根据情况备无菌溶液。

（4）环境准备　酌情关闭门窗，围帘或屏风遮挡，注意室温。

3. 实施　见表16－4。

表16－4　留置导尿术

操作步骤	操作说明
插管	
	“核对准备”至“再次消毒”同导尿术
插入尿管	轻轻插入尿管，见尿液流出后再插入7～10cm，夹住尿管尾端或连接集尿袋，按注明的气囊容积用注射器向气囊注入等量的无菌溶液，轻拉导管有阻力感（气囊固定时不能过度牵拉尿管，防止气囊卡在尿道口，压迫膀胱壁或尿道，损伤黏膜），证明尿管固定于膀胱内（图16－4）；导尿成功后夹闭引流管，撤下洞巾，擦净外阴，将集尿袋固定在床沿，开放导尿管（引流管要留出足够长度，防止患者翻身时牵拉，造成尿管脱出）

续表

操作步骤	操作说明
安置患者	协助患者穿上裤子，取舒适卧位
整理记录	整理床单位，处理用物，洗手，记录，将留置导尿标识贴（图 16－5）在集尿袋引流管上
拔管	
核对信息	携用物至床旁，核对患者信息
拔管安置	留置导尿结束，戴手套，抽出导尿管气囊中的液体，拔出尿管，擦净外阴，脱下手套，协助患者穿好衣裤，取舒适体位
整理记录	用物分类处理，洗手，记录

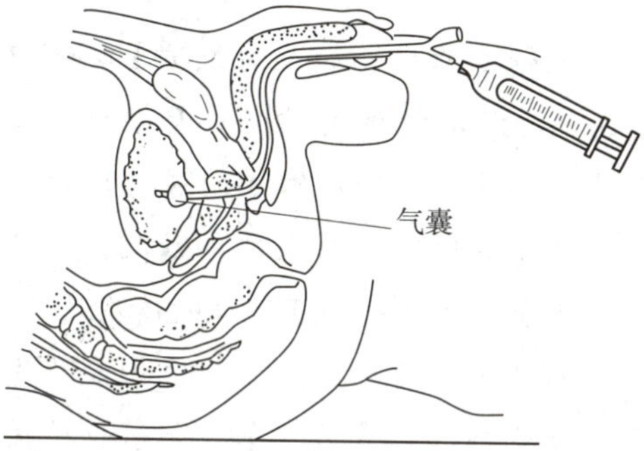

图 16－4 气囊导管的固定方法

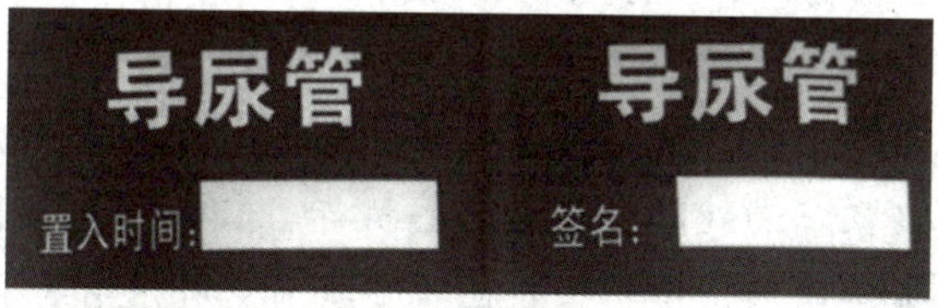

图 16－5 导尿管标识

4. 评价

（1）患者了解留置导尿的目的，积极配合，操作顺利。

（2）无菌观念强，操作无污染。

（3）引流通畅，护理得当，未发生感染。

【注意事项】

1. 避免引流管受压、扭曲、堵塞，保持尿液引流通畅。

2. 防止逆行感染

（1）女患者用消毒棉球擦拭尿道口及外阴，男患者擦拭尿道口、龟头和包皮，每天 1～2 次，以保持尿道口清洁。

（2）每 3 天定时更换集尿袋，注意观察并及时排空尿袋，记录尿量，若尿液性状、颜色改变则及时更换。

（3）尿袋低于膀胱（耻骨联合）的高度。

（4）根据导尿管的材质定期更换尿管，1～4周更换一次。

（5）若病情允许，应鼓励患者每日摄入水分2000ml以上，达到自然冲洗尿道的作用，减少感染的机会，预防尿结石的形成。

3. 膀胱反射功能训练，可采用间歇性夹管方式。即夹闭导尿管，每3～4小时松开一次，使膀胱定时充盈和排空，促进膀胱功能的恢复。

4. 密切观察患者尿液情况，注意患者主诉，发现尿液浑浊、沉淀、有结晶时，应及时处理，每周检查尿常规一次。

思政小课堂

案例回顾：在我国，越来越多的男性加入到了护士队伍中。某男护士坦言，从当上男护士以来，林林总总的压力就从没消失过。一天半夜，正值王超当班，一个膀胱高度膨胀的女患者急需导尿，但这位女士和家属的观念比较保守，对男护士的偏见也比较深，认为没有女护士细致，更何况导尿还需要触及患者的私密部位，患者家属在病房，激烈地反对其操作。他在没有女护士可替代的情况下，面对患者和家属的攻击，进行积极的沟通，并对他们的情绪表示理解，希望他们能为患者的病情考虑，允许他导尿，也请他们相信自己的专业态度。最后，患者和家属被该护士的真诚和专业所感动，放下了心中的偏见，携手渡过了难关。

案例思考：从该护士身上，你学到了什么？

案例分析：很多护理操作会暴露患者的隐私部位，如导尿、灌肠、肛门指检等，在执行这类操作时，很可能会出现患者不配合、家属反对的情况。面对这些，需要循循善诱争取得到患者及家属的理解配合后再去执行。但如果是紧急情况，首要任务是心无旁骛地帮助患者解决问题，该护士在面对质疑时，并没有将自身尊严和利益放在第一位，而是急患者之所急，想患者之所想，真诚沟通，及时帮患者缓解病痛。

（三）膀胱冲洗术

膀胱冲洗是利用导尿管，将无菌溶液灌入到膀胱内，再利用虹吸原理将灌入的液体引流出来的方法。

【目的】

1. 对留置导尿的患者，保持其尿液引流通畅。
2. 清除膀胱内的血凝块、黏液、细菌等异物，防止感染。
3. 治疗某些膀胱疾病，如膀胱炎、膀胱肿瘤。

【操作程序】

1. 评估

（1）患者评估　年龄、病情、临床诊断、膀胱冲洗的目的、意识状态、生命体征、合作程度、心理状况、自理能力。

（2）环境评估　安静、整洁、宽敞、安全、光线充足、适合操作。

2. 计划

（1）患者准备　了解膀胱冲洗的目的、方法、注意事项和配合要点。

（2）护士准备　衣帽整洁、修剪指甲、洗手、戴口罩。

（3）用物准备

1）若需留置导尿则准备导尿术所用物品。

2）无菌膀胱冲洗器、Y形管、消毒液、棉签、止血钳、冲洗液、便盆、记录单。

3）常用冲洗液　生理盐水、0.02%呋喃西林溶液、氯己定溶液、0.1%新霉素溶液。冲洗液温度38～40℃，前列腺肥大摘除术后用4℃生理盐水冲洗。

（4）环境准备　酌情关闭门窗，围帘或屏风遮挡，注意室温。

3. 实施　见表16-5。

表16-5　膀胱冲洗术

操作步骤	操作说明
核对信息	携用物至床旁，核对患者信息
固定排空	按留置导尿术安置并固定导尿管；排空膀胱（若本来就在留置导尿的患者，直接排空膀胱）
连接管路	消毒冲洗液瓶塞并和膀胱冲洗器连接，将冲洗液倒挂于输液架上，排气后关闭导管（冲洗液液面距床面约60cm） 分开导尿管与集尿袋引流管连接处并消毒，后与Y形管相连，Y形管两个分管分别连接引流管和导尿管，主管连接冲洗导管（若使用的是三腔导尿管，则不用Y形管）
冲洗膀胱	关闭引流管，打开冲洗管，使溶液滴入膀胱，调节滴速，待患者有尿意或滴入200～300ml后，关闭冲洗管，打开引流管，冲洗液全部流出后再关闭引流管，根据需要如此反复冲洗（滴速为60～80滴/分，过快易引起患者强烈的尿意，迫使冲洗液从导尿管侧溢出尿道外）
撤管固定	冲洗结束后，取下冲洗管，消毒导尿管口和引流管接头并连接，清洁外阴，固定导尿管
安置记录	协助患者取舒适体位，整理床单位，处理用物，洗手，记录冲洗液的名称、量、患者反应等

4. 评价

（1）患者了解膀胱冲洗的目的，积极配合，操作顺利。

（2）无菌观念强，操作无污染。

【注意事项】

1. 操作过程严格遵守无菌原则，避免污染。

2. 操作过程中密切观察患者的情况，出现腹痛、膀胱剧烈收缩等情况时立即停止。

3. 若引流液量少于灌入量，考虑是否有血块或脓液阻塞，可增加冲洗次数或更换尿管；冲洗后若出现血压下降或出血较多，应立即报告医生。

PPT

第二节　排便护理

食物从口腔经食管至胃并通过小肠后，消化过程基本完成。食物残渣在大肠内停留时，一部分水分被吸收，同时经过大肠内细菌的发酵与腐败作用以及大肠黏液的黏结作用形成粪便，其性质和性状可反映消化系统的功能状况。因此，掌握粪便观察及排便的相关知识，有助于护士诊断和鉴别消化道疾病，提供适宜的护理措施。

一、排便的评估

（一）排便及粪便的观察

1. 正常

（1）次数与量　排便次数因人而异，一般成人每天排便1～3次，每次150～300g，婴幼儿每天3～5次。摄入食物的量和种类影响排便的次数和量，如进食大量的蔬菜和水果，排便量会增多。

（2）颜色　正常成人的粪便呈黄褐色或棕黄色，婴儿的粪便呈黄色或金黄色。摄入食物或药物会影响粪便的颜色，如食用红心火龙果，粪便可呈玫红色。

（3）性状　正常人粪便质软成形。

（4）气味　正常粪便的气味是由蛋白质被细菌分解发酵产生的，气味因食物种类而异，肉食者味重，素食者味轻。

（5）内容物　主要为食物残渣、脱落的大量上皮细胞、细菌及代谢废物。

2. 异常

（1）次数与量　成人每天排便超过3次或每周少于3次，视为排便异常，如便秘、腹泻。

（2）颜色　①柏油样便提示上消化道出血；②暗红色便提示下消化道出血；③白陶土色便提示胆道梗阻；④果酱样便提示肠套叠或阿米巴痢疾；⑤粪便表面有鲜血或便后出血，提示痔疮、肛裂、直肠息肉；⑥白色“米泔水”样便提示霍乱或副霍乱。

（3）性状　①便秘时粪便坚硬呈栗子样；②消化不良或急性肠炎时呈水样便或稀便；③肠梗阻或直肠狭窄时呈扁条形或带状。

（4）气味　①严重腹泻患者的粪便气味极恶臭；②下消化道溃疡、恶性肿瘤的患者粪便气味呈腐败味；③上消化道出血的患者粪便呈腥臭味；④消化不良的患者粪便呈酸败味。

（5）内容物　①粪便中混有大量黏液提示肠炎；②有脓血提示痢疾和直肠癌；③粪便中检出蛔虫、绦虫等提示肠道寄生虫感染。

（二）影响正常排便的因素

1. 年龄与活动　2～3岁以下的婴幼儿，因神经肌肉发育不完善，不能自己控制排便；老年人，因腹壁肌肉张力下降，胃肠蠕动减慢，肛门括约肌松弛而出现排便异常。适当的活动可维持肌肉张力，刺激胃肠蠕动，维持正常排便。反之，长期卧床、活动量减少的患者，易出现排便困难。

2. 饮食与习惯　均衡饮食与足量的液体摄入是维持正常排便的重要条件。膳食纤维可促进肠蠕动，减少食物在肠道中停留的时间，从而减少水分在肠道内的重吸收；另一方面，膳食纤维在大肠内经细菌发酵，直接吸收纤维中的水分，使大便变软，产生通便作用，因此多食含高纤维素的食物，可使大便柔软而容易排出。当摄入食量、水分过少或食物中缺乏纤维素时，会导致粪便干硬不易排出。日常生活中，每个人都有自己的排便习惯，如有人习惯使用蹲便盆，有人习惯使用坐便盆，有人习惯早起排便等，当习惯被迫改变时，均会影响正常排便。

3. 治疗与检查　如腹部、肛门部位的手术，由于伤口疼痛和麻醉剂的影响而造成排便困难。某些检查前需要禁食禁水，会造成排便减少或困难。

4. 疾病与药物　如脊髓损伤等神经系统疾病可导致排便失禁；急性肠炎的患者会出现腹泻。某些药物可治疗便秘和腹泻，如胃肠舒、蒙脱石散等；某些药物可能干扰肠道正常菌群功能而导致腹泻，如长期服用抗生素。

5. 心理与社会　胃肠道功能紊乱与情绪状态有着密切联系。当情绪低落或抑郁时，机体活动减少，胃肠蠕动减慢，易导致便秘。在绝大多数人的观念中，排便是个私密的活动，若排便需要他人帮助而丧失隐私时，患者会因排斥而压抑排便需要，进而导致排便功能异常。

二、排便异常的护理

（一）便秘患者的护理

1. 概述

（1）概念　便秘是指排便次数减少，同时排便困难、粪质干硬。

（2）原因

1）与日常生活有关的因素　不良的饮食习惯如长期低纤维素饮食、饮水量不足；长期卧床或缺乏活动；抑郁等不良情绪反应。

2）与疾病有关的因素　肠道器质性病变；中枢神经功能障碍；各种直肠肛门术后；某些药物的不合理使用。

2. 临床表现　自然排便次数减少，粪量减少，粪便干硬，难排出。由于粪块长时间在肠道内停留，可引起腹胀、下腹疼痛、下坠感及排便不尽感，触诊左下腹扪及痉挛的乙状结肠，肛诊可触及粪块。长期便秘者可引起头晕、食欲不振、口苦、全身乏力等全身症状。

3. 护理措施

（1）提供适宜的排便环境　为患者提供隐蔽的排便环境，若不能去卫生间排便，可拉上围帘或用屏风遮挡；提供充足的时间，尽量避开查房、治疗和进餐的时间。

（2）选择适当的排便姿势　采取坐姿，可利用重力作用增加腹内压来促进排便，因此，在病情允许的情况下鼓励患者下床去厕所或在床旁使用移动坐便椅排便。在床上使用便盆排便时，可酌情抬高床头，利于排便。

（3）腹部按摩　排便时可自右向左按升结肠、横结肠、降结肠的顺序，顺时针环形按摩，可使降结肠内容物向下移动，并可增加腹内压，刺激肠蠕动，促进排便。

（4）遵医嘱口服缓泻剂　根据患者特点及病情选择合适的缓泻剂，老年人、儿童应选择作用温和的缓泻剂，慢性便秘的患者可选用番泻叶、果导等接触性的缓泻剂。但此法不可长期使用或滥用，易导致肠道失去正常的排便功能，反而更易造成慢性便秘。

（5）使用简易通便剂　通过使用开塞露、甘油栓等通便剂软化粪便，润滑肠壁，刺激肠蠕动，促进排便。

（6）灌肠术　若以上方法均无效，则遵医嘱给予灌肠。

（7）健康宣教　帮助患者及家属获得排便的相关知识。

1）建立良好的排便习惯　指导患者选择合理的排便时间，如晨起或餐后两小时，每天固定排便时间，以便形成条件反射。

2）合理安排膳食　多食芹菜、香蕉、玉米面等高纤维素的蔬菜、水果、粗粮等；病情允许的情况下多饮水，每日不少于2000ml，每日晨起或餐前饮一杯温开水，可促进肠蠕动，刺激排便。

3）鼓励患者适当运动　鼓励患者根据实际情况选择适合自己的运动方式，如散步、做操等；长期卧床的患者应勤翻身，并适当进行腹部环形按摩。此外还应指导患者进行增强腹肌和盆底部肌肉的运动，以增加肠蠕动和肌张力，促进排便。

4）正确使用通便剂　指导患者及家属正确使用简易通便剂，但不能长期使用。

（二）粪便嵌塞患者的护理

1. 概述

（1）概念　粪便嵌塞是指粪便持久滞留堆积在直肠内，水分被吸收导致粪便坚硬不能排出，多见于慢性便秘的患者。

（2）原因　便秘未能及时解除，滞留在直肠，水分被持续吸收，而新形成的粪便又不断加入，最终使粪块变的又大又硬不能排出。

2. 临床表现　患者有排便的冲动、腹部胀痛、直肠肛门疼痛，肛门处有少量液化的粪便渗出，但粪便不能排出，常伴有食欲不振。

3. 护理措施

（1）润肠通便　早期可使用栓剂或口服缓泻剂来润肠通便。

（2）人工取便　必要时先行油类保留灌肠，2～3小时后再行清洁灌肠。若清洁灌肠无效，则遵医嘱人工取便。

（3）健康宣教　向患者及家属讲解有关排便的知识，协助患者建立正常的排便习惯，防止便秘的发生。

知识拓展

人工取便的方法

向患者说明目的，消除紧张、恐惧心理，以取得合作。嘱患者左侧卧位，操作者戴手套，示指涂润滑剂后缓慢插入患者直肠内，慢慢将粪便掏出，放于便盆内，取便完毕后，给予热水坐浴，以促进血液循环，减轻疼痛。操作时应注意动作轻柔，避免损伤直肠黏膜。用人工取便易刺激迷走神经，故心脏病、脊椎受损者须慎重使用。操作中如患者出现心悸、头昏时须立刻停止。

（三）腹泻患者的护理

1. 概述

（1）概念　腹泻指正常排便形态改变，排便次数增加，粪质稀薄不成形。可分为急性腹泻和慢性腹泻 2 种类型，病程不足 2 个月为急性，超过 2 个月为慢性。

（2）原因　饮食不当或过敏，如食用不干净的食物、饮用牛奶后出现腹泻；某些肠道疾患，如急性肠炎；内分泌系统疾病，如甲亢；婴幼儿消化系统发育不成熟；大量使用缓泻剂；情绪紧张焦虑等。

2. 临床表现　排便次数明显增多，粪便稀松或呈水样便，常伴有腹痛、肠痉挛、恶心、呕吐、肠鸣、乏力、里急后重等。

3. 护理措施

（1）病情观察　重点观察并记录排便的次数、量、性质，必要时留取标本送检；若疑为传染病则实行肠道隔离；若病情严重，则密切监测生命体征。

（2）卧床休息　患者应卧床休息并保暖腹部，以减弱肠道蠕动，减少排便次数。

（3）饮食护理　以少渣、易消化的食物为主，多饮水，少量多次，避免生冷、油腻、辛辣、高纤维的刺激性食物，严重者暂时禁食。

（4）用药护理　治疗以去除病因为主，如肠道感染者使用抗生素治疗。遵医嘱给予补液治疗，预防水、电解质紊乱。

（5）皮肤护理　排便次数增加且粪便会刺激肛周皮肤，因此要特别注意肛门周围皮肤的护理，每次排便后用软纸轻轻擦拭，并用温水清洗，肛周涂抹油膏以保护皮肤的完整性。

（6）心理护理　粪便异味及粪便对皮肤的刺激给患者生活带来许多不适，导致患者容易出心理压力。因此，护士应该多关心、理解、尊重患者，给予鼓励，帮助其树立信心，积极配合治疗。

（7）健康宣教　向患者及家属讲解有关腹泻的知识，注意饮食卫生，养成良好的生活习惯。

（四）排便失禁患者的护理

1. 概述

（1）概念　排便失禁是指粪便不受意识的控制，不自主地流出肛门外。

（2）原因　肠道疾患如腹泻；神经－肌肉系统病变或损伤如脑外伤；情绪不稳定；精神障碍等。

2. 临床表现　粪便从肛门随时自行流出。

3. 护理措施

（1）皮肤护理　保持患者皮肤和床单位清洁干燥，床上铺橡胶单加中单或铺一次性尿垫；勤观察患者排便情况，及时清洁，每次便后用温水洗净肛周及臀部皮肤，必要时，肛周涂抹油膏以保护皮肤干燥完整，勤洗勤换衣裤、床单；定时按摩受压部位，防止压疮的发生。

（2）饮食方面　病情允许的条件下，鼓励患者多饮水，预防水、电解质紊乱。

（3）功能锻炼指导

1）了解患者排便时间，掌握排便规律，定时给予便盆促使患者按时自己排便。

2）指导患者进行肛门括约肌及盆底肌肉收缩锻炼。方法是协助患者取站位（双脚分开，与肩同宽）、坐位（双脚平放于地面，双膝分开，与肩同宽，双手置于大腿上，身体微微前倾）或仰卧位（双腿屈曲，放松腹部），试做排便动作，先慢慢收紧盆底肌肉，再缓慢放松，每次10秒左右，连续10次，每日进行数组，以不觉疲乏为宜。

（4）心理护理　排便失禁的患者容易出现忧郁、自卑等心理压力，希望得到理解和帮助。因此，护士应该多关心、尊重患者，给予鼓励，帮助其树立信心，积极配合治疗。

（5）环境护理　定期开窗通风，去除不良气味，保持空气清新，提供舒适的环境。

三、排便相关的护理技术

灌肠术是将一定量的液体由肛门经直肠灌入结肠，以帮助患者清洁肠道、排便、排气或由肠道供给药物，以达到确定诊断和治疗目的的技术。目的不同灌肠的种类也不同（表16－6）。

表16－6　灌肠术的分类

不保留灌肠	大量不保留灌肠
	小量不保留灌肠
	清洁灌肠（反复多次的大量不保留灌肠）
保留灌肠	保留灌肠

（一）大量不保留灌肠

【目的】

1. 软化粪便，解除便秘及肠胀气。

2. 稀释并清除肠道内的有害物质，减轻中毒。

3. 清洁肠道，为肠道手术、检查或分娩做准备。

4. 为高热患者降温。

【操作程序】

1. 评估

（1）患者评估　年龄、病情、临床诊断、排便情况、意识状态、生命体征、合作程度、心理状况、自理能力。

急腹症、消化道出血、妊娠、严重心血管疾病的患者禁忌灌肠。

（2）环境评估　安静、整洁、宽敞、安全、光线充足、适合操作。

2. 计划

（1）患者准备　了解灌肠的目的、方法、注意事项和配合要点。必要时提前排尿。

（2）护士准备　衣帽整洁、修剪指甲、洗手、戴口罩。

（3）用物准备

1）一次性灌肠包　灌肠器（灌肠袋、引流管、肛管组成）、手套1副、孔巾1块、垫巾1块、卫生纸数块。

2）其他　弯盘、量杯、水温计、润滑剂、便盆、医嘱单、执行单、输液架（若输液轨道的高度合理，则可不准备）。

3）灌肠液　常用0.1%～0.2%的肥皂液、生理盐水。成人每次用量为500～1000ml，小儿200～500ml；溶液温度一般为39～41℃，降温时28～32℃，中暑时4℃。遵医嘱备液。

（4）环境准备　酌情关闭门窗，围帘或屏风遮挡，注意室温。

3. 实施　见表16－7。

表16－7　大量不保留灌肠

操作步骤	操作说明
核对准备	携用物至床旁，核对患者信息及灌肠液；便盆置于同侧床旁椅上
安置体位	拉起对侧床档；协助患者取左侧卧位，双腿屈曲，裤子褪至膝部，臀部移至床沿，暴露臀部（注意保护患者隐私）
垫巾准备	洗手并打开灌肠包，取出垫巾铺在患者臀下，孔巾铺在患者臀部，暴露肛门，弯盘置于臀部旁，卫生纸放在治疗巾上
备液挂袋	再次检查灌肠液温度；取出灌肠袋，关闭引流管上的开关，将灌肠液倒入袋中，并挂于输液架上，液面距肛门40～60cm（图16－6）（灌肠袋不可过高或过低，过高压力过大，液体流入速度过快，不易保留，过低流入过缓甚至不易流入，影响操作。伤寒患者液面不可高于30cm，液量不可超过500ml）
润管排气	戴手套，润滑肛管前段，排尽管内气体，关闭开关
插管灌液	左手垫卫生纸分开臀部，暴露肛门，嘱患者做深呼吸，右手将肛管轻轻插入直肠7～10cm（小儿插入深度4～7cm），插好后用手固定肛管，打开开关，使液体缓慢流入

续表

操作步骤	操作说明
拔管留液	灌肠液即将流尽时，关闭开关，用卫生纸包裹肛管轻轻拔出，擦净肛门，脱下手套
协助排便	协助患者取舒适卧位，嘱其保留 5～10 分钟后再排便（使灌肠液肠内保留充足的时间，使粪便充分软化；降温灌肠时，保留 30 分钟，排便后 30 分钟再测量体温并记录）。不能下床的患者，将纸巾、呼叫器放在易取处，到时间协助排便；能下床的患者协助自行排便
整理用物	整理床单位，开窗通风，清理用物（必要时留取粪便标本送检）
洗手记录	洗手并记录灌肠时间，灌肠液种类、量，患者的情况

4. 评价

（1）患者了解大量不保留灌肠的目的，积极配合，操作顺利。

（2）操作正确，患者的护理问题得到解决或部分解决，未给患者带来痛苦。

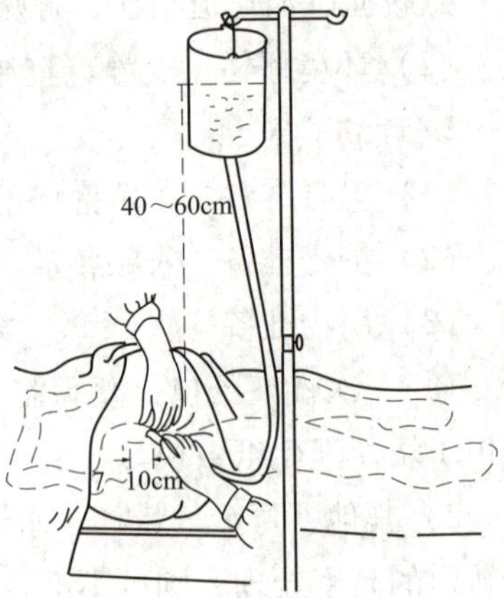

图 16－6　大量不保留灌肠

【注意事项】

1. 肝性脑病的患者禁用肥皂液灌肠，减少氨的产生和吸收，以免加重中毒；充血性心力衰竭和水钠潴留的患者禁用生理盐水灌肠，减少钠的吸收，以免增加心脏负担。

2. 灌液时密切观察液体的流入情况，若流入不畅，可稍稍移动肛管，轻轻挤压肛管前端，使堵塞肛管口的粪便脱落。

3. 严密观察患者的情况，若患者有便意或腹胀，可让患者张口深呼吸，放松腹部，并适当将灌肠袋放低或减慢流速，减轻腹压；若患者出现面色苍白、出冷汗、剧烈腹痛、心慌气促、速脉等应立即停止灌肠，并通知医生紧急处理。

4. 体温单相应处正确记录，如灌肠后排便 1 次记录为 1/E；自行排便 1 次，灌肠后排便 2 次记录为 $1^2/E$。

（二）小量不保留灌肠

【目的】

1. 软化粪便，解除便秘，适用于危重、年老体弱、小儿等患者及孕妇。

2. 排出肠道内的气体，减轻腹胀，适用于腹腔、盆腔术后的患者。

【操作程序】

1. 评估

（1）患者评估　年龄、病情、临床诊断、排便情况、意识状态、生命体征、合作程度、心理状况、自理能力。

（2）环境评估　安静、整洁、宽敞、安全、光线充足、适合操作。

2. 计划

（1）患者准备 了解灌肠的目的、方法、注意事项和配合要点；必要时提前排尿。

（2）护士准备 衣帽整洁、修剪指甲、洗手、戴口罩。

（3）用物准备

1）注洗器或小容量灌肠筒、肛管、弯盘、止血钳、温开水 5～10ml、水温计、棉签、润滑剂、手套、一次性垫巾、卫生纸。

2）其他 便盆、医嘱单、执行单。

3）灌肠液 常用“1、2、3”溶液（50% 硫酸镁 30ml、甘油 60ml、温开水 90ml）、甘油 50ml 加等量温开水。溶液温度一般为 38℃。遵医嘱备液。

（4）环境准备 酌情关闭门窗，围帘或屏风遮挡，注意室温。

3. 实施 见表 16－8。

表 16－8 小量不保留灌肠

操作步骤	操作说明
核对准备	携用物至床旁，核对患者信息及灌肠液；便盆置于同侧床旁椅上
安置体位	拉起对侧床档；协助患者取左侧卧位，双腿屈曲，裤子褪至膝部，臀部移至床沿，暴露臀部
垫巾准备	将一次性垫巾铺于臀下，弯盘置于臀部旁，卫生纸放在治疗巾上
润管排气	戴手套，润滑肛管前段，用注洗器抽吸灌肠液后连接肛管，排尽管内气体，夹管（注意灌肠液的温度）
插管灌液	左手垫卫生纸分开臀部，暴露肛门，嘱患者做深呼吸，右手将肛管轻轻插入直肠 7～10cm（小儿插入深度 4～7cm），插好后用手固定肛管，放开止血钳，缓慢推注灌肠液（注意推注速度，防止过快引起排便反射，过程中注意观察患者反应），注完夹管，取下注洗器再吸取灌肠液，松开止血钳再灌入，如此反复直至灌肠液全部注入完毕，再注入温开水 5～10ml，使灌肠液全部灌入体内（图 16－7A）。若使用小容量灌肠筒，液面距肛门不能超过 30cm（图 16－7B）
拔管留液	用血管钳夹住肛管尾端，用卫生纸包裹肛管轻轻拔出，放入弯盘，擦净肛门，脱下手套 协助患者取舒适卧位，嘱其保留 10～20 分钟后再排便
协助排便	不能下床的患者，将纸巾、呼叫器放在易取处，到时间协助排便；能下床的患者协助自行排便
整理用物	整理床单位，开窗通风，清理用物
洗手记录	洗手并记录灌肠时间，灌肠液种类、量，患者的情况

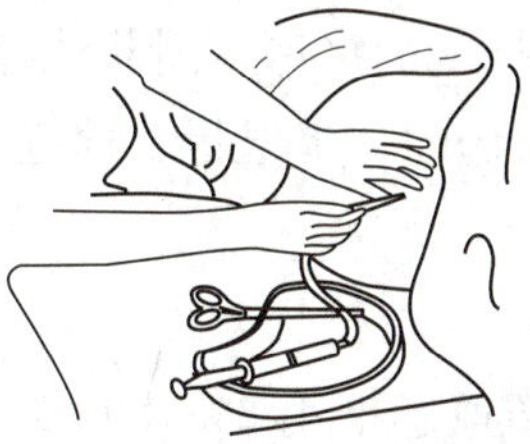

A. 小量不保留灌肠注洗器法

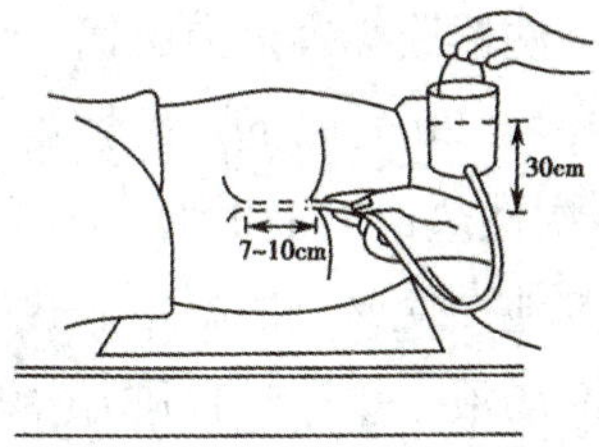

B. 小量不保留灌肠小容量灌肠筒法

图 16－7 小量不保留灌肠

4. 评价

（1）患者了解小量不保留灌肠的目的，积极配合，操作顺利。

（2）操作正确，排出粪便，未给患者带来痛苦。

【注意事项】

同大量不保留灌肠。

（三）清洁灌肠

清洁灌肠目的是彻底清除滞留在结肠中的粪便，即反复实施大量不保留灌肠，直至排出清澈无粪的液体为止，但禁忌用清水反复灌洗，防止水、电解质紊乱。

（四）保留灌肠

保留灌肠是将药液灌入至直肠或结肠内，通过肠黏膜吸收达到治疗疾病的目的。

【目的】

1. 镇静、催眠。
2. 治疗肠道感染。

【操作程序】

1. 评估

（1）患者评估　年龄、病情、临床诊断、排便情况、意识状态、生命体征、合作程度、心理状况、自理能力。

为提高疗效，以晚间睡眠前灌肠为宜，因为此时活动减少，利于药液保留吸收；肛门、直肠和结肠等术后及排便失禁的患者均不宜保留灌肠。

（2）环境评估　安静、整洁、宽敞、安全、光线充足、适合操作。

2. 计划

（1）患者准备　了解保留灌肠的目的、方法、注意事项和配合要点；提前排尿排便，有利于药液的保留及吸收。

（2）护士准备　衣帽整洁、修剪指甲、洗手、戴口罩。

（3）用物准备

1）注洗器或小容量灌肠筒、治疗碗、肛管（由于插入的略深，因此选择的肛管应稍细一些，如20号以下）、弯盘、止血钳、温开水5～10ml、水温计、棉签、润滑剂、手套、一次性垫巾、卫生纸、小垫枕、橡胶单。

2）其他　便盆、医嘱单、执行单。

3）灌肠液　镇静、催眠用10%水合氯醛；治疗肠道感染用2%小檗碱，0.5%～1%新霉素或其他抗生素溶液。溶液温度一般为38℃。灌肠液量不超过200ml。遵医嘱备液。

（4）环境准备　酌情关闭门窗，围帘或屏风遮挡，注意室温。

3. 实施　见表16－9。

表 16-9　保留灌肠

操作步骤	操作说明
核对准备	携用物至床旁，核对患者信息及灌肠液；便盆置于同侧床旁椅上
安置体位	拉起对侧床档。根据病情选择不同的体位，提高疗效（阿米巴痢疾患者取右侧卧位，因为病变多在回盲部；慢性细菌性痢疾患者取左侧卧位，因为病变部位多在直肠或乙状结肠）
垫巾准备	将小垫枕和一次性垫巾铺于臀下，使臀部抬高约 10cm（利于药液的保留，防止溢出），弯盘置于臀部旁，卫生纸放在治疗巾上
润管排气	戴手套，润滑肛管前段，用注洗器抽吸灌肠液后连接肛管，排尽管内气体，夹管（注意液温）
插管灌液	左手垫卫生纸分开臀部，暴露肛门，嘱患者做深呼吸，右手将肛管轻轻插入直肠 15～20cm，插好后用手固定肛管，放开止血钳，缓慢推注灌肠液，注完夹管，取下注洗器再吸取灌肠液，松开止血钳再灌入，如此反复直至灌肠液全部注入完毕，再注入温开水 5～10ml，使灌肠液全部灌入体内
拔管留液	用血管钳夹住肛管尾端，用卫生纸包裹肛管轻轻拔出，放入弯盘，擦净肛门，脱下手套协助患者取舒适卧位，嘱其保留药液 1 小时后再排便
协助排便	不能下床的患者，将纸巾、呼叫器放在易取处，到时间协助排便；能下床的患者协助自行排便
整理用物	整理床单位，开窗通风，清理用物
洗手记录	洗手并记录灌肠时间，灌肠液种类、量，患者的情况

4. 评价

（1）患者了解保留灌肠的目的，积极配合，操作顺利。

（2）操作正确，达到治疗的目的，未给患者带来痛苦。

【注意事项】

同大量不保留灌肠。

第三节　排气护理

PPT

一、肠胀气患者的护理

（一）概述

1. 概念　胃肠道内有过量气体不能排出。正常情况下，胃肠道内气体约 150ml。胃内的气体可通过口腔嗝出，肠道内的气体部分在小肠被吸收，其余可通过肛门排出。

2. 原因　摄入过多产气食物或吸入大量空气；肠蠕动减慢；肠道梗阻及肠道手术后等。

（二）临床表现

腹部膨隆，叩诊呈鼓音，腹胀，痉挛性疼痛，呃逆，当肠胀气压迫膈肌和胸腔时，可出现气急和呼吸困难。

（三）护理措施

1. 避免进食产气的食物，如豆类、碳酸饮料等，进食不宜过快，应细嚼慢咽。

2. 鼓励患者适当活动。患者可在床上活动或变换体位，促进肠蠕动。

3. 积极治疗肠道疾病。轻微腹胀可热敷或按摩腹部，针刺穴位，也可遵医嘱给予药物治疗。

4. 必要时行肛管排气。

二、肛管排气

肛管排气是指将肛管从肛门插入直肠，排出肠内积气的方法。

【目的】

排出肠腔内积气，减轻腹胀。

【操作程序】

1. 评估

（1）患者评估　年龄、病情、临床诊断、意识状态、生命体征、合作程度、心理状况、自理能力。

（2）环境评估　安静、整洁、宽敞、安全、光线充足、适合操作。

2. 计划

（1）患者准备　了解肛管排气的目的、方法、注意事项和配合要点。必要时排尿。

（2）护士准备　衣帽整洁、修剪指甲、洗手、戴口罩。

（3）用物准备

1）肛管、玻璃接头、橡胶管、玻璃瓶（内盛水3/4满，瓶口系带）、弯盘、润滑剂、胶布、棉签、手套、卫生纸。

2）其他　医嘱单、执行单。

（4）环境准备　酌情关闭门窗，围帘或屏风遮挡，注意室温。

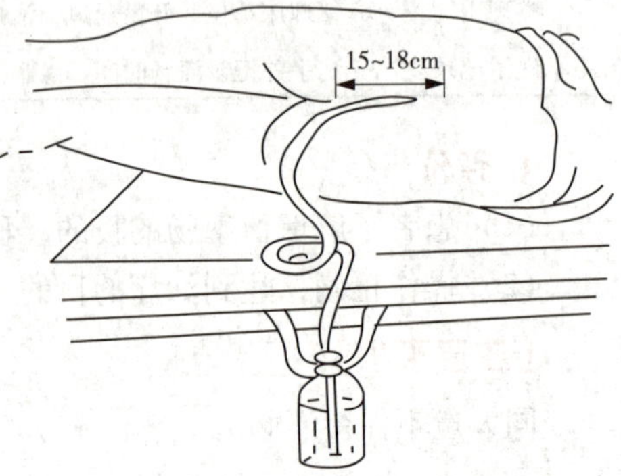

图16－8　肛管排气

3. 实施　见表16－10。

表16－10　肛管排气

操作步骤	操作说明
核对准备	携用物至床旁，核对患者信息
安置体位	拉起对侧床档；协助患者取左侧卧位，暴露肛门
连接装置	将玻璃瓶系在床沿，橡胶管一端插入瓶中液面下，另一端连接肛管
插管固定	戴手套，润滑肛管前段，左手垫卫生纸分开臀部，暴露肛门，嘱患者做深呼吸，右手将肛管轻轻插入直肠15～18cm（图16－8），插好后用胶布固定肛管于臀部，再将橡胶管固定在床单上（管路留适当长度便于患者翻身）
观察拔管	观察气体排出情况，瓶中有水泡溢出，说明排气正常；若排气不畅，可更换体位或按摩来帮助排气。肛管保留不超过20分钟，拔出，擦净肛门，脱手套（肛管长时间留置在体内，会降低肛门括约肌的反应，甚至导致肛门括约肌永久性松弛，若需反复排气，应间隔2～3小时）。协助患者取舒适体位
整理用物	整理床单位，开窗通风，清理用物
洗手记录	洗手并记录排气效果和患者的情况

4. 评价

（1）患者了解肛管排气的目的，积极配合，操作顺利。

（2）操作正确，解除肠胀气，无并发症发生。

留置导尿技术标准化患者（SP）模拟训练及护士应对考核评价

操作流程		SP模拟及考核评价			护士应对及考核评价		
		模拟要点	考核评价		应对要点	考核评价	
			考核要点	评价		考核要点	评价
插管	操作前	询问护士： ①“为什么要插尿管啊？” ②“插管会不会疼啊？”	在护士告知要留置导尿后发问（4分）		能准确地回答问题并能安抚患者紧张焦虑的情绪	注重安抚患者情绪（3分） 如：“不过不用紧张，我会尽量轻轻为您操作的，请您配合下好吗？”	
			语气焦虑（3分）			回答问题准确（4分） 如：①“您马上就要手术了，留置导尿是为了防止手术中误伤膀胱的。” ②“插管时会有点不舒服的。”	
			表情担忧（3分）			态度真诚温和，使患者信赖（3分）	
		询问护士：“能不能先让病房里其他人出去一会儿啊？”	在护士推用物进病房后提出（4分）		能给予患者正确的解决方法并安抚患者紧张情绪	注重安抚患者情绪（3分） 如：“您别担心，会把围帘给您拉上的，别人不会看到。”	
			语气焦虑（3分）			解决方法准确（4分） 拉起围帘	
			表情担忧（3分）			态度诚恳，动作麻利（3分）	
	操作中	询问护士：①“我要一直是这个姿势吗？”②“腿好像有点儿凉！”	护士协助患者安置好体位后发问（4分）		能正确回答问题或给予患者正确的处理办法并安抚患者紧张情绪	注重安抚患者情绪（3分） 如：①“不过您别担心，如果不舒服，您就告诉我，我帮您缓解。” ②“给您盖上毛巾被，这样有没有好一些呢？”	
			语气自然（3分）			处理办法准确（4分） 如：①“请您稍微忍耐一下吧，如果您随意改变姿势，可能会造成污染。” ②加盖毛巾被	
			①表情疑虑 ②表情不舒服 （3分）			态度温和，动作轻柔（3分）	
		插管过程中，出现紧张，不适，皱眉	插入尿管时出现不适表现（4分）		能给予患者正确的处理办法并安抚患者紧张情绪	注重安抚患者情绪（3分） 如：“不要紧张，放轻松啊！”	
			表情痛苦（3分）			处理办法准确（4分） 如：“请您张口呼吸。”	
			表现真实（3分）			爱护患者，动作轻柔（3分）	

续表

<table>
<tr><th colspan="2" rowspan="3">操作流程</th><th colspan="3">SP 模拟及考核评价</th><th colspan="3">护士应对及考核评价</th></tr>
<tr><th rowspan="2">模拟要点</th><th colspan="2">考核评价</th><th rowspan="2">应对要点</th><th colspan="2">考核评价</th></tr>
<tr><th>考核要点</th><th>评价</th><th>考核要点</th><th>评价</th></tr>
<tr><td rowspan="3">插管</td><td rowspan="3">操作后</td><td rowspan="3">询问护士：“插上尿管以后我还能下床、翻身等随便活动吗?”</td><td>在护士协助患者安置好体位后提出（4分）</td><td></td><td rowspan="3">能准确地回答问题并能解释原因</td><td>回答问题准确（3分）
如：“可以适当活动的。”</td><td></td></tr>
<tr><td>语气恰当（3分）</td><td></td><td>原因解释正确（4分）
如：“尿管预留了一定的长度，翻身和活动幅度只要不要过大都是可以的，否则会导致尿管脱出；而且要注意，尿袋千万不要高于肚子，否则容易感染。”</td><td></td></tr>
<tr><td>表情疑虑（3分）</td><td></td><td>指导方法正确（3分）
如：“如果要下床，尽量把尿袋别在裤兜的位置，睡觉的时候挂在床边这个位置。”</td><td></td></tr>
<tr><td rowspan="9">拔管</td><td rowspan="3">操作前</td><td rowspan="3">询问护士：“我以后再不需要带着尿管了吗?”</td><td>护士告知要拔出尿管后询问（4分）</td><td></td><td rowspan="3">能准确地回答问题并解释原因同时能安抚患者紧张的情绪</td><td>注重安抚患者情绪（3分）
如：“请不用担心，请您放心!”</td><td></td></tr>
<tr><td>表情疑虑（3分）</td><td></td><td>回答问题准确（4分）
如：“您现在可以自主排尿了，不需要再留尿管了，遵照医嘱，我们现在要为您拔出尿管了。”</td><td></td></tr>
<tr><td>语气恰当（3分）</td><td></td><td>态度真诚温和，使患者信赖（3分）</td><td></td></tr>
<tr><td rowspan="3">操作中</td><td rowspan="3">表现为紧张，皱眉</td><td>护士告知要拔出尿管后，表现紧张不适（4分）</td><td></td><td rowspan="3">能给予患者正确的解决方法并安抚患者紧张情绪</td><td>注重安抚患者情绪（3分）
如：“请您不要紧张。”</td><td></td></tr>
<tr><td>表情紧张（3分）</td><td></td><td>处理办法准确（4分）
如：“请您像我这样大口呼吸做深呼吸。”</td><td></td></tr>
<tr><td>表现真实（3分）</td><td></td><td>态度真诚温和，使患者信赖（3分）</td><td></td></tr>
<tr><td rowspan="3">操作后</td><td rowspan="3">询问护士：“那我现在还有什么要注意的吗?”</td><td>护士拔完尿管，整理时告知（4分）</td><td></td><td rowspan="3">能给予患者正确的回答</td><td>回答问题正确（4分）
如：“注意多喝点水，防止尿路感染，不要憋尿。”</td><td></td></tr>
<tr><td>语气恰当（3分）</td><td></td><td>适时询问（3分）
如：“还有没有什么不舒服的?”</td><td></td></tr>
<tr><td>表现自然（3分）</td><td></td><td>给予有效支持（3分）
如：“如果您有什么不舒服可以随时告诉我啊!”</td><td></td></tr>
</table>

续表

操作流程	SP 模拟及考核评价			护士应对及考核评价		
	模拟要点	考核评价		应对要点	考核评价	
		考核要点	评价		考核要点	评价
综合评价	SP	语言表达流利，询问及时，语气恰当（8分）		护士	应对迅速，及时给出具体的指导，处理方法操作规范，动作熟练，注意安全（8分）	
		表现自然真切，没有表演痕迹（6分）			态度和蔼，沟通有效，充分体现人文关怀，达到舒缓患者紧张焦虑情绪的目的（6分）	
		肢体语言与模拟描述一致，语言表达与表情一致（6分）			体现良好的爱伤观念（6分）	
总分	SP			护士		
评审人						

目标检测

一、选择题

【A1 型题】

1. 多尿是指 24 小时尿量大于
   A. 500ml　　B. 1000ml
   C. 1500ml　　D. 2000ml
   E. 2500ml

2. 尿液呈烂苹果气味见于
   A. 尿毒症　　B. 尿路感染
   C. 糖尿病酮症酸中毒　　D. 泌尿系结核
   E. 肾小球肾炎

3. 为女患者导尿，导尿管插入尿道的长度为
   A. 4～6cm　　B. 7～9cm
   C. 10～12cm　　D. 13～15cm
   E. 16～18cm

4. 患者膀胱高度膨胀，且极度虚弱首次放尿不超过
   A. 200ml　　B. 500ml
   C. 1000ml　　D. 1200ml
   E. 1500ml

5. 为女患者导尿时，导尿管误入阴道应

A. 拔出导尿管，重新插入
B. 更换导尿管，重新插入
C. 嘱患者休息片刻再插管
D. 用碘伏擦拭导尿管后插入
E. 用苯扎溴铵擦拭导尿管后插入

6. 肝性脑病患者灌肠禁用
A. "1、2、3"溶液
B. 温开水
C. 等渗盐水
D. 0.1%肥皂水
E. 甘油

7. 关于保留灌肠，叙述错误的是
A. 选择肛管略细
B. 插入肛管 10~15cm
C. 保留1小时以上
D. 液量不超过200ml
E. 灌肠液温度为38℃

8. 下列插管长度正确的是
A. 不保留灌肠：10~15cm
B. 保留灌肠：7~10cm
C. 肛管排气：15~18cm
D. 女性导尿：3~5cm
E. 男性导尿：18~20cm

【A2 型题】

9. 患者，男，41岁。浅昏迷2日，为患者行留置导尿最主要的目的是
A. 保持床单位清洁干燥
B. 收集尿标本，作细菌培养
C. 持续引流尿液，促进有毒物质排出
D. 防止尿潴留
E. 测量尿量及尿比重，了解肾血流灌注情况

10. 患者，女，48岁，诊断为尿毒症，给予导尿管留置，24小时引流尿液350ml，请判断该患者是
A. 排尿正常
B. 少尿
C. 无尿
D. 尿潴留
E. 尿闭

11. 患者，男，60岁。患失眠症，遵医嘱给予10%水合氯醛20ml，9pm行保留灌肠。正确的操作是
A. 灌肠液的温度为28℃
B. 嘱患者右侧卧位
C. 液面与肛门距离35~40cm
D. 将臀部垫高10cm
E. 将肛管插入直肠7~9cm

12. 患者，男，66岁。因直肠癌将于次日手术，手术前做肠道清洁准备，护士正确的做法是
A. 行大量不保留灌肠一次，排出粪便
B. 行小量不保留灌肠一次，排出粪便

C. 行保留灌肠一次，刺激肠蠕动，促进排便
D. 反复多次行大量不保留灌肠，直至排出澄清液
E. 采用开塞露通便法，排出粪便及气体

13. 患者，女，50岁。尿潴留需行导尿术，初次消毒时，首先消毒的部位是
A. 大阴唇　　B. 小阴唇
C. 尿道口　　D. 阴阜
E. 肛门

14. 患者，女，26岁。出现肠胀气，予肛管排气后缓解不明显，再次进行排气时应间隔
A. 2～3小时　　B. 60分钟
C. 45分钟　　D. 30分钟
E. 15分钟

【A3型题】

（15～18共用题干）

患者，男，45岁。因车祸手术，现遵医嘱为该患者行留置导尿。

15. 为该患者留置导尿的目的是
A. 记录每小时尿量　　B. 测量尿比重
C. 引流尿液保持会阴部清洁干燥　　D. 预防泌尿系统感染
E. 持续保持膀胱空虚状态

16. 导尿管插入的深度是
A. 4～6cm　　B. 8～12cm
C. 12～16cm　　D. 16～20cm
E. 20～22cm

17. 为使耻骨前弯消失，应提起阴茎与腹壁成
A. 20°　　B. 40°
C. 60°　　D. 80°
E. 90°

18. 为避免泌尿系统逆行感染，在患者病情允许的情况下每天应摄入足够的水分，摄入量为
A. 1000ml以上　　B. 1500ml以上
C. 2000ml以上　　D. 2500ml以上
E. 3000ml以上

二、思考题

1. 患者，男，60岁。主诉下腹胀痛、排尿困难。查体可见膀胱高度膨胀，上至脐部，扪及囊样包块，叩诊呈实音，有压痛。遵医嘱为该患者进行导尿术。

（1）该患者出现了哪种排尿异常？

（2）为该患者导尿的目的是什么?

（3）为该患者插入尿管时应提起阴茎与腹壁成60°的目的是什么?

（4）为该患者首次放尿不能超过1000ml的原因是什么?

2. 患者，女，50岁。主诉腹胀、腹痛，3天未排便，触诊腹部较硬实，可触及包块，肛诊可触及粪块。现遵医嘱行大量不保留灌肠术。

（1）肛管插入直肠的深度是多少?

（2）灌液时，患者自觉腹胀且有便意，此时正确的护理措施是什么?

（3）灌肠过程中，若患者出现速脉、面色苍白、出冷汗、剧烈腹痛，此时该如何处理?

（李　佳　王书敏）

书网融合……

微课　本章小结　思维导图　自测题

第十七章 药物疗法和过敏试验

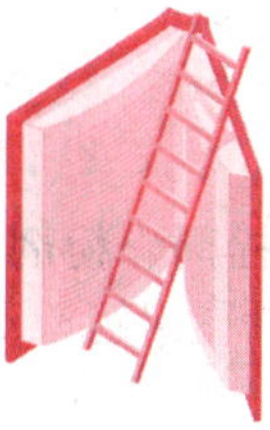

【学习目标】

知识目标

1. **掌握** 药物疗法及注射原则；各种注射法的目的、常用部位及注意事项；青霉素过敏性休克的临床表现、预防及处理；常用过敏试验液的配置浓度、注入剂量和试验结果的判断；静脉注射失败的原因。

2. **熟悉** 药物的保管方法；医院常用给药的外文缩写及中文译意；安全用药指导；口服给药方法及注意事项；雾化吸入常用药物及常用技术；青霉素过敏性休克的原因。

3. **了解** 药物的种类、领取方法；影响药物作用的因素；局部给药的相关知识。

能力目标

1. 能正确实施口服给药法的操作。
2. 能正确进行超声雾化吸入法、氧气雾化吸入法的操作。
3. 能正确抽吸药液并实施各种注射技术。
4. 能准确配置青霉素皮内试验液并能正确判断试验结果。

素质目标

1. 在操作过程中能理解患者的痛苦，关心尊重患者，和患者进行有效的沟通，态度和蔼、动作轻柔。

2. 具有严谨求实的工作态度，严格执行无菌操作和查对制度，确保药疗安全。

岗位情景模拟

情景描述 患者，女，54岁。因“心悸、气短、咳嗽、咳痰”入院。医疗诊断为慢性支气管炎。遵医嘱给予止咳糖浆口服；青霉素皮试，青霉素640万U加入0.9%氯化钠250ml ivgtt qd；庆大霉素超声波雾化。

工作任务 1. 为患者讲解口服糖浆时应注意的事项。
2. 按照正确的步骤为患者进行雾化吸入。
3. 按照正确的步骤和要求完成皮试液的配制。

药物疗法是临床最普遍的一种治疗方法，药物作用于机体后产生一系列生理、生化变化，从而达到预防疾病、治疗疾病、减轻症状、协助诊断、维持正常生理功能的目的。临床护理工作中，护士是药物治疗的直接执行者，也是患者用药后的监护者。为确保患者能安全、合理、有效地用药，护士必须了解患者的用药史和给药相关知识，掌握正确的给药方法和技术，及时准确地评估用药后的疗效，防止和减少不良反应，正确有效地指导患者用药，使患者得到最佳的药物治疗效果，并做好药品的管理工作，确保临床用药安全有效。

第一节　给药的基本知识

PPT

一、药物的种类、领取和保管

（一）药物的种类

1. 内服药　固体剂型有片剂、胶囊、丸剂、散剂等；液体剂型有溶液、酊剂、合剂等。

2. 注射药　有水溶剂、油剂、混悬液、结晶、粉剂等。

3. 外用药　有溶液、软膏、滴剂、酊剂、洗剂、搽剂、涂抹剂、栓剂、粉剂等。

4. 新型制剂　胰岛素泵、植入慢溶片、新型粘贴敷片等。

（二）药物的领取

药物的领取必须凭医生处方或医嘱进行。通常，门诊患者按医生处方或医嘱在门诊药房自行领取；住院患者药物由病区护士凭医生处方或医嘱到病区药房（又称中心药房、住院药房）领取，也可由病区药房根据医生处方或医嘱配备后送到病区，护士核对。药物的领取各医院规定不一，大致包括以下内容：

1. 病区

（1）常用药物　病区内设有药柜，存放一定基数的常用药物，由专人负责管理，根据消耗量填写领药单，按期到药房领取和补充，便于病区内药物的正常使用。口服药由中心药房专人负责配药、核对，病区护士负责核对领回，再次进行核对无误后发药。

（2）贵重药物和特殊药物　患者使用的贵重药物、特殊药物由医生开具处方，护士凭处方领取后使用。

（3）剧毒药和麻醉药　病区内配备一定基数的剧毒药和麻醉药，使用后凭医生处方和空安瓿领取补充。

2. 中心药房　医院内设有中心药房，中心药房的人负责配药、摆药、核对，病区护士负责再次核对后领取，无误后按医嘱及时给患者用药。

一些医院采用电子计算机联网管理，即患者用药从医生开出医嘱，到医嘱处理、药物计价等，均经计算机处理，从而提高了医院的管理效率。

（三）药物的保管

1. 药柜位置应符合要求　药物一般置于药柜保管，药柜应放置于通风、干燥、光线明亮处，避开阳光直射，保持整洁，专人负责保管，定期检查药品质量，以确保安全。

2. 药物应分类放置　柜内所有药物应按注射、内服、外用、剧毒等分类放置。按药物有效期的先后顺序排列，有计划地使用，以免浪费。剧毒药、麻醉药管理要实行“五专制度”，即专人负责、专柜加锁、专用账册、专用处方、专册登记，并列入交班内容。

3. 药瓶标签应明显　药瓶应标签醒目，标签上字迹清晰，注明药品名称、剂量、浓度。内服药用蓝色边标签，外用药用红色边标签，剧毒药、麻醉药用黑色边标签。凡没有标签、标签脱落或标签模糊的药品均不可使用。

4. 药物质量须保证　药物使用前要按规定检查药品的质量和有效期，如药物发生浑浊、沉淀、发霉、异味、变色、潮解、过期等现象均不可使用。

5. 药物须妥善保管

（1）根据药物不同性质妥善保存　药物的性质决定药物的保存方法，分类保存各类药物，避免药物变质，影响疗效甚至增加毒副作用。

1）易被热破坏的药物　应置于2～10℃冰箱内冷藏保存。如各种疫苗、胰岛素、抗毒血清、免疫球蛋白、血液制品和青霉素皮试液等。

2）易氧化和遇光变质的药物　口服药应装入深色瓶中、盖紧，放阴凉处，如氨茶碱、维生素C等；针剂类药的盒内用墨纸遮盖，如氢化可的松、盐酸肾上腺素等。

3）易挥发、潮解、风化的药物　应装在密闭瓶内盖紧瓶盖，如过氧乙酸、乙醇、乙醚、酵母片、糖衣片等。

4）易燃、易爆的药物　应密闭单独存放，远离明火，置于阴凉低温处，以防意外，如环氧乙烷、乙醚、乙醇等。

5）易过期的药物　如各种抗生素、胰岛素等应定期检查，按有效期时限的先后，有计划地使用，避免浪费。

6）各类中药　应置于阴凉干燥处，芳香性药品应置于密闭的器皿密封加盖保存。

（2）患者专用药物　应单独存放，并注明床号、姓名，医护人员不可随意借用他人。

二、给药原则

给药原则是一切用药的总则。给药过程与患者健康、生命密切相关。护士执行药疗时，必须严格遵守给药原则，确保患者安全有效用药。

（一）按医嘱要求准确给药

给药属于非独立型的护理操作，必须严格按照医嘱执行，用药前必须查对医嘱，如果对医嘱有疑问时，应及时向医生提出，确认无误方可执行，切不可盲目、机械执行，更不得擅自更改医嘱。

（二）严格执行查对制度

1. “三查” 操作前、操作中、操作后查（查八对内容）。

2. “八对” 对床号、姓名、药名、剂量、浓度、时间、用法、有效期。

3. “一注意” 给药后护士要注意观察用药后的疗效和不良反应，并做好记录。

（三）安全正确给药

1. 准确给药 给药过程中做到“五准确”，即将准确的药物，按照准确的剂量，用准确的途径，在准确的时间，给准确的患者。药物备好及时分发，防止放置过久，降低药效和引起药物污染。

2. 做好用药指导 护士熟练掌握给药技术和方法，用药前耐心解释，并给予相应的用药指导，提高患者合理用药的能力。

3. 注意配伍禁忌 当有两种或两种以上药品联合用药时须注意配伍禁忌，防止发生药源性疾病。

4. 防止发生过敏反应 对易发生过敏反应的药物，使用前要先了解用药史、过敏史、家族过敏史，按规定做好过敏试验。

（四）密切观察用药反应

药物的治疗作用与不良反应是药物两重性的表现，因此护士在用药过程中应监测患者的病情变化，评价药物疗效，及时发现药物的不良反应；对易过敏及副作用较大的药物，应加强用药前的询问和用药后的观察，必要时做好记录。

三、给药途径

给药途径通常是根据药物的性质、剂型，机体组织对药物的吸收情况和治疗需要而定。常用的给药途径有口服、舌下含服、吸入、外敷、直肠给药以及注射（皮内、皮下、肌内、静脉）给药等。

不同的给药途径吸收速度不同，一般规律为：静脉给药 > 吸入给药 > 舌下含服 > 直肠给药 > 肌内注射 > 皮下注射 > 口服给药 > 皮肤。

四、给药次数与时间

给药次数与时间取决于药物的半衰期，以能维持药物在血液中的有效浓度为最佳选择，同时考虑药物的特性及人体的生理节奏。临床工作中常用外文缩写来描述给药时间、给药部位和给药次数等，医院常用给药的外文缩写及中文译意见表 17－1，医院常用给药时间安排见表 17－2。

表 17－1　医院常用给药的外文缩写及中文译意

外文缩写	中文译意	外文缩写	中文译意
qd	每日 1 次	hs	临睡前
bid	每日 2 次	am	上午
tid	每日 3 次	pm	下午
qid	每日 4 次	ac	饭前
qh	每 1 小时 1 次	pc	饭后
q2h	每 2 小时 1 次	aa	各
q3h	每 3 小时 1 次	gtt	滴，滴剂
q4h	每 4 小时 1 次	Rp，R	处方
q6h	每 6 小时 1 次	IU，iu	国际单位
qod	隔日 1 次	inj	注射剂
biw	每周 2 次	po	口服
qm	每晨 1 次	St	立即
qn	每晚 1 次	DC	停止
12n	中午 12 点	sos	需要时（临时）
12mn	午夜 12 点	prn	需要时（长期）
ID	皮内注射	H	皮下注射
IM 或 im	肌内注射	IV 或 iv	静脉注射
ivgtt	静脉输液	Inj	注射剂

表 17－2　医院常用给药时间安排

给药时间缩写	给药时间安排	给药时间缩写	给药时间安排
qm	6am	qid	8am，12n，4pm，8pm
qd	8am	q2h	6am，8am，10am，12n，2pm，4pm
qn	8pm	q3h	6am，9am，12n，3pm，6pm
bid	8am，4pm	q4h	8am，12n，4pm，8pm，12mn
tid	8am，12n，4pm	q6h	8am，2pm，8pm，2am

五、影响药物作用的因素

每种药物都具有各自的药理作用特点，对不同的个体来说，药物疗效会受机体因素（如患者的年龄、性别、心理行为、病理状态等）和药物因素（如剂量、剂型、给药途径与时间、联合用药等）的影响而出现不同程度的差异。为了保证每位患者在用药过程中都能达到最佳的效果和最小的不良反应，护士必须掌握可能影响药物作用的各种因素，以便及时采取恰当的护理措施。

（一）机体因素

1. 生理因素

（1）年龄与体重　一般药物用量与体重成正比。通常所称的药物“常用量”是针对14～60岁的人而言，不包括14岁以下的儿童及60岁以上的老年人。小儿肝肾等器官功能发育尚不健全，而组织血流量充足，新陈代谢旺盛，故对药物的敏感性较成人高；老年人则因肝肾等器官功能的生理性衰退，使药物的代谢和排泄减慢，因而对药物的耐受性降低，所以儿童和老年人的用药剂量应以成人剂量为参考酌情减量。

（2）性别　性别不同对药物的反应一般无明显的差异，但女性在月经期、妊娠期和哺乳期时，子宫对泻药、子宫收缩药及刺激性较强的药物较敏感，容易造成月经过多、早产或流产。还有一些药物可通过胎盘进入胎儿体内，导致胎儿畸形或经乳腺分泌进入婴儿体内引起中毒，故妇女在妊娠期和哺乳期应用药物时一定要谨慎。

2. 病理状态　疾病可影响药物在体内代谢的过程，从而影响药物的效应，如肝肾功能受损，药物代谢、排泄慢，易致药物中毒。

3. 心理因素　在一定程度上可影响药物的效应，其中以患者的情绪、对药物的信任度、医护人员的语言暗示作用等最为重要，如“安慰剂”的镇静、镇痛作用正是心理因素影响的结果。患者情绪愉快、乐观，则药物发挥疗效好；患者对药物信赖，可提高药物疗效。

4. 个体差异　在年龄、性别、体重等基本相同的情况下，个体对同一药物的反应仍有不同。如有的患者对某类药物敏感度高，虽服用极少量，但仍能引起中毒，必须避免使用。

（二）药物因素

1. 药物剂量　剂量与效应存在着规律的关系，药物必须达到一定的剂量才能产生效应，在一定范围内剂量增加效应也随之增强。但效应的增强是有限度的，达到最大效应后，剂量再增加不但效应不会再增加，而且可能导致药物不良反应增加，给药护士应了解一般成人的药物常用量，这是执行药物疗法最基本的条件和要求。

2. 药物剂型　在相同的给药途径中，不同的剂型，人体对药物吸收的量与速度不同，从而影响药物作用的快慢和强弱。如肌内注射时，水溶液比混悬液、油剂吸收较快，因而作用发生也较快。

3. 给药的途径与时间　不同的给药途径能影响药效的强弱和起效的快慢，在某些情况下还会产生质的不同，如硫酸镁口服产生导泻和利胆的作用，而注射给药却产生镇静和降压的作用。

4. 联合用药　指为了达到治疗目的而采取的两种或两种以上药物同时或先后应用。若联合用药后使原有的效应增强，称为协同作用；若联合用药后使原有的效应减弱，称为拮抗作用。临床上联合用药的目的是发挥药物的协同作用，增强治疗效果，避免和减少药物不良反应。临床静脉滴注药物时，注射剂在混合使用或大量稀释时易产生化学或物理改变，因此要遵守“常见药物配伍禁忌”的规定。

知识拓展

配伍禁忌

配伍禁忌是指两种或两种以上药物在体外相互混合时发生物理或化学的相互作用，从而改变药物的性质，影响药物疗效或产生毒性反应。正因为药物之间有相互作用，因此当同时使用多种药物时，护士要认真核对药物的配伍禁忌表，避免发生配伍禁忌的差错或事故。特别是在使用新药时必须慎重，必要时应该按照规定做交叉配伍试验。

（三）饮食因素

饮食与药物之间存在着相互作用，表现为饮食改变药物的体内过程，药物影响饮食的营养价值等。药物与饮食也存在配伍禁忌。

1. 促进药物吸收和增加疗效　如酸性食物可增加铁剂的溶解度，促进铁的吸收；粗纤维食物可促进肠蠕动，增进驱虫剂的疗效；高脂饮食可促进脂溶性维生素的吸收。

2. 干扰药物吸收和降低疗效　如补钙时不宜同时吃菠菜，因菠菜中含有大量草酸，草酸与钙结合成草酸钙而影响钙的吸收；服用铁剂不宜与茶水、高脂饮食同时服用，因为茶叶中的鞣酸与铁会形成铁盐妨碍铁的吸收，脂肪抑制胃酸分泌，也会影响铁的吸收从而降低疗效。

3. 改变尿液 pH 从而影响疗效　动物脂肪在体内代谢产生酸性物质，豆制品和蔬菜在体内代谢产生碳酸氢钠，它们排出时影响尿液 pH，从而影响药效。如氨苄西林在酸性尿液中杀菌力强，因此用它们治疗泌尿系统感染时宜多食荤菜，使尿液呈酸性，增强抗菌作用；应用头孢菌素、磺胺类药物时，宜多食素食，以碱化尿液，增强疗效。

第二节　口服给药法

PPT

口服给药法是指药物口服后经胃肠道黏膜吸收进入血液循环，从而发挥局部或全身治疗的作用，以达到防治和诊断疾病的目的。它是临床最常用、方便、经济、安全、适用范围广的给药方法。但由于口服给药吸收慢，疗效易受胃肠功能、胃肠内容物的影响，故不适于急救、意识不清、呕吐不止、禁食等患者。

一、安全给药指导

（一）一般用药指导

1. 需口服的药物用温开水送服，不宜用茶水。
2. 缓释片、肠溶片、胶囊吞服时不可嚼碎。

3. 舌下含片应放在舌下或两颊黏膜与牙齿之间待其溶化。

（二）特殊药物用药指导

1. 抗生素及磺胺类药物 应准时服药，以保持有效的血药浓度。

2. 健胃及刺激食欲的药物 宜饭前服用，因其刺激舌味觉感受器，使胃液大量分泌，可以增进食欲。

3. 助消化药及对胃黏膜有刺激性的药物 宜饭后服用，以便使药物和食物均匀混合，有助于消化和减少对胃壁的刺激。

4. 强心苷类药物 服用前应先测脉率（心率）、脉律（心律），如脉率低于60次/分或节律不齐时，应停止服药并报告医生。

5. 对牙齿有腐蚀作用或使牙齿染色的药物 如酸剂、铁剂，服用时可用吸管吸入，避免药物与牙齿接触，服药后立即漱口。

6. 服用止咳糖浆 止咳糖浆对呼吸道黏膜有安抚作用，服后不宜立即饮水。若同时服用多种药物时，最后服用止咳糖浆，以免冲淡药液，降低疗效。

7. 磺胺类药和退热药 服用后宜多饮水，前者由肾脏排出，尿少时易析出结晶，阻塞肾小管；后者起发汗降温作用，多饮水有利于增加疗效。

二、口服给药法

【目的】

减轻症状、治疗疾病、协助诊断、维持正常生理功能、预防和治疗疾病。

【操作程序】

1. 评估

（1）患者的病情、年龄、性别、体重、用药史和过敏史，治疗情况，肝肾功能情况。

（2）患者意识状态，合作程度，自理能力，对治疗的态度、有无药物依赖、对所用药物的认识程度等。

（3）患者的吞咽能力，有无口腔、食管疾患，有无恶心、呕吐状况。

2. 计划

（1）护士准备 衣帽整洁，修剪指甲，洗手，戴口罩。

（2）患者准备 了解服药的目的、方法、注意事项和配合要点。

（3）用物准备 发药车、药物、药盘、药杯、量杯、药匙、滴管、包药纸、研钵、湿纱布、治疗巾、小药卡、服药本、饮水管、水壶（内盛温开水）。

（4）环境准备 病室安静、整洁、舒适、安全、光线充足、无异味、温湿度适宜。

3. 实施 见表17-3。

表 17-3　口服给药法

操作步骤	操作说明
备药	
核对解释	核对医嘱、服药本和小药卡，按床号顺序将药卡插入药盘内，放好药杯，备好用物
规范配药	按床号顺序依次摆药，先摆固体药，再配液体药。摆好一名患者的药，再摆另一名患者的药。根据药物剂型不同，采用不同的取药方法
配固体药	用药匙取出所需药量，放入药杯。同一患者的多种药片放入同一药杯中，粉剂、含化片及特殊要求的药物用纸包好放在药杯内
配液体药	摇匀药液，打开瓶盖，用量杯量取，一手拇指置于所需刻度，使其与护士视线平齐，另一手持药瓶，瓶签朝手心，缓慢倒药液至所需刻度处（图 17-1），将药液倒入药杯，用湿纱布擦净瓶口，盖好，药瓶放回原处。倒取不同药液需清洗干净量杯 油剂、药液不足 1ml（1ml 按 15 滴计算）的药液，用滴管吸取。药杯内应事先倒入少量温开水，以免药液附着杯壁，影响剂量准确。不宜稀释的药物，可用滴管直接滴入患者口中
再次核对	配药完毕，须将药物、服药卡、医嘱本重新核对
发药	
两人查对	发药前须两人再次核对药物
备齐用物	洗手后携带服药本、发药盘，备好温开水等，按规定时间将药物送至患者床前
再次核对	再次核对床号、姓名、药名、剂量、浓度、用法、时间、有效期
按序发药	按床号顺序将药发送给患者，如遇特殊检查或手术须禁食者，暂不发药，并做好交班；如患者突然呕吐，应查明情况，再行处理
协助服药	协助患者服药，并确认患者服下。危重患者及不能自行服药的患者应喂服；鼻饲者须将药物研碎，用温开水溶解后，从胃管注入，再以少量温开水冲净胃管
服药后	
整理用物	服药后，收回药杯，再次核对，协助患者取舒适卧位。收回的药杯先浸泡消毒，后冲洗清洁（油剂的药杯，先用纸擦净再作初步消毒），再消毒备用；一次性药杯集中消毒后销毁。清洁药盘和药车
记录观察	洗手，观察并记录患者用药后的反应

4. 评价

（1）给药准确、安全、无差错及不良反应发生。

（2）患者了解所服药物的相关知识，能够主动配合。

（3）护士操作熟练、准确，护患沟通有效，患者满意。

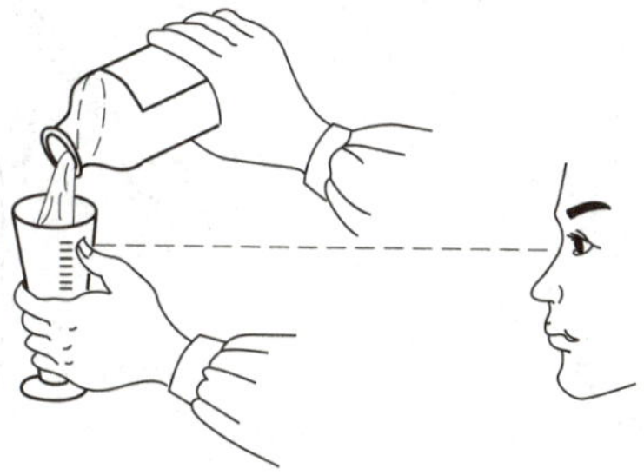

图 17-1　量取药物的方法

【注意事项】

1. 严格执行查对制度，一次只取一位患者的药物，防止差错事故的发生，保证患者用药安全。

2. 发药前了解患者有关情况，如因特殊检查、手术需禁食，或患者不在，不能当时服药的，暂不发药，应将药物带回保管，适时再发或进行交接班；婴幼儿、上消化道出血或口服固体药困难者，可将药物研碎后再服用。

3. 发药时若患者提出疑问，护士应认真听取，重新核对，确认无误后给予耐心解释，再协助患者服下。

4. 发药后随时观察服药的治疗效果及不良反应，若发现异常，应及时和医生联系，酌情处理。

第三节　吸入给药法

PPT

吸入给药法是用雾化装置将药液变成细微的气雾喷出，经口或鼻吸入，以达到湿化呼吸道、减轻局部炎症、祛痰、解除支气管痉挛等目的。雾化吸入时药物可直接作用于呼吸道局部，对呼吸道疾病疗效快，所以临床应用广泛。常用的方法有超声波雾化吸入法、氧气雾化吸入法、压缩雾化吸入法、手压式雾化吸入法。

常用的药物有：①抗生素类药物，常用庆大霉素、卡那霉素等，可预防或控制呼吸道感染，消除炎症。②平喘药，常用氨茶碱、沙丁胺醇（舒喘灵）等，可使支气管扩张，解除支气管痉挛。③祛痰药，常用 a－糜蛋白酶、盐酸氨溴索（沐舒坦）、乙酰半胱氨酸（痰易净）等，可稀释痰液，帮助祛痰。④糖皮质激素，常用地塞米松等，减轻呼吸道黏膜水肿。

一、超声波雾化吸入法

超声波雾化吸入法是利用超声波声能将药液变成细微的气雾，再由呼吸道吸入的方法。

（一）超声波雾化吸入器的基本构造

超声波雾化吸入器（图 17－2）由超声波发生器、水槽、晶体换能器、雾化罐、透声膜、螺纹管、口含嘴或面罩组成。

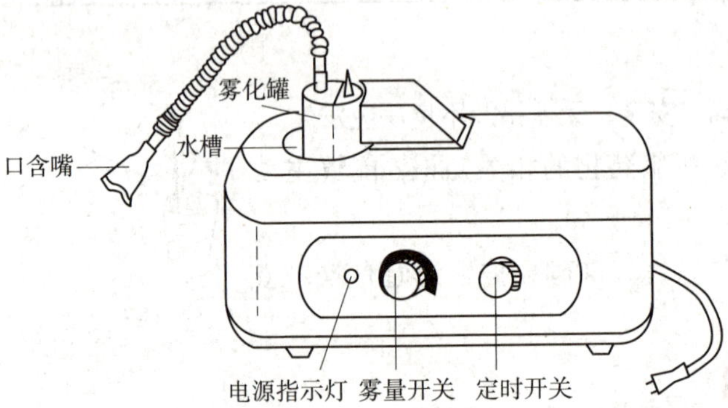

图 17－2　超声波雾化吸入器

（二）超声波雾化吸入法的作用原理

超声波发生器通电后输出高频电能，通过水槽底部晶体换能器转换为超声波声能，声能震动并透过雾化罐底部的透声膜作用于罐内的药液，使药液表面张力破坏而成为细微雾滴，通过导管随患者的深吸气进入呼吸道。

（三）超声波雾化吸入法的特点

超声波雾化吸入法的特点是雾量大小可以调节，雾滴小而均匀，直径在 5μm 以下，药液可随深而慢的吸气到达终末细支气管和肺泡。因雾化器电子部分产热，能对雾化液轻度加温，使患者吸入的气雾温暖、舒适。

【目的】

1. 湿化呼吸道　常用于呼吸道湿化不足、痰液黏稠、气管切开术后、气道不畅的患者。

2. 预防呼吸道感染　常用于胸部手术前后的患者。

3. 控制呼吸道感染　常用于咽喉炎、支气管扩张、肺炎、肺脓肿、肺结核的患者。

4. 改善通气功能　解除支气管痉挛，保持呼吸道通畅。常用于支气管哮喘、喘息性支气管炎等患者。

5. 治疗肺癌　间歇吸入抗癌药物治疗肺癌。

【操作程序】

1. 评估

（1）患者病情、意识状态、用药情况、自理能力、呼吸道情况（如呼吸道是否感染、通畅，有无支气管痉挛、黏膜水肿、痰液等）。

（2）患者面部及口腔黏膜状况，如有无感染、溃疡等。

（3）患者对超声波雾化吸入法的认识，心理状态及合作程度。

2. 计划

（1）护士准备　衣帽整洁，修剪指甲，洗手，戴口罩。

（2）患者准备　明确操作目的、过程及配合的相关知识，采取坐位、半坐卧位或侧卧位。

（3）用物准备　超声波雾化吸入器 1 套、药液、生理盐水、冷蒸馏水、水温计、50ml 注射器、治疗巾、弯盘、纸巾等。

（4）环境准备　病室安静、整洁、舒适、安全、光线充足，无异味、温湿度适宜。

3. 实施　见表 17－4。

表 17－4　超声波雾化吸入法

操作步骤	操作说明
检查连接	使用前检查雾化器各部件是否完好，有无松动、脱落等异常情况 将雾化器主机与各附件连接，选择口含管
水槽加水	水槽内加入冷蒸馏水 250ml，水量应浸没雾化罐底部的透声膜
罐内加药	遵医嘱将药液稀释至 30～50ml，加入雾化罐内，检查无漏液后，雾化罐放入水槽，盖紧水槽盖
核对解释	携用物至床旁，核对患者床号、姓名、腕带，解释操作目的、配合方法及注意事项 协助患者取坐位、半坐卧位或侧卧位，并漱口

续表

操作步骤	操作说明
开机调节	接通电源，先开电源开关，预热3~5分钟 调整定时开关至所需时间，一般定时15~20分钟 打开雾化开关，再根据需要调节雾量
吸入气雾	气雾喷出时，将口含嘴放入患者口中（或使用面罩），嘱患者用口做深而慢的吸气，用鼻呼气
巡视观察	观察患者治疗及装置情况
结束雾化	治疗毕，取下口含嘴或面罩，先关雾化开关，再关电源开关，以防损坏电子管
整理记录	协助患者漱口，擦干面部，取舒适卧位，整理床单位 放掉水槽内的水并擦干，将雾化罐、螺纹管、口含嘴或面罩清洁消毒 洗手，记录雾化时间和雾化效果

4. 评价

（1）护患沟通有效，患者可以理解治疗的目的，主动配合，患者满意。

（2）护士操作正确，机器性能良好。

【注意事项】

1. 水槽和雾化罐内切忌加温水或热水，水槽内必须保持有足够的冷蒸馏水，如发现水槽内水温超过50℃或水量不足，应先关机，再更换冷蒸馏水；如雾化罐内药液过少，影响正常雾化，可增加药量，但不必关机，只需从盖上小孔向内注入即可；水槽内无水时不可开机，以免损坏机器。

2. 水槽底部的晶体换能器和雾化器罐底部的透声膜薄而质脆，易破碎，操作及清洗过程中注意保护，以免损坏。

3. 连续使用雾化器时，中间需间隔30分钟。

4. 观察患者痰液排出情况，若因黏稠的分泌物经湿化后膨胀致痰液不易咳出，应予拍背以协助痰液排出，必要时吸痰。

二、氧气雾化吸入法

氧气雾化吸入法是利用高速氧气气流，破坏药液表面张力，使药液形成雾状，随吸气进入呼吸道而产生疗效的一种方法。

【目的】

1. 治疗或控制呼吸道感染，消除炎症。

2. 稀释痰液利于排出。

3. 解除支气管痉挛，改善通气功能。

【操作程序】

1. 评估 同超声波雾化吸入法。

2. 计划

（1）护士准备 衣帽整洁，修剪指甲，洗手，戴口罩。

（2）患者准备　明确操作目的、过程及配合的相关知识。

（3）用物准备　氧气雾化吸入器（图 17－3）、氧气装置一套（湿化瓶内不装水）、生理盐水、药液、5ml 注射器、弯盘等。

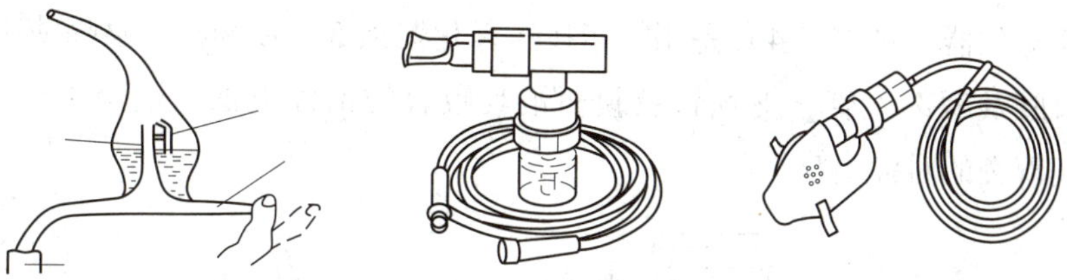

A.玻璃氧气雾化器　　B.吸嘴式氧气雾化器　　C.面罩式氧气雾化器

图 17－3　氧气雾化吸入器

（4）环境准备　病室安静、整洁、光线适中、温湿度适宜，室内应避免火源。

3. 实施　见表 17－5。

表 17－5　氧气雾化吸入法

操作步骤	操作说明
检查设备	使用前检查雾化器各部件是否完好，有无松动、脱落、漏气等异常情况
配置药液	核对并配置药液，稀释至 5ml，注入雾化器内
核对解释	携用物至床旁，核对床号、姓名、腕带，解释操作目的及注意事项，向患者讲解示范操作方法
安置体位	协助患者取坐位、半坐卧位或侧卧位，并漱口
连接氧气	将雾化器的进气口与氧气装置的输出口连接，氧气湿化瓶内不放水，调节氧流量 6～8L/min
吸入气雾	嘱患者手持雾化器，将吸嘴放入口中，用嘴深而慢的吸气，用鼻呼气，如此反复直至药液吸完
巡视观察	观察患者治疗及装置情况
结束雾化	治疗完毕，取下雾化器，关氧气开关 协助清洁口腔，擦干患者面部，安置舒适体位
整理记录	整理患者床单位，清理用物，清洁和消毒口含嘴、雾化罐 洗手，记录雾化时间和雾化效果

4. 评价　同超声波雾化吸入法。

【注意事项】

1. 正确使用供氧装置，操作时严禁接触烟火和易燃品，注意用氧安全。雾化时氧流量不可过大，以免损坏雾化器。

2. 氧气湿化瓶内勿盛水，以免湿化瓶内液体进入雾化器使药液稀释，影响疗效。

3. 雾化过程中如患者感觉疲惫，可关闭氧气停止雾化，适时再行吸入。

4. 观察患者痰液排出情况，如痰液仍未咳出，可予以拍背、吸痰等方法协助排痰。

三、手压式雾化器吸入法

【目的】

手压式雾化器（图17－4）是用拇指按压雾化器顶部，使药液从喷嘴喷出，形成雾滴作用于口腔及咽部气管、支气管黏膜而被其吸收的治疗方法。适用于支气管哮喘、喘息性支气管炎的对症治疗。

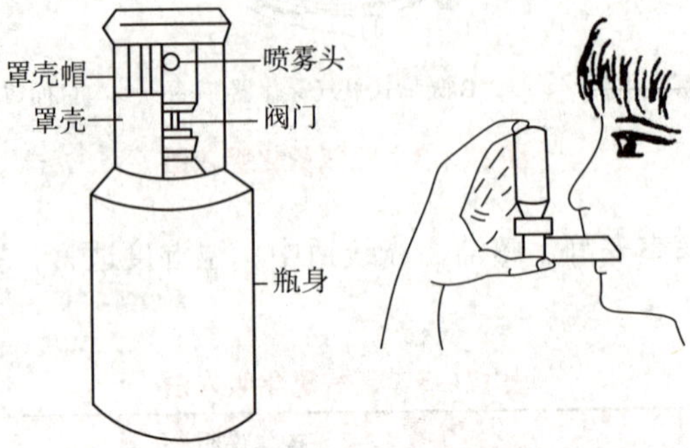

图17－4　手压式雾化器

【操作程序】

1. 评估　同超声波雾化吸入法。

2. 计划

（1）护士准备　衣帽整洁，修剪指甲，洗手，戴口罩。

（2）患者准备　了解手压式雾化吸入法的目的、方法、注意事项及配合要点，取舒适体位接受雾化治疗。

（3）用物准备　手压式雾化器1个、弯盘、治疗巾、药液（药量须在2～8ml的范围内）。

（4）环境准备　病室安静、整洁、舒适、安全、光线充足，无异味、温湿度适宜。

3. 实施　见表17－6。

4. 评价　同超声波雾化吸入法。

【注意事项】

1. 喷雾器使用后放在阴凉处（30℃以下）保存，其塑料外壳应定期清洁。

2. 药液随着深吸气的动作经口腔吸入，尽可能延长屏气时间，然后呼气，提高治疗效果。

3. 每次1～2喷，两次使用间隔时间不少于3～4小时。

表 17－6　手压式雾化器吸入法

操作步骤	操作说明
准备检查	使用前检查雾化器各部件是否完好，有无松动、脱落、漏气等异常情况
核对解释	携用物至床旁，核对患者床号、姓名、腕带，解释操作目的及注意事项
安置体位	协助患者取坐位或半坐卧位
摇匀药液	取下雾化器保护盖，充分摇匀药液
吸入气雾	将雾化器倒置，接口端放入双唇间，平静吸气。吸气开始时，按压气雾瓶顶部，使之喷药，深吸气、屏气、呼气。指导患者尽可能延长屏气时间（坚持 10 秒左右），然后呼气
结束雾化	雾化毕，取下雾化器，盖上保护盖
整理记录	协助患者清洁口腔，擦干面部，安置舒适卧位 洗手，记录雾化时间和雾化效果

第四节　注射法

PPT

注射法是将无菌药液或生物制剂注入体内的方法，达到预防、诊断、治疗疾病的目的。注射给药药物吸收快，血药浓度迅速升高，适用于各种原因不宜口服给药的患者。此外，某些药物易受消化液影响而失效，或不能经胃肠黏膜吸收，只能选择注射给药的方式。但注射给药会造成组织一定程度的损伤，引起疼痛及潜在并发症，因此护士在给药过程中应严格执行注射原则及操作规程。

一、注射原则 微课

（一）严格遵守无菌操作原则

1. 环境清洁，符合无菌技术操作要求。

2. 注射前护士着装整洁，修剪指甲，洗手，戴口罩。

3. 注射器空筒内面、活塞、乳头和针头的针梗、针尖必须保持无菌。

4. 注射部位皮肤按要求消毒，并保持无菌。常规消毒用棉签蘸 2% 碘酊，从注射点由内向外螺旋式涂擦，直径大于 5cm，待碘酊干后，再用 75% 乙醇以同样的方法脱碘 1～2 次，范围大于碘酊消毒范围，待干（约 20 秒）后方可注射。或以 0.5% 碘伏、安尔碘等以同样的方法消毒 2 次，无须脱碘。

（二）严格执行查对制度

1. 认真做好“三查”“八对”，确保用药安全。

2. 严格检查药物质量，如发现药液变色、沉淀、浑浊、药物有效期已过、安瓿有裂痕等现象均不可以使用。

3. 同时注射多种药物，应注意查对药物有无配伍禁忌，如洋地黄和钙剂不能一同使用。

（三）严格执行消毒隔离制度，预防交叉感染

1. 注射时做到一人一套物品，包括注射器、针头、止血带、垫巾等，避免交叉

感染。

2. 所有物品须按消毒隔离制度处理；对一次性物品应按照规定处理，不可随意丢弃。

3. 注射前护士须消毒双手，避免交叉感染。

（四）选择合适的注射器和针头

1. 根据药物剂量、黏稠度和刺激性的强弱选择注射器和针头。

2. 注射器应完整无损，不漏气；针头型号合适、锐利、无钩、无弯曲、无生锈；注射器和针头衔接紧密；一次性注射器包装无漏气，在有效期内。

（五）注射药液现配现用

注射粉剂、结晶剂时，应在注射时现配现用；注射溶液、油剂、混悬液等剂型时，在注射时临用抽取，即刻注射，以免放置时间过长，药物被污染或效价降低。

（六）选择合适注射部位

1. 注射部位应避开神经、血管处（动、静注射除外）。

2. 不可在炎症、瘢痕、硬结、皮肤受损处、皮肤病处进针。

3. 对需长期注射的患者，应有计划地经常更换注射部位。

（七）注射前排尽空气

注射前，必须排尽注射器内空气，特别是静脉注射，以防气体进入血管，形成空气栓塞；排气时应防止浪费药液。

（八）注射前检查回血

推注药液前，须抽动活塞，检查有无回血。静脉注射必须见回血方可注射药物。皮下、肌内注射无回血方可注入药物，若有回血，应立即拔出针头重新进针。

（九）掌握无痛注射技术

1. 解除患者心理顾虑，分散注意力，维持正确、舒适的姿势，使肌肉放松。

2. 注射时做到“二快一慢”，即进针、拔针快，推药速度缓慢且均匀。

3. 注射刺激性强的药物时，应选用细长针头，进针要深；同时注射多种药物时，一般先注射刺激性弱的药物，再注射刺激性强的药物，以减轻疼痛感。

二、注射用物

（一）基础治疗盘

1. 皮肤消毒液 2%碘酊，75%乙醇，0.5%碘伏或安尔碘，手消毒液等。

2. 无菌持物钳或镊子 浸泡于消毒液内或盛放于灭菌后的干燥容器内。

3. 其他物品 无菌纱布或无菌治疗巾（放于敷料罐内）、砂轮、无菌棉签、启瓶器、弯盘，静脉注射时加止血带、小垫枕。

（二）注射器及针头

1. 注射器 由空筒和活塞两个部分组成，空筒前端为乳头，空筒上标有容量刻度，活塞后部为活塞轴、活塞柄（图 17－5）。

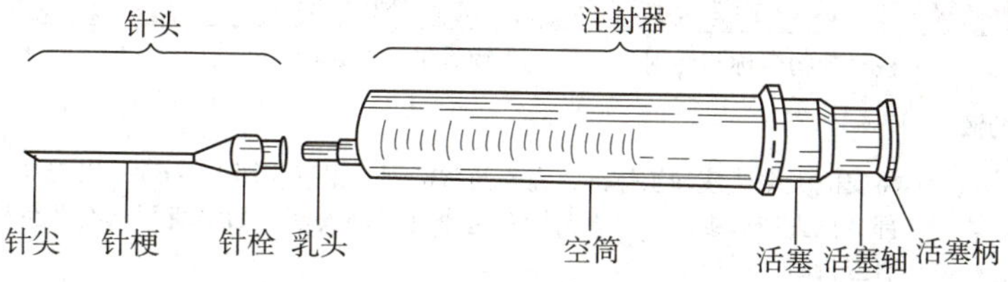

图 17－5　注射器及针头的构造

2. 针头　针头由针尖、针梗、针栓 3 部分组成。常用针头型号有 4、$4\frac{1}{2}$、5、$5\frac{1}{2}$、6、$6\frac{1}{2}$、7、8、9 号等数种。各种注射器规格、针头型号及主要用途见表 17－7。

表 17－7　各种注射法选用注射器和针头的规格

注射器规格	针头型号	主要用途
1ml	4～5 号	皮内注射（注射小剂量药液）
1ml、2ml、2.5ml	5～6 号	皮下注射
2ml、2.5ml、5ml	6～7 号	肌内注射
5ml、10ml、20ml、30ml、50ml	6～9 号（或头皮针）	静脉注射

知识拓展

回缩式一次性自毁注射器

这种注射器注射完药液后，注射针会回缩到注射器芯杆内，从而防止了注射器后续的重复使用，也有效降低了临床护士针刺伤的发生率。

三、药液抽吸法

【目的】

将无菌药液抽吸入注射器，为注射做准备。

【操作程序】

1. 评估

（1）给药目的、药物性能及给药方法。

（2）治疗室内环境是否清洁、光线是否充足。

2. 计划

（1）护士准备　衣帽整洁，修剪指甲，洗手，戴口罩。

（2）用物准备　基础注射盘、注射器和针头、注射卡和药液、污物桶和锐器盒。

（3）环境准备　安静、整洁、光线充足，符合无菌操作的基本要求。

3. 实施　见表 17－8。

表 17－8　药液抽吸法

操作步骤	操作说明
核对药物	核对药物名称与注射卡，检查药物质量及有效期
自安瓿内抽吸药液	
消毒折断	将安瓿尖端药液弹至体部，在安瓿颈部划一锯痕（图 17－6），用75%乙醇棉签消毒颈部，拭去玻璃细屑，以无菌纱布包裹并折断安瓿。如安瓿颈部有蓝色标记，可消毒后直接折断
抽吸药液	检查并取出注射器和针头将其衔接紧密，将针头斜面向下放入安瓿内的液面下，抽动活塞柄吸取药液（图 17－7A、17－7B）
自密封瓶内抽吸药液	
消毒瓶塞	用启瓶器去除铝盖中心部分，消毒瓶塞，待干
注入空气	注射器内吸入与所需药液等量的空气，示指固定针栓，将针头插入瓶内，注入空气，使瓶内压力增加，利于吸药
抽吸药液	抽药时，倒转药瓶，使针头斜面在液面下，吸取所需药液量，示指固定针栓，拔出针头（图 17－8）
排尽空气	将针头垂直向上，先轻拉活塞，使针头内的药液进入注射器内，并使气泡集中于乳头根部，轻推活塞，排出气体。如注射器乳头偏向一边，排气时，使注射器乳头向上倾斜，使气泡集中于乳头处，排出气体
查对备用	将安瓿或密封瓶单手回套在针头上，再次核对无误后，放于无菌盘或无菌治疗巾内备用

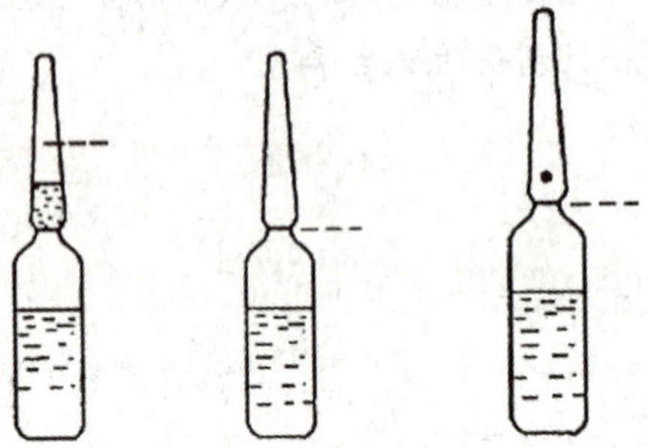

图 17－6　安瓿使用前的处理

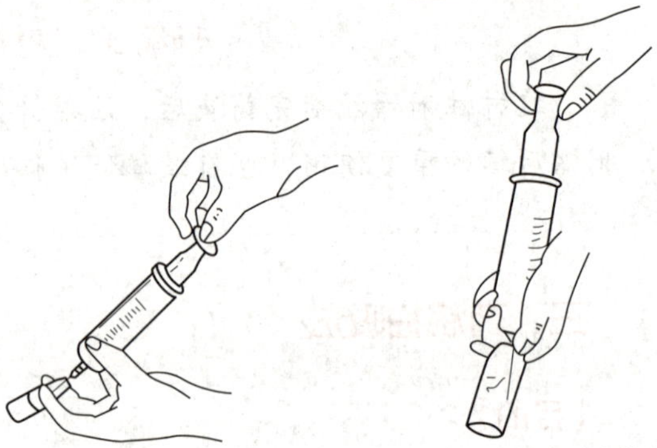

A.自小安瓿内吸取药液　　B.自大安瓿内吸取药液

图 17－7　自安瓿内吸取药液

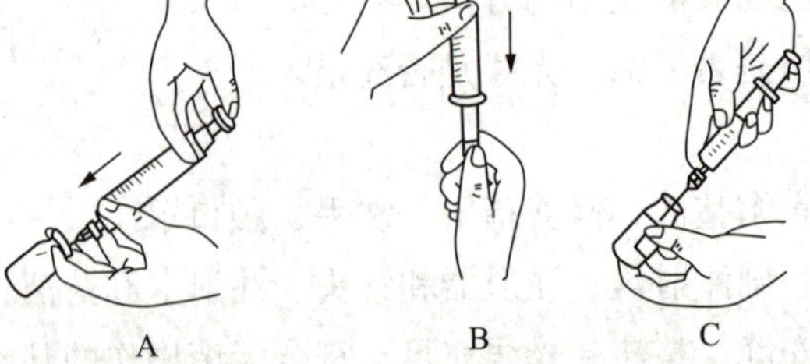

A　　B　　C

图 17－8　自密封瓶吸取药液

4. 评价

（1）严格按照操作程序抽吸药液，操作规范，抽吸手法正确，药量准确，药液未浪费。

（2）抽吸药液过程无差错、无污染。

【注意事项】

1. 抽药时不能握住活塞体部，针栓不可进入安瓿，针头在进入和取出安瓿时，不可触及安瓿外口，以免污染空筒内壁和药液。

2. 根据药物的性质抽取药液。吸取结晶和粉剂药物时，先用 0.9% 氯化钠溶液、注射用水或专用溶媒充分溶解药物后吸取；混悬液摇匀后立即吸取；油剂可稍加温或两手对搓（药物易被热破坏者除外）后，用粗针头吸取。

3. 抽尽药液的空安瓿或药瓶不要立刻丢掉，暂时放于一边，以便查对。

4. 轻推活塞排气，不可浪费药液以免影响药量的准确性。

四、常用注射法

常用注射法有皮内注射、皮下注射、肌内注射和静脉注射（图 17－9）。

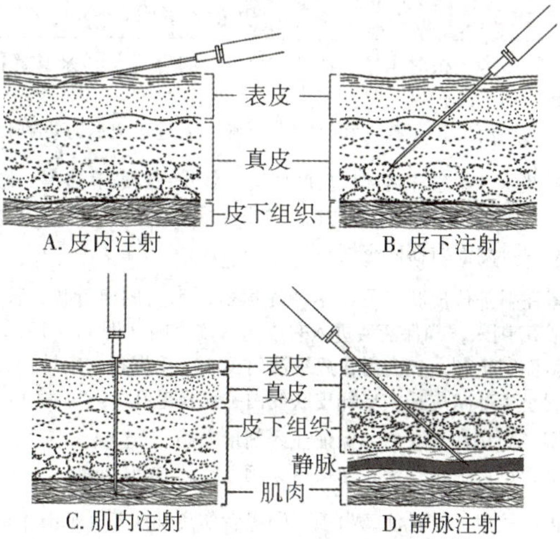

图 17－9　各种注射法

（一）皮内注射法

皮内注射法（intradermal injection，ID）是将少量药液或生物制品注入表皮与真皮之间的方法。

【目的及部位】

1. 用于各种药物过敏试验　常选用前臂掌侧下段，因该部位皮肤较薄，易于注射，且肤色较浅，易于辨别试验结果。

2. 预防接种　常选用上臂三角肌下缘，如卡介苗的预防接种。

3. 局部麻醉的起始步骤　在手术部位区域注射。实施局部麻醉时，先皮内注入麻醉药物，成一皮丘，然后再逐层麻醉。

【操作程序】

1. 评估

（1）患者的病情、治疗情况、意识状态及“三史”（用药史、过敏史、家族史）。

（2）患者对注射药物的认知、心理反应及合作程度。

（3）患者肢体活动情况及注射部位的皮肤情况。

2. 计划

（1）护士准备　衣帽整洁，修剪指甲，洗手，戴口罩。

（2）患者准备　了解注射目的，操作过程、注意事项及配合要点，取舒适体位并暴露注射部位。

（3）用物准备　基础注射盘，另加1ml注射器、注射卡，按医嘱备药，做药物过敏试验时备0.1%盐酸肾上腺素和2ml注射器。

（4）环境准备　安静、整洁、光线充足，符合无菌操作的基本要求。

3. 实施　见表17－9。

表17－9　皮内注射

操作步骤	操作说明
核对解释	携用物至病床旁，核对床号、姓名、腕带，向患者及其家属解释，解释操作目的、配合方法及注意事项 询问患者的用药史、家族史和过敏史，确保无过敏史后方可进行药物过敏试验
定位消毒	选择注射部位，观察注射部位皮肤情况，禁止在皮肤有瘢痕、感染等处进针 用75%乙醇消毒皮肤两遍，待干，忌用碘剂消毒，以免影响过敏反应结果的判断
二次核对	再次核对，排尽注射器内空气
进针注药	一手绷紧注射部位皮肤，另一手持注射器，示指固定针栓，注射器刻度与针尖斜面朝上，与皮肤成5°刺入，确保药液进入表皮与真皮之间（图17－10） 将针尖斜面完全刺入皮内后，放平注射器，一手拇指固定针栓，另一手推入药液0.1ml，使局部隆起呈半球状皮丘，局部皮肤变白并显露毛孔
拔针计时	两手协调，防止针头脱出，保证注入剂量准确 注射完毕，迅速拔出针头，勿按压穿刺点，计时20分钟
核对交代	拔针后再次核对，交代注意事项，嘱患者勿离开病室，如有不适及时呼叫
整理记录	协助患者取舒适体位，用物分类处理，整理床单位 20分钟后观察结果，洗手，并记录试验结果

4. 评价

（1）患者理解操作的目的，能积极主动配合，护患沟通有效，。

（2）护士无菌观念强，操作熟练，进针深度、选择部位以及注入药物剂量准确，皮丘符合要求。

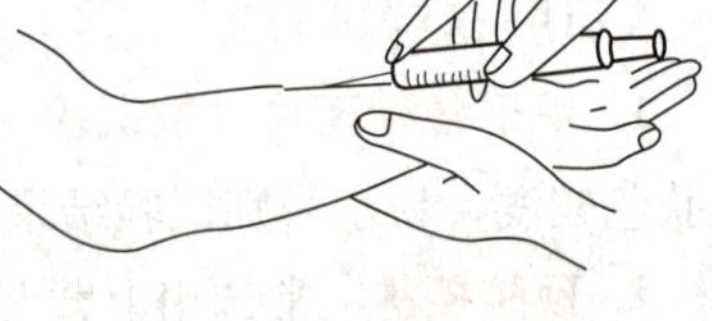

图17－10　皮内注射

【注意事项】

1. 做药物过敏试验必须询问患者的“三史”，

即用药史、过敏史、家族史；如有对所用药物过敏者，严禁做药物过敏试验，并与医生联系，更换其他药物。

2. 做药物过敏试验忌用含碘消毒剂，以防影响局部反应的观察。

3. 进针角度不宜过大，以免将药液注入皮下，影响药物作用的效果及对反应的观察和判断。

4. 皮试结果不确定时，可做对照试验，在另一前臂相同部位注射 0.1ml 0.9% 氯化钠溶液，20 分钟对照观察反应。

5. 在为患者做药物过敏试验前，要备好急救药品，以防意外。

（二）皮下注射法

皮下注射法（hypodermic injection，H）是将少量药液或生物制剂注入皮下组织的方法。

【目的】

1. 注入小剂量药物，用于不宜口服给药而需在一定时间内发生药效时。
2. 各种疫苗、菌苗的预防接种。
3. 局部麻醉用药。

【部位】

皮下注射常用的部位为上臂三角肌下缘（图 17－11）、腹部、后背、大腿前侧和外侧方（图 17－12）。

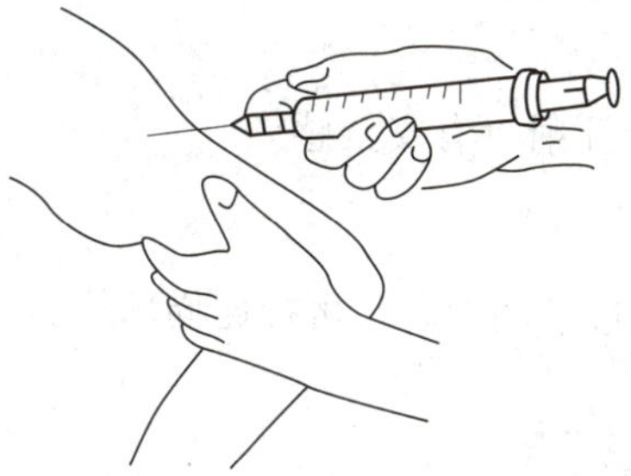

图 17－11　皮下注射（上臂三角肌下缘）

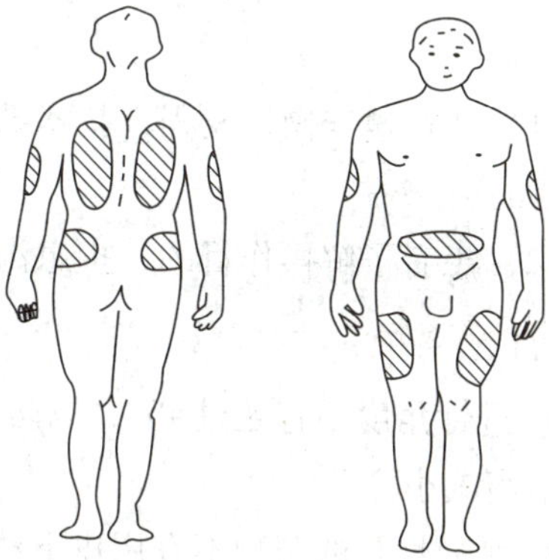

图 17－12　皮下注射常用部位

【操作程序】

1. 评估

（1）患者病情及治疗情况。

（2）患者的意识状态、肢体活动能力、对药物治疗的理解及合作程度。

（3）注射部位的皮肤及皮下组织状况。

2. 计划

（1）护士准备　衣帽整洁，修剪指甲，洗手，戴口罩。

（2）患者准备　了解皮下注射的目的、方法、注意事项和配合要求。

（3）用物准备　基础注射盘、1～2ml 注射器、注射卡及药液、手消毒液。

（4）环境准备　安静、整洁、光线充足，符合无菌操作的基本要求。

3. 实施　见表 17－10。

表 17－10　皮下注射法

操作步骤	操作说明
抽吸药液	双人核对医嘱、注射卡及药液，检查药液质量并抽吸药液，再次核对无误后，放于无菌盘或无菌治疗巾内备用
核对解释	携用物至病床旁，核对患者床号、姓名、腕带，向患者及其家属解释，使其明确操作目的、配合方法及注意事项
定位消毒	正确选择合适的注射部位，常规消毒注射部位皮肤，待干
再次查对	注射前再次核对
排气进针	排尽气体，一手绷紧局部皮肤，一手持注射器，针头斜面向上，与皮肤成 30°～40°，快速将针梗的 1/2～2/3 刺入皮下
抽血注药	松开绷紧皮肤的手，抽动活塞，抽吸无回血时缓慢推注药液
拔针按压	注射毕，用干棉签轻压穿刺处，快速拔针
再次核对	再次核对姓名、床号、药名、腕带
整理用物	用物分类处理，协助患者取舒适卧位，整理床单位
观察记录	密切观察患者用药后反应。洗手，记录注射的时间、药名、浓度、剂量、患者的反应

4. 评价

（1）严格遵守操作规程，技术熟练，进针深度、选择部位及药物剂量准确，达到预期目的。

（2）患者了解操作目的，护患沟通有效，配合注射，有安全感。

【注意事项】

1. 进针角度不宜超过 45°，以防刺入肌层。对过于消瘦者，可捏起局部组织，穿刺角度适当减小。

2. 刺激性强的药物不宜用皮下注射。

3. 注射少于 1ml 的药液时，应选择 1ml 注射器，以保证药液剂量准确。

4. 长期皮下注射者应有计划地更换注射部位，轮流注射，以免局部产生硬结，保证药物吸收的最好效果。

（三）肌内注射法

肌内注射（intramuscular injection，IM）是将一定量的药液注入肌肉组织的方法。人体肌肉组织有丰富的毛细血管网，肌内注射的药液通过毛细血管壁吸收入血，发挥药效较快。

【目的】

1. 用于需要迅速发挥药效，不宜经口服或静脉注射的药物，且要求比皮下注射更快发生疗效时。

2. 用于注射刺激性较强或药量较多的药物。

【部位】

一般选择肌肉丰厚且距大血管、大神经较远处。常用的部位有臀大肌、臀中肌、臀小肌、上臂三角肌、股外侧肌。

1. 臀大肌注射定位法

（1）“十”字定位法　从臀裂顶点向左或右划一水平线，然后从髂嵴最高点作一垂线，将一侧臀部分为四个象限，其外上象限避开内角（髂后上棘与股骨大转子的连线），即为注射部位（图 17－13）。

（2）连线定位法　取髂前上棘与尾骨连线的外上 1/3 处为注射部位（图 17－14）。

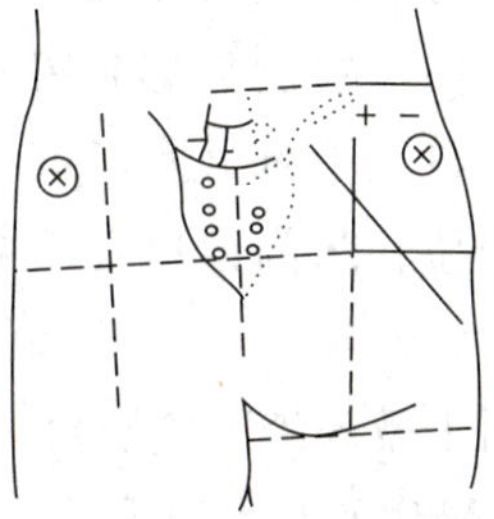

图 –13　臀大肌注射“十”字定位法

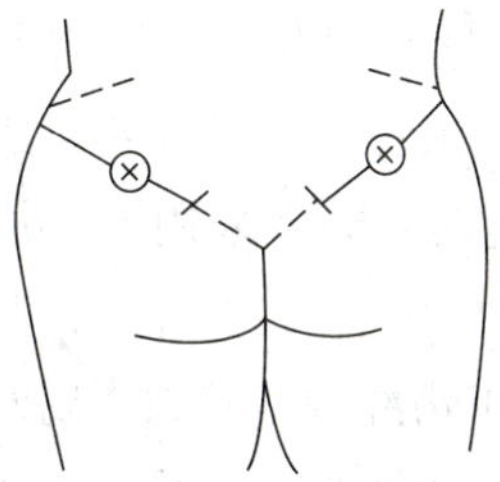

图 17－14　臀大肌注射连线定位法

2. 臀中肌、臀小肌注射定位法

（1）三横指定位法　以髂前上棘外侧三横指处为注射部位（以患者的手指宽度为准）。

（2）示指中指定位法　将操作者的示指、中指指尖尽量分开，分别置于髂前上棘和髂嵴的下缘处，两指和髂嵴之间构成一个三角区，此区域即为注射部位（图 17－15）。

（3）股外侧肌注射定位法　取大腿中段外侧，成人位于膝关节上 10cm、髋关节下 10cm，约 7.5cm 宽的范围为注射部位。此处大血管、神经干很少通过，且注射范围较广，可供多次注射（图 17－16）。

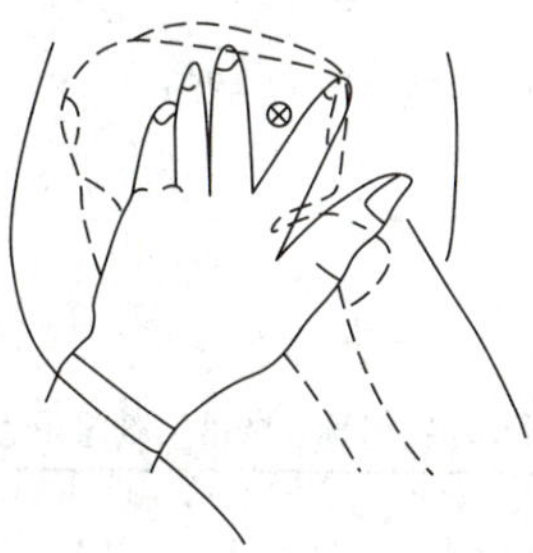

图 17－15　臀中、小肌注射定位法

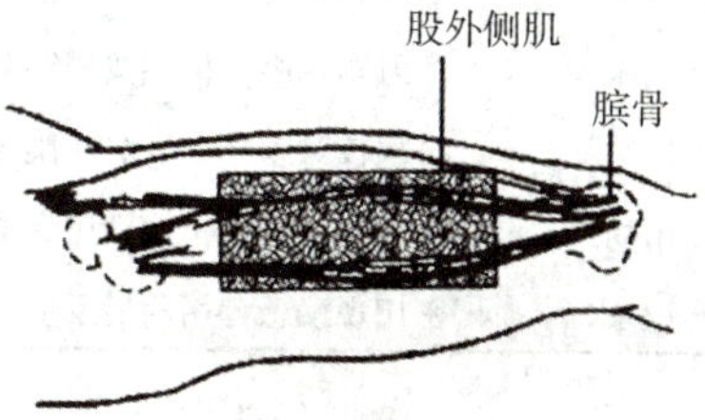

图 17－16　股外侧肌注射定位法

（4）上臂三角肌注射定位法　取上臂外侧，肩峰下 2～3 横指处（图 17－17）。此部位注射方便，但只能用于小量药液注射。

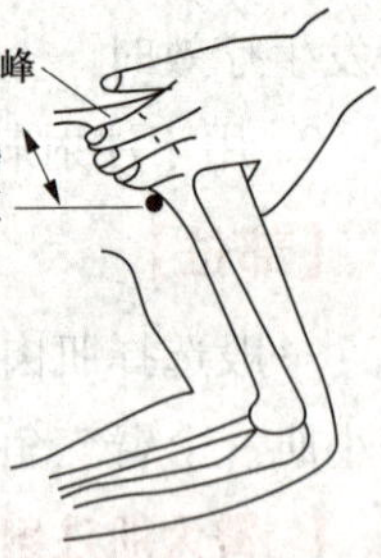

图 17－17　上臂三角肌注射定位法

【操作程序】

1. 评估

（1）患者病情及治疗情况。

（2）患者意识状态、肢体活动能力、对药物治疗的理解及合作程度。

（3）注射部位皮肤及肌肉组织状况。

2. 计划

（1）护士准备　衣帽整洁，修剪指甲，洗手，戴口罩。

（2）患者准备

1）了解注射的目的、方法、注意事项和配合要点。

2）体位的准备　为了使肌内注射时局部肌肉放松，减轻痛苦与不适，患者可采用以下体位：①侧卧位，上腿伸直并放松，下腿略弯曲，使注射侧臀部肌肉放松。②俯卧位，足尖相对，足跟分开，头偏向一侧。③仰卧位，自然平卧，肌肉放松。常用于危重和不能翻身患者采用臀中肌、臀小肌注射时。④坐位，为门诊患者注射时常用的体位。

（3）用物准备　基础注射盘、2～5ml 注射器、注射卡及药液、锐器盒。

（4）环境准备　安静、整洁、光线充足，符合无菌操作的基本要求。

3. 实施　见表 17－11。

表 17－11　肌内注射法

操作步骤	操作说明
抽吸药液	两人核对医嘱、注射卡及药液，检查药液质量并抽吸药液，再次核对无误后，放于无菌盘或无菌治疗巾内备用
核对解释	携用物至床旁，核对患者床号、姓名、腕带，解释操作目的、配合方法及注意事项
选择部位	协助患者取合适体位，选择并充分暴露注射部位
消毒皮肤	常规消毒皮肤，待干
再次核对	再次进行核对，无误后排尽空气
进针穿刺	一手拇指和示指分开、绷紧皮肤，另一手持注射器，中指固定针栓，针头与皮肤呈90°，迅速刺入针梗的 1/2～2/3
推注药液	松开绷紧皮肤的手，抽动活塞，如无回血，缓慢推注药液（图 17－18）
拔针按压	注射毕，用干棉签按压穿刺点，迅速拔针，按压片刻
再次核对	再次核对床号、姓名、腕带和药物
整理用物	用物分类处理，协助患者取舒适卧位，整理床单位
观察记录	密切观察患者用药后反应。洗手，记录注射的时间及药物名称、浓度、剂量及患者的反应

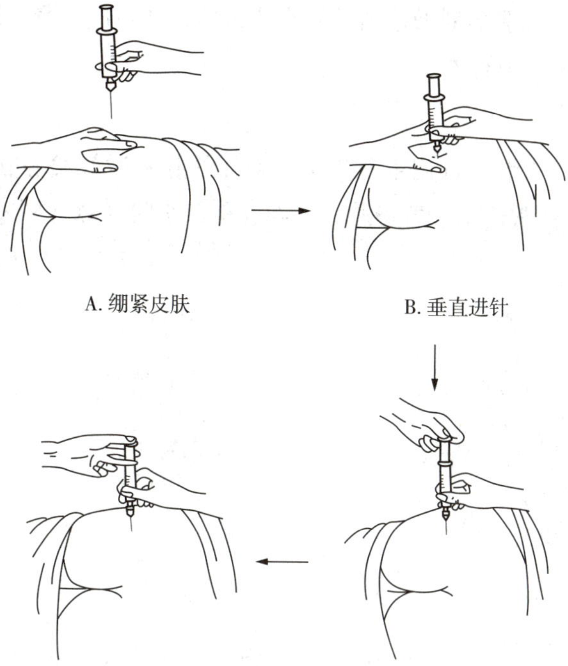

图 17－18　肌内注射

4. 评价

（1）严格遵守操作规程，技术熟练，进针深度、选择部位以及注入药物剂量准确，达到预期目的。

（2）患者理解操作目的，护患沟通有效，积极配合，有安全感。

【注意事项】

1. 注射时，针梗切勿全部刺入，防止针梗从根部衔接处折断。消瘦者及患儿选用针头型号宜小，刺入深度酌减。

2. 两种或两种以上药物同时注射时，注意配伍禁忌。

3. 2 岁以下婴幼儿不宜用臀大肌注射。因为婴幼儿在未能独立行走前，臀部肌肉发育不完善，臀大肌注射有损伤坐骨神经的危险，应选用臀中、小肌注射。

4. 需长期进行肌内注射的患者，注射部位应交替使用，以避免或减少硬结的发生，必要时可采用热敷或进行理疗。

（四）静脉注射法

静脉注射法（intravenous injection，IV）是指自静脉注入无菌药液的方法。药液直接进入血液循环，是发挥药效最快的给药方法。

【目的】

1. 药物不宜口服、皮下、肌内注射，又需要迅速发挥药效时。

2. 补充能量，用于静脉营养治疗。

3. 协助诊断，注入造影剂做诊断性检查或试验，如对肝、肾、胆囊造影检查等。

4. 直接输血或采集血标本。

【部位】

1. 四肢浅静脉 上肢常选用手背静脉、腕部静脉和肘部浅静脉（正中静脉、贵要静脉、头静脉）；下肢常选用足背静脉、大隐静脉、小隐静脉（图 17－19）。

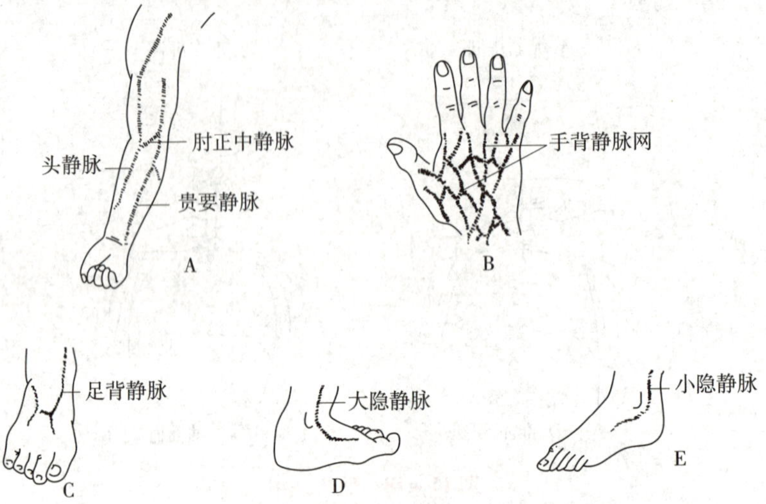

图 17－19 四肢浅静脉常用注射部位

2. 头皮静脉 小儿头皮静脉极为丰富，分支甚多，互相沟通交错成网且表浅易见，易于固定，方便患儿肢体活动，故患儿静脉注射多采用头皮静脉。临床常用的头皮静脉有额静脉、颞浅静脉、耳后静脉和枕静脉等（图 17－20）。

3. 股静脉 位于股三角区，在股动脉内侧 0.5cm 处（图 17－21）。

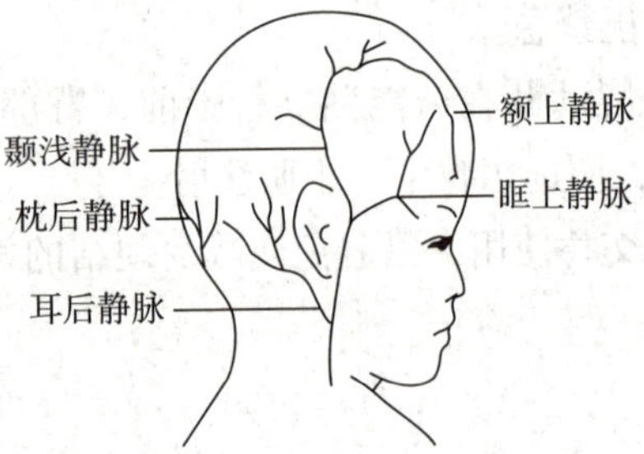

图 17－20 小儿头皮静脉

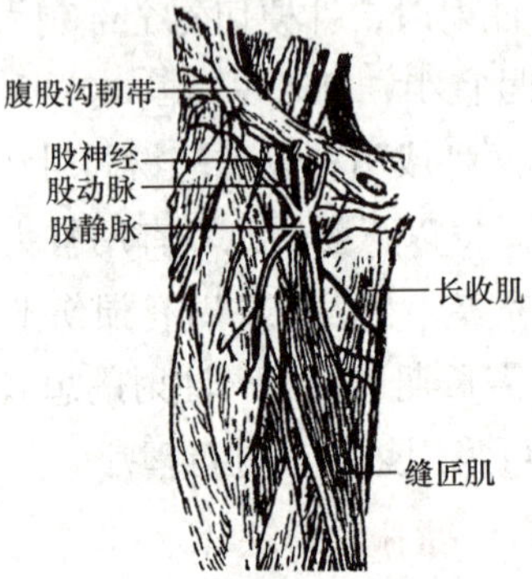

图 17－21 股静脉解剖位置

【操作程序】

1. 评估

(1) 患者年龄、病情、治疗情况、心理和意识状态等。

（2）患者对静脉注射给药的认知及合作程度。

（3）患者肢体活动能力、注射部位皮肤状况、静脉充盈度及血管壁弹性。

2. 计划

（1）护士准备　衣帽整洁，修剪指甲，洗手，戴口罩。

（2）患者准备　了解静脉注射的目的、方法、药物作用、注意事项和配合要点。

（3）用物准备　基础注射盘、注射器（根据药量而定）、6～9 号针头或头皮针、止血带、小垫枕、治疗巾、注射卡及药液、手消毒液，必要时备输液胶贴。

（4）环境准备　安静、整洁、光线充足，符合无菌操作的基本要求。

3. 实施　见表 17－12。

表 17－12　静脉注射法

操作步骤	操作说明
抽吸药液	两人核对医嘱、注射卡及药液，检查药液质量并抽吸药液，再次核对无误后，放于无菌盘或无菌治疗巾内备用
核对解释	携用物至床旁，核对患者床号、姓名、腕带，解释操作目的、配合方法及注意事项
四肢浅静脉注射	
选择静脉	协助患者取合适的体位，选择粗直、弹性好、易于固定的静脉，避开关节、静脉瓣
扎带消毒	在穿刺部位下垫小枕，铺治疗巾，在穿刺点上方近心端约 6cm 处扎紧止血带，常规消毒皮肤，待干
查对排气	再次查对患者和药液，排尽气体
静脉穿刺	嘱患者握拳，左手拇指绷紧静脉下端皮肤，右手持注射器，针头斜面向上，与皮肤呈 15°～30°，自静脉上方或侧方刺入皮下，再沿静脉方向潜行刺入静脉，见回血后再顺静脉进针少许
两松固定	松开止血带，嘱患者松拳，固定针头（图 17－22）
注药观察	缓慢推注药液，推药过程中试抽回血，证实针头在血管内，并随时询问患者感觉，观察局部情况和病情变化
拔针按压	注射毕，用干棉签纵向按压穿刺点，迅速拔针后按压至不出血为止
股静脉注射	
安置体位	协助患者取仰卧位，下肢伸直略外展外旋，必要时穿刺侧臀下可垫小枕
准确定位	于股三角区扪及股动脉搏动最明显的部位或以髂前上棘与耻骨结节连线中点作为股动脉的定位，股静脉位于股动脉内侧 0.5cm 处
常规消毒	常规消毒皮肤及操作者左手示指、中指（或戴无菌手套）
核对排气	再次核对患者姓名和药物，排气
进针穿刺	于股三角区扪及股动脉搏动最明显处并固定，右手持注射器，针头与皮肤呈 90°或 45°，在股动脉内侧 0.5cm 处刺入，抽动活塞见有暗红色回血，提示针头已进入股静脉
推注药液	固定针栓，注入药液
拔针按压	注射完毕，快速拔针，并用无菌纱布加压止血 3～5 分钟，直至不出血，然后用胶布固定
再次核对	再次核对床号、姓名、腕带和药物
整理用物	用物分类处理，协助患者取舒适体位，整理床单位
观察记录	密切观察患者用药后反应。洗手，记录注射的时间，药物名称、浓度、剂量及患者的反应

4. 评价

（1）患者了解操作目的，配合注射，有安全感。

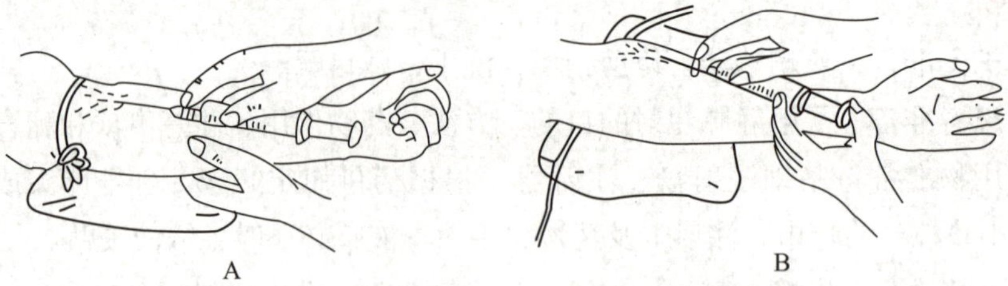

图 17－22 静脉注射法

（2）严格遵守操作规程，护患沟通有效，达到预期目的。

【注意事项】

1. 长期静脉注射者要保护血管，注意有计划地使用静脉，由远心端到近心端选择血管进行注射。

2. 根据药物性质及患者的病情，掌握推药速度，注意倾听患者的主诉及观察患者和注射局部的情况。

3. 注射对组织有强烈刺激的药物，应另备一盛有无菌生理盐水的注射器和头皮针。穿刺后，先注入少量生理盐水，确认针头在血管内，再连接有药液的注射器（头皮针不动）进行注射，以防药液外溢皮下组织中而发生坏死。

4. 股静脉穿刺时，如误入股动脉，抽出的血液为鲜红色，应立即拔出针头，用无菌纱布按压穿刺处 5～10 分钟，直至不出血为止。

【静脉注射失败的常见原因】

1. 针头刺入过浅，未刺入静脉内 刺入过浅，或因静脉滑动，针头未刺入静脉内。表现为抽吸无回血，推注药液局部隆起、有疼痛感见图 17－23。

2. 针头刺入较浅，针尖斜面未完全刺入静脉内 针尖斜面部分在皮下，部分在静脉内。表现为抽吸有回血，但推药液局部隆起、有疼痛感。

3. 针头刺入较深，刺破对侧血管壁 针尖斜面部分在静脉内，部分在静脉外。表现为抽吸有回血，推注少量药液局部可无隆起，但因部分药液注入静脉外，患者有疼痛感。

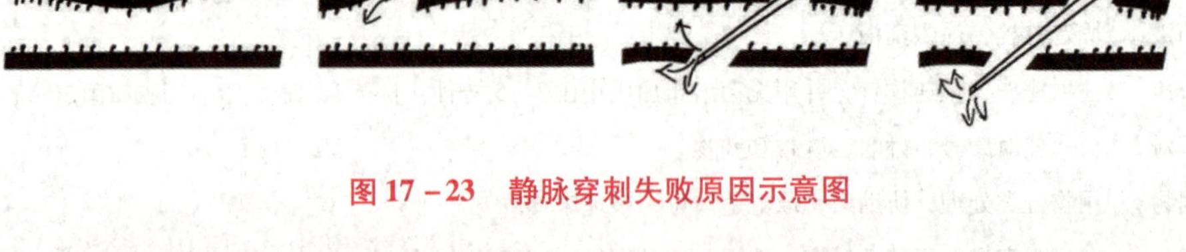

图 17－23 静脉穿刺失败原因示意图

4. 针头刺入过深，穿透对侧血管壁 针头斜面穿透对侧血管壁。表现为抽吸无回血，因药液注入深层组织，无隆起，但有疼痛感。

【特殊患者的静脉穿刺要点】

1. 肥胖患者　肥胖者皮下脂肪较厚、静脉较深、不明显，但较易固定，注射时，摸清血管走向后可从静脉上方进针，进针角度稍加大。

2. 消瘦患者　皮下脂肪少，静脉易滑动，但静脉较明显，穿刺时须固定静脉，从静脉正面或侧面刺入。

3. 水肿患者　可沿静脉解剖位置，用手按揉局部，以暂时驱散皮下水分，使静脉显露后再行穿刺。

4. 脱水患者　静脉萎陷，充盈不良，可作局部热敷、按摩，待血管扩张显露后再穿刺。

5. 老年患者　老人皮肤松弛、皮下脂肪较少，静脉多硬化、脆性较大，血管易滑动，针头难以刺入，且易刺破血管壁。注射时，可用手指固定穿刺部位静脉上下两端后在静脉上方直接穿刺。

第五节　局部给药法

PPT

除前面介绍的几种主要给药途径以外，根据各专科特殊治疗需要，还可采用以下局部给药方法。

一、滴药法

滴药法是指将药物滴入某些体腔从而产生疗效的给药方法。以下对眼、耳、鼻的滴药方法逐一作简单的介绍。

（一）滴眼药法

用滴管或眼药滴瓶将药液滴入眼结膜囊，以达到抗炎、杀菌、收敛、麻醉、散瞳、缩瞳等治疗作用，也可用作某些诊断检查。

协助患者取仰卧位或坐位，用干棉签或棉球拭去眼部分泌物，嘱患者头稍后仰，眼睛向上看。护士一手将下眼睑向下轻轻牵拉，一手持滴管或滴瓶，手掌根部轻轻置于患者前额上，滴管距离眼睑1～2cm处，将1～2滴药液滴入结膜下穹隆中央。轻轻提起上眼睑，使药液均匀扩散于眼球表面，以干棉球拭干流出的药液，并嘱患者闭目2～3分钟，以利于药液充分发挥作用。用棉球紧压泪囊部1～2分钟，以免药液流入泪囊和鼻腔后经黏膜吸收，引起全身不良反应。如果涂眼药膏，则将眼药膏挤入下眼结膜穹隆部1cm左右长度即可。

操作时严格执行无菌操作规程，预防交叉感染。认真核对，注意检查眼药水的质量和药液的性质。滴药时，一般先左后右，防止遗漏和差错。应用散瞳药或有致痛的眼药，应事先告知患者以避免紧张。滴药的动作要轻柔，滴入药量准确，因角膜感觉敏感，药滴不宜直接滴在角膜上。

（二）滴耳药法

将药液滴入耳道，以达到清洁耳道、抗炎的目的。

协助患者取坐位或侧卧位，头偏向健侧，患耳朝上，用棉签清洁耳道。护士一手持干棉球，向上向后轻拉患者耳郭，使耳道变直。另一手持滴管，将药液滴入2～3滴，并轻提耳郭或在耳屏上轻压，使气体排出药液容易流入。将干棉球塞入外耳道口，以免药液流出，嘱患者保持原体位1～2分钟，使药物充分发挥作用。

滴管口不可触及患者皮肤，防止交叉感染。滴入的药液温度要适宜，以免刺激内耳引起眩晕。如昆虫类进入耳道，可选用油剂药液，滴药后2～3分钟便可取出。清除耳内耵聍，滴入软化剂后可有胀感，耵聍取出后胀感即消失，嘱患者不必紧张。

（三）滴鼻药法

通过从鼻腔滴入药物，治疗鼻窦炎；滴入血管收缩剂，减少分泌，减轻鼻塞症状。

嘱患者先排出鼻腔分泌物并清洁鼻腔，协助患者取坐位或仰卧位，头垂直向后仰，鼻孔向上，护士一手轻推鼻尖，暴露鼻腔。另一手持滴瓶距离鼻孔2cm处滴入药液3～5滴。轻捏鼻翼或嘱患者将头部向两侧轻轻晃动，促使药液均匀分布于鼻腔黏膜，提高药液效果。

注意动作轻柔，滴入药量准确。如果药液是血管收缩剂，连续使用时间不超过3天，以防出现反跳性黏膜充血加剧现象。

二、插入给药法

插入给药法包括直肠给药和阴道给药，常用栓剂进行插入给药。栓剂是药物与相适应的基质制成的固体制剂，专用于腔道给药。栓剂的熔点是37℃左右，进入体腔后能缓慢融化而产生疗效。

（一）直肠栓剂插入法

将栓剂插入直肠，产生局部或全身治疗作用。

协助患者取侧卧位、膝部弯曲，暴露肛门。嘱患者深呼吸，降低腹部压力。护士戴上指套或手套，将栓剂插入患者肛门，并用示指将栓剂沿直肠壁朝脐部方向送入（图17－24），嘱患者保持侧卧姿势15分钟后再改变体位，以防药物栓滑脱或融化后渗出肛门外。

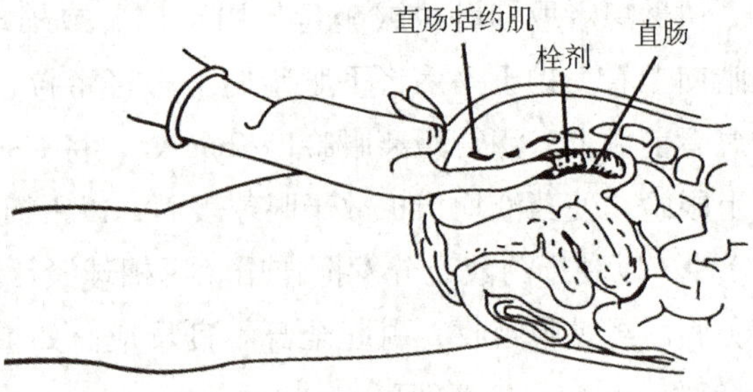

图17－24　直肠栓剂插入法

操作时注意保护患者隐私。动作轻柔，减少对患者的不良刺激。塞药前嘱患者先排净大便，以便药物与肠黏膜充分接触以增强吸收效果。

（二）阴道栓剂插入法

将消炎、抗菌栓剂插入阴道，治疗阴道、宫颈炎症。

协助患者取屈膝仰卧位，分开双腿露出会阴部。护士一手戴指套或手套，以示指或置入器将栓剂以向下向前的方式，沿阴道下后方轻轻插入5cm，达阴道穹隆（图17－25），嘱患者尽量仰卧15分钟以上，以使药物尽量扩散至整个阴道组织，利于吸收。

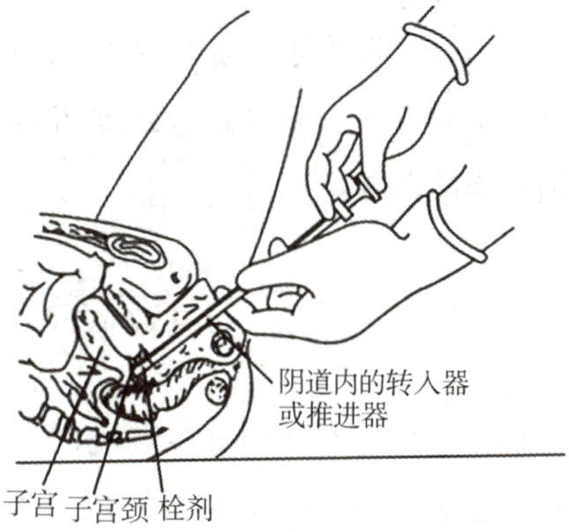

图17－25　阴道栓剂插入法

操作时注意保护患者隐私，准确判断阴道口，必须置入足够深度。为延长药物作用时间，尽量晚上用药。指导患者治疗期间避免性生活及盆浴，保持内裤清洁。阴道出血和月经期禁用。

三、皮肤给药法

皮肤给药是将药物直接涂于皮肤，以起到局部治疗的作用。常用于皮肤的药物有溶液、软膏、糊剂等。

（一）溶液类

在患处下方垫塑料布或橡胶单，用持物钳直接夹取蘸湿药液的棉球，涂抹于患处，至清洁后用干棉球擦干。亦可用湿敷法给药。适用于急性皮炎伴有大量渗液或脓液的患者。

（二）软膏类

用棉签将软膏涂于患处，不宜涂得过厚；一般不需包扎，但是局部有溃疡或大片糜烂时，涂药后应包扎。适用于慢性增厚性皮损。

（三）糊剂类

用棉签将药液直接涂于患处，不宜涂得过厚，以免影响药物吸收；还可将药物涂于无菌纱布上，贴于受损皮肤处，并包扎固定。主要用于亚急性皮炎，有少量渗液或轻度糜烂的患者。

皮肤给药前了解患者对局部用药处的主观感觉，并有针对性地做好解释工作。注意观察用药后局部皮肤反应情况，尤其注意对小儿和老年患者的观察。

四、舌下给药法

舌下给药技术是将药物置于舌下自然溶解，通过舌下口腔黏膜丰富的毛细血管吸收，可避免胃肠刺激、吸收不全和首过消除作用，而且生效快。如目前常用的硝酸甘油片剂，舌下含服一般2~5分钟即可发挥作用，对心绞痛患者心前区压迫感或疼痛感可减轻或消除。

使用时，告知患者如何评价药效，用药后症状不缓解，可重复用药，但在服药的同时要及时就医，指导患者此类药物应放在舌下，让其自然溶解吸收，不可嚼碎吞下，否则会影响药效。

第六节　药物过敏试验法

PPT

临床上患者在使用某些药物时，常可引起不同程度的过敏反应，甚至发生过敏性休克，危及生命。因此，在使用可发生过敏反应的药物前，护士除详细询问用药史、过敏史和家族史外，还需做药物过敏试验。护士应正确掌握各种试验液的配制和试验方法，认真观察，正确判断试验结果，熟练掌握过敏性休克的抢救技术。

一、药物过敏反应的特点

药物过敏反应属于异常的免疫反应，其基本原因是抗原抗体相互作用的结果，具有以下特点。

1. 仅发生于少数的用药人群中　各种药物引起过敏反应的发生率有高有低，不具有普遍性。

2. 很小剂量即可发生过敏反应　一旦患者对药物过敏，即使用很小的剂量也足以引起其发生过敏反应，因此可作为与药物中毒反应相鉴别的重要依据。

3. 与正常药理反应或毒性无关　药物过敏反应是在用法、用量都正常的情况下发生的不正常反应，其临床表现与正常药理反应或毒性反应无关。

4. 一般发生于再次用药过程中　通常不发生在首次用药时，一般均在再次用药后发病，药物过敏反应的发生需有致敏阶段，即变应原的获得来源于过敏发生前的多次药物接触，因此药物过敏反应通常不发生在首次用药，一般在再次用药后发病。

5. 过敏的发生与体质因素有关　药物过敏反应的发生与过敏体质有关，因此是对某些药物“质”的过敏，而不是“量”的中毒。

二、常用药物过敏试验技术

（一）青霉素过敏试验

青霉素具有疗效高、毒性低的优点，临床应用广泛，但在使用中较易发生过敏反应，人群中有3%~6%对青霉素过敏，而且任何年龄、性别，任何给药途径，任何剂量和制剂（钾盐、钠盐、长效、半合成青霉素等）均可发生过敏反应。因此，在使用各种剂型青霉素前都必须先做过敏试验，试验结果阴性方可用药。

1. 过敏反应的发生机制　青霉素过敏反应系抗原和抗体在致敏细胞上相互作用而引起。青霉素溶解后，其青霉素分子在溶液中很快经过分子重排而形成青霉烯酸，该物质为一种半抗原，进入人体后与组织蛋白结合形成青霉烯酸蛋白和青霉噻唑蛋白而成为全抗原。青霉素溶液在储存过程中，还可产生高分子聚合体，也可与人体蛋白质结合而成为全抗原，抗原刺激机体产生相应的抗体 IgE。IgE 黏附于某些组织，如皮肤、鼻、咽、声带、支气管黏膜下微血管周围的肥大细胞上及血液中的嗜碱性粒细胞表面，使机体处于致敏状态。当人体再次接触该抗原时，抗原即与肥大细胞和嗜碱性粒细胞表面的 IgE 结合，导致细胞破裂，释放组胺、慢反应物质、缓激肽等血管活性物质，这些物质分别作用于效应器官，使平滑肌收缩，毛细血管扩张及通透性增高，从而产生一系列过敏反应的临床表现。

2. 过敏反应的预防

（1）用药前详细询问“三史”，即用药史、过敏史和家族史，并做过敏试验。对有青霉素过敏史者禁止做过敏试验。对已接受青霉素治疗的患者，停药 3 天后再用此药时，或使用中更换药物批号时，须重新做过敏试验。

（2）正确实施过敏试验：准确配制皮试液，正确实施皮内注射，及时观察和准确判断试验结果。

（3）试验结果阳性反应时，禁止使用青霉素，同时报告医生；在体温单、医嘱单、病历卡、床头卡、门诊卡、注射卡上醒目地标明“青霉素（+）”，同时告知患者及其家属。

（4）做过敏试验和用药过程中，严密观察患者的反应，并备好急救药品，如盐酸肾上腺素等，首次注射青霉素者需观察 30 分钟。

（5）青霉素水溶液极不稳定，放置后除引起效价降低外，还可分解产生各种致敏物质。因此，使用青霉素时应现配现用。

（6）配置试验液或稀释青霉素的生理盐水应专用。

（7）不宜在患者空腹时做过敏试验，以免发生低血糖晕厥时，与过敏反应相混淆。

3. 过敏反应的临床表现

（1）过敏性休克　过敏性休克是最严重的反应，危及患者的生命。可发生在青霉素皮试或注射药物过程中，一般在用药后数秒钟或数分钟内，呈闪电般出现，有时可在用药半小时后发生，也有极少数患者发生于连续用药的过程中。主要有以下表现：①呼吸道阻塞症状：由于喉头水肿、支气管痉挛、肺水肿引起，表现为胸闷、气促、哮喘与呼吸困难，伴濒死感。②循环衰竭症状：由于周围血管扩张，导致循环血量相对不足，表现为面色苍白、冷汗、发绀、脉细弱、血压下降、烦躁不安等。③中枢神经系统症状：因脑组织缺氧所致，表现为头晕、视物模糊、面部及四肢麻木、意识丧失、抽搐、大小便失禁等。④皮肤过敏症状：有皮肤瘙痒、荨麻疹及其他皮疹。

上述症状中常以呼吸道阻塞症状或皮肤瘙痒最早出现，因此必须认真倾听患者的主诉。

（2）血清病型反应　一般于用药后 7 ~ 12 天发生，临床表现和血清病相似，有发热、关节肿痛、皮肤发痒、荨麻疹、全身淋巴结肿大、腹痛等。

（3）各器官或组织的过敏反应　①皮肤过敏反应：轻者有瘙痒、荨麻疹，严重者可发生剥脱性皮炎。②呼吸道过敏反应：可引起哮喘或促发原有的哮喘发作或发作加重。③消化系统过敏反应：可引起过敏性紫癜，以腹痛和便血为主要症状。

4. 过敏性休克的处理　由于青霉素过敏性休克发生迅猛、危险性高，一旦发生，应立即采取有效抢救措施。处理原则是迅速及时、分秒必争、就地抢救。

（1）立即停药，协助患者平卧，注意保暖，报告医生，就地抢救。

（2）即刻皮下注射0.1%盐酸肾上腺素0.5～1ml，患儿酌减。如症状不缓解，可每隔30分钟皮下或静脉注射0.5ml，也可气管内滴入，重复使用，直至脱离危险期。此药具有收缩血管、增加外周阻力、提升血压、兴奋心肌、增加心排血量及松弛支气管平滑肌的作用，是抢救过敏性休克的首选药物。

（3）改善缺氧症状　立即给予氧气吸入，改善患者缺氧。如发生呼吸心搏骤停，立即施行心肺复苏术。出现呼吸受抑制时，应立即进行口对口人工呼吸或简易呼吸器人工呼吸，并遵医嘱肌内注射尼可刹米、洛贝林等呼吸兴奋剂。喉头水肿影响呼吸时，应立即配合医生准备气管插管或施行气管切开术。

（4）根据医嘱给药　立即给予地塞米松5～10mg静脉推注或氢化可的松200～400mg加入5%～10%葡萄糖液500ml静脉滴注；应用抗组胺类药物，如肌内注射盐酸异丙嗪25～50mg或苯海拉明40mg。

（5）密切观察患者生命体征、尿量及意识等变化，不断评价治疗与护理的效果，为进一步处置提供依据。

5. 过敏试验法

【目的】

通过青霉素过敏试验，确定患者对青霉素是否过敏，以作为临床应用青霉素治疗的依据。

【操作程序】

（1）评估

1）患者的病情、用药史、过敏史和家族过敏史。

2）患者有无进餐，如患者空腹时不宜进行过敏试验。

3）患者的心理状态、合作程度以及注射部位皮肤情况。

（2）计划

1）护士准备　着装整洁，修剪指甲，洗手，戴口罩。

2）患者准备　明确皮试目的、方法、注意事项，能主动配合。

3）用物准备　基础注射盘、青霉素、0.9%氯化钠溶液、一次性注射器（1ml、5ml各1支）、注射治疗卡、0.1%盐酸肾上腺素、氧气及其他急救器械。

4）环境准备　安静、整洁、光线充足，符合无菌操作的基本要求。

（3）实施

1）皮内试验液的配制　以每毫升含200～500U的青霉素为标准，皮内试验的剂量

0.1ml（含20~50U），具体配制方法（表17-13）。临床青霉素的制剂有40万U、80万U、160万U、400万U，下表中以每瓶含青霉素80万U为例进行配制。

表17-13 青霉素皮内试验液的配制方法

步骤	青霉素G	加0.9%氯化钠溶液	每1ml青霉素含量	要求
溶解溶液	80万U/瓶	4ml	20万U/ml	充分溶解
稀释1	取上液0.1ml	0.9ml	2万U/ml	摇匀
稀释2	取上液0.1ml	0.9ml	2000U/ml	摇匀
稀释3	取上液0.1~0.25ml	至1ml	200~500U/ml	摇匀

2）试验方法　将青霉素试验液0.1ml（含青霉素20~50U）注入皮内，计时、观察20分钟后，由两人判断试验结果并记录。

3）试验结果判断　①阴性：皮丘无改变，周围不红肿，无红晕，全身无自觉症状。②阳性：局部皮丘隆起，出现红晕硬块，直径大于1cm，或红晕周围有伪足、痒感，严重时可出现头晕、心慌、恶心，甚至出现过敏性休克。

知识拓展

弗莱明与青霉素

青霉素的发现被认为是20世纪医学领域中最伟大、最突出的成就之一。1928年，英国细菌学家亚历山大·弗莱明在检查培养皿时发现，培养皿中的葡萄球菌由于被污染而长了一大团霉，而且霉团周围的葡萄球菌被杀死了。通过鉴定，弗莱明知道了这种真菌属于青霉菌的一种，于是他把经过过滤所得的含有这种真菌分泌物的液体叫做“青霉素”。接着弗莱明又发现葡萄球菌、链球菌和白喉杆菌等都能被它抑制。经过一系列试验和研究，弗莱明认为青霉素可能成为一种可以全身应用的抗菌药物。

1935年，英国病理学家弗洛里和侨居英国的德国生物化学家钱恩合作，终于解决了青霉素的浓缩问题。青霉素的大量生产，拯救了千百万伤病员，成为第二次世界大战中与原子弹、雷达并列的三大发明之一。

（4）评价

1）患者明确试验的目的及注意事项，能主动配合。

2）护士严格遵守操作规程，无菌观念强，操作熟练，动作轻巧，药液配制、试验方法和结果判断准确。

【注意事项】

（1）皮试液配制时药液抽吸要准确，每次均需充分混匀，以确保试验液浓度、剂量准确。

（2）皮试后须严密观察患者反应并准确记录，要求由两名护士共同观察判断皮试结果并签全名。

思政小课堂

案例回顾： 患者，男，70岁，因患慢性支气管炎并发肺水肿，收入某医院内科9病区6床。于住院后第6天下午5时许，值班护士做治疗时，未认真进行“三查八对”，误将同房间8床患者的青霉素80万U给6床患者肌内注射。推药大约0.1ml时，发现给药错误，立即停止注射，护士既未向值班医师汇报，又未采取补救措施，接着又给别的患者做治疗。2~3分钟后，6床患者诉心前区不适，发现有发绀、呼吸困难等症状，护士立即呼叫医师抢救。经抢救无效，于当晚6时死亡。

案例思考： 你从这位护士身上得到了怎样的警醒？

案例分析： 由于护士严重违反操作规程而使患者失去了生命，造成这场事故的主要原因是护士缺乏严谨求实的工作态度和担当意识。在日常工作中，护士应正确执行医嘱及各项护理技术操作规程，严格执行无菌操作和“三查八对”制度，发现问题及时上报，及时解决。护理职业中的“慎独”精神就是要求护士在没有外人监督而独处的情况下，严于律己，遵道守德。护士是与患者联系最密切、最直接的健康守护者，只有将“慎独”精神铭记于心、外化于行，方能践行医者实践，保卫患者生命健康。

（二）头孢菌素类过敏试验

头孢菌素类药物是属于半合成的广谱、高效、低毒类抗生素。由于其较低的过敏反应发生率，比青霉素类产品更为优越的抗菌性能，目前广泛用于对青霉素过敏和产生耐药的患者。但因与青霉素有部分交叉过敏现象，有过敏史或是过敏体质者，需做过敏试验。现以先锋霉素Ⅵ（每瓶0.5g）为例介绍过敏试验法。

【目的】

预防头孢菌素过敏反应。

【操作程序】

1. 评估 同青霉素过敏试验法。

2. 计划 除先锋霉素Ⅵ外，其他准备同青霉素过敏皮内试验法。

3. 实施

（1）试验液配制 皮试液以每毫升含先锋霉素Ⅵ500μg的生理盐水溶液为标准，皮内试验的注入剂量为0.1ml（含先锋霉素50μg），具体配制方法见表17-14。

表17-14 先锋霉素Ⅵ皮内试验液的配制方法

步骤	先锋霉素Ⅵ	加0.9%氯化钠溶液	每先锋霉素Ⅵ含量	要求
溶解溶液	0.5g/瓶	2ml	250mg/ml	充分溶解
稀释1	取上液0.2ml	0.8ml	50mg/ml	摇匀
稀释2	取上液0.1ml	0.9ml	5mg/ml	摇匀
稀释3	取上液0.1ml	0.9ml	500μg/ml	摇匀

（2）试验方法　确定患者无头孢菌素过敏史后，按照皮内注射的方法于前臂掌侧下段内侧注射0.1ml（含50μg）先锋霉素皮试液，计时、观察20分钟后，由两人判断试验结果并记录。

（3）结果判断　同青霉素过敏皮内试验法。

4. 评价

（1）患者理解试验目的及注意事项，并能主动配合。

（2）护士严格遵守操作规程，无菌观念强，操作熟练，动作轻巧。药液配制、试验方法和结果判断准确。

【注意事项】

1. 青霉素过敏者对头孢菌素类有部分交叉过敏，使用头孢菌素类药应慎重，青霉素过敏性休克者绝对禁忌使用头孢菌素类。

2. 在使用过程中，即使试验结果阴性，仍有可能产生过敏反应，故使用过程中应注意严密观察患者的反应。

（三）链霉素过敏试验

链霉素（SM）可引起类似于青霉素的过敏反应，过敏性休克发生率虽较青霉素低，但其反应更严重、死亡率更高。故使用链霉素时，必须做药物过敏试验，试验结果阴性方可用药。链霉素主要对革兰阴性菌及结核分枝杆菌有较强的抗菌作用，不良反应以对第Ⅷ对脑神经的损害为多见，易造成耳毒性和肾毒性。

【目的】

预防链霉素过敏反应。

【操作程序】

1. 评估　同青霉素过敏皮内试验法。

2. 计划　除链霉素制剂、10%葡萄糖酸钙或5%氯化钙、新斯的明外，其他准备同青霉素过敏皮内试验法。

3. 实施

（1）试验液配制　以每毫升含2500U的链霉素生理盐水溶液为标准，皮内试验的剂量0.1ml（含250U），具体配制方法见表17－15。

表17－15　链霉素皮内试验液的配制方法

步骤	链霉素	加0.9%氯化钠溶液	1ml链霉素含量	要求
溶解溶液	每支100U	3.5ml	25万U/ml	充分溶解
稀释1	取上液0.1ml	0.9ml	2.5万U/ml	摇匀
稀释2	取上液0.1ml	0.9ml	2500万U/ml	摇匀

（2）试验方法　取上述皮试药液0.1ml（含链霉素250U）作皮内注射。

（3）结果判断　计时、观察20分钟后，由两人判断试验结果并记录。

4. 评价 同青霉素过敏皮内试验法。

5. 过敏反应及其处理 链霉素过敏反应临床较为少见，其表现与青霉素过敏反应大致相同。轻者表现为发热、皮疹、荨麻疹，重者可致过敏性休克。一旦发生过敏性休克，其救治措施与青霉素过敏性休克基本相同。链霉素的毒性反应比过敏反应更常见、更严重，可出现全身麻木、抽搐、肌肉无力、眩晕、耳鸣、耳聋等症状。患者若有抽搐，可静脉缓慢注射10%葡萄糖酸钙或5%氯化钙10ml，因链霉素可与钙离子络合，而使链霉素的毒性症状减轻或消失。患者若出现肌肉无力、呼吸困难，遵医嘱皮下注射新斯的明0.5～1mg，必要时给予0.25mg皮下注射或静脉注射。

（四）破伤风抗毒素过敏试验及脱敏注射法

破伤风抗毒素（tetanus antitoxin，TAT）是一种特异性抗体，能中和患者体液中的破伤风毒素，使机体产生被动免疫，临床上常用于破伤风疾病的预防和破伤风患者的救治。但TAT是马的免疫血清，对于人体是一种异种蛋白，具有抗原性，注射后易发生过敏反应。因此，在首次用药前必须做过敏试验，曾用过TAT但超过7天者，如再次使用时应重新做过敏试验。

1. 破伤风抗毒素（TAT）过敏试验法

【目的】

预防TAT过敏反应。

【操作程序】

（1）评估 同青霉素过敏试验法。

（2）计划 除TAT药物外，其他准备同青霉素过敏皮内试验法。

（3）实施

1）试验液配制 用1ml注射器吸取TAT药液（1500IU/ml）0.1ml，加生理盐水稀释至1ml（内含TAT 150IU），即可供皮试使用。

2）试验方法 按照皮内注射的方法于前臂掌侧下段内侧注射0.1ml（含TAT 15IU）破伤风抗毒素试验液，计时、观察20分钟后，由两人判断试验结果并记录。

3）结果判断 ①阴性：局部皮丘无改变，周围无红肿，全身无反应。②阳性：局部反应为皮丘红肿、硬结直径大于1.5cm，红晕范围直径超过4cm，有时出现伪足、有痒感。全身过敏反应同青霉素过敏反应类似，以血清病型反应多见。

（4）评价 同青霉素过敏试验法。

【注意事项】

（1）操作前必须仔细询问用药史、过敏史和家庭史，在首次用药前必须做过敏试验，曾用过TAT但超过7天者，如再次使用时应重新做过敏试验。

（2）如对试验结果有怀疑，应做对照反应试验，在对侧前臂掌侧下段皮内注射生理盐水0.1ml，20分钟后进行对照比较。

（3）试验结果为阴性者，将所需剂量一次进行肌内注射；如试验结果为阳性者，应采取脱敏注射法。

2. 破伤风抗毒素脱敏注射法

（1）脱敏注射法　是采用小剂量，连续多次注射并逐渐增加剂量的方法，将破伤风抗毒素注入试验阳性者体内。一般情况下采取分 4 次间隔 20 分钟逐渐加量的注射方式（表 17－16）。

表 17－16　破伤风抗毒素脱敏注射法

次数	TAT（ml）	加 0.9% 氯化钠溶液	注射途径	间隔时间（分钟）
1	0.1	0.9ml	肌内注射	20
2	0.2	0.8ml	肌内注射	20
3	0.3	0.7ml	肌内注射	20
4	余量	加至 1ml	肌内注射	20

（2）脱敏注射法的机制　当小剂量注射时变应原所致生物活性介质的释放量少，不至于引起临床症状；短时间内连续多次药物注射可以逐渐消耗体内已经产生的 IgE，最终可以全部注入所需药量而不致发病。但这种脱敏只是暂时的，经过一定时间后，IgE 再产生而重建致敏状态。故日后如再用 TAT，还需重做皮内试验。

（3）注意事项　对 TAT 过敏试验阳性患者，采用脱敏注射法时，每次注射后均需密切观察患者的反应。如发现患者有气促、发绀、荨麻疹等不适或发生过敏性休克时应立即停止注射，并迅速处理。如反应轻微，待反应消退后，酌情增加注射次数，减少每次注射剂量，以达到顺利注入余量的目的。

（五）碘过敏试验与过敏反应的处理

临床上碘化物造影剂常用于支气管、脑血管、心血管、胆囊、肾脏、膀胱等组织和器官的造影。患者在使用该药物时可发生过敏反应，应在造影前 24～48 小时做过敏试验，阴性者方可做碘造影检查。

【目的】

预防碘过敏反应。

【操作程序】

1. 评估　同青霉素过敏皮内试验法。

2. 计划　同青霉素过敏试验法，只需将青霉素换成碘液。

3. 实施

（1）试验方法

1）口服法　口服 5%～10% 碘化钾 5ml，每日 3 次，连续 3 天，观察结果。

2）皮内注射法　皮内注射碘造影剂 0.1ml，20 分钟后观察，判断结果。

3）静脉注射法　缓慢静脉注射碘造影剂 1ml（30% 泛影葡胺），观察 5～10 分钟后，判断结果。

（2）试验结果判断

1）口服法　有口麻、头晕、心慌、恶心、呕吐、流泪、流涕、荨麻疹等症状为阳性。

2）皮内注射法　局部有硬块、红肿，直径超过1cm为阳性。

3）静脉注射法　有血压、脉搏、呼吸和面色等改变为阳性。

4. 评价　同青霉素过敏皮内试验法。

【注意事项】

1. 静脉注射造影剂前应先作皮内试验，结果为阴性时再行静脉注射试验，两次结果均为阴性者方可进行碘剂造影。

2. 有少数人过敏试验阴性，但在注射碘造影剂时依旧会发生过敏反应，故造影时仍需备好急救物品。

3. 碘过敏反应的处理同青霉素过敏反应处理。

（六）普鲁卡因过敏试验

普鲁卡因是一种常用局部麻醉药，可作浸润麻醉、传导麻醉、腰椎麻醉及硬膜外麻醉，偶可引起过敏反应。当首次因手术或特殊检查需用普鲁卡因时，须做皮肤过敏试验，结果阴性才可使用。

1. 试验液配制　以0.25%普鲁卡因溶液为标准，即每毫升含普鲁卡因2.5mg。具体配制方法应根据普鲁卡因原液浓度而异，如1%的普鲁卡因原液，则取0.25ml加生理盐水至1ml即可；如2%的普鲁卡因原液，则取0.1ml加生理盐水至0.8ml即配成。

2. 试验方法　取0.25%普鲁卡因液0.1ml皮内注射。20分钟后观察，判断试验结果并记录。

3. 试验结果的判断和过敏反应的处理　同青霉素过敏试验法。

（七）细胞色素C过敏试验

细胞色素C是一种细胞呼吸激活剂，常作为组织缺氧治疗的辅助用药，偶见过敏反应发生，用药前须做过敏试验。

1. 试验方法　常用有以下两种。

（1）皮内注射法　取细胞色素C（每支2ml含15mg）0.1ml，加生理盐水稀释至1ml（含细胞色素C 0.75mg），皮内注射0.1ml（含细胞色素C 0.075mg）。20分钟后观察，判断结果。

（2）划痕试验法　前臂掌侧下段内侧，用75%乙醇常规消毒皮肤，取细胞色素C原液1滴，滴于皮肤上，用无菌针头在表皮上划痕两道，长度约为0.5cm，深度以有微量渗血为度，20分钟后判断结果。

2. 试验结果判断　局部发红，直径大于1cm，出现丘疹者为阳性。

3. 过敏反应的处理 同青霉素过敏试验法。

肌内注射标准化患者（SP）模拟训练及护士应对考核评价

操作流程		SP 模拟及考核评价			护士应对及考核评价		
		模拟要点	考核评价		应对要点	考核评价	
			考核要点	评价		考核要点	评价
肌内注射	操作前	告知护士："我很怕疼，不想打！"	在护士解释操作目的的后发问（6分）		能正确地解释操作的目的并能安抚患者紧张焦虑的情绪	注重安抚患者情绪（8分） 如："您好，您不用害怕，我的操作动作很轻稳，也会给您缓慢推药的，您放心！"	
			语气害怕，态度不信任（6分）			回答问题清晰准确（8分） 如："我会给您采用无痛注射技术来减轻疼痛的，其实您感觉到的痛感，多半是药物刺激所致，药液被吸收了，也就好了。"	
			表情担忧（6分）			态度耐心诚恳，取得患者信任（4分）	
		询问护士："针头会不会断在我身体里？"	护士协助患者采取肌内注射体位时发问（6分）		能正确的告知患者操作的注意事项并安抚患者紧张情绪	注重安抚患者情绪（6分） 如："这个您不用担心。"	
			语气紧张（6分）			处理办法准确（8分） 如："操作时，我不会把全部针梗刺入您体内的，这样做就是为了预防断针情况的发生。"	
			表情担忧（6分）			态度耐心温和，体现人文关怀（4分）	
		询问护士："听说有打针导致腿瘸的，那是怎么回事？"	在护士进针时发问（6分）		能准确地回答问题并能安抚患者紧张焦虑的情绪	回答问题准确（8分） 如："请您放心，我是严格按照肌内注射定位法进行的。"	
			有躲闪的动作（6分）			原因解释正确（8分） 如："选择的是肌肉丰厚，远离大血管、大神经的地方，所以是不会发生这种情况的。"	
			态度疑虑（6分）			态度耐心温和，体现人文关怀（4分）	

续表

操作流程		SP模拟及考核评价			护士应对及考核评价		
		模拟要点	考核评价		应对要点	考核评价	
			考核要点	评价		考核要点	评价
肌内注射	操作后	询问护士：“我稍后可以洗澡吗?”	护士交代注意事项时询问（6分）		能准确地回答问题并解释原因，同时能安抚患者疑虑的情绪	回答问题准确（8分）如：“您暂时不要淋浴，以免造成针眼的感染，实在不舒服的话，可以先擦一擦，只要避开针眼周围就行。”	
			表情疑虑（6分）			解释准确（6分）如：“不过请您不要担心，两天后就可以洗澡了。”	
			语气恰当（6分）			态度真诚温和，使患者信赖（4分）	
综合评价		SP	语言表达流利，语气恰当（10分）		护士	动作熟练，注意安全。（8分）	
			表现自然真切，没有表演痕迹（10分）			态度和蔼，沟通有效、充分体现人文关怀，达到舒缓患者紧张焦虑情绪的目的（8分）	
			肢体语言与模拟描述一致（8分）			体现良好的爱伤观念（8分）	
总分		SP			护士		
评价人							

目标检测

一、选择题

【A1型题】

1. 需要加锁、登记、交班的药物是

A. 氨茶碱　　B. 哌替啶　　C. 疫苗

D. 乙醚　　E. 内服药

2. 内服药在药瓶上应贴的标签颜色是

A. 红色　　B. 黄色　　C. 蓝色

D. 黑色　　E. 白色

3. 刺激食欲的健胃药适宜的服药时间是

A. am　　B. pm　　C. ac
D. pc　　E. st

4. 每晚一次的外文缩写是
A. qd　　B. qh　　C. qm
D. qn　　E. qid

5. 药品的保管原则不正确的一项是
A. 内服药、注射药、外用药分类保管
B. 易挥发、潮解的药物，须装瓶内盖紧
C. 抗生素按有效日期先后使用，避免浪费
D. 药柜应放置阳光直射处
E. 患者个人专用的特种药物，应单独存放

6. 不是“三查八对”内容的是
A. 药物的名称　　B. 药物的剂量
C. 药物的使用方法　　D. 药物的化学成分
E. 药物的浓度

7. 执行给药原则中，首要原则是
A. 遵医嘱给药　　B. 给药途径要准确
C. 给药时间要准确　　D. 注意用药不良反应
E. 给药后要注意观察疗效

8. 超声波雾化吸入器产生超声波声能的部件是
A. 超声波发生器　　B. 晶体换能器
C. 透声膜　　D. 雾化罐
E. 水槽

9. 雾化吸入药物的作用不正确的叙述是
A. 庆大霉素可消除呼吸道炎症
B. α－糜蛋白酶可稀化痰液
C. 地塞米松可减轻呼吸道黏膜水肿
D. 氨茶碱可解除支气管痉挛
E. 沙丁胺醇可帮助祛痰

10. 静脉注射部位疼痛、局部肿胀、抽之无回血，考虑原因是
A. 针头阻塞
B. 针头一半在血管内
C. 针头滑出血管外
D. 静脉痉挛
E. 药液黏稠度大

11. 禁忌做青霉素过敏试验的患者是

A. 首次用青霉素

B. 停药 3 天

C. 使用中更换批号

D. 已知患者有青霉素过敏史者

E. 使用中更换药物生产厂家

【A2 型题】

12. 患者注射青霉素过程中，觉头晕、胸闷、面色苍白，脉细弱，血压下降，应立即注射的药物是

A. 盐酸肾上腺素　B. 氢化可的松

C. 异丙嗪　D. 去甲肾上腺素

E. 尼可刹米

13. 患者，女，34 岁。因左足底被铁钉扎伤来院就诊，医嘱：TAT 1500IU 肌内注射。皮试结果：局部红晕直径 > 5cm，硬结 > 2cm，此时应采取的措施是

A. 按常规注射 TAT

B. 将 TAT 稀释分两次注射

C. 按常规注射 TAT 并注射肾上腺素

D. 报告医生，改用其他药物

E. 将 TAT 稀释分 4 次注射

14. 患者，女，28 岁。因紧张，工作压力大，劳累，睡眠不好，上班时出现面色苍白、出冷汗、虚脱而来院就诊。医嘱：50% 葡萄糖 100ml 静脉注射。选择的最佳注射部位是

A. 手背静脉　B. 头静脉　C. 股静脉

D. 小隐静脉　E. 锁骨下静脉

15. 患儿，女性，6 岁。高热，服用布洛芬混悬液退热，护士应指导患儿

A. 应最后服用　B. 服用后需要多饮水

C. 服用后少饮水　D. 饭前服

E. 饭后服

16. 患者，女，23 岁。患肺结核病，在使用链霉素治疗过程中发生过敏性休克，为降低链霉素毒性作用，可选用的药物是

A. 草酸钙　B. 氯化钙　C. 溴化钙

D. 乳酸钙　E. 碳酸钙

【A3 型题】

（17 ~ 18 题共用题干）

患者，男，45 岁。因哮喘发作前来急诊。医嘱：氨茶碱 0.25g 加入 25% 葡萄糖 40ml 静脉推注。

17. 静脉注射时穿刺的角度通常为

A. 15°～30°　B. 45°～90°　C. 30°～40°

D. 40°～50°　E. 50°～60°

18. 在推药过程中发现局部肿胀，抽吸有回血，患者诉疼痛明显，可能的原因是

A. 针头斜面紧贴血管壁

B. 针头堵塞

C. 针头刺入过深，药物注入组织间隙

D. 针头穿透血管壁

E. 针头斜面一半在血管外

（19～20 题共用题干）

患者，34 岁。颅脑损伤后昏迷 1 周，现体温 39.8℃。医嘱：复方氨基比林 2ml 肌内注射，st。

19. 护士选择股外侧肌作为注射部位，正确的注射范围是

A. 大腿内侧，膝关节以上 10cm

B. 髋关节以下，膝关节以上的大腿外侧

C. 髋关节以下 10cm，膝关节以上 10cm 的大腿外侧

D. 大腿外侧，膝关节以上

E. 髋关节以下 10cm，膝关节以上 10cm 大腿内侧

20. 肌内注射时，进针深度为

A. 针头斜面都进入　B. 针梗的 1/4～1/3

C. 针梗的 1/3～1/2　D. 针梗的 1/2～2/3

E. 全部针梗

二、思考题

1. 患者，男，20 岁。因发热、咳嗽、咽喉肿痛 1 天就诊，诊断为上呼吸道感染。给予肌内注射青霉素钠 80 万 U，2 次/日。肌内注射前，护士给患者做青霉素过敏试验。过敏试验 3 分钟后，患者感到头晕、胸闷、气促、畏寒，护士赶到后发现患者口唇发绀、面色苍白、出冷汗，继而意识模糊、呼之不应，血压 50/36mmHg，心率 120 次/分，呼吸 25 次/分。

（1）该患者发生了什么情况？

（2）对该患者应如何进行抢救？

（3）在临床工作中如何预防此种情况的发生？

2. 患者，男，34 岁。在田间劳动时不慎被 4cm 长的生锈铁钉刺破脚掌，来某医院门诊诊治，清创后医嘱：肌内注射破伤风抗毒素 1500IU。皮试结果：硬结直径 2.3cm，有不适感觉。

（1）如何判断试验结果？

（2）如试验结果阳性时如何进行注射？

（3）注射过程中如何观察患者反应？

（袁　元　王书敏）

书网融合……

微课　　本章小结　　思维导图　　自测题

第十八章 静脉输液和输血法

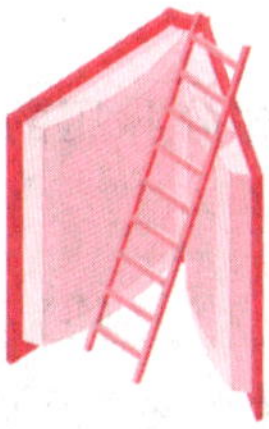

【学习目标】

知识目标

1. **掌握** 静脉输液和输血的目的；静脉输血前的准备工作；静脉输液和输血的注意事项；静脉输液和输血反应的临床表现、预防及护理。

2. **熟悉** 静脉输液常用溶液的种类及作用；常用输液部位；输液速度和时间的计算；常见输液故障的排除方法；静脉输液和输血反应的原因；各种血液制品的种类及适应证。

3. **了解** 静脉输液的原理；血型鉴定及交叉配血试验；输液微粒的来源及防止污染的措施。

技能目标

1. 能正确进行周围静脉输液和密闭式间接静脉输血。

2. 能正确计算输液速度和时间。

3. 能正确判断和处理各种输液故障和输液、输血的反应。

素质目标

1. 具有人文关怀的理念及严谨求实的工作作风，在操作中严格执行查对制度和无菌技术操作原则。

2. 具有初步分析和解决输液输血中存在问题的能力。

3. 在输液输血操作中具备职业防护意识。

岗位情景模拟

情景描述 患者，男，70 岁，因肺炎住院治疗。医嘱给予阿奇霉素 0.5g 加入 5% 葡萄糖液中静脉滴注。

工作任务 1. 请按规范的流程，给患者静脉输液。

2. 1 小时后，护士巡视病房时，发现患者咳嗽、咳粉红色泡沫样痰，呼吸急促、大汗淋漓。请对患者出现的问题采取正确的护理措施。

静脉输液与输血是临床上常用的一种治疗方法。通过静脉输液与输血，可以迅速、有效地补充机体因疾病丧失的体液和电解质，纠正人体水、电解质平衡失调，增加血容量，改善微循环，维持血压。此外，通过静脉输注药物，还可以达到治疗疾病的目的。因此，护士必须熟练掌握有关输液、输血的理论知识和操作技能，以便在治疗疾病、保证患者安全和挽救患者生命过程中发挥积极、有效的作用。

PPT

第一节　静脉输液法

静脉输液治疗是现代药物治疗的重要手段，在治疗某些疾病和挽救患者生命方面具有十分重要的作用。执行静脉输液时，护士的主要职责是遵照医嘱建立静脉通道、监测输液过程以及输液完毕后的处理。同时，还要了解治疗目的、输入药物的种类和作用、预期效果、可能发生的不良反应及处理方法。

一、静脉输液的原理及目的

（一）静脉输液的原理

静脉输液是利用大气压和液体静压形成的输液系统内压高于人体静脉压的原理，将一定量的无菌溶液或药液直接输入静脉的方法。

（二）静脉输液的目的

1. 补充水分及电解质，维持酸碱平衡。常用于脱水、酸碱平衡紊乱者，如剧烈呕吐、腹泻、大手术后。

2. 补充营养，供给热能，促进组织修复。常用于大手术后、慢性消耗性疾病、昏迷、口腔疾病等不能经口进食及胃肠道吸收障碍的患者。

3. 输入药物，治疗疾病。常用于中毒、各种感染、脑及组织水肿，以及各种需经静脉输入药物治疗的患者。

4. 补充血容量，维持血压，改善微循环。常用于严重烧伤、大出血、休克等患者。

二、常用溶液及作用

常用溶液及作用见表 18－1。

表 18－1　常用溶液及作用

种类	作用	举例
晶体溶液	葡萄糖溶液：补充水分和热量	5% 葡萄糖溶液、10% 葡萄糖溶液等
	等渗电解质溶液：补充水分和电解质，维持体液和渗透压平衡	0.9% 氯化钠溶液、复方氯化钠溶液、5% 葡萄糖氯化钠溶液等
	碱性溶液：纠正酸中毒，调节酸碱平衡失调	碳酸氢钠溶液、11.2% 乳酸钠溶液、1.84% 乳酸钠溶液等
	高渗溶液：利尿脱水，降颅压，消水肿	20% 甘露醇、25% 山梨醇、25% ~50% 葡萄糖溶液等

续表

种类	作用	举例
胶体溶液	右旋糖酐溶液：降低血黏度，改善血液循环和组织灌注量，防止血栓的形成	中分子右旋糖酐、低分子右旋糖酐等
	代血浆：扩充血容量	羟乙基淀粉（706 代血浆）、氧化聚明胶、聚乙烯吡咯酮等
	血液制品：提高胶体渗透压，扩充血容量，补充抗体和蛋白质	血浆蛋白、5% 白蛋白等
静脉高营养液	补充蛋白质、维生素和矿物质，提供热量	复方氨基酸、脂肪酸、脂肪乳、维生素、矿物质等

三、常用输液部位

输液部位应根据患者的年龄、病情、意识、体位、病程长短、溶液种类、输液时间、静脉情况或即将进行的手术部位等情况来选择。选择时应尽量避开关节处静脉，以光滑粗直、弹性良好的静脉为宜。常用的输液部位包括：

（一）四肢浅静脉

1. 上肢浅静脉　常用手背的浅静脉以及肘部浅静脉（贵要静脉、肘正中静脉、头静脉），手背浅静脉是成人输液时的首选部位，留置针穿刺或采集血标本时多选用前臂静脉或肘部贵要静脉、肘正中静脉、头静脉，经外周中心静脉置管（PICC）则首选贵要静脉。

知识拓展

经外周中心静脉置管（PICC）输液

经外周中心静脉置管（PICC）输液是由周围静脉穿刺置管，并将导管末端置于上腔静脉中下 1/3 或锁骨下静脉进行输液的方法。此法具有适应证广、创伤小、操作简单、保留时间长、并发症少的优点，常用于中、长期的静脉输液或化疗用药等，一般静脉留置导管可在血管内保留 7 天到 1 年。目前临床 PICC 导管大多采用硅胶材质，柔软、有弹性。导管全长可放射显影。常用的 PICC 导管有两种：一种是三向瓣膜式 PICC 导管；另一种是末端开放式 PICC 导管。三向瓣膜式 PICC 导管的三向瓣膜具有减少血液反流、防止空气进入的功能，穿刺成功后，根据患者个体需要进行修剪。末端开放式 PICC 导管可进行中心静脉压的测定，穿刺前，预先根据患者个体需要进行修剪。

2. 下肢浅静脉　常用足背静脉、小隐静脉和大隐静脉。

（二）头皮静脉

适合小儿静脉输液使用。小儿从出生至 3 岁这一时期，头部皮下脂肪少，头皮静脉较为丰富，分支甚多，交错成网，表浅易见，不易滑动，便于固定。小儿选择头皮静脉输液，不影响肢体活动。常用的头皮静脉有颞浅静脉、额静脉、耳后静脉、枕静脉等。

（三）颈外静脉和锁骨下静脉

常用于中心静脉插管。

1. 颈外静脉 颈外静脉是颈部最大的浅静脉，沿胸锁乳突肌浅面斜向下后行，在锁骨中点上方2～5cm处穿颈深筋膜注入锁骨下静脉或静脉角。穿刺部位为下颌角至锁骨上缘中点连线的上1/3。其行径表浅且位置较固定，易于穿刺，但不宜多次穿刺。

2. 锁骨下静脉 锁骨下静脉位于锁骨后下方，自第1肋骨外缘由腋静脉延续而成，向内行于胸锁关节后方与颈内静脉汇合成头臂静脉。锁骨下静脉与附近筋膜结合紧密，位置较固定，管腔较大，可作为静脉穿刺或长期导管输液部位。

四、常用静脉输液技术

按照输入的液体是否与大气相通，可以将静脉输液法划分为密闭式静脉输液法和开放式静脉输液法；按照进入血管通道器材所到达的位置，又可将静脉输液法划分为周围静脉输液法和中心静脉输液法。

开放式静脉输液法是将溶液倒入开放式输液吊瓶内进行静脉输液的方法。此方法的优点是能灵活更换液体种类及数量，并可随时添加药物。然而由于采用开放式静脉输液法时药液易被污染，故目前临床上较少应用。

密闭式静脉输液法是将无菌输液器插入原装密闭输液瓶（袋）中进行静脉输液的方法，因污染机会少，故目前临床上广泛应用。

（一）密闭式周围静脉输液法

【目的】

同静脉输液的目的。

【操作程序】

1. 评估

（1）患者病情、意识状态、心理反应、合作程度

（2）患者心肺和肝肾功能、穿刺部位的皮肤情况、静脉状况、患者的用药史等。

2. 计划

（1）护士准备　衣帽整洁，洗手，修剪指甲，戴口罩。

（2）患者准备　了解静脉输液的目的、方法、注意事项及配合要点，输液前排空大小便、取舒适卧位。

（3）用物准备

1）治疗盘内备　注射盘一套、弯盘、药物及液体（按医嘱备）、注射器及针头、输液贴、止血带、胶布、治疗巾、小垫枕、砂轮、开瓶器、输液卡、输液器一套；静

脉留置针输液法需要另备静脉输液留置针一套、透明敷贴、封管液（稀释的肝素液）。

2）治疗盘外备　洗手液、生活垃圾桶、医疗垃圾桶、输液架、锐器收集盒、剪刀，按需要备小夹板、棉垫、输液泵、患者手腕带。

（4）环境准备　环境安静、舒适、整洁、安全。

3. 实施

（1）密闭式周围静脉输液法　见表 18－2。

表 18－2　密闭式周围静脉输液法

操作步骤	操作说明
核对检查	洗手、戴口罩，核对医嘱和输液卡
准备药液	核对药液名称、浓度、剂量、有效期，检查药物质量
消毒加药	填写瓶签，倒贴在输液瓶上，开启瓶盖，常规消毒，加药
备输液器	检查输液器的包装、有效期、质量，关闭调节器，将输液器插头插入瓶塞至针头根部
核对解释	备齐用物，核对患者床号、姓名、腕带，解释目的，洗手
初次排气	再次核对药物无误后，关闭调节器，旋紧头皮针，将药瓶（袋）倒挂于输液架上，将墨菲滴管倒置，打开调节器，待滴管内液面达 1/2～2/3 满时，再迅速转正滴管，使液体缓慢下降，当液体流入头皮针管内即可关闭调节器（图 18－1），将输液管妥善放置，备好输液贴或胶布
选择血管	将包有治疗巾的小垫枕置于穿刺肢体下，在穿刺点上方 6～8cm 处扎止血带，选择穿刺血管，松开止血带
消毒皮肤	常规消毒皮肤，消毒范围大于 5cm
再核扎带	核对患者床号、姓名、腕带，所用药液的名称、浓度、剂量及给药时间和给药方法。再次扎止血带
二次排气	打开调节器，排尽头皮针末端的空气，关闭调节器，确定针头和管内空气排尽后取下护针帽
静脉穿刺	嘱患者握拳，一手固定静脉、一手持针柄，使针尖斜面向上并与皮肤呈 15°～30°，从静脉上方或侧方刺入皮下，再沿静脉方向潜行刺入，见回血后再沿血管方向进针少许
三松固定	松开止血带，嘱患者松拳，松开调节器。当液体滴入通畅，患者无不适时，用输液敷贴（或胶布）分别固定针柄、针梗和头皮针下端输液管
调节滴速	根据病情、药液性质和患者年龄调节滴速。一般情况下，儿童 20～40 滴/分，成年人 40～60 滴/分
再次核对	再次核对患者床号、姓名、腕带，所用药液的名称、浓度、剂量及给药时间和给药方法
整理嘱咐	取出止血带、小垫枕与治疗巾，协助患者取舒适卧位，整理用物，置呼叫器于患者方便处，交代嘱咐注意事项
洗手记录	洗手，按要求将输液时间、滴速、患者有无输液反应等记录在输液卡上，护士签名后挂于输液架上
更换液体	持续多瓶（袋）输液时，需要更换液体。常规消毒瓶口或撕去输液瓶塞贴，拔出输液管插入待输溶液瓶中，防止空气进入，调节滴速，保持通畅
输液完毕	再次核对医嘱、输液卡、瓶贴、腕带后，关闭调节器，揭开输液贴，轻压穿刺点上方，快速拔针，局部按压至无出血即可。将头皮针头和输液器插头剪至锐器盒中。协助患者取舒适卧位，整理床单位，清理用物后洗手、记录

（2）静脉留置针输液法　静脉留置针（图 18－2）的外套管光滑柔软，对血管壁

刺激性小，输液时肢体活动不受影响。留置针一般保留 3 ~ 4 天，可有效地减轻反复穿刺给患者带来的痛苦和血管损伤。适用于长期输液，静脉穿刺困难的患者。操作方法见表 18 – 3。

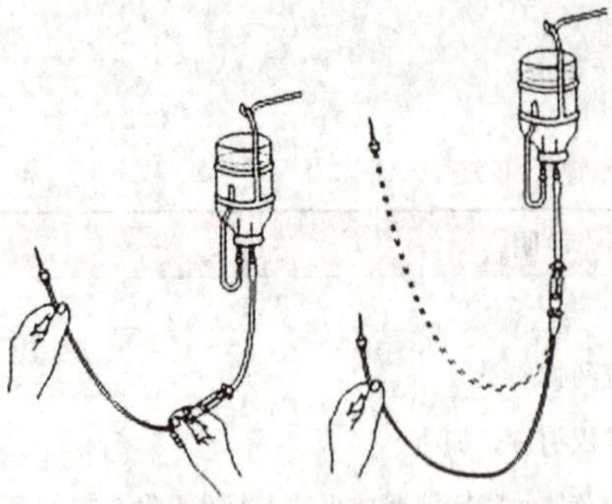

图 18 – 1　静脉输液排气法

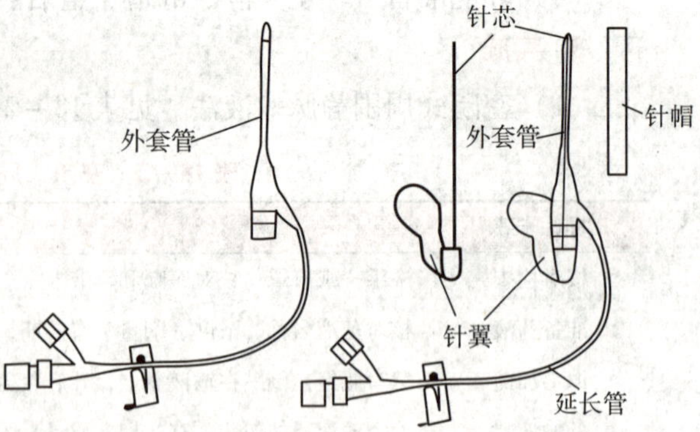

图 18 – 2　静脉留置针

表 18 – 3　静脉留置针输液法

操作步骤	操作说明
准备排气	同头皮针静脉输液法
连接留置针	检查并打开静脉留置针，将肝素帽或可来福接头与留置针的侧管对接，然后再将输液器与肝素帽或可来福接头连接
排尽空气	打开调节器，排尽套管针内的空气，关闭调节器，再将输液管留置针妥善放置
选择血管	将包有治疗巾的小垫枕置于穿刺肢体下方，在穿刺点上方 8 ~ 10cm 处扎止血带，选择穿刺血管，松开止血带
消毒皮肤	常规消毒皮肤，消毒范围大于 5cm，待干，备无菌透明敷贴及胶布，并在透明敷贴上写明日期和时间
再次核对	再次核对患者床号、姓名、腕带，所用药液的名称、浓度、剂量及给药时间和给药方法
旋转套管	取下针套，旋转松动外套管（转动针芯）（图 18 – 3）
二次排气	将留置针内气体排尽，关闭调节器
静脉穿刺	进针：嘱患者握拳，绷紧皮肤，固定静脉，一手持留置针针翼，在血管的上方，使针头与皮肤呈 15° ~ 30° 进针，见回血后压低角度（放平针翼），顺静脉走行再继续进针 0.3 ~ 0.5cm。送针：左手持 Y 接口，右手后撤针芯约 0.5cm，持针座将针芯与外套管一起送入静脉内。撤针芯：左手固定两翼，右手迅速将针芯抽出放于锐器盒中
三松固定	松开止血带，松开调节器，嘱患者松拳。用无菌透明敷贴对留置针管作密闭式固定，用注明置管日期和时间的透明胶布固定三叉接口，再用胶布固定插入肝素帽内的输液器针头及输液管（图 18 – 4）
调节滴速	根据病情、药液性质和患者年龄调节滴速。一般情况下，儿童 20 ~ 40 滴/分，成年人 40 ~ 60 滴/分
再次核对	再次核对患者床号、姓名、腕带，所用药液的名称、浓度、剂量及给药时间和给药方法
整理嘱咐	协助患者取舒适卧位，整理用物，置呼叫器于患者方便处，交代嘱咐注意事项。洗手，记录
输毕封管	输液完毕，拔出输液器针头，常规消毒静脉帽的胶塞，用注射器向静脉帽内注入封管液，边推注边退针，直至针头完全退出为止，确保正压封管

续表

操作步骤	操作说明
再次输液	常规消毒肝素帽胶塞，再将静脉输液针插入肝素帽内进行输液
拔留置针	关闭调节器，去除胶布和无菌敷贴，置无菌棉签于穿刺点上，快速拔针，局部按压至无出血为止
整理记录	协助患者取舒适卧位，整理床单位，清理用物，洗手，记录

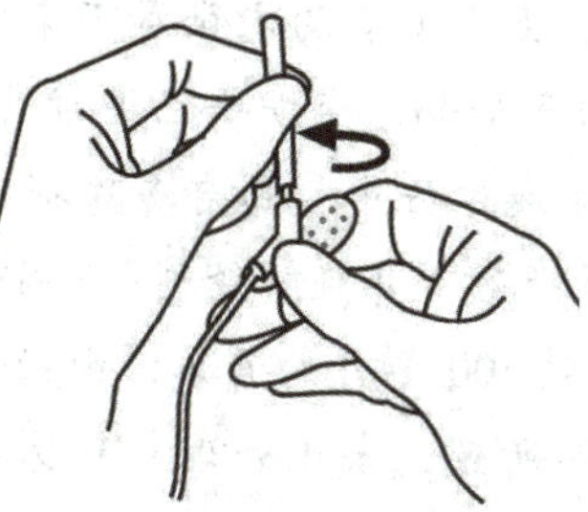

图 18－3 旋转松动外套管

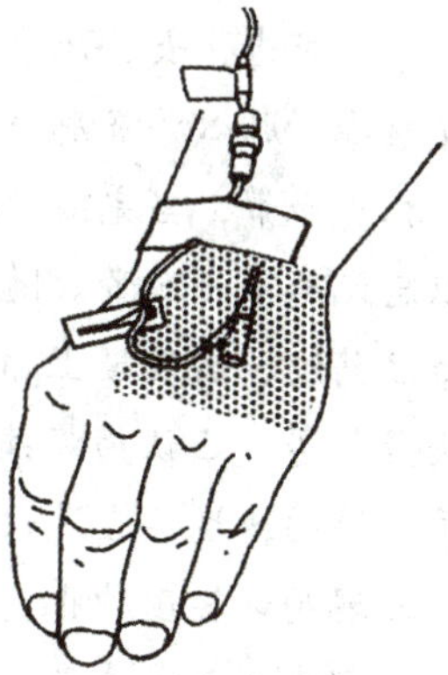

图 18－4 静脉留置针固定法

4. 评价

（1）正确执行无菌技术操作和查对制度。

（2）操作规范，静脉穿刺一次成功，达到治疗的目的。

（3）巡视及时，故障处理正确、有效，无不良反应。

【注意事项】

1. 严格执行无菌操作及查对制度，预防感染及差错事故的发生。

2. 根据病情需要合理安排输液顺序，并根据治疗原则，按急缓及药物半衰期等情况合理分配药物。

3. 对需要长期输液的患者，要注意保护和合理使用静脉，一般从远端小静脉开始穿刺。

4. 输液前要排尽输液管及针头内的空气，药液滴尽前要及时更换输液瓶或拔针，严防造成空气栓塞。

5. 连续输液超过 24 小时者，需每天更换输液器。

6. 严格掌握输液的速度。对有心、肺、肾疾病的患者，老年患者、婴幼儿以及输注高渗、含钾或升压药的患者，要适当减慢输液速度；对严重脱水、心肺功能良好者可适当加快输液速度。

7. 输液过程中要加强巡视，注意观察滴入是否通畅，针头有无脱出、阻塞或移位，输液管有无扭曲、受压，患者有无输液反应。

8. 若采用静脉留置针输液法，要严格掌握留置时间，一般静脉可保留 3～5 天，最好不要超过7天。输液前后均应检查穿刺部位静脉有无红肿，询问患者有无不适，发现异常及时拔除导管，并对局部进行处理。每次输液后，嘱患者按压穿刺部位不要用力过猛，以免引起大量回血。

思政小课堂

止血带引发的事故

案例回顾：患者，女，76岁。咳嗽、憋气及发热2个月入院。初步诊断为慢性支气管炎并发感染，肺心病及肺气肿。入院后由护士甲为其静脉输液。甲在患者右臂肘上3厘米处扎止血带，当完成静脉穿刺固定针头后，由于患者的衣袖滑下来将止血带盖住，所以忘记解下止血带。随后甲要去给自己的孩子喂奶，交护士乙继续完成医嘱。乙先静脉推注药液，然后接上输液管进行补液。在输液过程中，患者多次提出“手臂疼及滴速太慢”等，乙认为疼痛是由于药物刺激静脉所致，并且解释到：“因为病情的原因，静脉点滴的速度不宜过快”。经过6小时，输完500毫升的液体，由护士丙取下输液针头，发现局部轻度肿胀，以为是少量液体外渗所致，未予处理。静脉穿刺9小时后，患者局部疼痛而做热敷，家属发现止血带还扎着。最后经鉴定患者肢体坏死。

案例思考：你从护士身上得到了怎样的警醒？

案例分析：“健康所系，性命相托”，这不是医务人员的一句口号，而是承载了难以估量的分量。“失之毫厘，谬以千里”，护士的工作不允许任何的差错，一个小小的疏忽都可能会给患者带去极大的伤害。而避免差错的先决条件就是护士具备严谨认真的工作态度。护士甲操作完毕之后，应该查看一下自己的用物是否合适。护士乙丙两人，当患者出现不适时，应仔细询问造成不适的原因，而不是依据自己的想法判断患者出现不适的原因。作为一名护士，要养成细心负责的工作态度，才不负“白衣天使”的称号。

（二）开放式静脉输液法

将溶液倒入开放式输液瓶进行输液的方法。适用于急救时和儿科患者。操作时，从无菌包内取出开放式输液瓶，检查输液装置是否完好，关闭调节器，一手持输液器，另一手按照取用无菌溶液法先倒入30～50ml溶液，冲洗输液瓶和输液管，再将无菌药液倒入输液瓶内（图18－5），排气后即可输液。如需加入药物，按无菌操作法打开输液瓶瓶盖放于稳妥处，注射器乳头在距离输液瓶口1cm处注入药液，将药液摇匀后盖好瓶盖，其他同密闭式静脉输液法。

（三）头皮静脉输液法

头皮静脉输液多适用于小儿，因小儿头皮静脉表浅易见，不易滑动，便于固定且不影响肢体活动。常用的头皮静脉有颞浅静脉、额静脉、耳后静脉、枕静脉等（图18－6）。

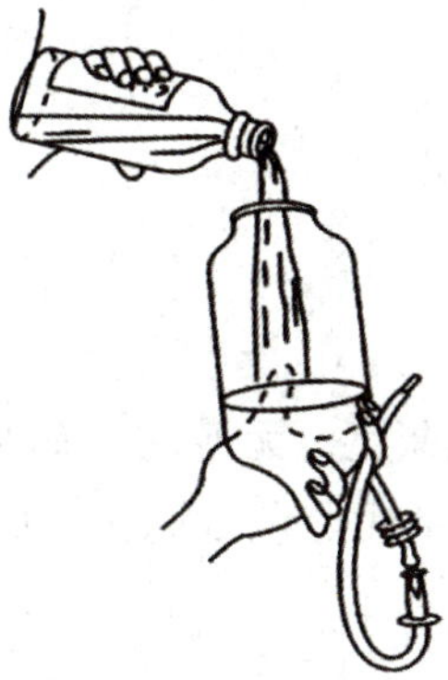

图 18－5　开放式静脉输液法

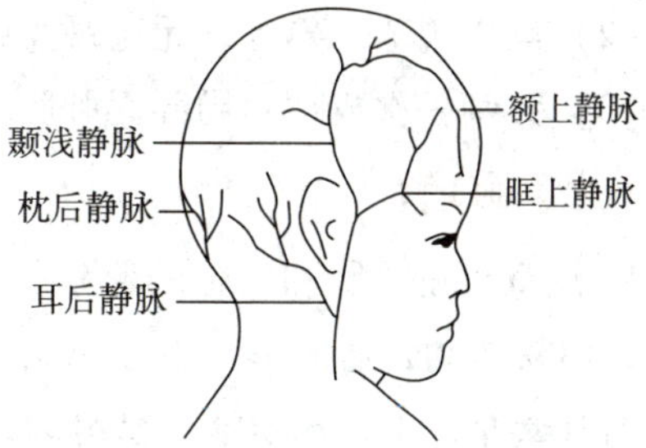

图 18－6　小儿头皮静脉

【目的】

同静脉输液的目的。

【操作程序】

1. 评估

（1）评估病情、意识状态、心理反应、合作程度。

（2）患儿年龄、心理特征、营养状况、头部皮肤和静脉（解剖位置、充盈度、弹性、滑动度）情况。

2. 计划

（1）护士准备　衣帽整洁，洗手，修剪指甲，戴口罩。

（2）患儿准备　患儿排空大小便，取易操作体位，根据需要剃去局部头发。

（3）用物准备　4.5～5.5 号头皮针、备皮刀、75% 乙醇、注射器和无菌生理盐水，余同密闭式静脉输液法。

（4）环境准备　环境整洁、安静、舒适，光线充足。

3. 实施　见表 18－4。

表 18－4　头皮静脉输液法

操作步骤	操作说明
准备排气	同密闭式周围静脉输液法
安置体位	患儿头垫小枕，取仰卧位或侧卧位。助手站于患儿一侧或脚端，固定躯干、肢体和头颈部
选管消毒	操作者站于患儿头端，选择较粗、直的头皮静脉，用 75% 乙醇消毒穿刺部位皮肤
固定穿刺	注射器抽取适量生理盐水，连接头皮针，用左手的拇指、食指分别固定静脉两端的皮肤，右手持针，在静脉的最清晰点，向后移 0.3cm 处平行于静脉进针，见回血平推少许
胶布固定	确定针头在血管内时，用胶布或敷贴固定
调节滴数	分离注射器，连接输液器，待液体滴入通畅后调节滴速。根据患儿的病情、年龄和药液性质调节滴速，一般不超过 20 滴/分
整理记录	将患儿置于舒适卧位，整理用物

4. 评价

（1）护士态度和蔼，沟通有效，患儿主动配合。

（2）操作规范、熟练，无菌观念强，严格查对无差错。

（3）穿刺一次成功，局部无肿胀，未出现输液反应。

【注意事项】

1. 注意头皮静脉和动脉的鉴别。头皮静脉外观呈浅蓝色，无搏动，血管壁薄，易压瘪，不易滑动，血液呈向心方向流动；头皮动脉外观呈浅红色或同正常肤色，有搏动，血管壁厚，不易被压瘪，易滑动，血流呈离心方向。

2. 长期输液的患儿应经常更换输液部位和体位。

3. 操作过程中密切观察危重患儿的面色和一般情况，及时发现病情变化。

（四）密闭式中心静脉输液法

中心静脉穿刺置管输液法包括颈外静脉穿刺置管输液法、锁骨下静脉穿刺置管输液法及外周静脉置入中心静脉导管（PICC）输液法。临床上，前两种密闭式中心静脉输液法的操作多由医生完成，护士的主要职责是术中配合以及插管后的输液及护理，而 PICC 的操作多由临床专科护士完成。

1. 颈外静脉穿刺置管输液法 颈外静脉穿刺置管输液法是选用质软、光滑、无毒、不易老化、对人体刺激性小、能在大静脉内留存时间长的医用中心静脉导管插入静脉内进行输液的方法。

（1）适用范围 需长期输液而周围静脉不易穿刺的患者；长期静脉内滴注高浓度或刺激性强的药物或静脉内高营养治疗的患者；周围循环衰竭需测量中心静脉压的危重患者。

（2）穿刺部位 下颌角和锁骨上缘中点连线的上 1/3 处，颈外静脉外侧缘为穿刺点（图 18－7）。

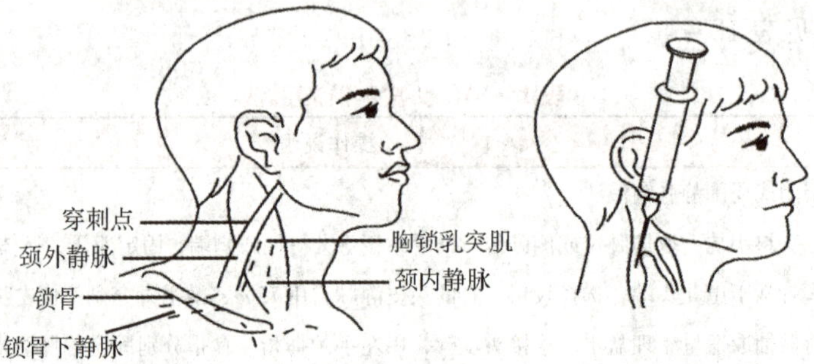

图 18－7 颈外静脉穿刺点示意图

（3）进针角度 穿刺针与皮肤呈 45°进针，进入皮肤后改为 25°沿颈外静脉方向穿刺。

（4）局部护理 每天常规消毒穿刺点与导管，观察局部有无红肿，更换导管外敷料。

2. 锁骨下静脉穿刺置管输液法 锁骨下静脉较粗大，成人的管腔直径可达 2cm，易穿刺，中心静脉导管插入后可保留较长时间。此外，该血管离右心房较近，血量多，输入高渗溶液及化疗药物可很快被稀释，对血管壁的刺激性小。

（1）适用范围 长期不能进食或丢失大量体液，需补充大量高热量、高营养液及电解质的患者；各种原因所致的大出血，需迅速输入大量液体，以纠正血容量不足的患者；长期输入高浓度或强刺激性药物的患者；需紧急放置心内起搏导管或测量中心静脉压的患者。

（2）穿刺部位 胸锁乳突肌外侧缘与锁骨上缘所形成的夹角平分线上，距顶点 0.5～1cm 处（图 18－8）。

（3）进针角度 穿刺针指向胸锁关节，与皮肤呈 30°～40°进针。边进针边抽回血，通过胸锁筋膜有落空感时，继续进针，直至穿刺成功。

（4）局部护理 每日消毒穿刺点及周围皮肤并更换敷料。

3. 经外周中心静脉置管（PICC）输液法 经外周中心静脉置管（PICC）输液法是由周围静脉穿刺置管，并将导管（图 18－9）末端置于上腔静脉中下 1/3 或锁骨下静脉进行输液的方法。此法具有创伤小、操作简单、并发症少、保留时间长（可在血管内保留 7 天至 1 年）等优点。

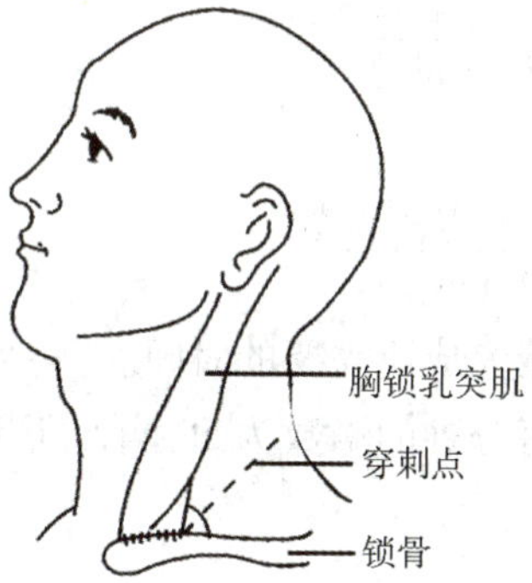

图 18－8 锁骨下静脉穿刺点示意图

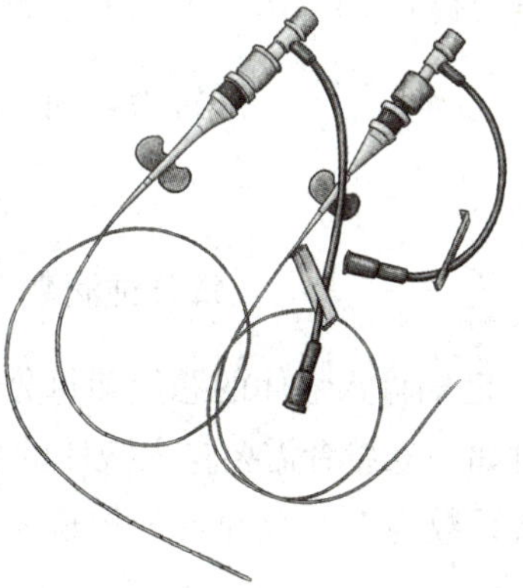
图 18－9 外周中心静脉导管

（1）适用范围 需补充静脉营养液的患者；需输入高浓度或强刺激性药物等特殊静脉输液治疗的患者；外周静脉条件差且需用药的患者。

（2）穿刺部位 首选贵要静脉，其次为肘正中静脉和头静脉。

（3）进针角度 与皮肤呈 15°～30°进针，见回血后立即放低穿刺针以减小穿刺角度，再推进 0.5～1cm，确保导入鞘进入血管。

（4）局部护理 穿刺后第一个 24 小时更换敷料，以后每周更换 1～2 次。

⇄ 知识拓展

植入式静脉输液港简介

植入式静脉输液港（venous port access，VPA）是一种可植入皮下，长期留置在体内的静脉输液装置，主要是由供穿刺的注射座和静脉导管组成，利用手术的方法将导管经皮下穿刺置于人体上腔静脉中，剩余导管及输液港座埋藏在皮下组织，只在患者体表可触摸到一圆形凸起，治疗时从此处定位，将无损伤针经皮垂直穿刺到注射座的储液槽，可用于各种高浓度化疗药物、完全胃肠外营养液的输注及输血、血样的采集。优点是减少反复静脉穿刺的痛苦和难度，防止刺激性药物对外周静脉的损伤，并且患者日常生活不受限制，不需要换药、可以沐浴，保留较长时间（8～10年），注射区大约可穿刺2000次，大大提高了其生活质量。缺点是价格昂贵，且为有创操作，限制了VPA在临床的广泛使用。

五、输液速度和时间的计算

在输液过程中，每毫升溶液的滴数称该输液器的点滴系数，当下临床常用输液器的点滴系数有10、15、20三种，静脉点滴的速度和时间可以按照下列公式计算：

$$\text{输液时间}=\frac{\text{液体总量（ml）}\times\text{点滴系数}}{\text{每分钟滴数}\times 60\text{（min）}}$$

或

$$\text{每分钟滴数}=\frac{\text{液体总量（ml）}\times\text{点滴系数}}{\text{输液时间（min）}}$$

1. 已知输入液体的总量和每分钟滴数，计算输液完成所需要的时间。

例如：某患者需要输入液体的总量为2000ml，每分钟的滴数为50滴，所用输液器的点滴系数为15，将全部液体输完需用多少时间？

$$\text{输液时间}=\frac{2000\text{（ml）}\times 15}{50\times 60\text{（min）}}=10\text{（小时）}$$

2. 已知输入液体的总量和预计输液的时间，计算每分钟的滴数。

例如：某患者需要输入的液体总量为1000ml，预计5h输完，所用输液器的点滴系数为15，请计算每分钟的滴数为多少？

$$\text{每分钟滴数}=\frac{1000\text{（ml）}\times 15}{5\times 60\text{（min）}}=50\text{（滴/分）}$$

六、常见输液故障及排除方法

（一）溶液不滴 微课

1. 针头滑出血管外 液体滴入皮下组织，可见局部肿胀并有疼痛。处理：将针头拔出，另选血管重新穿刺。

2. 针头斜面紧贴血管壁　回抽有回血，局部无反应。处理：调整针头位置或适当变换肢体位置，直到点滴通畅为止。

3. 针头阻塞　一手捏住墨菲滴管端输液管，另一手轻轻挤压靠近针头端的输液管，若感觉有阻力，松手又无回血，则表示针头可能已阻塞。处理：更换针头，重新选择静脉穿刺。切忌强行挤压导管或用溶液冲注针头，以免凝血块进入静脉造成栓塞。

4. 压力过低　由于输液瓶位置过低、患者肢体抬举过高、患者周围循环不良所致。处理：适当抬高输液瓶或放低肢体位置。

5. 静脉痉挛　由于穿刺肢体暴露在冷的环境中时间过长或输入的液体温度过低所致。处理：局部进行热敷以缓解痉挛。

（二）墨菲滴管液面过高

当墨菲滴管液面过高时，可将输液瓶取下，倾斜输液瓶，使插入瓶内的针头露出液面，待滴管内液体缓缓下流至露出液面，再将输液瓶挂回输液架上即可。

（三）墨菲滴管内液面过低

当墨菲滴管液面过低时，可先用一手捏紧滴管下端的输液管，用另一手挤压滴管，迫使输液瓶内的液体下流至滴管内，当液面升至所需高度时（一般为滴管的1/2～2/3），停止挤压，松开滴管下端的输液管即可。

（四）墨菲滴管内液面自行下降

输液过程中，如果墨菲滴管内的液面自行下降，应检查滴管上端输液管与滴管的衔接是否松动、滴管有无漏气或裂隙，必要时更换输液器。

七、常见输液反应及护理

（一）发热反应

发热反应是输液过程中最常见的一种反应。

1. 原因　因输入致热物质引起。多由于用物清洁灭菌不彻底，输入的溶液或药物制品不纯、消毒保存不良，输液器消毒不严或被污染，输液过程中未能严格执行无菌操作所致。

2. 临床表现　多发生于输液后数分钟至1小时。患者表现为发冷、寒战、发热。轻者体温在38°C左右，停止输液后数小时内可自行恢复正常；严重者初起寒战，继之高热，体温可达40°C以上，并伴有头痛、恶心、呕吐、脉速等全身症状。

3. 预防　输液前认真检查药液的质量，输液用具的包装及灭菌日期、有效期，严格无菌操作。

4. 护理

（1）发热反应轻者应立即减慢输液速度或停止输液，并及时通知医生，注意保暖。

（2）发热严重者应停止输液，保留剩余的溶液和输液器，必要时送检做细菌培养，查找原因。

（3）高热患者应给予物理降温，密切观察生命体征，必要时遵医嘱给予抗过敏药物或激素治疗。

（二）循环负荷过重反应（急性肺水肿）

1. 原因

（1）由于输液速度过快，短时间内输入过多液体，使循环血容量急剧增加，心脏负荷过重引起。

（2）患者原有心肺功能不良，尤多见于急性左心功能不全者。

2. 临床表现 患者突然出现呼吸困难、胸闷、咳嗽、咯粉红色泡沫样痰，严重时痰液可从口、鼻腔涌出。听诊肺部布满湿啰音，心率快且节律不齐。

3. 预防 输液过程中，密切观察患者情况，注意控制输液的速度和输液量，尤其对老年人、儿童及心肺功能不全的患者更需慎重。

4. 护理

（1）出现上述症状，应立即停止输液并迅速通知医生，进行紧急处理。如果病情允许，可协助患者取端坐位，双腿下垂，以减少下肢静脉回流，减轻心脏负担。同时安慰患者以减轻其紧张心理。

（2）给予高流量氧气吸入，一般氧流量为6～8L/min，同时，湿化瓶内加入20%～30%的乙醇溶液，以减低肺泡内泡沫表面张力，使泡沫破裂消散，改善气体交换，减轻缺氧症状。

（3）遵医嘱给予镇静、平喘、强心、利尿和扩血管药物，以稳定患者紧张情绪，扩张周围血管，减少回心血量，减轻心脏负荷。

（4）必要时进行四肢轮扎。用橡胶止血带或血压计袖带适当加压四肢，以阻断静脉血流，但要确保动脉血仍可通过。每5～10分钟轮流放松一侧肢体上的止血带，可有效地减少回心血量，待症状缓解后，逐渐解除止血带。

（三）静脉炎

1. 原因 主要原因是长期输注高浓度、刺激性较强的药液，或静脉内放置刺激性较强的塑料导管时间过长，引起局部静脉壁发生化学炎性反应。也可由于在输液过程中未能严格执行无菌操作，导致局部静脉感染。

2. 临床表现 沿静脉走向出现条索状红线，局部组织发红、肿胀、灼热、疼痛，有时伴有畏寒、发热等全身症状。

3. 预防 严格执行无菌技术操作，对血管壁有刺激性的药物应充分稀释后再应用，放慢点滴速度，并防止药液漏出血管外。同时，有计划地更换输液部位以保护静脉。

4. 护理

（1）停止在此部位静脉输液，并将患肢抬高、制动。局部用50%硫酸镁或95%乙醇溶液行湿热敷，每日2次，每次20分钟。

（2）超短波理疗，每日 1 次，每次 15 ~20 分钟。

（3）中药治疗，将如意金黄散加醋调成糊状，局部外敷，每日 2 次，具有清热、止痛、消肿的作用。

（4）如合并感染，遵医嘱给予抗生素治疗。

（四）空气栓塞

1. 原因 输液导管内空气未排尽；导管连接不紧，有漏气；拔出较粗的、近胸腔的深静脉导管后，穿刺点封闭不严密；加压输液、输血时无人守护；液体输完未及时更换药液或拔针，均有发生空气栓塞的危险。

进入静脉的空气，随血流首先被带到右心房，然后进入右心室。如空气量少，则随血液被右心室压入肺动脉并分散到肺小动脉内，最后经毛细血管吸收，因而损害较小。如空气量大，空气进入右心室后阻塞在肺动脉入口（图 18 –10），使右心室内的血液（静脉血）不能进入肺动脉，因而从机体组织回流的静脉血不能在肺内进行气体交换，引起机体严重缺氧而死亡。

2. 临床表现 患者感到胸部异常不适或有胸骨后疼痛，随即发生呼吸困难和严重发绀，并伴有濒死感。听诊心前区可闻及响亮的、持续的“水泡声”。心电图呈现心肌缺血和急性肺心病的改变。

3. 预防

（1）输液前认真检查输液器的质量，排尽输液导管内的空气。

（2）输液过程中加强巡视，及时添加药液或更换输液瓶。输液完毕及时拔针。加压输液时应安排专人在旁守护。

（3）拔出较粗的、近胸腔的深静脉导管后，必须立即严密封闭穿刺点。

4. 护理

（1）如出现上述临床表现，应立即将患者置于左侧卧位和头低足高位。该体位有助于气体浮向右心室尖部，避免阻塞肺动脉入口（图 18 –11）。随着心脏的舒缩，空气被血液打成泡沫，分次小量进入肺动脉内，最后逐渐被肺泡吸收。

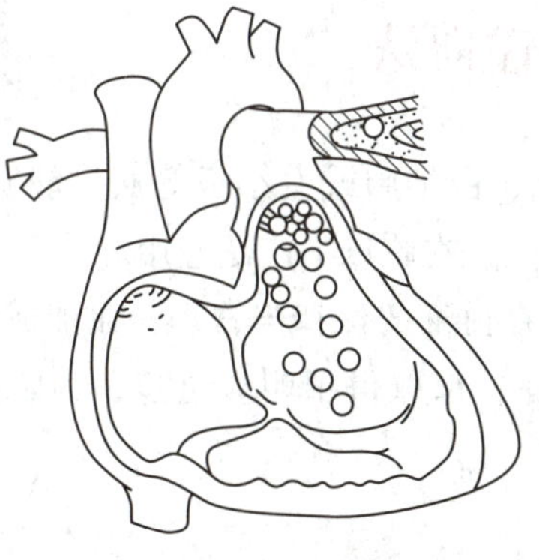

图 18 –10 空气在右心室内阻塞肺动脉口

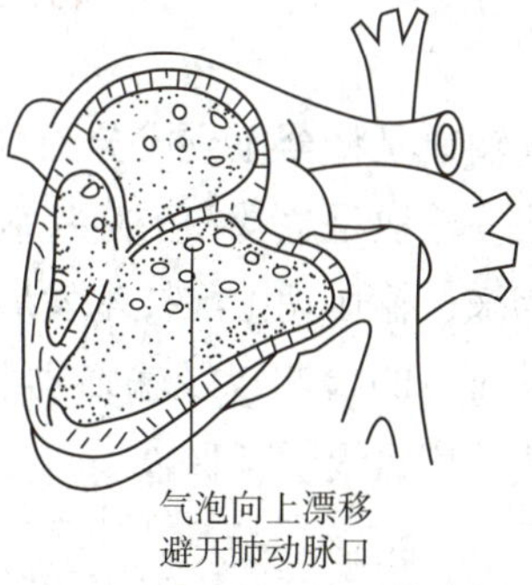

图 18 –11 患者置于左侧头低足高位，使气泡避开

（2）给予高流量氧气吸入，以提高患者的血氧浓度，纠正缺氧状态。

（3）有条件时可使用中心静脉导管抽出空气。

（4）严密观察患者病情变化，如有异常及时对症处理。

八、输液微粒污染

输液微粒是指输入液体中的非代谢性颗粒杂质，其直径一般为1～15μm，少数较大的输液微粒直径可达50～300μm。输入溶液中微粒的多少决定着液体的透明度，因此，可由此判断液体的质量。输液微粒污染是指在输液过程中，将输液微粒带入人体，对人体造成严重危害的过程。

（一）临床常见的输液微粒

临床常见的输液微粒有玻璃屑微粒、橡胶微粒、塑料微粒、活性炭微粒、尘埃微粒、滑石粉微粒、胶体微粒、脂肪栓微粒、药物结晶体微粒等。

（二）输液微粒污染的危害

输液微粒污染对机体的危害主要取决于微粒的大小、形状、化学性质以及微粒堵塞血管的部位、血流阻断的程度及人体对微粒的反应等。肺、脑、肝及肾脏等是最容易被微粒损害的部位。输液微粒污染对机体的危害主要有：血管栓塞、静脉炎、肺内肉芽肿、血小板减少和过敏反应等。

（三）防止和消除微粒污染的措施

1. 采用密闭式一次性医用输液器以减少污染机会。

2. 输液前认真检查液体的质量，注意其透明度、有效期以及溶液瓶有无裂痕、瓶盖有无松动、瓶签字迹是否清晰等。

3. 净化治疗室和病房空气，创造洁净的配液和输液环境。

4. 在通气针头或通气管内放置空气过滤器，防止空气中的微粒进入液体中。

5. 严格执行无菌技术操作，遵守操作规程。药液应现用现配，避免污染。

第二节　静脉输血法

PPT

静脉输血是将全血或成分血如血浆、红细胞、白细胞或血小板等通过静脉输入体内的方法。输血是急救和治疗疾病的重要措施之一，在临床上广泛应用。

近年来，输血理论与技术发展迅速，无论是在血液的保存与管理、血液成分分离，还是在献血员的检测以及输血器材的改进等方面，都取得了明显进步，为临床安全、有效、节约用血提供了保障。

一、静脉输血的目的及原则

（一）输血的目的

1. 补充血容量 增加有效循环血量，改善心肌功能，提升血压，增加心排出量，促进血液循环。用于失血、失液引起的血容量减少或休克患者。

2. 补充血红蛋白 增加血红蛋白含量，促进携氧功能，纠正贫血。用于血液系统疾病引起的严重贫血和某些慢性消耗性疾病的患者。

3. 补充血浆蛋白 增加蛋白质，改善营养状态，维持血浆胶体渗透压，减少组织渗出和水肿，保持有效循环血量。用于低蛋白血症以及大出血、大手术的患者。

4. 补充各种凝血因子和血小板 改善凝血功能，有助于止血。用于凝血功能障碍（如血友病）及大出血的患者。

5. 补充抗体、补体等血液成分 增强机体免疫力，提高机体抗感染的能力。用于严重感染的患者。

6. 排除有害物质 改善组织器官的缺氧状况，用于一氧化碳、苯酚等化学物质中毒。因为上述物质中毒时，血红蛋白失去了运氧能力或不能释放氧气以供机体组织利用，通过换血疗法可以把不能释放氧气的红细胞换出。此外，溶血性输血反应及重症新生儿溶血病时，可采用换血疗法。

（二）静脉输血的原则

1. 输血前必须做血型鉴定及交叉配血试验。

2. 提倡成分输血 成分血一血多用，节约血源，且不良反应少，是目前临床上常用的输血类型。

3. 同型血输注 无论输全血还是成分血，均应选用同型血输注。但在紧急情况下，如无同型血，可选用 O 型血输给患者。AB 型血的患者除可接受 O 型血外，还可以接受其他异型血型的血（A 型血和 B 型血），但要求直接交叉配血试验阴性（不凝集），而间接交叉试验可以阳性（凝集）。因为输入的量少，输入的血清中的抗体可被受血者体内大量的血浆稀释，而不足以引起受血者的红细胞的凝集，故不出现反应。在这种特殊情况下，必须一次输入少量血，一般最多不超过 400ml，且要放慢输入速度。

4. 患者如果需要再次输血，则必须重新做交叉配血试验，以排除机体已产生抗体的情况。

（三）血型鉴定和交叉配血实验

为了避免输入不相容的红细胞，献血者与受血者之间必须进行血型鉴定和交叉配血试验。血型鉴定主要是鉴定 ABO 血型和 Rh 因子，交叉配血试验是检验其他次要的抗原与其相应抗体的反应情况。

1. 血型系统 血型通常是指红细胞膜上特异性抗原的类型。若将血型不相容的两个人的血液滴加在载玻片上并使之混合，则红细胞可凝集成簇，这个现象称为红细胞凝集。根据红细胞所含的凝集原不同，可把人的血型分成若干类型。与临床关系最密切的是 ABO 血型系统和 Rh 血型系统。

（1）ABO 血型系统　人的红细胞内含有 A、B 两种类型的凝集原，根据红细胞内所含凝集原的不同，将人的血液分为 A、B、AB、O 四型。不同血型的人血清中含有不同的抗体，但不会含有与自身红细胞抗原相应的抗体（表 18－5）。

表 18－5　ABO 血型系统

血型	红细胞膜上的抗原（凝集原）	血清中的抗体（凝集素）
A	A	抗 B
B	B	抗 A
AB	A＋B	无
O	无	抗 A＋抗 B

（2）Rh 血型系统　在我国各族人群中，汉族和其他大部分民族的人 Rh 阳性者约为 99%，Rh 阴性者仅占 1% 左右。在有些少数民族的人群中，Rh 阴性者较多。与 ABO 血型系统不同，人的血清中不存在 Rh 的天然抗体，只有当 Rh 阴性者在接受 Rh 阳性者的血液后，才会通过体液免疫产生抗 Rh 的免疫性抗体，通常于输血后 2～4 个月血清中抗 Rh 的抗体水平达到高峰。

2. 血型鉴定

（1）ABO 血型鉴定　通常是采用已知的抗 A、抗 B 血清来检测红细胞的抗原并确定血型。

（2）Rh 血型鉴定　主要用抗 D 血清来鉴定。

3. 交叉配血试验　为了确保输血安全，输血前除做血型鉴定外，还必须做交叉配血。交叉配血试验包括直接交叉配血试验和间接交叉配血试验。

（1）直接交叉配血试验　用受血者血清和供血者红细胞进行配合试验，检查受血者血清中有无破坏供血者红细胞的抗体。

（2）间接交叉配血试验　用供血者血清和受血者红细胞进行配合试验，检查供血者血清中有无破坏受血者红细胞的抗体。

如果直接交叉和间接交叉试验结果都没有凝集反应，即交叉配血试验阴性，为配血相合，方可进行输血。

二、血液制品的种类

（一）全血

全血是指被采集的血液未经过任何加工而全部保存备用的血液。分为库存血和新鲜血。

1. 新鲜血　指在 2～6℃ 环境下，保存一周内的血液。新鲜血保留了血液中原有的各种成分。主要适用于血液病患者。

2. 库存血　指在2～6℃环境下，保存2～3周的血液。库存血的各种成分，随着保存时间的延长，血液中的各种有效成分逐渐被破坏。其中，白细胞、血小板和凝血因子等成分破坏较多。此外，由于红、白细胞逐渐破坏，细胞内钾离子外溢，使血浆钾离子浓度升高，酸性增强。因此，大量输注库存血，可引起高血钾症和酸中毒。主要适用于各种原因引起的大失血。

（二）成分血

1. 血浆　指全血分离所得的液体部分，主要成分是血浆蛋白，无凝集原，不含红细胞。输血时不需做血型鉴定和交叉配血试验，可分为以下四种。

（1）新鲜血浆　含所有凝血因子，用于凝血因子缺乏的患者。

（2）保存血浆　保存血浆除血浆蛋白外，其他成分逐渐破坏，一般可保存6个月。适用于血容量及血浆蛋白较低的患者。

（3）冰冻血浆　在－30℃环境下保存，其有效期为1年，使用前需要在37℃温水中融化，并于6小时内输完。

（4）干燥血浆　是将冰冻血浆置于真空状态下干燥而得，有效期为5年，使用时需加适量的等渗盐水溶解。

2. 红细胞

（1）浓缩红细胞　是将新鲜血液离心或沉淀后除去血浆的剩余部分，仍含有少量血浆。主要适用于血容量正常需补充红细胞的患者。

（2）洗涤红细胞　用生理盐水将红细胞洗涤数次后，再加适量生理盐水制成，含有抗体物质少。主要用于免疫性贫血或器官移植术后患者。

（3）红细胞悬液　提取血浆后的红细胞加入等量的红细胞保养液制成。适用于战地急救及中小手术者使用。

3. 白细胞浓缩悬液　新鲜全血离心后取其白膜层的白细胞制成。于4℃环境下保存，48小时内有效。主要用于粒细胞缺乏伴严重感染的患者。

4. 血小板浓缩悬液　全血离心制成，在22℃环境下保存，24小时内有效。用于血小板减少或功能障碍性出血的患者。

（三）其他血液制品

1. 白蛋白制剂　从血浆中提纯而得，能提高机体血浆蛋白和胶体渗透压，适用于低蛋白血症的患者。

2. 凝血制剂　如凝血酶原复合物、抗血友病因子、浓缩Ⅷ、Ⅺ因子。用于各种凝血因子缺乏的出血性疾病患者。

3. 免疫球蛋白和转移因子　含多种抗体，可增加机体免疫力。

三、常用静脉输血技术

（一）输血前准备

1. 备血　根据医嘱抽取患者血标本，与填写好的输血申请单、配血单一并送往血库，做血型鉴定和交叉配血试验。

2. 取血 根据输血医嘱，护士凭提血单到血库取血。与血库人员共同做好“三查八对”。“三查”即查血液的有效期、血液质量和输血装置是否完好。“八对”即对床号、姓名、住院号、血袋号、血型、交叉配血试验结果、血液种类、剂量，核对无误后，护士在取血单上签全名后方可提血。

库存血必须认真检查质量，正常库存血分为两层，上层血浆呈淡黄色半透明，下层红细胞呈均匀暗红色，两者界限清楚，且无凝块。如血浆呈酱红色混浊或血浆表面有泡沫，血浆与红细胞交界处界限不清，有明显血凝块，说明血液可能变质，不能使用。

3. 取血后 勿剧烈震荡血液，以免红细胞破坏而引起溶血。在室温下放置15～20分钟后再输入，血液不能加温，以免血浆蛋白凝固变性。

4. 核对 输血前需与另一护士两人再次进行核对，确定无误方可输入。

5. 知情同意 输血前，应先取得患者的理解并征得同意，签署知情同意书。

（二）静脉输血法

目前临床均采用密闭式输血法，密闭式输血法有间接静脉输液法和直接静脉输液法两种。

【目的】

同静脉输血目的。

【评估】

1. 评估患者病情、意识状态、心理反应、合作程度。
2. 患者血型、输血史、过敏史、心理状态、穿刺部位的血管情况等。
3. 根据病情、输血量、患者年龄选择静脉并评估穿刺部位皮肤、血管情况。

【计划】

1. 护士准备 衣帽整洁，洗手，戴口罩。

2. 患者准备 了解输血的目的及配合要点；排空大小便；签输血知情同意书。

3. 用物准备

（1）间接静脉输血法　同密闭式输液法用物，将一次性输液器更换成一次性输血器（静脉穿刺的针头为9号针头），另备血制品、生理盐水、一次性手套。

（2）直接静脉输血法　同静脉注射用物，另备50ml注射器及针头数个（根据输血量决定）、3.8%枸橼酸钠溶液（每50ml注射器内抽取5ml备用）、血压计袖带、一次性手套。

4. 环境准备 保持环境安静、整洁、宽敞、明亮。

【实施】

1. 间接静脉输血法 见表18－6。

表 18－6　间接静脉输血法

操作步骤	操作说明
核对解释	备齐用物携至床旁，核对患者床号、姓名、腕带、血型等，解释输血目的、注意事项
建立通路	按静脉输液法建立静脉通路，输注少量生理盐水
摇匀血液	借用手腕的力量轻轻旋转血袋
再次核对	两名护士再次进行三查八对，核对无误后，两名护士签全名
输入血液	戴手套，常规消毒储血袋塑料接口处，将输血器从生理盐水瓶中拔出，插入输血袋接口处，缓慢将输血袋轻挂于输液架上，打开调节器
调节滴速	开始滴速宜慢，15 分钟内不超过 20 滴/分，若无不良反应，根据病情调节滴速，成人 40 ~ 60 滴/分，儿童酌减
再输盐水	输血完毕或需输另一袋血时，需要用生理盐水冲管，直到将输血器内的血液全部输入人体
拔针按压	输血完毕，拔针。因输血针头较粗，拔针后延长按压时间，至无出血
整理记录	整理床单，协助患者取舒适体位。洗手，记录输血的时间、种类、血量、血型、血袋号、输血过程等情况

2. 直接静脉输血法　见表 18－7。

表 18－7　直接静脉输血法

操作步骤	操作说明
准备卧位	供血者和患者分别卧于相邻的两张床上，各露出一侧肢体
核对解释	备齐用物携至患者床旁，认真核对供血者和患者的姓名、腕带、血型及交叉配血试验结果，做好解释工作
抽抗凝剂	用 50ml 注射器抽取适量的抗凝剂
抽取血液	将血压计的袖带缠在供血者的上臂并充气，选择较粗大的静脉穿刺，戴手套，常规消毒穿刺部位的皮肤，用加抗凝剂的注射器抽取供血者的血液
输入血液	操作时需三人合作，一人抽血，一人传递，一人输血。连续抽血时，在更换注射器时不需拔出针头，仅用手指压迫穿刺部位前端静脉，以减少出血
输血完毕	拔出针头用无菌纱布按压穿刺点直至无出血，并用无菌敷贴覆盖穿刺点
整理记录	脱下手套，协助患者取舒适卧位，整理用物。洗手，记录血型、血量、输血时间、有无输血反应等

【评价】

1. 患者理解输血的目的，无不良反应发生。
2. 在配血、取血及输血中严格查对，准确无误。
3. 护士操作流程正确，准确完成输血，无事故发生。

【注意事项】

1. 严格执行无菌技术操作和查对制度，输血前须经两名护士核对无误后方可输血。

2. 采集血标本应根据输血申请单，每次只为一位患者采集，禁止同时采集两位患者的血标本，以避免差错。

3. 血液制品和输血器中禁止加入其他药液，如钙剂、酸性及碱性药物，高渗或低渗液体，以防液体变质。

4. 输血前应先输入生理盐水确定静脉通路畅通后，再输入所需血液；输入两袋以上血液时，两袋之间须输入少量生理盐水；每次输完血后应再输入生理盐水将输血器中的血液完全冲入到输血者体内。

5. 输血过程中，除了严格执行无菌操作外，还需加强巡视，密切观察不良反应，并认真听取患者的主诉，若出现不良反应，须立即停止输血，并及时通知医生正确处理。

6. 严格控制输血速度，尤其是对儿童、年老体弱、心功能不全的患者输血时宜减慢滴速。

7. 输血结束后将血袋妥善保管24小时，以备发生输血反应时检查和分析原因。

四、常见输血反应与护理

（一）发热反应

发热反应是最常见的输血反应。

1. 原因 输血用具、血制品和保养液被致热源污染所致；输血过程中执行无菌操作不严格；多次输血后引起的免疫反应。

2. 临床表现 在输血过程或输血后1～2小时内发生，患者出现畏寒、寒战、高热，体温可上升至38～41℃，伴有全身症状如皮肤潮红、头痛、恶心、呕吐、肌肉酸痛等。发热持续时间不等，轻者持续1～2小时即可缓解，缓解后体温可降至正常。

3. 预防 检查输血器和血液制品，输血过程中严格执行无菌操作，防止致热源污染。

4. 护理

（1）反应轻者减慢输血速度，患者症状可自行缓解。

（2）严重者立即停止输血，给予物理降温并注意保暖，密切观察生命体征。

（3）必要时遵医嘱给予解热镇痛药和抗过敏药。

（4）将输血器、剩余血连同储血袋一并送检。

（二）溶血反应

溶血反应是受血者或供血者的红细胞发生异常破坏或溶解引起的一系列临床症状，是最严重的输血反应。

1. 原因

（1）输入了异型血　供血者和受血者ABO血型不符而造成血管内溶血，反应发生快，一般输入10～15ml血液即可出现症状，后果严重。

（2）输入了变质的血液　输血前红细胞已经被破坏溶解，如血液贮存过久、保存温度过高、血液被剧烈震荡或被细菌污染、血液内加入高渗或低渗溶液或影响pH的药物等，均可导致红细胞破坏溶解。

（3）输入了Rh因子不同的血液　Rh阴性患者首次输入Rh阳性血液时不发生溶血反应，但输入2～3周后体内即可产生Rh因子的抗体，如再次输入Rh阳性的血液，便可发生溶血反应。

2. 临床表现　与溶血反应的程度有关，轻者与发热反应相似，重者在输入10～15ml血液时即可出现症状，死亡率高。通常可将溶血反应的临床表现分为以下三个阶段。

（1）第一阶段　因发生凝聚反应，使红细胞凝集成团，阻塞部分小血管。患者表现为头痛、面色潮红、恶心、呕吐、胸闷、四肢麻木、腰背部剧痛等反应。

（2）第二阶段　凝集的红细胞溶解，致使血红蛋白释放到血浆。患者表现为血红蛋白尿（酱油色尿）和黄疸，伴寒战、高热、呼吸困难、血压下降等症状。

（3）第三阶段　因大量的血红蛋白进入肾小管，遇酸性物质后形成结晶，阻塞肾小管；也可因抗原、抗体发生免疫反应致使肾小管内皮缺血、缺氧坏死脱落，加重肾小管阻塞，造成急性肾衰竭。患者表现为少尿、无尿、管型尿、酸中毒，严重者可致死亡。

3. 预防　输血前认真做好血型鉴定和交叉配血试验，严格执行查对制度，血液采集时防止采集变质的血液。

4. 护理

（1）患者发生溶血反应时，立即停止输血，保留静脉输液通道，通知医生。

（2）给予氧气吸入，并将输血袋内剩余血液和患者的血标本一并送检。

（3）遵医嘱静脉注射5%碳酸氢钠碱化尿液，减少沉淀，避免阻塞肾小管。

（4）用热水袋热敷双侧肾区，封闭双侧腰部，解除肾血管痉挛，从而改善肾脏的血液循环，保护肾脏。

（5）密切观察生命体征和尿量的变化，并做好记录；若发生肾脏功能衰竭时，应进行血液透析；若有休克发生时，应扩充血容量，抗休克治疗。

（三）过敏反应

1. 原因　患者本身为过敏体质，对血液中输入的异体蛋白质易发生过敏反应；供血者的血液含有变态反应性抗体、致敏物质，使患者发生过敏反应；多次输血时，引发患者体内产生过敏性抗体所致。

2. 临床表现　大多数患者发生在输血后期或将结束时。其症状与发生过敏反应的程度有关。轻者输血后仅出现皮肤瘙痒、荨麻疹；中度过敏反应者出现血管神经性水肿，多见颜面部、眼睑和口唇高度水肿；重者发生喉头水肿、支气管痉挛，表现为呼吸困难，双肺可闻及哮鸣音，甚至发生过敏性休克。

3. 预防　为防止过敏反应发生，可在输血前给予口服抗组胺类药物预防；勿选用有过敏史的献血员；献血员在采血前4小时内不吃高蛋白和高脂肪食物，宜用少量清淡饮食或饮糖水。

4. 护理

（1）轻者应密切观察病情，减慢输血速度，遵医嘱给予抗过敏药物。

（2）中、重度者应立即停止输血，遵医嘱对症处理，保持静脉通路。

（3）呼吸困难者给予氧气吸入，严重喉头水肿者可行气管切开。

（4）循环衰竭的给予抗休克治疗，监测生命体征变化。

（四）与大量输血有关的反应

大量输血是指在24小时内输血量大于或等于患者总血容量。常见的与大量输血有关的反应有循环负荷过重、出血倾向及枸橼酸钠中毒等。

1. 循环负荷过重 其原因、症状、护理和预防同静脉输液反应。

2. 出血倾向

（1）原因 长期反复输血或短时间内输入大量库存血，库存血中血小板已基本破坏，使凝血因子减少，引起出血。

（2）临床表现 患者皮肤黏膜瘀斑、牙龈出血，穿刺部位可见大片淤血及手术刀口渗血。

（3）预防 遵医嘱间隔输入新鲜血或血小板悬液，以补充足够的血小板和凝血因子。

（4）护理 应密切观察患者的意识、血压的变化以及注意皮肤黏膜的出血倾向；严格掌握输血量，按照每输入3～5个单位的库存血，则输入1个单位的新鲜血的原则输血。

3. 枸橼酸钠中毒反应

（1）原因 当大量输血时，致使大量的枸橼酸钠进入体内，如果肝功能不良，枸橼酸钠尚不能完全氧化和排出，而与血液中游离的钙结合，导致血钙浓度降低，出现凝血功能障碍、毛细血管张力降低、血管收缩不良和心肌收缩无力。

（2）临床表现 患者手足抽搐、血压下降、心率缓慢、心室纤维颤动，严重者发生心脏骤停。

（3）预防 每输入1000ml库存血应遵医嘱静脉注射10%葡萄糖酸钙10ml，以增加血钙的浓度，防止低血钙的发生。

（4）护理 严密观察患者反应，出现症状及时通知医生紧急处理，根据医嘱给药，配合医生采取治疗。

（五）其他

输血反应还有空气栓塞、细菌污染、体温过低以及因输血而被传染的各种传染病，如梅毒、艾滋病、乙型病毒性肝炎等。因此，要严格把握采血、储血、输血操作的各个环节，以保证患者输血安全。

静脉输液技术标准化患者（SP）模拟训练及护士应对考核评价

<table>
<tr><th colspan="2" rowspan="3">操作流程</th><th colspan="3">SP 模拟及考核评价</th><th colspan="3">护士应对及考核评价</th></tr>
<tr><th rowspan="2">模拟要点</th><th colspan="2">考核评价</th><th rowspan="2">应对要点</th><th colspan="2">考核评价</th></tr>
<tr><th>考核要点</th><th>评价分析</th><th>考核要点</th><th>评价分析</th></tr>
<tr><td rowspan="12">静脉输液</td><td rowspan="3">操作前</td><td rowspan="3">询问护士："我今天输的液体和之前的液体不一样吗？"</td><td>在护士告知要进行静脉输液后发问（4分）</td><td></td><td rowspan="3">能准确地回答问题并能安抚患者紧张焦虑的情绪</td><td>回答问题准确（4分）
如："今天根据您的病情，调整了药物，这次输的是消炎药。"</td><td></td></tr>
<tr><td>语气焦虑（3分）</td><td></td><td>注重安抚患者情绪（3分）
如："不要担心，医生是根据您的病情给您重新调整的医嘱。"</td><td></td></tr>
<tr><td>表情担忧（3分）</td><td></td><td>态度真诚温和，使患者信赖（3分）</td><td></td></tr>
<tr><td rowspan="9">操作中</td><td rowspan="3">告知护士："我昨天输完液体右（左）手皮肤青紫了。"</td><td>护士询问昨天输液情况后告知说明（4分）</td><td></td><td rowspan="3">能给予患者正确的解决方法并安抚患者紧张情绪</td><td>解决方法准确（4分）
如："您先用土豆片敷一下青紫的皮肤，今天我们换另一侧手臂进行输液吧！"</td><td></td></tr>
<tr><td>描述准确（3分）</td><td></td><td>注重安抚患者情绪（3分）如："请不用担心，您放心！"</td><td></td></tr>
<tr><td>表情担忧（3分）</td><td></td><td>态度诚恳，动作轻柔（3分）</td><td></td></tr>
<tr><td rowspan="3">进针前，告知护士"我有一点紧张，手有点冰。"</td><td>进针前告知说明（4分）</td><td></td><td rowspan="3">能给予患者正确的处理办法并安抚患者紧张情绪</td><td>处理办法准确（4分）如："我给您拿一块热毛巾，将您的手臂热敷一会儿。"</td><td></td></tr>
<tr><td>表情痛苦、紧张（3分）</td><td></td><td>注重安抚患者情绪（3分）如："您先不要紧张，放轻松点。"</td><td></td></tr>
<tr><td>担心害怕做回缩动作（3分）</td><td></td><td>态度温和，体现人文关怀（3分）</td><td></td></tr>
<tr><td rowspan="3">进针后，口述："我的手臂特别疼，你看都肿起来了！"</td><td>护士穿刺后，准备固定胶布时（8分）</td><td></td><td rowspan="3">能给予患者正确的处理办法并安抚患者紧张情绪</td><td>处理办法准确（8分）
立即拔出针头，休息片刻后，重新穿刺</td><td></td></tr>
<tr><td>表情痛苦（6分）</td><td></td><td>注重安抚患者情绪（6分）
如："对不起，让您受疼了，您不要紧张，我会很轻柔地先帮您拔针的，您休息一会儿后，我帮您再扎上吧，谢谢您的配合和对我的信任。"</td><td></td></tr>
<tr><td>手臂回缩动作表现真实（6分）</td><td></td><td>爱护患者，动作轻柔（6分）</td><td></td></tr>
</table>

续表

操作流程		SP模拟及考核评价			护士应对及考核评价		
		模拟要点	考核评价		应对要点	考核评价	
			考核要点	评价分析		考核要点	评价分析
拔针	操作后	成功输液后，询问护士："我待会可以一个人去卫生间吗？"	在护士将针头固定好后发问（4分）		能准确地回答问题并解释原因同时能安抚患者紧张的情绪	回答问题准确（4分） 如："您待会要是想上卫生间，就按呼叫器，我扶您去吧！"	
			体现担忧和焦虑（3分）			注重患者情绪（3分） 如："您不要担心，我待会会来帮您的。"	
			表情急切、焦虑（3分）			给予支持（3分） 如："我将呼叫器放在床头了。"	
	操作前	护士告知要拔针时，询问："我今天液体全部输完了吗？"	护士告知要拔针后询问（4分）		能准确地回答问题并解释原因同时能安抚患者紧张的情绪	回答问题准确（4分） 如："您现在已经病情好转，液体就会变得越来越少，今天的液体已经全部输完了！"	
			表情疑虑（3分）			注重安抚患者情绪（3分） 如："请不用担心，您放心！"	
			语气恰当（3分）			态度温和，体现人文关怀（3分）	
	操作中	表现为紧张	护士告知要拔出针头后，表现紧张不适（4分）		能给予患者正确的解决方法并安抚患者紧张情绪	处理办法准确（4分） 如："拔出针头后，不要揉擦针头部位皮肤，只需轻轻按压到不出血就可以了。"	
			表情紧张（3分）			注重安抚患者情绪（3分） 如："请您不要紧张，待会请您像我这样进行按压。"	
			表现真实（3分）			态度真诚温和，使患者信赖（3分）	
	操作后	询问护士："我现在就可以出去转转吗？"	护士拔完针头，整理床单位时告知（4分）		能给予患者正确的解决方法并安抚患者焦虑情绪	处理办法准确（4分） 如："您刚刚输完液体，还不能离开病房，您在床上先休息半小时，如果待会没有什么不适，您就可以出去了！"	
			表情期待（3分）			适时询问（3分） 如："您有什么不适吗？"	
			表现自然（3分）			给予有效支持（3分） 如："如果您有什么不舒服请随时告诉我。"	

续表

操作流程	SP 模拟及考核评价			护士应对及考核评价		
	模拟要点	考核评价		应对要点	考核评价	
		考核要点	评价分析		考核要点	评价分析
综合评价	SP	语言表达流利，询问及时，语气恰当（4分）		护士	应对迅速，及时给出具体的指导，处理方法操作规范，动作熟练，注意安全（4分）	
		表现自然真切，没有表演痕迹（3分）			态度和蔼，沟通有效、充分体现人文关怀，达到舒缓患者紧张焦虑情绪的目的（3分）	
		肢体语言与模拟描述一致，语言表达与表情一致（3分）			体现良好的爱伤观念（3分）	
总分	SP			护士		
评价人						

目标检测

一、选择题

【A1 型题】

1. 对大出血合并休克的患者进行静脉输液，其主要目的是为了
   A. 补充营养
   B. 输入药物，治疗疾病
   C. 纠正水、电解质失调，维持酸碱平衡
   D. 增加血容量，维持血压
   E. 增加血红蛋白，纠正贫血
2. 以下液体为胶体溶液的是
   A. 低分子右旋糖酐　　B. 25% 葡萄糖
   C. 5% 碳酸氢钠　　D. 0.9% 氯化钠
   E. 20% 甘露醇
3. 对于需要静脉输液的成年人，使用头皮针进行静脉穿刺时优先选择的血管是
   A. 足背静脉　　B. 贵要静脉
   C. 桡静脉　　D. 肘正中静脉
   E. 手背静脉网
4. 以下关于静脉输液注意事项，描述错误的是
   A. 根据病情安排输液顺序

B. 注意调节滴速
C. 合理选择静脉，应先从近心端开始
D. 输液前必须排尽输液管及针头内的空气
E. 输注时注意药物配伍禁忌

5. 护士在巡回过程中发现某患者静脉输液发生溶液不滴，该护士首先应采取的措施为
A. 拔针重新穿刺
B. 抬高输液瓶
C. 穿刺部位热敷
D. 观察穿刺部位有无红肿及疼痛
E. 挤压输液管

6. 输液中发热反应的原因多为
A. 输入液体过多
B. 输液速度过快
C. 输入致热物质所致
D. 输液时间过长
E. 输入过多刺激性强的药物

【A2 型题】

7. 患者，男，23 岁。因一氧化碳中毒入院，以下最适合该患者输入的血液制品是
A. 洗涤红细胞
B. 新鲜血浆
C. 红细胞悬液
D. 血小板浓缩液
E. 白血病浓缩悬液

8. 患者，男，75 岁。今日输血时突然出现急性肺水肿，以下护理措施中与减轻心脏负担无关的是
A. 端坐位，双腿下垂
B. 立即停止输液
C. 四肢轮流结扎
D. 给予扩血管药物
E. 给予氧气吸入

9. 患者，男，65 岁。急性脑梗死入院治疗，适宜该患者病情的溶液是
A. 低分子右旋糖酐
B. 706 代血浆
C. 生理盐水
D. 浓缩清蛋白注射液
E. 10% 葡萄糖

10. 患者，女，22 岁。诊断为血友病，今晨在输血过程中突发溶血反应，以下原因不可能的是
A. Rh 血型不合
B. 护士输入血型有误
C. 反复多次输血
D. 血制品保存不当，受细菌污染
E. 血液贮存过久，血细胞大量破坏

11. 儿童患者输液速度一般调节至每分钟
A. 10 ~ 15 滴
B. 20 ~ 40 滴
C. 40 ~ 50 滴
D. 50 ~ 60 滴
E. 60 ~ 70 滴

12. 静脉输液过程中，患者突然出现呼吸困难、气促、咳粉红色泡沫痰的原因是
A. 输入空气栓子　　B. 输入药物浓度过高
C. 输液速度过快　　D. 输入变质液体
E. 输入制热物质

13. 血液病患者最宜输入
A. 库存血　　B. 白蛋白
C. 血浆　　D. 清蛋白
E. 新鲜血液

14. 患者，女，35 岁。失血性休克，快速输入全血 1200ml 以后出现手足抽搐、皮肤黏膜出血、血压下降、心率减慢，该患者可能发生了
A. 过敏反应　　B. 发热反应
C. 枸橼酸钠中毒反应　　D. 溶血反应
E. 心脏负荷过重

【A3 型题】

（15～17 共用题干）

患者，女，25 岁。因宫外孕破裂大出血入院。体检：面色苍白，脉搏 132 次/分，血压 60/40mmHg，急需大量输血。

15. 该患者输血的目的是
A. 补充凝血因子　　B. 增加血红蛋白
C. 补充血容量　　D. 增加清蛋白
E. 增加营养

16. 若患者发生溶血反应，以下处理错误的是
A. 停止输血，报告医生
B. 碱化尿液
C. 双侧腰部封闭，或用热水袋热敷
D. 尿闭者增加饮水量
E. 视需要用升压药

17. 3 天后患者在输液过程中患者胳膊上沿静脉出现条索状红线，局部组织发红、肿胀、灼热、疼痛，应考虑为
A. 急性肺水肿　　B. 过敏反应
C. 静脉炎　　D. 发热反应
E. 空气栓塞

（18～20 共用题干）

患者，女，25 岁。阑尾炎术后第 3 天，体温 36.5℃，伤口无渗血渗液。今晨继续静脉点滴青霉素，半小时后，患者突然寒战、继之高热，体温达 40℃，并伴有头痛、恶心、呕吐等。

18. 根据上述临床表现，判断该患者可能出现了

A. 过敏反应　　B. 空气栓塞

C. 静脉炎　　D. 发热反应

E. 急性肺水肿

19. 发生上述反应的主要原因可能是

A. 溶液中含有致热物质　　B. 溶液温度过低

C. 输液速度过慢　　D. 溶液温度过低

E. 输液速度过快

20. 下列处理措施错误的是

A. 物理降温　　B. 立即停止输液

C. 减慢输液速度　　D. 给予抗过敏药物或激素治疗

E. 保留输液器具和溶液进行检测，以查找原因

二、思考题

1. 患者，女，23 岁。确诊为急性淋巴细胞白血病。医嘱给予浓缩红细胞 1U 输注。在开始输注浓缩红细胞过程中该患者出现了全身皮肤瘙痒伴颈部、前胸出现荨麻疹。

（1）患者发生了什么问题？

（2）如何预防该问题的发生？

（3）针对该患者的情况，护士应采取的护理措施有哪些？

2. 患者，女，80 岁。确诊为急性肺炎。查体：体温 38.8℃，脉搏 100 次/分，呼吸 25 次/分。医嘱给予阿奇霉素 0.5g 加入 5% 葡萄糖液中静脉滴注，50 分钟后，患者突然发生呼吸困难，咳嗽、咳泡沫样痰，主诉胸闷不适。听诊闻及两肺布满湿啰音。

（1）初步判断该患者发生了什么情况？

（2）导致该情况发生的可能原因有哪些？

（3）如何预防该情况的发生？

（4）发生该情况后，护士应采取哪些护理措施？

（王　静　王书敏）

书网融合……

微课　　本章小结　　思维导图　　自测题

第十九章 标本采集

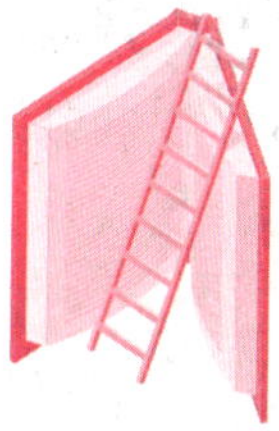

【学习目标】

知识目标

1. **掌握** 标本采集的原则；血、尿、粪、痰、咽拭子等标本的采集方法。

2. **熟悉** 标本采集的注意事项。

3. **了解** 标本采集的目的及意义。

能力目标

1. 能准确规范地采集血、尿、粪、痰、咽拭子等标本。

2. 能正确地指导患者留取尿、粪、痰标本。

素质目标

1. 操作中动作轻柔，具备关心、爱护患者和与患者进行有效沟通的素质。

2. 培养慎独精神和较强的责任意识。

岗位情景模拟

情景描述 某医院夜班护士于清晨6点使用真空抗凝试管采集10例血常规标本后放置在病房，检验科人员于7点半到病房收取标本，化验室早上9点作检查时发现有3位患者的血标本凝血，无法作检查，紧急通知病房重新采集。有2位患者愿意再次采集标本，1位患者拒绝采集，并要求医院就此事给予解释。

工作任务 1. 请分析标本凝血的原因。

2. 按照操作原则及要求完成真空采血器采血。

3. 与患者进行有效沟通，以取得患者同意再次采集血标本。

对患者进行临床诊断和治疗的过程中，需要借助物理、化学和生物学等实验室技术对患者的血液、体液、分泌物、排泄物以及组织细胞等标本进行检验，以获得反映其机体功能状态、病因、病理变化或治疗结果的客观资料，结合患者其他临床资料进行综合分析判断，对协助疾病诊断、观察病情、制定治疗方案和判断预后等均有重要意义。本章主要介绍在临床护理工作中，如何根据不同检验目的正确采集各项标本，为诊断治疗提供可靠的依据。

第一节　标本采集的意义及原则

PPT

一、标本采集的意义

标本采集是指采集患者少许的血液、排泄物（尿、粪）、分泌物（痰、鼻咽部分泌物）、呕吐物、体液（胸水、腹水）和脱落细胞（食管、阴道）等标本，经物理、化学或生物学的实验室技术和方法对其进行检验，以反映机体正常生理现象和病理改变。通过实验室对标本的分析，一方面给临床观察病情、确定诊断、制定治疗方案提供重要依据，同时也为评估患者的健康状况及确定护理诊断提供客观资料。标本的采集技术对临床工作十分重要，其方法正确与否直接关系着检验结果的准确性，从而影响到疾病的诊断与治疗。因此，正确进行标本采集是护士应该掌握的基本知识和基本技能之一。

二、标本采集的原则

（一）遵照医嘱

采集各项标本均应按医嘱执行，操作中有任何疑问护士应认真核实清楚后再执行。

（二）充分准备

采集标本前应充分评估患者的病情、心理反应及合作程度等，明确检验目的、检验项目；根据检验项目选择合适的容器，容器外必须贴上标签，注明患者床号、姓名、性别、科室、住院号、检查目的和送检日期等。

（三）严格查对

采集标本前应认真核对申请项目、患者床号、姓名、病室号、住院号等，采集完毕及送检前均应认真查对，以保证标本采集无误。

（四）正确采集

采集方法、采集量和采集时间要正确。细菌培养标本应在患者使用抗生素前进行采集，如已使用，应在检验单上注明；采集时，严格执行无菌技术操作，标本须放入无菌容器内，不可混入防腐剂、消毒剂及其他药物；培养基应足量，无浑浊、变质，以确保检验结果的准确性。

（五）及时送检

标本采集后应及时送检验科检查，不得放置过久，以免影响检验结果。特殊标本需注明采集时间。

第二节　常用标本采集法

PPT

一、血标本采集法

血液检查是判断体内各种功能及异常变化最重要的指标之一，是临床最常用的检查项目，不仅可以反映血液系统本身的病变，也可为协助诊断疾病、判断患者病情进展程度以及治疗疾病提供依据。

（一）静脉血标本采集法 微课

静脉血标本采集法是采集人体少量静脉血液，用于协助临床诊断疾病，为临床治疗提供依据的护理技术。静脉血标本分为三种，即全血标本、血清标本、血培养标本。

【目的】

1. 全血标本　用于血常规检查、血沉和测定血液中某些物质的含量，如尿素氮、肌酐、尿酸、血氨、血糖等。

2. 血清标本　用于测定血清酶、脂类、电解质、肝功能等。

3. 血培养标本　用于检测血液中的病原菌。

【操作程序】

1. 评估

（1）患者的年龄、病情、意识、治疗及肢体活动情况。

（2）患者对血液标本采集的认知与合作程度。

（3）穿刺部位的皮肤状况、静脉充盈度及管壁弹性状况。

2. 计划

（1）护士准备　衣帽整洁，修剪指甲，洗手，戴口罩，必要时戴手套。

（2）患者准备　采血局部皮肤清洁，患者知晓采血目的及有关的注意事项，并做好相应准备。

（3）用物准备　注射盘、一次性采血针（图19－1）、根据采血量准备注射器、按医嘱备真空采血管（图19－2）或血培养瓶（图19－3）、皮肤消毒液、棉签、弯盘、手套、止血带、小垫枕、治疗巾或避污纸、检验申请单、标签、输液贴、手消毒液、锐器盒等。

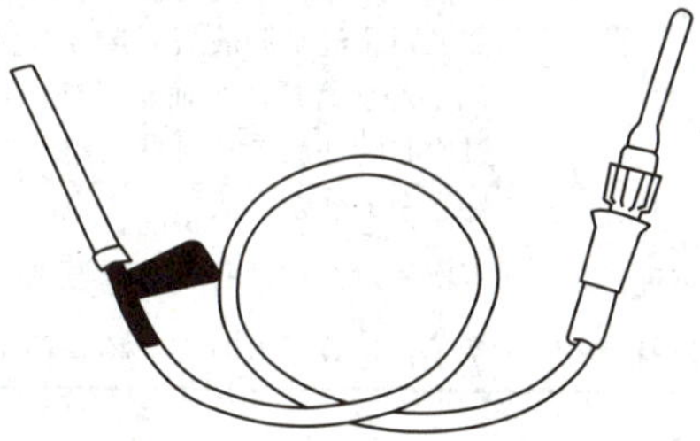

图19－1　采血针

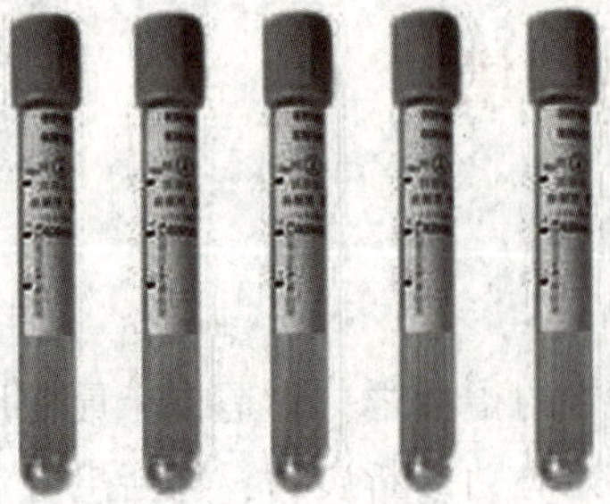

图 19-2 真空采血管

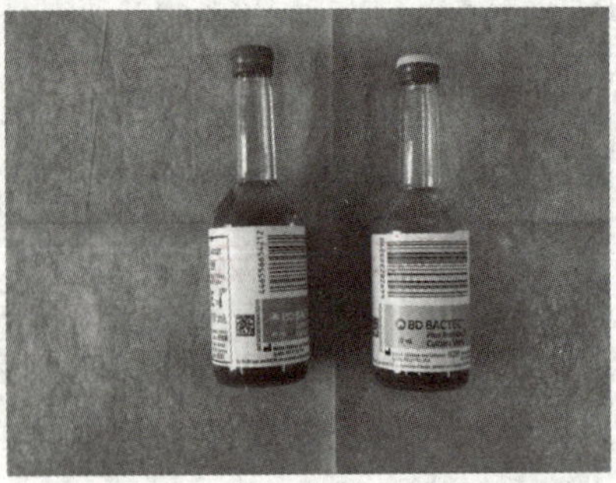

图 19-3 血培养瓶

（4）环境准备 病室清洁、通风、安静、光线充足，必要时用屏风或隔帘遮挡。

3. 实施 见表 19-1。

表 19-1 静脉血标本采集

操作步骤	操作说明
核对准备	核对医嘱及检验申请单，根据采血项目，按照要求在试管外贴好标签或电子条形码
核对解释	备齐用物、携至床旁，核对患者床号、姓名、住院号及腕带，向患者及家属说明静脉采集血标本的目的和过程，以取得合作
标本采集	（1）真空采血法：根据标本类型选择合适的真空采血管，选择合适静脉（常用的静脉为肘正中静脉、头静脉或贵要静脉）；在抽血部位下垫小垫枕、治疗巾或避污纸；在穿刺点上方 6～10cm 处扎止血带，嘱患者握拳，以穿刺点为中心由内向外消毒皮肤；再次核对，打开一次性采血针外包装，按无菌技术操作规程进行穿刺，见回血后，用胶贴固定，按顺序依次插入真空采血管，自动留取至所需血量后，取下真空采血管。当采血即将完毕时，松开止血带，嘱患者松拳，以无菌干棉签轻按穿刺点，迅速拔出针头，嘱患者用三个手指按压穿刺点 1～2min，有出血倾向的患者可增加按压时间 （2）注射器采血法：根据采集血标本的种类准确计算采血量，选择合适的注射器，按无菌技术操作规程进行穿刺，见有回血后抽动活塞抽血至所需血量。采集完成后，取下注射器针头，根据检查目的不同，分别将血标本沿管壁缓慢注入相应的容器内。①血培养标本：先除去血培养瓶瓶盖，常规消毒瓶盖，更换针头后将血液沿铝盖中心部位注入血培养瓶，轻轻摇匀。②全血标本：将血液顺管壁缓慢注入加有抗凝剂的试管内（严禁将泡沫注入），立即轻轻摇动，使血液与抗凝剂混匀，防止血液凝固。③血清标本：将血液顺管壁缓缓注入干燥试管内（无抗凝剂），避免震荡，防止红细胞破裂而造成溶血 （3）经血管通路采血法：外周血管通路仅在置入时可用于采血，短期使用或预期使用时间不超过 48h 的外周导管可专门用于采血，但不能给药。采血后，血管通路要用足够量的生理盐水冲净导管中的残余血液
整理记录	再次核对，按消毒、隔离原则处理用物，协助患者取舒适卧位
及时送检	洗手，记录采血时间、检查种类，签名；将血标本及检验申请单及时送检

4. 评价

（1）患者穿刺部位无出血和血肿。

（2）标本采集方法正确，送检及时。

【注意事项】

1. 严格执行查对制度及无菌技术操作原则。

2. 生化检验的血标本应在患者晨起空腹时采集，此时血液中各种化学成分相对恒定。为确保检验结果准确，应提前告知患者禁食。

3. 根据检验目的计算采血量、选择标本容器和注射器。一般血培养标本采血量需5ml；为提高培养阳性率，亚急性细菌性心内膜炎患者采血量需增至10～15ml。

4. 严禁在输液、输血的肢体或针头处抽取血标本，应在对侧肢体采集，以免影响检验结果。抗凝管及血培养瓶需要轻柔地上下颠倒摇匀数次。

5. 如需同时抽取几项检验标本，一般注入容器的顺序为：血培养瓶→抗凝管→干燥试管，动作应迅速准确。

6. 做血培养时，血培养瓶如有多种，需同时加做霉菌血液培养时，血液注入顺序为厌氧血液培养管→需氧血液培养管→霉菌血液培养管。

7. 采血过程中告知患者勿移动手臂，防止出血。采血后，告知患者正确的按压方法，避免因按压时间、力度不足而出现出血及血肿等。

知识拓展

抽血时试管的选择

1. 枸橼酸钠抗凝管 用于红细胞沉降率的测定。

2. 分离胶－促凝管 用于血生化全套、肝肾功能、甲状腺功能、肿瘤标志物、hCG、甲胎蛋白、血糖、乙肝两对半，早上空腹采血，采血量为4ml，用于急诊生化、血液流变学试验、免疫学试验、红细胞渗透试验等，一般采血3～5ml，抽血后必须颠倒混匀。

3. 血培养管 用于菌血症、败血症等血液感染性疾病。

4. 试管颜色 黄色试管用于肝肾功能、电解质、血脂、免疫、血流变、血液黏稠度、血氨、肿瘤标志物等检查；紫色试管用于血常规、血型、交叉配血等检查；蓝色试管用于凝血功能检查；黑色试管用于血沉检查。

（二）动脉血标本采集法

动脉血标本采集是指通过采集动脉血进行血气分析等的方法。常用部位有股动脉和桡动脉。

【目的】

1. 对正在用氧或呼吸机治疗的患者自动脉抽取动脉血标本作血液气体分析。
2. 了解体内酸碱平衡。
3. 作乳酸和丙酮酸测定等。

【操作程序】

1. 评估

（1）患者用氧情况、穿刺部位皮肤、肢体活动能力及动脉搏动情况。

（2）患者的意识状态，认知及合作程度。

2. 计划

（1）护士准备　衣帽整洁，修剪指甲，洗手，戴口罩，必要时戴手套。

（2）患者准备　患者了解动脉血采集的目的、方法、注意事项及配合要点。

（3）用物准备　注射盘内放皮肤消毒液、棉签、动脉血气针（图19－4）、（或2ml/5ml一次性注射器及适量肝素、无菌软木塞或橡胶塞）、小垫枕、避污纸或治疗巾、无菌手套、检验申请单、标签、手消毒液、锐器盒、弯盘。

（4）环境准备　病室清洁、通风、温湿度适宜、安静、光线充足，根据需要用屏风或隔帘遮挡患者。

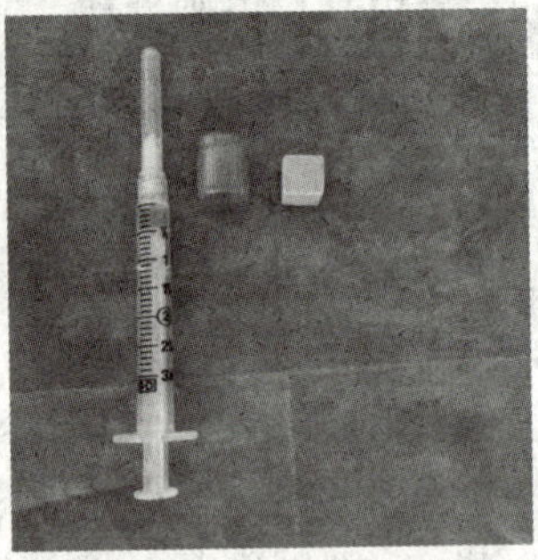

图19－4　动脉血气针

3. 实施　见表19－2。

表19－2　动脉血标本采集法

操作步骤	操作说明
核对准备	核对医嘱及检验申请单，按照要求贴好标签或电子条形码
核对解释	备齐用物、携至床旁，核对患者床号、姓名、住院号及腕带，向患者及家属说明动脉采集血标本的目的和过程，以取得合作
选择动脉	一般选用股动脉或桡动脉或肱动脉（首选桡动脉）。桡动脉穿刺点位于前臂掌侧腕关节上2cm；股动脉穿刺点位于髂前上棘与耻骨结节连线中点。选用股动脉时，协助患者仰卧，下肢稍屈膝外展，可垫沙袋于腹股沟下，以充分显露穿刺部位
标本采集	常规皮肤消毒，以动脉搏动最强点为中心，直径至少8cm；戴无菌手套或常规消毒术者左手示指和中指，待干；再次核对，采血 （1）动脉血气针采血法：手持动脉血气针，拉到预设位置（3ml动脉采血器预设至1.6ml，1ml动脉采血器预设至0.6ml）；左手示、中指稍分开，固定穿刺动脉，右手持血气针，在两指间与动脉走向呈45°或90°进针刺入动脉，见有鲜红色血液，固定血气针，血气针自动抽取所需血量，将无菌干纱布块置于穿刺部位，迅速拔出针头；嘱患者用三个手指按压穿刺部位5～10min。必要时用沙袋压迫止血，有出血倾向的可增加按压时间。将动脉采血器针头垂直插入橡皮针塞中（配套的）；颠倒混匀5次，手搓样品管5秒以保证抗凝剂完全作用；操作过程中观察患者的面色，询问有无不适 （2）普通注射器采血法：2ml或5ml普通注射器应在穿刺前先抽取肝素钠注射液0.5ml，将活塞来回抽动，使内壁涂匀肝素钠注射液，排尽注射器内液体和气体；护士消毒左手的示指和中指后，触摸动脉搏动最明显处绷紧皮肤，固定动脉于两指间；右手持注射器，在两指间与动脉走向呈45°或90°进针，见鲜红色血液涌进注射器，即以右手固定穿刺针，左手抽取血液至所需量，将无菌干纱布块置于穿刺部位，快速拔出针头，嘱患者用三个手指按压穿刺部位5～10min，必要时用沙袋压迫止血，有出血倾向的可增加按压时间。立即将针尖斜面刺入橡皮塞或专用凝胶针帽，以隔绝空气，并轻轻搓动注射器，防止标本凝固
整理记录	再次核对，确定穿刺部位无出血和血肿后，协助患者取舒适卧位；清理用物，按消毒、隔离原则处理用物
及时送检	洗手，记录血标本采集时间、是否吸氧、吸氧浓度；将血标本及检验申请单及时送检

4. 评价

（1）穿刺部位无出血和血肿。

（2）标本采集方法正确，送检及时。

【注意事项】

1. 严格无菌操作，防止感染。
2. 标本应隔绝空气立即送检，避免混入气泡、静脉血。
3. 新生儿宜选择桡动脉穿刺，因为股动脉垂直进针易伤及髋关节。
4. 凝血功能障碍者穿刺后应延长按压时间。
5. 采血过程中告知患者勿移动手臂，防止出血和疼痛；采血后告知患者局部按压至少5～10min，以免出血或形成血肿。

（三）毛细血管采血法

用于血常规检查，常用采血部位为耳垂或手指末梢。采血量较少时一般从手指采血，此法方便操作。耳垂采血疼痛比较轻，操作方便，但由于耳垂血液循环差，受气温影响大，故检验结果不稳定。临床上血常规标本采集由检验人员完成。

思政小课堂

案例回顾： 患者甲，女，74岁。由120送入医院急诊室。查体：血压80/50mmHg，心率123次/分，贫血貌，意识正常，四肢湿冷，诊断为急性上消化道出血致失血性休克。护士根据医嘱抽血查血常规及血型。在抢救该患者前，抢救室收治了另外一名低血糖休克患者乙，也抽血查血常规，但血标本未及时送检。一位低年资护士匆忙之中取错标本，将患者乙的标本标上患者甲的姓名送去检验科。因检验结果与化验单诊断不符，检验师电话询问护士，经查对发现护士送错标本，遂护士给患者重新抽血送检。

案例思考： 在这位小护士身上你得到了怎样的经验教训？

案例分析： 这名低年资护士在操作过程中未严格执行查对制度，导致混淆了甲乙的血标本。虽未发生严重后果，但是风险极大，并给患者带来二次采血的痛苦，延误了患者输血及抢救时间。

作为一名护士，在护理工作中要牢固树立“安全第一”的观念，认真做好护理工作的每一个环节，努力为患者提供一个安全的治疗和休养环境，真正践行“生命之托，重于泰山”的核心价值观。

二、尿标本采集法

尿液是血液经过肾小球滤过，肾小管和集合管重吸收、排泄及分泌产生的终末代谢产物。

尿标本分为以下几种，即常规标本、12h或24h标本及培养标本。

【目的】

尿液检验是临床上最常用的检测项目之一，主要用于泌尿生殖系统、肝胆疾病、代谢性疾病（如糖尿病）及其他系统疾病的诊断和鉴别诊断、治疗监测及健康普查。

1. 常规标本 用于检查尿液的色泽、透明度、细胞、管型、比重、蛋白及尿糖定性等。

2. 尿培养标本 用于尿液细菌学检查或细菌敏感试验，查找致病菌，以协助临床诊断和治疗。

3. 12h 或 24h 标本 用于做尿的定量检查，如钠、钾、氯、17－羟类固醇、17－酮类固醇、肌酸、肌酐、尿糖定量或尿浓缩查结核杆菌等。

【操作程序】

1. 评估

（1）患者的病情、治疗和排尿情况，对女性患者应询问是否处于月经期及会阴部清洁程度。

（2）患者的意识、心理状态、理解能力及合作程度。

2. 计划

（1）护士准备 衣帽整洁，修剪指甲，洗手，戴口罩，必要时戴手套。

（2）患者准备 能理解尿标本采集的目的、方法、注意事项、愿意配合操作。

（3）用物准备 检验申请单、标签、手消毒液。另外根据检验目的准备：

1）尿常规标本 尿标本容器（图 19－5），必要时备尿壶或便盆。

2）尿培养标本 导尿包或中段尿培养消毒包（内含无菌带盖标本瓶、镊子、棉球、无菌导尿管、弯盘、治疗碗等必须品），另备 0.2% 碘伏消毒液、便盆。

3）12h 或 24h 尿标本 3000～5000ml 集尿瓶，尿壶或便盆、防腐剂（表 19－3）。

（4）病室清洁、通风安静、光线充足，根据需要遮挡患者。

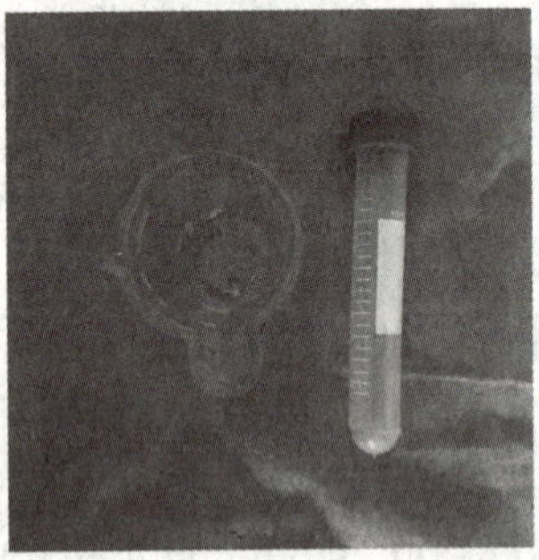

图 19－5 尿标本容器

表 19－3 常用防腐剂的作用、用法及临床应用

名称	作用	用法	用途举例
甲醛	固定尿中有机成分，防腐	每 30ml 尿液加 40% 甲醛液 1 滴（24h 尿中加 40% 甲醛 1～2ml）	艾迪计数
浓盐酸	防止尿中激素被氧化，防腐	24h 尿中共加 5～10ml 浓盐酸	17－酮类固醇 17－羟类固醇
甲苯	防止细菌污染，以保持尿液的化学成分不变	每 100ml 尿液加 0.5%～1% 甲苯 2ml（甲苯应在第一次尿液倒入后再加，使之形成薄膜覆盖于尿液表面，防止细菌污染）	尿蛋白定量、尿糖定量及钠、钾、氯、肌酐、肌酸的定量检验

3. 实施 见表19－4。

表19－4 尿液标本采集法

操作步骤	操作说明
核对准备	核对医嘱及检验申请单，按照要求在容器外贴好标签或电子条形码
核对解释	备齐用物、携至床旁，核对患者床号、姓名、住院号及腕带，向患者及家属说明尿液标本采集的方法和注意事项
标本采集	（1）尿常规标本：对能自理的患者可给予标本容器，嘱其将晨起第一次中断尿液留于容器内送检。除测定尿比重需留尿100ml外，其余检验留尿30～50ml即可；对行动不便的患者可协助将尿留于标本容器；对昏迷和尿潴留患者可通过导尿留取尿标本；留置导尿管的患者，于集尿袋下方引流孔处打开橡胶塞收集尿液 （2）尿培养标本：①留取中断尿法：打开中段尿培养消毒包外包装；清洗会阴并按导尿术消毒外阴部，嘱患者自行排尿，弃去前段尿，用镊子夹住无菌培养瓶，接取中段尿5～10ml，迅速盖紧盖子。②导尿术采集法：按照导尿术插入导尿管将尿液引出，留取尿标本5～10ml （3）12h或24h尿标本：将检验申请单标签或电子条形码贴于集尿瓶上，注明留取尿液的起止时间。采集12h尿标本时，嘱患者于晚7时排空膀胱，将晚7时后至次日晨7时的尿液全部留在集尿瓶内。采集24h尿标本时，嘱患者晨7时排空膀胱后开始留尿，将晨7时至次日晨7时留取的最后一次尿液全部收集于集尿瓶内。根据检验要求，在尿中加防腐剂。检验单上注明12h或24h尿液总量。再次核对
整理记录	用物按消毒隔离原则处理，整理病床单元，协助患者取舒适卧位
及时送检	洗手，记录尿液的颜色、量及尿标本的种类；将尿标本及检验申请单及时送检

4. 评价

（1）标本采集方法正确，标本送检及时。

（2）与患者沟通有效，取得患者主动合作，无尿路感染发生。

【注意事项】

1. 阴道分泌物较多时，先清洗会阴部再收集标本。女性患者月经期间不宜留取尿标本，必要时以导尿法收集。

2. 留取尿培养标本时应严格无菌操作，防止引起尿路感染或标本污染，影响检验结果。

3. 为避免尿液变质，应将集尿瓶置阴凉处并做好交班，督促检查患者正确留取尿标本。

4. 嘱患者尽量留取晨尿标本，即清晨起床后的第一次尿标本；告知女性患者留取尿标本前应清洗、消毒会阴并避开月经期，以免影响检验结果；留取标本时不可混入粪便、白带、精液，还应避免烟灰、便纸等异物混入。

三、粪便标本采集法

粪便标本的采集与检验结果有助于评估患者的消化系统功能，并协助诊断、治疗疾病。根据不同的检验目的，其标本的留取方法不同。

粪便标本分为四种，即常规标本、细菌培养标本、隐血标本和寄生虫或虫卵标本。

【目的】

1. 常规标本 用于检查粪便的形状、颜色及寄生虫等。

2. 培养标本 用于查找粪便中的致病菌。

3. 隐血标本 用于检查粪便内肉眼不能观察到的微量血液。

4. 寄生虫及虫卵标本 用于检查粪便中的寄生虫成虫、幼虫及虫卵计数。

【操作程序】

1. 评估

（1）评估患者意识、心理状况和合作程度。

（2）评估患者病情、临床诊断及排便情况。

2. 计划

（1）护士准备 衣帽整洁，修剪指甲，洗手，戴口罩，必要时戴手套。

（2）患者准备 了解标本采集的目的，知晓配合要点。

（3）用物准备

1）便常规、隐血标本：便标本容器（图 19－6），无菌棉签。

2）便培养标本：无菌培养容器、消毒便盆、粪便培养管、无菌检便匙或无菌长棉签、0.9% 氯化钠注射液。

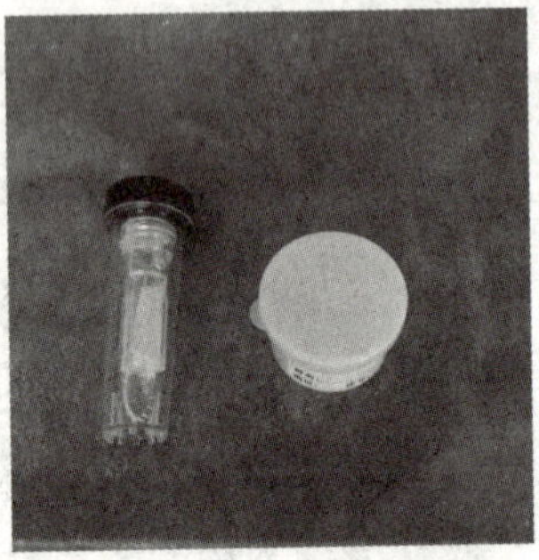

图 19－6 便标本容器

3）寄生虫及虫卵标本：竹签、透明胶带及载玻片。

（4）环境准备 病室清洁、通风、安静、光线充足，酌情关闭门窗或遮挡患者。

3. 实施 见表 19－5。

表 19－5 粪便标本采集法

操作步骤	操作说明
核对准备	核对医嘱和检验申请单，按照要求在容器外贴好标签或电子条形码
核对解释	备齐用物、携至床旁，核对患者床号、姓名、住院号及腕带，向患者及家属说明粪便标本采集的方法及注意事项
标本采集	嘱患者先排空膀胱，再解便于清洁的便盆内 （1）常规标本：用便匙取大便中央部分或带脓血部分约 5g，置于标本容器内 （2）培养标本：指导患者排便于消毒便盆内，用无菌长棉签取带脓血、黏液的粪便 2～5g，放入无菌培养管或无菌培养容器内，盖紧瓶塞。如患者无便意时，可用无菌长棉签蘸 0.9% 氯化钠注射液，通过肛门插入直肠 6～7cm，朝一个方向边旋转边退出棉签，放入无菌培养管中，加盖塞紧 （3）隐血标本：执行隐血试验饮食后按常规方法留取标本（用便匙取中央部分或黏液、脓血部分 2～5g，置于无菌蜡纸盒内） （4）寄生虫及虫卵标本：检查寄生虫体及进行虫卵计数时，应收集 24h 粪便；检查蛲虫时，嘱患者睡觉前或清晨起床前，将透明胶带贴在肛门周围皱襞处粘取，取下后将透明胶带对合或贴在载玻片上送检；服驱虫剂后或做血吸虫孵化检查，应留取全部粪便及时送检；检查阿米巴原虫时，在采集标本前用热水将便盆加温至接近人体的温度，排便后标本连同便盆立即送检
整理记录	撤便盆，用物按消毒隔离原则处理，整理病床单元，协助患者取舒适卧位。
及时送检	洗手，记录粪便的形状、颜色、气味、量；将粪便标本及检验申请单及时送检

4. 评价

（1）标本采集后无污染，标本符合检验标准。

（2）与患者沟通有效，患者配合。

【注意事项】

1. 采集隐血标本时，嘱患者检查前 3 天禁食肉类、动物肝脏、动物血、含铁丰富的药物和食物、绿叶蔬菜等，以免造成假阳性。

2. 稀便或水样便，盛于标本瓶内。

3. 检查阿米巴原虫，在采集标本前 3 天，避免给患者服用钡剂、油质或含金属的泻剂，以免金属制剂影响阿米巴虫卵或胞囊的显露。

4. 告知患者选取含有黏液、脓血等异常部分的粪便，对外观无异常的粪便须从表面、深处等多处取材。

四、痰液标本采集法

痰液是气管、支气管和肺泡所产生的分泌物。痰液的性质、气味、量对疾病的诊断具有重要意义。唾液和鼻咽分泌物虽可混入痰液中，但不属于痰的组成成分。

临床上常用的痰液标本分为常规痰标本、痰培养标本、24h 痰标本 3 种。临床上为协助诊断呼吸系统的某些疾病，如肺部感染、肺结核、肺癌、支气管哮喘等，常采集痰标本做细胞、细菌、寄生虫等检查，并观察其颜色、性质、气味和量，协助诊断。

【目的】

1. 常规痰标本 用于检查痰的一般性状，涂片查细胞、细菌等，协助诊断某些呼吸系统疾病。

2. 痰培养标本 检查痰液中的致病菌，以确定病菌类型或作药敏试验。

3. 24h 痰标本 用于检查 24h 排痰量性状以协助诊断。

【操作程序】

1. 评估

（1）评估患者能否自主咳痰、是否有气管插管或气管切开。

（2）评估患者的病情、年龄、意识状态、心理状况和合作程度。

2. 计划

（1）护士准备 衣帽整洁，修剪指甲，洗手，戴口罩。

（2）患者准备 明确收集痰液的目的、方法、注意事项、配合要点、漱口。

（3）用物准备 检验单、手消毒液。根据不同的检验目的另备：

1）常规检查 痰盒（图 19－7）。

2）24h 痰标本 广口集痰瓶。

3）痰培养标本 无菌痰盒、漱口容液（朵贝尔溶液、冷开水）。

4）无法咳痰或不合作者　备一次性集痰器（图 19－8）、吸痰用物、生理盐水、手套。

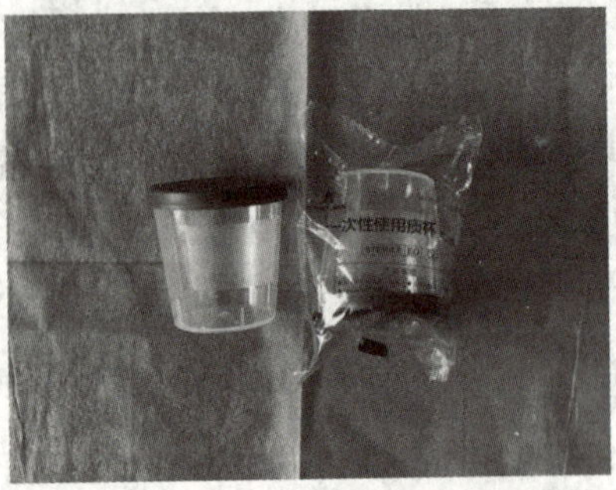

图 19－7　痰盒

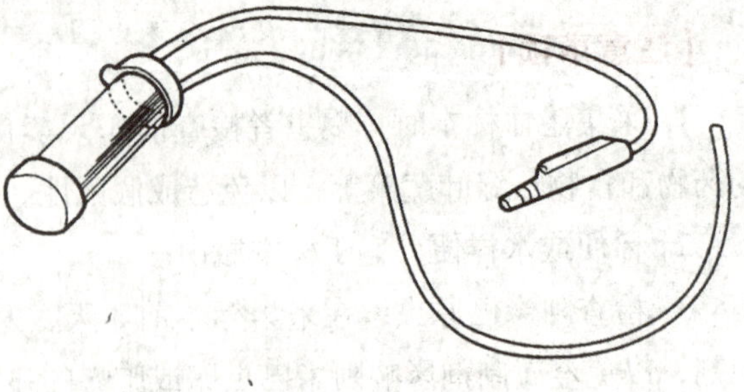

图 19－8　集痰器

（4）环境准备　病室清洁、通风、安静、光线充足。

3. 实施　见表 19－6。

表 19－6　痰液标本采集法

操作步骤	操作说明
核对准备	核对医嘱及检验申请单，按照要求痰标本容器外贴好标签或电子条形码
核对解释	备齐用物，携至床旁，核对患者床号、姓名、住院号及腕带，向患者及家属说明采集痰液标本的目的和过程，以取得合作
标本采集	（1）常规标本：对能自行留痰者，嘱患者晨起未进食前先漱口，深呼吸后用力咳出气管深处痰液于痰盒内，加盖；无力咳痰或不合作者，协助取合适卧位，由下向上、由内向外叩击患者背部，使痰液松动，戴手套，将一次性集痰器分别连接吸引器和吸痰管吸痰，置痰液于集痰器 （2）培养标本：嘱能自行留痰者用漱口液漱口后，再用清水漱口，深呼吸数次后用力咳嗽，将痰排入无菌集痰瓶内，加盖；昏迷患者、无力咳痰者，将集痰器连接吸痰管，按吸痰法将痰吸入集痰器内 （3）24h 痰标本：嘱患者将清晨未进食前先漱口后咳的第 1 口痰开始至次日晨漱口后第 1 口痰止，将 24h 痰液全部收集在集痰器内
整理记录	用物按消毒隔离原则处理，整理病床单元，协助患者取舒适卧位
及时送检	再次核对，洗手，记录痰液的颜色、性状和量；将痰液标本和检验申请单及时送检

4. 评价

（1）标本采集方法正确，无污染。

（2）护患沟通有效，患者能够配合。

（3）护士操作规范，关心体贴患者。

【注意事项】

1. 痰标本收集应选择在清晨，此时痰量多，痰内细菌也较多，可提高阳性率。
2. 查找癌细胞者应以 95% 乙醇或 10% 甲醛固定后及时送检。
3. 收集 24h 痰标本容器应加盖，玻璃容器应加套遮盖，避免给患者造成不良刺激。
4. 如痰液黏稠不易咳出者，可行雾化吸入以湿化痰液。

5. 告知患者留取痰标本时注意不可将唾液、漱口水等混入。

五、咽拭子标本采集法

咽拭子标本采集法是从患者的咽部或扁桃体上取分泌物进行细菌培养或病毒分离的护理技术。正常人咽峡部的口腔正常菌群是不致病的，但在机体抵抗力下降和其他外部因素共同作用下可以出现感染而导致疾病。咽拭子细菌培养能分离出致病菌，有助于白喉、化脓性扁桃体炎、急性咽喉炎等疾病的诊断。

【目的】

从咽部和扁桃体采取分泌物作细菌培养或病毒分离，以协助诊断和治疗。

【操作程序】

1. 评估

（1）评估患者的病情、年龄、诊断和治疗情况。

（2）评估患者的意识状态、理解与合作程度。

2. 计划

（1）护士准备　衣帽整洁、修剪指甲，洗手，戴口罩。

（2）患者准备　能理解咽拭子采集标本的目的和方法，愿意配合操作。

（3）用物准备　无菌咽拭子培养试管、无菌生理盐水、压舌板、手电筒、检验单（将检验单附联贴于培养试管上）、手消毒液。

（4）环境准备　病室清洁、通风、安静、光线充足。

3. 实施　见表 19－7。

表 19－7　咽拭子标本采集法

操作步骤	操作说明
核对准备	核对医嘱及检验申请单，按照要求在培养试管外贴好标签或电子条形码
核对解释	备齐用物、携至床旁，核对患者床号、姓名、住院号及腕带，向患者及家属说明采集咽拭子标本的目的和过程，以取得合作
标本采集	嘱患者先用清水漱口，对光坐下，头上仰，口张大，舌自然向外伸；用压舌板轻压舌根，将咽拭子跨过舌根涂取两侧腭弓、咽及扁桃体上的分泌物，反复涂抹数次；取样后小心地将拭子取出，立即置于无菌试管中，塞紧管口
整理记录	用物按消毒隔离原则处理，整理病床单元，协助患者取舒适卧位
及时送检	洗手，记录咽部情况及咽拭子采集时间、部位；将咽拭子标本及检验申请单及时送检

4. 评价

（1）标本采集方法正确，送检及时。

（2）与患者沟通有效，愿意配合操作。

【注意事项】

1. 采集标本注意无菌操作，防止污染标本。

2. 采集时间最好是在抗菌药物治疗之前。为防止呕吐，采集咽拭子标本应避免在进食后2小时内进行，同时动作应轻、稳。

3. 采集真菌培养标本，应在口腔溃疡面上采取分泌物。

4. 采集扁桃体部位的标本时，应以隐窝处为宜。

5. 告知患者采集咽部标本前数小时不得用漱口液漱口或用抗菌药涂抹局部病灶。

知识拓展

咽拭子采集技术在新冠肺炎核酸检测中的应用

核酸检测咽拭子标本是为了采集到咽部标本进行新冠肺炎病毒核酸检测，以判断被采样者是否感染了新冠肺炎病毒。

1. 核酸检测咽拭子采样与鼻拭子采样的区别 咽拭子和鼻拭子两种方法在本质上没有区分，但在实际操作中，咽拭子操作相对简单、安全，因此在全员核检中，更多采用咽拭子。

2. 咽拭子采样的操作要点

（1）采光充分：在室内或室外采集光点光源要好，必要时辅以手电照明。

（2）暴露完全：咽拭子的三个采集解剖位置必须充分暴露，双侧扁桃体显露比较容易，大多时候咽后壁显露不充分，要辅以压舌板。

（3）位置准确：咽拭子除擦拭三个规定位置外不要触碰到其他位置，如舌体、上下颚等，以免沾染唾液影响标本的采集质量。

六、呕吐物标本采集法

呕吐物标本采集是对性质不明的呕吐物留取标本送检，以协助医生判断病情、明确中毒原因和毒物性质的一项护理技术。

【目的】

观察呕吐物的颜色、形状、量、气味等，以协助诊断疾病；对不明原因中毒的患者，送检洗胃前抽取的胃内容物标本，以判断中毒原因。

【操作程序】

1. 评估

（1）评估患者生命体征。

（2）评估患者的意识状态、心理状况与合作程度。

2. 计划

（1）护士准备 衣帽整洁、修剪指甲、洗手，戴口罩，戴手套。

（2）患者准备 能理解采集标本的目的和方法，愿意配合操作。

（3）用物准备 一次性塑料袋或广口容器、20ml一次性注射器、弯盘、检验申请单（标明科室、床号、姓名、住院号）。

（4）环境准备　病室清洁、通风、安静、光线充足。必要时使用屏风或隔帘遮挡。

3. 实施　见表19－8。

表19－8　呕吐物标本采集法

操作步骤	操作说明
核对准备	核对医嘱及检验申请单，按要求在一次性塑料袋或广口容器外贴标签或电子条形码
核对解释	备齐用物、携至床旁，核对患者床号、姓名、住院号及腕带，向患者及家属说明采集呕吐物标本的目的和过程，以取得合作
标本采集	患者呕吐时，用一次性塑料袋或广口容器接取呕吐物；中毒患者洗胃前，使用一次性注射器回抽出胃液20ml
整理记录	用物按消毒隔离原则处理，整理病床单元，协助患者取舒适卧位
及时送检	洗手，记录呕吐物、胃液的颜色、性质、量；将呕吐物标本及检验申请单及时送检

4. 评价

（1）标本采集方法正确、无污染，送检及时。

（2）护患沟通有效，患者能够配合。

【注意事项】

1. 采集标本时，注意观察患者病情变化，防止误吸，出现异常及时处理。
2. 采集方法正确，防止污染标本。

常规尿标本采集技术标准化患者（SP）模拟训练及护士应对考核评价

操作流程	SP模拟及考核评价			护士应对及考核评价		
	模拟要点	考核评价		应对要点	考核评价	
		考核要点	评价分析		考核要点	评价分析
常规尿标本采集技术	询问护士:“尿液随时可以留取吗?”	在护士告知要留取尿常规后发问（5分）		能准确地回答问题并能疏导患者正确留取尿标本	回答问题准确（5分）如：“请您将早晨起来的第一次尿留在标本容器内，除测尿比重留100ml，其余留30～50ml。”针对具体问题具体指导	
		表情羞涩（5分）			注意正确引导患者，安抚患者情绪（5分）如：“不用担心，必要时我会给您屏风遮挡或隔帘遮挡。”	
		表情担忧（3分）			态度真诚温和，使患者信赖（3分）	

续表

操作流程		SP 模拟及考核评价			护士应对及考核评价		
		模拟要点	考核评价		应对要点	考核评价	
			考核要点	评价分析		考核要点	评价分析
常规尿标本采集技术	操作中	告知护士:“我刚好在月经期。”	在护士询问女性是否在月经期情况后告知说明(5 分)		能给予患者正确的解决方法并安抚患者紧张情绪	解决方法准确(5 分)如:“月经期不适合留取尿标本的。”	
			描述准确(5 分)			注重安抚患者情绪(5 分)如:“您别担心,我咨询一下医生,如果病情允许,看能不能等月经结束。”	
			表情担忧(3 分)			态度诚恳(3 分)	
		询问护士:“我有什么需要注意的吗?”	在护士告知要正确留取尿标本后询问(5 分)		能给予患者正确的处理办法并安抚患者紧张情绪	处理办法准确(5 分)如:“您留取标本时不可混入粪便,以防粪便中的微生物使尿液变质。”	
			表情紧张(5 分)			注重安抚患者情绪(5 分)如:“您先不要紧张,放轻松点啊!”	
			表情焦虑(3 分)			态度温和,体现爱伤观念(3 分)	
		留尿过程中,出现排尿不畅等现象	护士嘱咐患者留尿标本后,出现不适表现(5 分)		能给予患者正确的处理办法并安抚患者紧张情绪	处理办法准确(5 分)如:“您尽量以自己习惯的体位和姿势排尿吧!”	
			表情痛苦(5 分)			注重安抚患者情绪(5 分)如:“不要紧张,深呼吸、放轻松啊!”	
			憋尿动作表现真实(3 分)			爱护患者,动作轻柔,注意保护患者隐私(3 分)	
		询问护士:“还是觉得尿不出来啊?”	在护士告知要留取 30 ~ 50ml 时发问(5 分)		能正确地解决问题并能安抚患者紧张担忧的情绪	解决问题准确(5 分)给患者创造安静隐蔽的排尿环境,让患者听流水声	
			表情担忧(5 分)			注重安抚患者情绪(5 分)如:“请不要担心,放轻松啊!”	
			表现真实(3 分)			给予有效支持(3 分)如:“如果您有什么不舒服请随时告诉我?”	

续表

<table>
<tr><th rowspan="3" colspan="2">操作流程</th><th colspan="3">SP 模拟及考核评价</th><th colspan="3">护士应对及考核评价</th></tr>
<tr><th rowspan="2">模拟要点</th><th colspan="2">考核评价</th><th rowspan="2">应对要点</th><th colspan="2">考核评价</th></tr>
<tr><th>考核要点</th><th>评价分析</th><th>考核要点</th><th>评价分析</th></tr>
<tr><td rowspan="5">常规尿标本采集技术</td><td rowspan="5">操作后</td><td rowspan="3">询问护士:"为什么要做这个检查呢？可以不做吗？"</td><td>在听流水声的过程中询问（5 分）</td><td></td><td rowspan="3">能准确地回答问题并解释原因同时能安抚患者紧张的情绪</td><td>回答问题准确（5 分）如："这项检查是入院后的三大常规检查之一。"</td><td></td></tr>
<tr><td>体现急切表达不想留尿的意愿（5 分）</td><td></td><td>原因解释正确（5 分）如："您住院治疗，医生必须对全身情况有足够的了解，检验的结果便于医生制定相应的治疗方案。"</td><td></td></tr>
<tr><td>表情急切、疑虑（3 分）</td><td></td><td>指导方法准确（3 分）如："您先听听流水声，别担心，会有尿意的。"</td><td></td></tr>
<tr><td rowspan="2">询问护士:"我刚才排尿的时候有点尿痛。"</td><td>护士引导患者留取尿标本，整理时告知（10 分）</td><td></td><td rowspan="2">能给予患者正确的解决方法并安抚患者紧张情绪</td><td>处理办法准确（10 分）如："您多喝些水吧，每日 2000～3000ml，可以预防泌尿系感染，还可以促进您排尿反射。"</td><td></td></tr>
<tr><td>表现自然（3 分）</td><td></td><td>给予有效支持（3 分）如："如果您有什么不舒服请随时告诉我啊！"</td><td></td></tr>
<tr><td rowspan="3" colspan="2">综合评价</td><td rowspan="3">SP</td><td>语言表达流利，询问及时，语气恰当（7 分）</td><td></td><td rowspan="3">护士</td><td>应对迅速，及时给出具体的指导，处理方法操作规范，动作熟练，注意安全（7 分）</td><td></td></tr>
<tr><td>表现自然真切，没有表演痕迹（7 分）</td><td></td><td>态度和蔼，沟通有效，充分体现人文关怀，达到舒缓患者紧张、焦虑情绪的目的（7 分）</td><td></td></tr>
<tr><td>肢体语言与模拟描述一致，语言表达与表情一致（8 分）</td><td></td><td>体现良好的爱伤观念（8 分）</td><td></td></tr>
<tr><td colspan="2">总分</td><td>SP</td><td colspan="2"></td><td>护士</td><td colspan="2"></td></tr>
<tr><td colspan="2">评价人</td><td colspan="6"></td></tr>
</table>

目标检测

一、选择题

【A1 型题】

1. 符合标本采集原则的是

A. 注明标本采集时间　　B. 细菌培养标本应加防腐剂

C. 所有容器必须无菌
D. 医生填写检验申请单
E. 检验单一出，即刻采

2. 采全血标本测肌酐含量，正确的是

A. 血液注入试管后猛烈摇动

B. 用抗凝试管

C. 从输液针头处取血

D. 采集时将针头与真空管连接

E. 采集量一般为5ml

3. 采集血培养标本的做法，正确的是

A. 为了提高培养阳性率，一般取血量为5ml

B. 为了防止培养液变质，应加入一定的防腐剂

C. 采集后直接将针头注入培养瓶内

D. 应在使用抗生素后做血培养

E. 亚急性细菌性心内膜炎患者为了提高培养阳性率，应采血20ml

4. 需采用血清标本的检验项目是

A. 尿酸
B. 血氨
C. 肌酐
D. 血糖
E. 血清酶

5. 抽取测定血钠的标本应置于

A. 石蜡油试管
B. 普通抗凝管
C. 胆汁培养基
D. 肝素抗凝管
E. 干燥清洁试管

6. 咽拭子标本采集时，正确的操作是

A. 进食后立即采集

B. 进食后2h采集标本

C. 标本用于真菌培养时应在黏膜完整部位采

D. 采集完将长棉签插入试管内，不用塞盖

E. 标本试管内需加防腐剂

7. 同时抽取不同种类的血标本时，注入试管的正确顺序是

A. 干燥管→抗凝管→血培养瓶

B. 干燥管→血培养瓶→抗凝管

C. 抗凝管→血培养瓶→干燥管

D. 血培养瓶→抗凝管→干燥管

E. 血培养瓶→干燥管→抗凝管

8. 采全血标本测血糖时，正确的是

A. 血液注入试管后不能摇动

B. 用抗凝试管
C. 从输液针头处取血
D. 采集量一般为 10ml
E. 采集后将针头靠近管壁缓慢注入

9. 留取痰标本找癌细胞，应选择的固定溶液为
A. 95%乙醇或10%甲醛　　B. 75%乙醇或10%甲醛
C. 45%乙醇或10%甲醛　　D. 45%乙醇或20%甲醛
E. 45%乙醇或10%甲醛

10. 收集痰培养标本时应选择的漱口溶液是
A. 生理盐水　　B. 碳酸氢钠
C. 甲硝唑　　D. 温开水
E. 朵贝尔溶液

【A2 型题】

11. 患者，女，45 岁。遵医嘱欲做中段尿细菌培养及药敏试验，护士对其做采集标本的指导，其中不妥的是
A. 按照导尿术要求清洁、消毒外阴
B. 弃去前段尿液 30～60ml
C. 将尿液直接排到无菌容器内
D. 接中段尿液 5～10ml
E. 标本立即送检

12. 患者，女，58 岁。口腔溃疡 3 天，采集标本做真菌培养。正确的采集方法是
A. 采集患者 12 小时痰液
B. 用无菌长棉签在溃疡面上采取分泌物
C. 用无菌长棉签擦拭咽部分泌物
D. 用无菌长棉签擦拭扁桃体上的分泌物
E. 用无菌长棉签擦拭腭弓分泌物

【A3/A4 型题】

（13～15 题共用题干）

患者，男，51 岁。1 周来晨起眼睑水肿，排尿不适，尿色发红，血压偏高，疑为急性肾小球肾炎，需留 12 小时尿作艾迪计数。

13. 为了防止尿液久放变质，应在尿液中加入
A. 乙醛　　B. 稀盐酸
C. 浓盐酸　　D. 己烯雌酚
E. 甲醛

14. 留取尿液的正确方法是
A. 晨 7 时开始留尿，至晚 7 时弃去最后一次尿

B. 晨7时排空膀胱，弃去尿液，开始留尿，至晚7时留取最后一次尿

C. 晚7时开始留尿，至晨7时弃去最后一次尿

D. 晚7时排空膀胱，弃去尿液，开始留尿，至晨7时留取最后一次尿

E. 任意取连续的12h均可

15. 护士给患者指导留取12h尿标本不妥的是

A. 采集量一般为100ml

B. 采集尿标本时不可将粪便混入

C. 自傍晚膀胱排空后开始取尿

D. 将12h尿液全部留与容器内

E. 如选防腐剂为甲苯，应在第一次尿液倒入后再加入

二、思考题

1. 患者，女，78岁。患2型糖尿病23年，高血压20年，近日出现头晕、腰酸腿痛、行走困难入院。入院查体：T 36.8℃，P 86次/分，R 20次/分，BP 190/100mmhg，体重75kg。入院医嘱为查血、尿、粪三大常规，测血脂、肝功能、空腹血糖。

（1）护士在采集上述标本时，应如何选择合适的标本容器？

（2）护士在采集标本时，应注意什么？

（3）做血脂、肝功能检查前护士与患者应如何进行必要的交流？

（4）抽取空服血糖标本时，采血时应注意哪些事项？

2. 患者，男，30岁。持续高热1周入院。入院查体：T 39.2℃，P 92次/分，R 23次/分，BP 110/80mmhg，体重70kg。医嘱为行血培养。

（1）该患者进行血培养的目的是什么？

（2）为患者抽取血培养标本时，选择的标本容器是什么？采血量是多少？操作中应注意什么问题？

3. 患者，男，46岁。以急性肾小球肾炎入院。医嘱为尿蛋白定量检查，留取24h尿标本。

（1）如何指导患者正确留取24h尿标本？

（2）护士应使用的防腐剂是什么？该防腐剂的作用及用法是什么？

（3）临床常用的防腐剂有哪些？它们的作用及用法是什么？

（李霞莉　王书敏）

书网融合……

微课　本章小结　思维导图　自测题

第二十章 危重患者的护理及抢救技术

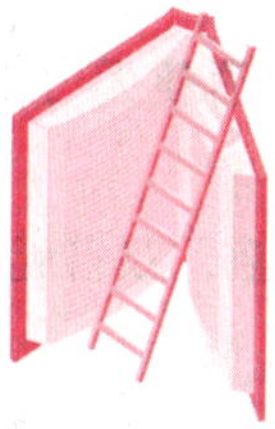

【学习目标】

知识目标

1. **掌握** 嗜睡、意识模糊、昏睡、昏迷的定义；瞳孔的观察；徒手心肺复苏术、吸氧、吸痰、洗胃的目的、适应证及注意事项。

2. **熟悉** 对危重患者的病情评估、支持性护理；抢救室管理；药物中毒的灌洗液和禁忌药物。

3. **了解** 危重患者的心理反应及心理护理；抢救工作的组织管理；简易呼吸器的构造、使用方法；人工呼吸机的使用方法。

能力目标

能按照正确的步骤和要求完成徒手心肺复苏、氧气吸入、洗胃及吸痰的操作技术。

素质目标

1. 具备人文关怀意识，关心和尊重患者，态度和蔼、动作轻柔。

2. 具备严谨求实、认真负责的工作态度，能及时有效的抢救危重患者。

岗位情景模拟

情景描述 患者，男，70 岁。有高血压病史 20 年。晨起洗漱时突然晕倒，不省人事，立即被送到急诊室。查体：T 36.5℃，P 90 次/分，R 18 次/分，BP 200/104mmHg。患者意识不清，大小便失禁，双侧瞳孔等大等圆，对光反射迟钝，病理征阳性。初步诊断为脑出血。

工作任务 1. 密切观察患者病情变化。

2. 病情需要时，正确为患者吸氧、吸痰。

凡属病情严重且变化快，随时可能发生生命危险的患者均称为危重患者。在护理和抢救危重患者的过程中，需要护理人员对患者的病情进行严密、连续的观察，全面系统的了解，以及熟练掌握徒手心肺复苏、吸氧、吸痰、洗胃等基本抢救技术，与医生密切配合，保证抢救工作有效地进行，争分夺秒挽救患者的生命。

第一节　危重患者的病情评估与支持性护理

PPT

一、危重患者的病情评估

（一）一般情况

1. 面容与表情　面容和表情可以反映患者的精神状态与病情的轻重缓急。一般情况下，健康的人表情自然、大方，神态安逸。患病后，通常可表现为痛苦、忧虑、疲惫或烦躁等面容与表情。如：

（1）急性病容　表现为表情痛苦、面颊潮红、呼吸急促、鼻翼扇动、口唇疱疹等，一般见于急性感染性疾病，如肺炎球菌肺炎、高热、疟疾等患者。

（2）慢性病容　表现为面色苍白或灰暗、面容憔悴、目光暗淡、消瘦无力等，常见于慢性消耗性疾病，如恶性肿瘤、肝硬化、严重结核病等患者。

（3）病危面容　患者表现为面色苍白或晦暗，面容憔悴，精神萎靡，双目无神等，见于严重休克、大出血、脱水、急性腹膜炎等严重疾病的患者。

（4）希氏面容　表现为面肌削瘦、面色呈浅铅灰色、嘴微张、下颌下垂、眼眶凹陷、双眼半睁、目光呆滞，见于濒死患者。

2. 体位　患者的体位与疾病有密切的联系，不同的疾病可使患者采取不同的体位，有时对某些疾病的诊断具有一定意义。多数患者可采取主动体位。昏迷或极度衰竭的患者，由于不能自行调整或变换肢体的位置，采取被动体位。被迫体位多是受疾病的影响，如患有胸膜炎或胸腔积液的患者，喜欢保持病侧卧位的睡姿使患侧的呼吸运动减少，疼痛减轻，让健侧肺的呼吸活动增强，达到代偿的目的；急性阑尾炎、腹膜炎患者常取弯腰捧腹、双腿卷曲的姿势，以减轻腹部肌肉紧张。

3. 姿势与步态　即指一个人的举止状态，依靠骨骼、肌肉的紧张度来保持，并受健康状态及精神状态的影响。健康成人躯干端正，肢体动作灵活自如。患病时可以出现特殊的姿势，如腹痛时患者常捧腹而行。步态是指一个人走动时所表现的姿态，临床常见的异常步态有：蹒跚步态（鸭步）、醉酒步态、共济失调步态、慌张步态、剪刀步态、间歇性跛行和保护性跛行等。

4. 皮肤与黏膜　某些疾病的病情变化可通过皮肤黏膜反映出来。如休克患者皮肤潮湿、四肢发冷、面色苍白；巩膜和皮肤黄染时表示黄疸，常是肝胆疾病的症状；心肺功能不全的患者因缺氧而使皮肤黏膜，特别是口唇及四肢末梢发绀；失水患者皮肤干燥、弹性降低。长期卧床患者还应观察压疮好发部位的皮肤色泽及变化情况。此外还应注意皮肤的温度、湿度及有无溃疡、黏膜出血、水肿等情况。

5. 饮食与睡眠　应观察患者的食欲、食量、饮水量、有无厌食、嗜食异物以及治疗专用饮食的情况。如糖尿病患者饮食控制的好坏与治疗效果有密切关系。此外，睡眠的深浅、时间的长短、有无失眠或嗜睡等现象均应仔细观察。对肝性脑病或脑溢血患者意识丧失后发出的鼾音要仔细辨别，如有怀疑，可观察患者能否唤醒，了解有无意识障碍。

6. 呕吐物与排泄物　注意观察呕吐物与排泄物（尿、粪）的性状、量、色、味、次数等。如颅内压增高者呕吐呈喷射状；有机磷农药中毒患者呕吐物可呈大蒜味；危重患者可能会出现大小便失禁等。

（二）生命体征

生命体征是衡量机体内在活动的一种客观指标，在患者病情观察中占据重要的地位。体温、脉搏、呼吸、血压均受大脑皮层的控制和神经、体液的调节，正常情况下，生命体征在一定范围内相对稳定。当机体患病时，生命体征变化最为敏感。体温低于35℃，多见于休克及衰竭的患者；体温突然升高，多见于急性感染的患者，体温持续不升、持续高热均提示病情严重。脉搏节律改变多为严重心脏病、药物中毒、电解质紊乱等原因所致，脉率<60次/分或>140次/分，出现间歇脉、脉搏短绌均说明病情有变化。出现周期性呼吸困难多为呼吸中枢兴奋性降低引起，呼吸频率>40次/分或<8次/分，都是病情危重的征象。收缩压、舒张压持续升高，应警惕发生高血压危象，血压过高、过低或不稳定均为病情严重的表现。另外，注意脉搏血氧饱和度（SpO_2）的观察，它被称为第五生命体征监测，是利用脉搏血氧饱和度仪测得的，用以判断患者的供氧情况，正常值为96%~100%。

（三）意识状态

意识状态是大脑功能活动的综合表现，是对环境的知觉状态。正常人表现为意识清晰，反应敏捷、语言流畅准确、思维合理、情感活动正常，对时间、地点、人物的判断力和定向力正常。意识障碍是指个体对外界环境刺激缺乏正常反应的一种精神状态。任何原因引起大脑高级神经中枢功能损害时，都可出现意识障碍。意识障碍一般可分为以下几种。

1. 嗜睡　是最轻度的意识障碍。患者处于持续睡眠状态，但能被言语或轻度刺激唤醒，醒后能正确、简单而缓慢地回答问题，但反应迟钝，刺激去除后又很快入睡。

2. 意识模糊　其程度较嗜睡深，表现为思维和语言不连贯，对时间、地点、人物的定向力完全或部分发生障碍，可有错觉、幻觉、躁动不安、谵语或精神错乱。

3. 昏睡　患者处于熟睡状态，不易唤醒。压迫眶上神经、摇动身体等强刺激可被唤醒，醒后答话含糊其词或答非所问，停止刺激后即又进入熟睡状态。

4. 昏迷　最严重的意识障碍，按其程度可分为三种。①浅昏迷：意识大部分丧失，无自主运动，对周围事物及声、光刺激无反应，对强刺激（如压迫眶上缘）可有痛苦表情及躲避反应。瞳孔对光反射、角膜反射、眼球运动、吞咽反射、咳嗽反射等可存在。生命体征无明显改变，可有大小便失禁或潴留。②中度昏迷：对周围事物及各种刺激均无反应，对剧烈刺激可出现防御反射。角膜反射减弱，瞳孔对光反射迟钝，眼球无转动。③深昏迷：意识完全丧失，对各种刺激均无反应。全身肌肉松弛，肢体呈弛缓状态，深浅反射均消失。呼吸不规则，血压下降，大小便失禁或尿潴留。

（四）瞳孔

颅内疾病、药物中毒、昏迷等患者病情变化的一个重要指征就是瞳孔的变化。医护人员观察瞳孔时，应注意两侧瞳孔的形状、对称性、边缘、大小及对光反应。

1. 瞳孔的形状、大小和对称性 正常情况下，瞳孔呈圆形，位置居中，边缘整齐，两侧等大等圆。瞳孔的形状改变常可因眼科疾病引起。如瞳孔呈椭圆形并伴散大，常见于青光眼等；呈不规则形，常见于虹膜粘连。在自然光线下，正常瞳孔的直径一般为2～5mm，调节反射两侧相等。患病时，瞳孔的大小可出现一些变化：瞳孔缩小指的是直径小于2mm，如果瞳孔直径小于1mm称为针尖样瞳孔；瞳孔直径大于5mm称为瞳孔散大。①单侧瞳孔缩小常提示同侧小脑幕裂孔疝早期。②双侧瞳孔缩小，常见于有机磷农药、氯丙嗪、吗啡等中毒。③一侧瞳孔扩大、固定，常提示同侧颅内血肿或脑肿瘤等颅内病变所致的小脑幕裂孔疝的发生。④双侧瞳孔散大，常见于颅内压增高、颅脑损伤、颠茄类药物中毒及濒死状态。⑤双侧瞳孔突然扩大，常是病情急剧变化的标志。

2. 对光反应 正常情况下，瞳孔对光反应灵敏，即在光亮处瞳孔收缩，昏暗处瞳孔扩大。如果瞳孔大小不随光线刺激的变化而变化，称瞳孔对光反应消失，一般见于危重或深昏迷患者。

（五）心理反应

危重患者因病情危重可出现绝望、恐惧、焦虑、烦躁或消沉的情绪和心理状态。患者对疾病的认识程度、经济状况、文化程度、亲人对其态度等多种因素都会影响其心理反应。

二、危重患者的支持性护理

危重患者的支持性护理是基础护理的重要工作内容，以满足患者的基本生理功能、基本生活需要、舒适安全的需求，预防并发症的发生，促进患者早日康复。

（一）病情观察与记录

及时观察、准确判断危重患者的病情变化，是抢救危重患者的重要环节。要注意监测患者病情及生命体征的动态变化，准确及时做好各项护理记录。

（二）保持呼吸道通畅

昏迷患者头偏向一侧，及时清理呼吸道分泌物，防止误吸；舌后坠者，用舌钳拉出；人工气道者应及时雾化、吸痰；如病情允许，及时为患者翻身、叩背，促进患者咳嗽、排痰，改善通气功能，预防继发感染。

（三）确保患者安全

对谵妄、躁动和意识障碍者，要注意安全，如使用床档或其他保护具约束患者，以防止坠床或自行拔管等，并维持舒适。牙关紧闭、抽搐者，可用压舌板裹上数层纱布，放于上下臼齿之间，以免咀嚼肌痉挛而咬伤舌头。同时，室内光线宜暗，工作人员动作要轻，避免因外界刺激而引起抽搐。还要及时、准确执行医嘱，确保患者的医疗安全。

（四）加强临床基础护理

1. 注意眼、口、鼻及皮肤的护理　危重患者眼、口、鼻常出现分泌物，应及时用湿棉球或纱布擦拭。眼睑不能自行闭合者易发生角膜干燥，导致结膜炎或并发角膜溃疡，可涂抗生素眼膏、覆盖凡士林纱布保护。做好口腔护理，每日2~3次。由于长期卧床、大小便失禁、大量出汗、营养不良及应激等因素，危重患者有发生皮肤完整性受损的危险，故护士应加强皮肤护理以预防压疮发生。

2. 补充营养及水分　危重患者分解代谢增强，机体消耗大，因此需补充营养和水分。对不能进食者，可用鼻饲或胃肠外营养。对大量引流或额外体液丧失等水分损失较多者，应注意补充足够的水分。

3. 维持排泄功能　保持大小便通畅，尿潴留或尿失禁者，可采取相应措施，必要时实施留置导尿。便秘者可酌情给予缓泻药物或灌肠；大便失禁者要保持床褥整洁，做好皮肤护理。

4. 保持各种导管通畅　危重患者身上常安置多种导管，如输液管、输血管、吸氧管、导尿管、术后引流管等，要妥善固定，安全放置，防止导管扭曲、受压、堵塞、脱落，确保通畅。

5. 维持肢体功能　要保持关节功能位，对于病情允许者，可协助患者做肢体被动活动、按摩，每日2~3次，以促进血液循环，增加肌肉张力，预防肌肉萎缩或静脉血栓形成。

（五）提供心理护理

危重患者由于病情危重、身体不断地接受各种检查治疗等，常会产生多种心理反应。危重患者的心理反应有紧张、焦虑、悲伤、抑郁、恐惧、猜疑、绝望等。护理时应尽可能多地采取“治疗性触摸"，鼓励患者家属及亲友探视患者，与患者沟通，向患者传递爱、关心与支持。

PPT

第二节　危重患者的抢救技术

危重患者病情复杂且变化快，抢救工作必须争分夺秒，有条不紊。因此，护士必须具备相应的组织管理能力，熟练掌握各项抢救技术。

一、抢救工作管理

（一）抢救工作的组织管理

抢救工作的组织管理是抢救工作及时、准确、有效进行的基本保证。遇有紧急情况，病区应立即组织抢救。

1. 指定抢救负责人，组成抢救小组。

2. 立刻制定抢救护理方案。

3. 配合医生抢救并做好查对和记录。

4. 安排专人参与会诊、病例讨论分析。

5. 抢救小组人员要分工明确听从指挥。

6. 抢救时，人员及器械位置要合理（图 20－1）。

7. 抢救结束要及时整理、核对抢救记录及医嘱，补足物品、药品。

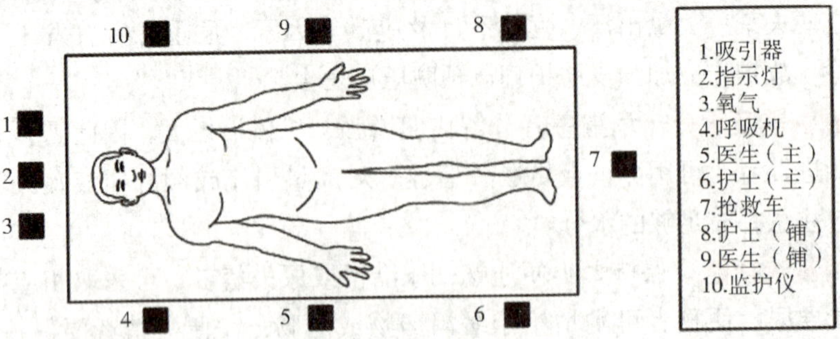

图 20－1　抢救方位图

（二）抢救室管理

急诊科、病区应设抢救室。抢救室宜设在靠近医护办公室的单独房间内，环境要宽敞、安静、光线适宜，设专人管理，有严格的管理制度。室内应备有“五机”（心电图机、洗胃机、呼吸机、除颤仪、吸引器），“八包”（腰穿包、心穿包、胸穿包、腹穿包、静脉切开包、气管切开包、缝合包、导尿包）以及各种急救药品和抢救床。一切抢救物品应做到“五定”，即定数量品种、定点安置、定人保管、定期消毒灭菌、定期检查维修。未经批准，一律不能外借。护士要熟悉抢救器械的性能和使用方法，能处理一般故障，保证完好率100%，做好交接班。

1. 抢救床　以能升降的活动床为宜，另备胸外心脏按压板一块。

2. 抢救车　抢救车内需准备急救药品、无菌物品和其他物品。

（1）急救药品　见表 20－1。

表 20－1　常用急救药品

类别	常用药物
心三联	盐酸利多卡因、盐酸阿托品、盐酸肾上腺素
呼二联（中枢兴奋药）	尼可刹米、洛贝林（山梗菜碱）等
升压药	去甲肾上腺素、盐酸肾上腺素、间羟胺、多巴胺等
降压药	利血平、肼屈嗪、硫酸镁注射液等
强心剂	去乙酰毛花苷丙、毒毛花苷 K 等
抗心律失常药	利多卡因、普鲁卡因胺等
血管扩张药	硝酸甘油、硝普钠、氨茶碱、酚妥拉明等
止血药	卡巴克络、酚磺乙胺（止血敏）、维生素 K_1、氨甲苯酸、垂体后叶素等
镇痛镇静药	哌替啶、苯巴比妥、盐酸氯丙嗪、吗啡等
抗过敏药	苯海拉明、异丙嗪、氨苯那敏等

续表

类别	常用药物
解毒药	阿托品、解磷定、氯磷定、亚甲蓝（美蓝）、二巯丙醇、硫代硫酸钠等
抗惊厥药	地西泮、苯妥英钠、硫酸镁等
脱水利尿药	20%甘露醇、25%山梨醇、呋塞米等
碱性药	5%碳酸氢钠、11.2%乳酸钠等
其他	地塞米松、氢化可的松、等渗盐水、各种浓度的葡萄糖溶液、右旋糖酐溶液、氯化钾、10%的葡萄糖酸钙、氯化钙、代血浆等

（2）一般用物　血压计、听诊器、开口器、手电筒、压舌板、舌钳、牙垫、止血带、多相电源插座等。

（3）各种无菌物品及无菌包　各种规格注射器、输液器、输血器、静脉切开包、气管插管包、气管切开包、导尿包、开胸包、各种穿刺包、无菌导管、无菌手套、无菌敷料等。

3. 急救器械　包括供氧装置、吸引器、心电图机、心脏除颤起搏器、心电监护仪、简易呼吸器、人工呼吸机、电动洗胃机等。

二、常用抢救技术

（一）心肺复苏基础生命支持技术

心肺复苏（CPR）是对由于外伤、疾病、中毒、意外低温、淹溺和电击等各种原因，导致呼吸、心跳骤停，必须紧急采取重建和促进心脏、呼吸有效功能恢复的一系列措施。

现代心肺复苏技术包括基本生命支持（BLS）、高级生命支持（ALS）、持续生命支持（PLS）三部分。心肺复苏基础生命支持技术（BLS）又称徒手心肺复苏，指不用任何设施保证气道通畅、支持呼吸和循环，维持患者的心、脑和其他组织的供氧，维持生命。针对任何原因所致的心搏骤停和呼吸停止的患者，最好在4分钟内进行基本生命支持，开始时间越早，成活率越高。护士应熟练掌握这项技术，遇有紧急情况立即采取措施，为挽救患者生命赢得时机。

《2010美国心脏协会心肺复苏及心血管急救指南》中建议将成年人、儿童及婴幼儿（不包括新生儿）的BLS程序从“A－B－C”（开放气道、人工呼吸、胸外按压）改变为“C－A－B”（胸外按压、开放气道、人工呼吸）。同时，指南简化了BLS流程，开放气道后的“看、听、感知”已从流程中删除，所有无反应、无呼吸或无正常呼吸（如仅有喘息但无脉搏）的成年患者，立即启动急救反应系统，强调胸外按压，在人工呼吸之前，开始胸部按压。

《2015美国心脏协会心肺复苏及心血管急救指南》建议对生存链进行一分为二的划分，把院内和院外出现心脏骤停的患者区分开来，确认患者获得救治的不同途径，以提高抢救成活率。《2020美国心脏协会心肺复苏及心血管急救指南》对生存链流程图再次进行了内容更新，在院内和院外生存链上添加了第六个环节——“康复”，以确保心脏骤停患者在初次住院后的较长康复期获得最佳生理、认知和情感健康及恢复社会/角色功能（图20－2）。

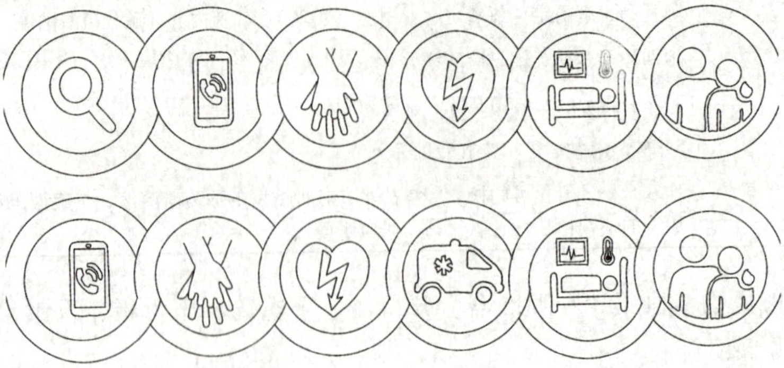

图20－2　AHA成人IHCA和OHCA生存链

⇄ 知识拓展

缺氧对脑的影响

脑是人体耗氧量最高的组织。脑组织的重量仅占人体自身体重的2%，但其血流量却占全身总血流量的15%，耗氧量占全身耗氧量的20%～25%（婴幼儿可高达50%）。脑组织对缺氧最为敏感。通常患者发生心搏骤停后，按时间先后顺序可出现以下表现，即刻：心音、脉搏、血压消失；3秒钟：头晕、恶心；10～20秒钟：意识突然丧失，可伴抽搐；30～45秒钟：双侧瞳孔散大；30～60秒钟：呼吸停止，可伴大小便失禁；>46分钟：脑组织不可逆的损伤；>100分钟：脑死亡。

1. 呼吸心跳骤停的原因

（1）意外事件　如遭遇雷击、电击、溺水、自缢、窒息等。

（2）器质性心脏病　如急性广泛性心肌梗死、急性心肌炎等均可导致室速、室颤、三度房室传导阻滞的形成而致心脏停搏。

（3）神经系统病变　如脑炎、脑血管意外、脑部外伤等疾病致脑水肿、颅内压增高，严重者可因脑疝引起生命中枢受损致心搏呼吸停止。

（4）手术和麻醉意外　如麻醉药剂量过大、给药途径有误、术中气管插管不当、心脏手术或术中出血过多致休克等。

（5）水电解质紊乱及酸碱平衡失调　严重的高血钾和低血钾均可引起心搏骤停；严重的酸碱中毒，可通过血钾的改变最终导致心搏停止。

（6）药物中毒或过敏　如洋地黄类药物中毒、安眠药中毒、化学农药中毒、青霉素过敏等。

2. 临床表现

（1）突然面色死灰、意识丧失　轻摇或轻拍并大声呼叫，观察是否有反应，如确无反应，说明患者意识丧失。

（2）大动脉搏动消失　因颈动脉表浅，且颈部易暴露，一般作为判断的首选部位。颈动脉位于气管与胸锁乳突肌之间，可用示指、中指指端先触及气管正中，男性可先触及喉结，然后滑向颈外侧气管与肌群之间的沟内，触摸有无搏动。其次选股动脉，股动脉位于股三角区，可于腹股沟韧带稍下方触摸有无搏动。由于动脉搏动可能缓慢、不规律，或微弱不易触及，因此，触摸脉搏一般不少于 5 ~ 10 秒。确认摸不到颈动脉或股动脉搏动，即可确定心脏骤停。应注意对尚有心跳的患者进行胸外心脏按压，会导致严重的并发症。

（3）呼吸停止　应在保持气道开放的情况下进行判断。可通过听有无呼气声或用面颊部靠近患者的口鼻部感觉有无气体逸出，同时脸转向胸腹部观察有无起伏。

（4）瞳孔散大　必须注意循环完全停止后超过 1 分钟才会出现瞳孔散大，且有些患者可始终无瞳孔散大现象，同时药物对瞳孔的改变也有一定影响。

（5）皮肤苍白或发绀　一般以口唇和指甲等末梢处最明显。

（6）心尖搏动及心音消失　听诊无心音，心电图表现为心室颤动或心室停顿，偶尔呈缓慢而无效的心室自主节律（心电 - 机械分离）。

（7）伤口不出血

心搏骤停时虽可出现上述多种临床表现，但其中以意识突然丧失和大动脉搏动消失这两项最为重要，故仅凭这两项即可做出心脏骤停的判断，并立即开始实施 BLS 技术。由于 BLS 技术的实施要求必须分秒必争，因此，在临床工作中不能等心脏骤停的各种表现均出现后再行诊断。一定注意不要因听心音、测血压、做心电图而延误宝贵的抢救时间。

⇄ 知识拓展

高级心血管生命支持

高级心血管生命支持（ACLS）通常由专业急救人员到达发病现场或在医院内进行，通过应用辅助设备、特殊技术和药物等，进一步提供更有效的呼吸、循环支持，以恢复自主循环或维持循环和呼吸功能。可归纳为高级 A、B、C、D，即 A（air way）——开放气道；B（breathing）——氧疗和人工通气；C（circulation）——循环支持，建立静脉通道，使用血管加压药物及抗心律失常药；D（differential diagnosis）——寻找心脏骤停的原因。

3. 心肺复苏术 微课

【目的】

1. 恢复患者的呼吸、循环功能。
2. 用人工的方法保证重要器官的血氧供应。

【操作程序】

1. 评估　事发地点、主要损伤部位、意识状态、大动脉搏动情况、有无自主呼吸。

2. 计划

（1）护士准备　衣帽整洁，洗手。

（2）患者准备　意识不清，无需特殊准备。

（3）用物准备　有条件时备治疗盘，内放血压计、听诊器、手电筒、简易呼吸器、弯盘、治疗碗内备纱布数块及心肺复苏护理记录单、笔。必要时准备胸外按压木板。

（4）环境准备　就地抢救，不宜搬动。注意遮挡，避免影响其他的患者。

3. 实施　见表 20－2。

表 20－2　心肺复苏术

操作步骤	操作说明
判断病情	迅速判断 <10s；突然意识丧失，轻摇、轻拍患者肩部、呼喊患者无反应；颈动脉搏动消失（触摸喉结旁 1～2cm，胸锁乳突肌前缘凹陷处）
求助呼救	急呼他人协助抢救
安置体位	迅速去枕平卧于硬板床或地面。若患者卧于软床上，肩背下须垫胸外心脏按压木板，头后仰，头、颈、躯干平直，无扭曲，双手放于躯干两侧，松解衣领腰带，暴露操作部位
心脏按压（C）	确定部位：抢救者站或跪于患者一侧，成人按压部位为胸骨中下 1/3 交界处（剑突以上 2 横指），即两乳头连线中点（图 20－3）。儿童用单手掌根按压胸骨中段，婴儿用两拇指按压胸骨中点 成人按压手法：一手掌根部放于按压部位，另一手掌平行重叠在其手背上，双手手指交叉并拢翘起（图 20－4A），双肘关节伸直，利用身体重量，手掌掌根不能离开胸壁，垂直向下用力按压，然后迅速放松，使胸廓充分回弹（图 20－4B），连续按压 30 次 按压幅度：成人胸骨下陷至少 5cm，儿童约 5cm，婴儿约 4cm 按压与放松时间比为 1：1，按压频率为 100～120 次/分 成人胸外心脏按压与人工呼吸比例为 30：2（成人不论两人操作还是单人操作均是 30：2），儿童和婴儿单人操作比例为 30：2，两人操作比例为 15：2
清理气道	清除口鼻分泌物、呕吐物、异物，取下活动的假牙
开放气道（A）	判断颈部有无损伤，根据不同情况采取合适方法开放气道，常用的方法有：①仰头抬颏法：一手置于患者前额，手掌用力向后推压使其头后仰，另一手的手指放在下颌骨下方，将颏部向上抬起（图 20－5），此法安全、易行。②仰头抬颈法：一手抬起患者颈部，另一手以小鱼肌侧下按患者前额，使其头后仰颈部抬起（图 20－6），头颈部损伤患者禁用。③托颌法：将肘部放在患者头部两侧，用双手同时将左右下颌角托起，使头后仰，同时将下颌骨上移（图 20－7），适用于疑有颈部损伤的患者
人工呼吸（B）	常用的方法有：①口对口人工呼吸：用纱布或手帕覆盖患者口唇，用保持患者头后仰的手的拇指、示指捏住患者鼻孔，吸气，用自己的口唇紧密包住患者的口唇吹气，见胸廓抬起即可。吹气毕，松开口鼻，头稍抬起，侧转换气，观察患者胸廓复原情况，口鼻有无气流溢出（图 20－8），再重复吹气一次，共吹气两次，是现场急救的首选方法。②口对鼻人工呼吸：用仰头抬颏法保持气道通畅，一手将患者口唇闭紧，正常吸气后，双唇包住患者鼻部同上法吹气，吹气时间要长，用劲要大。适用于口部严重损伤或牙关紧闭的患者。③口对口鼻人工呼吸：抢救者双唇包住患者口鼻吹气，吹气时间要短，用劲要小。适用于婴幼儿 每分钟均匀地吹气 8～10 次（6～8 秒吹气一次），每次吹气应持续 1 秒以上，连续 2 次 连续操作五个循环迅速观察判断一次，直至复苏为止
判断效果	出现自主呼吸、可扪及大动脉搏动，收缩压在 60mmHg 以上，面色、口唇、甲床和皮肤色泽转为红润，散大的瞳孔缩小，昏迷变浅，神经反射出现
整理记录	复苏成功后撤去按压木板，头下垫枕。观察病情，实施进一步生命支持，用简易呼吸器或人工呼吸机维持呼吸。加强护理，做好记录。抢救者刷牙、洗手、洗脸，做好个人防护

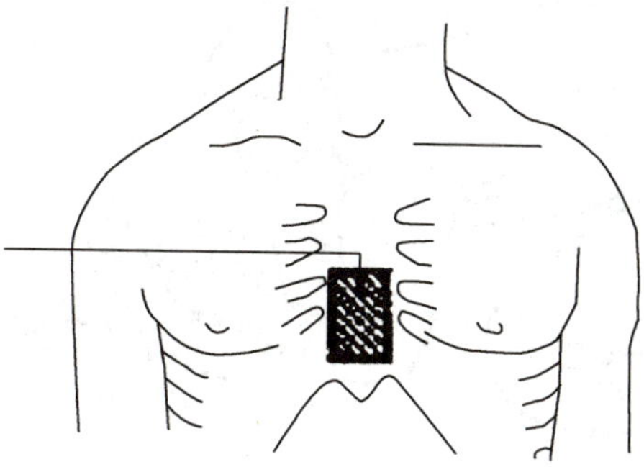

图 20－3　胸外心脏按压部位

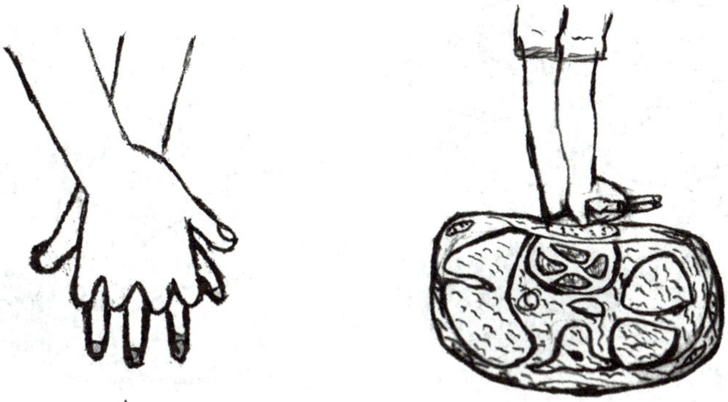

图 20－4　胸外心脏按压方法

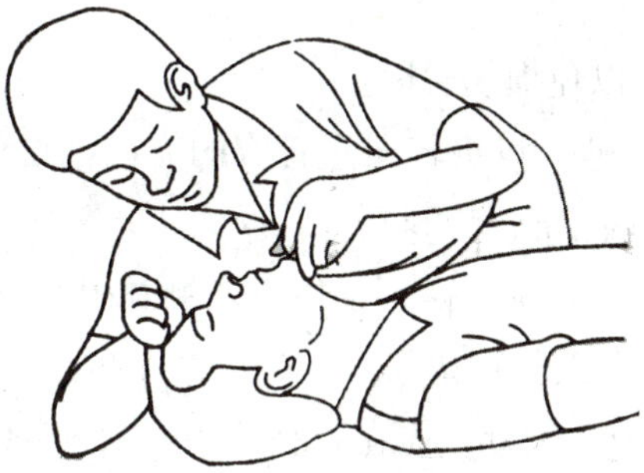

图 20－5　仰头抬颏法

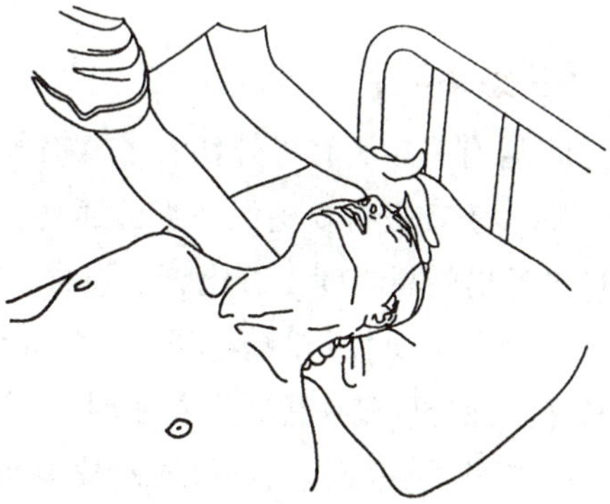

图 20－6　仰头抬颈法

4. 评价

（1）患者有自主呼吸，呼吸形态基本恢复。

（2）可扪及大动脉搏动，收缩压在 60mmHg 以上。

（3）皮肤、黏膜色泽转为红润。

（4）散大的瞳孔缩小，昏迷变浅，神经反射出现。

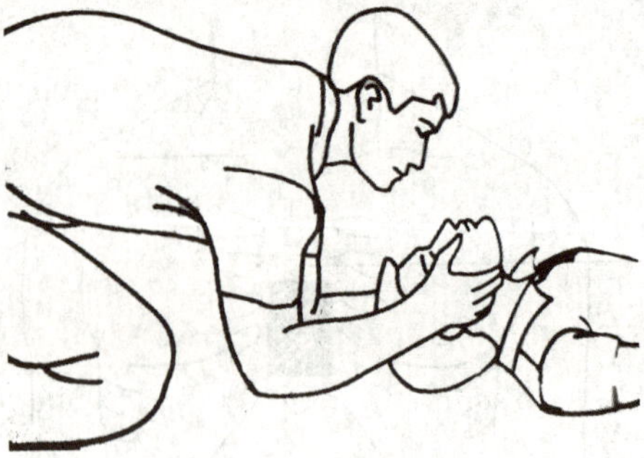

图 20－7　托颌法

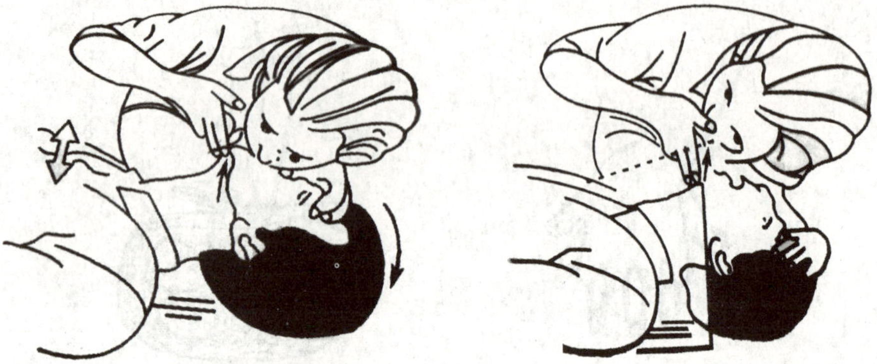

A　　B

图 20－8　口对口人工呼吸

【注意事项】

1. 遇有头颈、脊椎外伤者不宜抬颈或搬动，以免损伤脊髓。

2. 人工呼吸时要确保呼吸道通畅，吹气后，迅速将头转向患者胸的方向，避免吸入患者呼出的高浓度二氧化碳，同时观察患者呼吸情况。

3. 胸外心脏按压时力度要适宜，位置、手法要正确，两手手指不能触及患者胸壁，按压至最深处要稍做停顿，抬手时不可离开胸壁，以免移位。

4. 操作中途换人，不得使抢救中断时间超过 5～7 秒，应在心脏按压、吹气间隙进行，人工呼吸与胸外心脏按压同时进行时，吹气应在放松按压的间歇进行，两人操作要配合默契。在未恢复自主心率前不能中断按压。

5. 实施复苏术中要准确评估患者情况，如意识状态、自主呼吸、皮肤黏膜温度及颜色变化、大动脉搏动、瞳孔变化等。

6. 口对口吹气量不宜过大，一般不超过 1000ml，胸廓稍起伏即可。吹气时间不宜过长，过长会引起急性胃扩张、胃胀气和呕吐。吹气过程要注意观察患者气道是否通畅，胸廓是否被吹起。

7. 胸外心脏按术只能在患者心脏停止跳动下才能施行，胸外心脏按压的位置必须准确，不准确容易损伤其他脏器。按压的力度要适宜，过大过猛容易使胸骨骨折，引起气胸、血胸；按压的力度过轻，胸腔压力小，不足以推动血液循环。

8. 遇有肋骨骨折、血气胸、心包填塞、心脏外伤等，应立即配合医生进行胸内心脏按压术。

9. 当有下列情况可考虑终止复苏。

（1）心肺复苏持续30分钟以上，仍无心搏及自主呼吸，现场又无进一步救治和送治条件，可考虑终止复苏。

（2）脑死亡，如深度昏迷，瞳孔固定、角膜反射消失，将患者头向两侧转动，眼球原来位置不变等，无进一步救治和送治条件时，现场可考虑停止复苏。

（3）当现场危险威胁到抢救人员安全（如雪崩、山洪爆发）以及医学专业人员认为患者死亡，无救治指征时。

（二）氧气吸入法

氧气是人类赖以生存的首要物质，当供给组织的氧不足或组织用氧发生障碍时，机体的代谢、功能及形态结构将会发生异常变化，这种情况称为缺氧。

氧气疗法是指通过给氧，提高动脉血氧分压（PaO_2）、动脉血氧饱和度（SaO_2），增加动脉血氧含量（CaO_2），纠正各种原因造成的缺氧状态，促进组织新陈代谢，维持机体生命活动的一种治疗方法。

1. 缺氧的类型

（1）低张性缺氧　由于吸入气体PaO_2过低，肺泡通气不足，气体弥散障碍，静脉血分流入动脉而引起的缺氧。主要特点为动脉血氧分压（PaO_2）降低，动脉血氧含量（CaO_2）减少，组织供氧不足。常见于高山病、慢性阻塞性肺疾病、先天性心脏病等。氧疗对低张性缺氧疗效最好，应用最广泛。

（2）血液性缺氧　由于血红蛋白数量减少或性质改变，造成血氧含量降低或血红蛋白结合的氧不易释放所致。常见于贫血、一氧化碳中毒、高铁血红蛋白血症等。

（3）循环性缺氧　由于组织血流量减少使组织供氧量减少所致。其原因为全身性循环性缺氧和局部性循环性缺氧。常见于休克、心力衰竭、大动脉栓塞等。

（4）组织性缺氧　由于组织细胞利用氧异常所致。其原因为组织中毒、细胞损伤、呼吸酶合成障碍。常见于氰化物中毒、大量放射线照射等。氧疗对组织性缺氧疗效较差。

2. 缺氧程度的判断　患者的临床表现和血气分析检验结果是用氧的重要依据。PaO_2的正常值10.6～13.3kPa（95～100mmHg），$PaCO_2$的正常值4.7～5.0kPa（35～45mmHg）。当患者PaO_2低于6.67kPa时应给予吸氧（表20－3）。

表 20-3 缺氧程度的判断

程度	血气分析		临床表现			
	PaO_2 kPa	$PaCO_2$ kPa	呼吸困难	发绀	神志	氧疗指征
轻度	6.67~9.3	>6.67	无/轻	不明显	清楚	不需
中度	4.6~6.67	>9.3	明显	明显	正常或烦躁不安	需要
重度	<4.6（35）	>12	显著	严重，三凹征	昏迷或半昏迷	必须

3. 供氧装置 常用的有中心管道供氧装置、氧气筒和氧气表装置等。

（1）中心管道供氧装置 由医院中心供氧站通过管道把氧气输送到门诊、急诊室及各病区的病室，供应站有总开关进行管理，各用氧单位配有流量表和湿化瓶（图 20-9）。

（2）氧气筒与氧气表装置 见图 20-10。

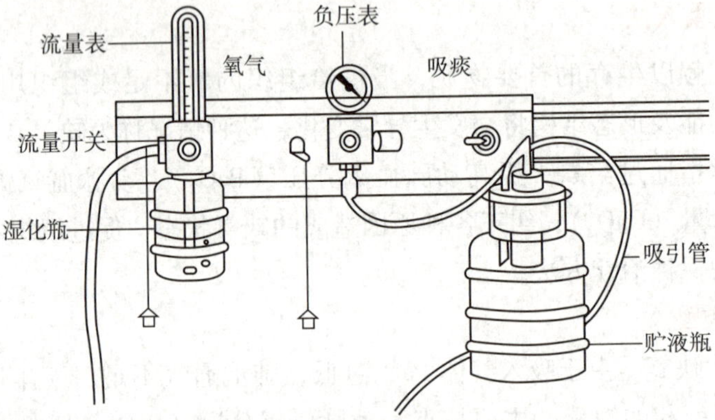

图 20-9 中心管道供氧装置

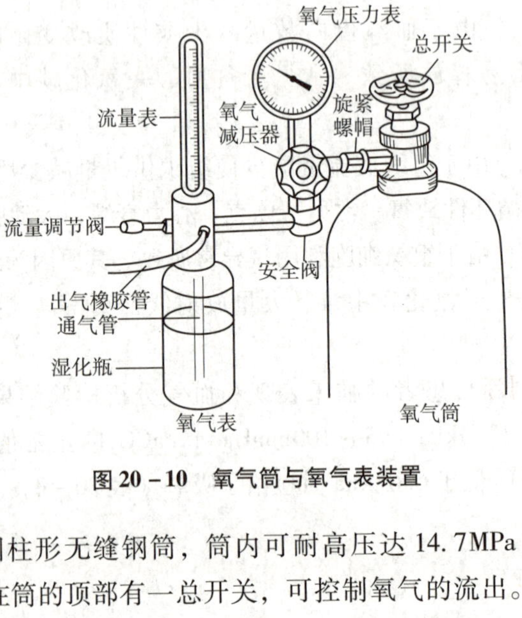

图 20-10 氧气筒与氧气表装置

1）氧气筒 为圆柱形无缝钢筒，筒内可耐高压达 14.7MPa（150kg/cm^2）的氧，容纳氧气约 6000L。在筒的顶部有一总开关，可控制氧气的流出。顶部的侧面有气门，可与氧气表相连，是氧气自筒中输出的途径。

2）氧气表　由压力表、减压器、流量表、湿化瓶、安全阀组成。压力表可测知氧气筒内的压力，以 MPa 表示。减压器可将来自氧气筒内压力减低至 0.2 ~ 0.3Mpa，使流量平稳，保证安全。流量表测量氧气每分钟的流出量，用 L/min 表示，以浮标上端平面所指刻度读数为标准，如果是球珠型应看球珠的中央所指的刻度。湿化瓶内盛 1/3 ~ 1/2 蒸馏水或冷开水，用来湿化氧气，以免呼吸道黏膜受到干燥气体的刺激。安全阀门的作用是当氧气流量过大、压力过高时，内部活塞自行上推，使过多的氧气由四周的小孔流出，以保证用氧安全。

3）装表法　将氧气表装在氧气筒上，以备急用。先将氧气筒安置在氧气支架上（图 20 - 11），打开总开关放出少量氧气吹去气门处灰尘，将氧气表接在氧气筒的气门上，略向后倾斜，用手初步旋紧螺帽，再用扳手旋紧，使氧气表垂直于地面，直立于氧气筒旁。连接湿化瓶，关闭流量表开关，打开总开关，再开流量表，检查氧气流出通畅，无漏气，关闭总开关及流量表，备用。

4）卸表法　氧气筒内氧气用完后（应剩余 0.5MPa），需将氧气表卸下。卸表时，先关闭总开关，再放出流量表内余气，关闭流量表，用左手托稳氧气表，右手持扳手旋松氧气表螺帽，再用手旋开，将氧气表卸下。卸表后，氧气筒标明“空”的标志，存放于指定地点。

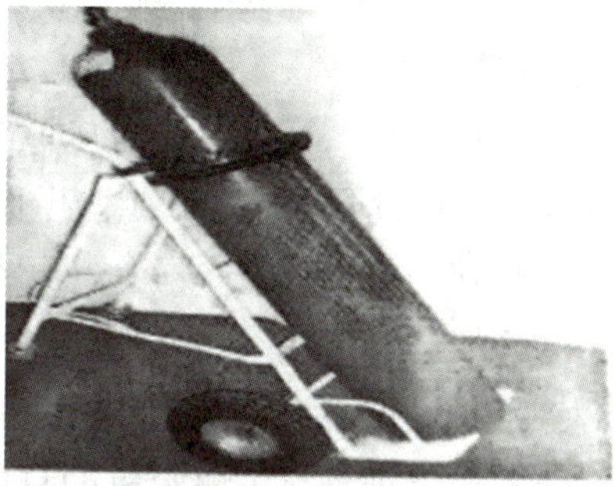

图 20 - 11　氧气筒与氧气支架

4. 氧气成分、氧浓度和氧流量的换算方法

（1）氧气成分与吸氧浓度　氧气在空气中占 20.93%。给氧时，浓度低于 25% 无治疗价值；在常压下吸入 40% ~ 60% 的氧是安全的；当吸氧浓度高于 60%，持续时间超过 24 小时，会出现氧疗副作用，常见的副作用有氧中毒、肺不张、呼吸道分泌物干燥、新生儿晶状体后纤维组织增生（早产儿多见）、呼吸抑制。对缺氧和二氧化碳潴留并存者（如Ⅱ型呼吸衰竭），应低流量、低浓度持续给氧。此类患者呼吸中枢兴奋性主要靠缺氧进行维持，对二氧化碳刺激已不敏感，若吸入高浓度氧，解除缺氧对呼吸中枢的刺激作用，可使呼吸中枢兴奋性降低，甚至呼吸停止。

（2）氧浓度和氧流量的换算公式：

吸氧浓度（%） = 21 + 4 × 氧流量（L/min）

（21 约代表空气中氧含量，4 为计算常数）

氧浓度与氧流量的关系可参阅表 20 - 4。

表 20 - 4　氧流量和氧浓度对照表

氧流量（L/min）	1	2	3	4	5	6	7	8	9
氧浓度（%）	25	29	33	37	41	45	49	53	57

5. 氧气筒内氧气可供时数计算公式

氧气供应时间 = 氧气筒容积（L）×［压力表指示数（kg/cm^2）－5（kg/cm^2）］/氧流量（L/min）×60min×1大气压（kg/cm^2）

$1MPa = 10kg/cm^2$

例：氧气筒容积为50L，压力表所指压力为8MPa，应保留氧气压力为0.5MPa，若患者用氧量为2L/min，请问氧气筒内氧气可用多少时间？

$50\times(80-5)/2\times60\times1=50\times75/120=31.25$（小时）

6. 氧气吸入法

【目的】

1. 纠正各种原因造成的缺氧状态，提高动脉血氧分压（PaO_2）和动脉血氧饱和度（SaO_2），增加动脉血氧含量（CaO_2）。

2. 促进组织的新陈代谢，维持机体生命活动。

【操作程序】

1. 评估

（1）评估病情、诊断、治疗情况、意识状态、心理反应、合作程度；患者缺氧的程度及鼻腔是否有炎症、肿胀、出血、鼻中隔偏曲等情况。

（2）评估环境　是否安全，有无明火。

2. 计划

（1）护士准备　衣帽整洁，修剪指甲，洗手，戴口罩。

（2）患者准备　了解吸氧的目的、方法、注意事项、配合要点，情绪稳定，积极配合。

（3）用物准备

1）治疗盘内备　氧气吸入器、治疗碗内备纱布数块、小药杯（内盛冷开水）、胶布、鼻导管、棉签、弯盘，以及输氧记录单、笔。

2）治疗盘外备　中心供氧装置或氧气筒、氧气表、用氧记录单、笔、标志。

（4）环境准备　室温适宜、光线充足、环境安静、远离火源。

3. 实施

（1）鼻导管给氧法

1）单侧鼻导管给氧法　是将一根细鼻导管插入一侧鼻孔，经鼻腔到达鼻咽部，末端连接氧气的供氧方法，两侧鼻腔可交替使用。鼻导管插入长度为鼻尖至耳垂的2/3（图20－12）。此法节省氧气，但刺激鼻腔黏膜。持续使用鼻导管吸氧每日应更换鼻导管2次以上，两侧鼻孔交替插管，并及时清除鼻腔内分泌物，防止鼻导管堵塞。下面以氧气筒供氧装置为例对操作步骤进行说明（表20－5）。

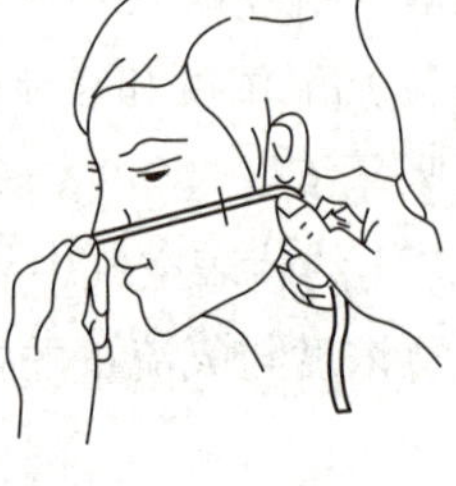

图20－12　鼻导管插入长度

表 20－5　单侧鼻导管给氧法

操作步骤	操作说明
检查装置	氧气筒及氧气表装置是否完好
冲气门处	逆时针旋转1/4周打开总开关，使小量气体从气门冲出（吹尘可以避免浮灰吹入氧气表内），随即关总开关
装表检查	左手持氧气表稍后倾，表的旋紧螺帽与氧气筒的螺丝接头衔接，后用扳手旋紧，使氧气表直立于氧气筒上，检查有无漏气
连湿化瓶	通气管浸入液面下，湿化瓶接氧气表，橡胶管一端接湿化瓶出口
检查通畅	打开总开关和流量开关，检查氧气流出是否通畅，有无漏气，关流量开关
核对解释	携用物及装置至患者床旁，核对解释，说明目的，取得合作
清洁鼻腔	用湿棉签清洁、湿润鼻腔，同时检查鼻腔有无分泌物堵塞及异常
调氧流量	根据需要调节氧流量：轻度缺氧为1～2L/min，中度缺氧为2～4L/min，重度缺氧为4～6L/min，小儿为1～2L/min
接管量长	连鼻导管于橡胶管的另一端，测量插管长度（患者鼻尖到耳垂的2/3），并做标记
湿润鼻管	鼻导管前端放于冷开水中湿润，并检查鼻导管是否通畅
轻柔插管	将鼻导管轻柔插入一侧鼻腔
固定导管	鼻导管用胶布固定于鼻翼及面颊部，橡胶管用别针固定，松紧适宜，防止因导管太紧引起皮肤受损
记录观察	记录给氧时间、氧流量及患者反应，观察供氧装置是否漏气及通畅、有无氧疗副作用
健康指导	教育患者及家属用氧安全知识
拔管安置	拔鼻导管，先分离鼻导管，再关流量开关；摆舒适体位，整理床单位，询问需求
关闭开关	关闭总开关，放出余气后，关闭流量开关
卸表放置	卸下湿化瓶后卸表。一手拿表，一手用扳手以逆时针方向旋转螺帽，再用手完全旋松
整理记录	一次性用物消毒后集中处理，湿化瓶等定期消毒更换，防止交叉感染，记录停氧时间及氧疗效果

2）双侧鼻导管给氧法　是将双侧鼻导管（图20－13）插入鼻孔内约1cm，导管固定稳妥即可（图20－14）。此法刺激性小，长期使用患者无不适，且使用方便，目前广泛应用于临床，下面以中心管道供氧装置为例对操作步骤进行说明（表20－6）。

表 20－6　双侧鼻导管给氧法

操作步骤	操作说明
核对解释	携用物至床旁，核对解释，说明目的，取得合作
装表连接	将流量表插入床头中心管道供氧装置孔内，连接好湿化瓶
清洁鼻腔	检查鼻腔黏膜及通气情况，用棉签蘸水清洁鼻孔
连管调节	连接鼻导管，打开流量表，根据需要调节氧流量；鼻导管蘸水湿润并检查是否通畅
插管固定	将鼻导管轻轻插入双侧鼻孔约1cm，再将导管绕过耳后，固定于下颌处（图20－14），松紧适宜，用别针固定于枕旁
健康指导	向患者及家属说明用氧期间不可自行调节流量
整理记录	洗手，记录用氧时间及氧流量，签名；观察缺氧改善情况
停氧记录	拔出鼻导管，关闭总开关，放出余气后关闭流量开关。整理用物，记录停氧时间

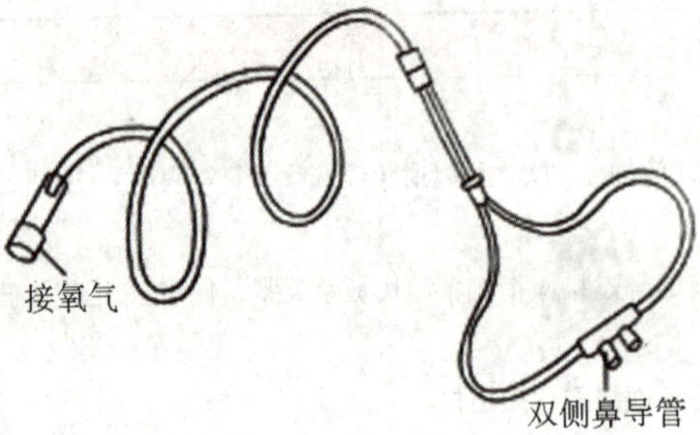

图 20－13 双侧鼻导管

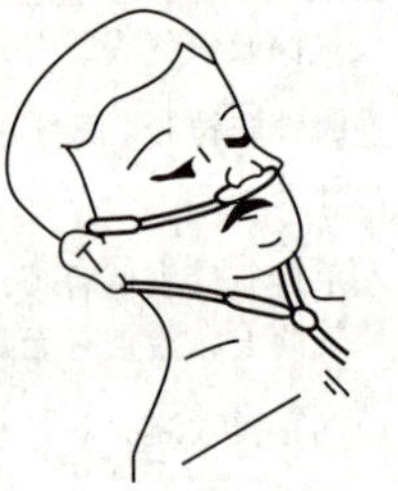

图 20－14 双侧鼻导管吸氧法

（2）鼻塞法 用塑料或有机玻璃制成带有管腔的球状物。塞入一侧鼻孔鼻前庭内给氧的方法（图 20－15）。此法刺激性小，患者较为舒适，适用于长时间用氧。

（3）面罩法 将面罩置于患者的口鼻部供氧，氧气自下端输入，呼出的气体从面罩两侧孔排出（图 20－16）。由于口、鼻部都能吸入氧气，效果较好。适用于病情较重，氧分压明显下降者。给氧时必须有足够的氧流量，一般需 6～8L/min。

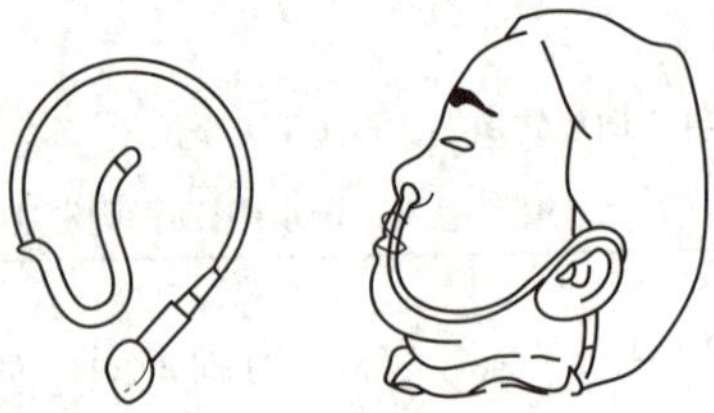

图 20－15 鼻塞给氧法

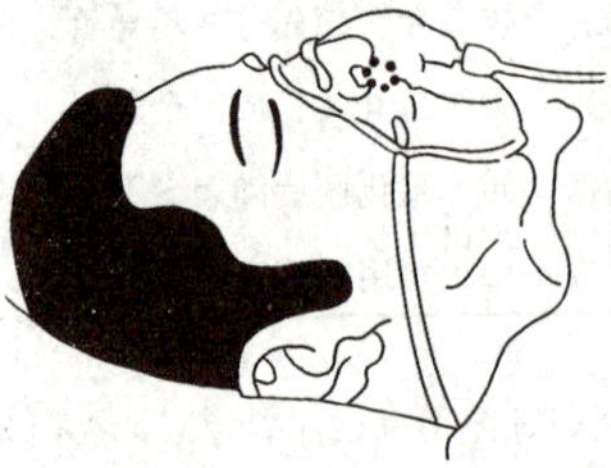

图 20－16 面罩给氧法

（4）头罩法 将患者头部置于头罩里，罩上有多个孔，可以保持罩内一定的氧浓度、温度和湿度（图 20－17）。头罩与颈部之间要保持适当的空隙，防止二氧化碳潴留及重复吸入。此法主要用于小儿。

（5）氧气帐法 是用透明塑料薄膜制成的帐膜，将患者的头部及胸部严密罩在帐棚里，用特制的仪器控制氧流量，保持帐内的氧浓度和温、湿度。因为价格昂贵，耗氧量大，一般只适用于大面积烧伤及新生儿抢救。

（6）氧气枕法 氧气枕是一长方形橡胶枕，枕的一角有一橡胶管，上有调节器可调节氧流量（图 20－18）。此法可用于家庭氧疗、危重患者的抢救或转运途中，以枕代替氧气装置。平时将枕内灌满氧气，夹闭备用。使用时接上湿化瓶、导管，调节流量即可给氧。新购的氧气枕因枕内含有粉粒，充气前应用自来水灌满氧气枕，在枕外用手揉捏放水，再灌水揉捏，如此反复多次，直至放出水洁净为止（否则可引起吸入性肺炎，甚至有窒息的危险）。

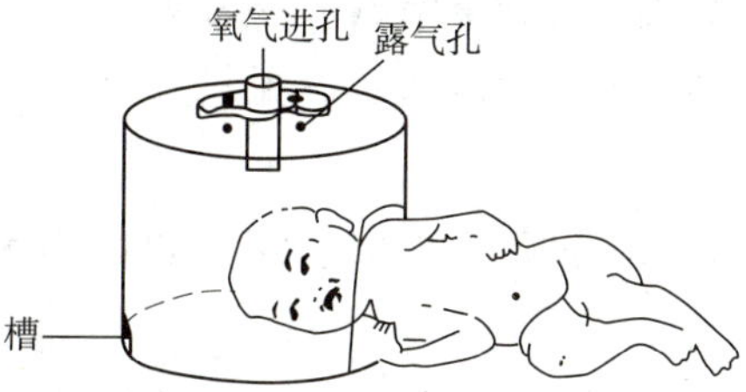

图 20－17　头罩给氧法

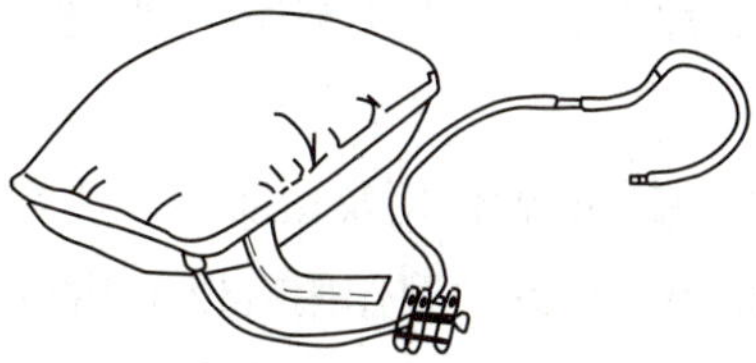

图 20－18　氧气枕法

（7）高压氧疗法　高压氧疗法是指在高气压（大于一个标准大气压）环境下吸入纯氧或混合氧以达到治疗各种疾病的方法。高压氧舱是通过向舱内输入高压氧或高压空气，使舱内形成一个高压环境，患者在舱内吸氧治疗，增加血液和组织中的氧储量。用高压氧的过程分为加压、高压下供氧、减压三个阶段。在加压阶段，用压缩气体输入舱内，以升高舱内压，舱内患者通过呼吸面罩间歇吸入高压氧，即吸氧 30min 后，休息 10min，吸氧时间不超过 90min。进入减压阶段，应注意用减压表监测，并观察患者的全身情况，确保安全。临床上，凡是机体全身性或局部性缺氧、急性或慢性缺氧引起的缺氧性疾病都属于高压氧治疗的对象。如急性 CO 中毒及其迟发性脑病、心脏呼吸骤停复苏后、各种意外事故造成的急性缺氧（溺水、窒息、自缢、触电）、高原反应等。

4. 评价

（1）患者了解有关用氧知识、愿意配合、有安全感。

（2）患者缺氧症状改善。

（3）安全用氧，未出现呼吸道黏膜损伤及其他意外。

【注意事项】

1. 严格遵守操作规程，注意用氧安全，切实做好“四防”：防震、防火、防热、防油。氧气筒搬运时要避免倾倒、撞击；氧气筒放在阴凉处，周围严禁烟火和易燃品，如油、酒精等，至少距明火 5m，距暖气 1m 以上，以防引起火灾；氧气表及螺旋口勿涂油，也不用带油的手装卸。

2. 用氧时，先调节流量再插鼻导管；中途改变流量，先分离鼻导管，调好流量再接上；停氧时，先拔鼻导管后关开关，以免开关使用错误，大量气体突然冲入呼吸道损伤肺组织。

3. 急性肺水肿时，湿化瓶内盛 20% ~30% 乙醇，可降低肺泡内泡沫的表面张力，使泡沫破裂、消散，改善肺部气体交换，减轻缺氧症状。

4. 氧气筒内氧气勿用尽，压力表至少要保留 0.5MPa（$5kg/cm^2$），以免再充气时灰尘进入筒内引起爆炸。氧气筒应悬挂“满”或“空”的标志，分开存放，以便及时调换，并避免急救时搬错而影响抢救速度。

5. 鼻导管应每日更换2次以上。鼻塞给氧每日更换，面罩给氧4～8小时更换。

6. 加强监测，以观察鼻导管是否通畅、缺氧症状有无改善、有无氧疗副作用出现等。

7. 氧疗的副作用及预防　当吸氧浓度高于60%、持续时间超过24h，可能出现氧疗副作用。常见的副作用有以下几种。

（1）氧中毒　为肺实质的改变，表现为胸骨下不适、疼痛、灼热感，继而出现呼吸增快、恶心、呕吐、烦躁、断续的干咳。预防措施是避免长时间、高浓度氧疗，经常做血气分析，动态观察氧疗的治疗效果。氧浓度25%～40%吸入是安全的，当浓度超过60%时，吸氧时间最长不得超过48h。

（2）肺不张　吸入高浓度氧气后，肺泡内氮气被大量置换，一旦支气管阻塞，其所属肺泡内的氧气被肺循环血液迅速吸收，引起吸入性肺不张。表现为烦躁，呼吸、心率加快，血压上升，呼吸困难，发绀，昏迷。预防措施是控制吸氧浓度<60%，鼓励患者深呼吸、多咳嗽，经常改变卧位、姿势，防止分泌物阻塞。

（3）呼吸道分泌物干燥　氧气是一种干燥气体，吸入后可导致呼吸道黏膜干燥，分泌物黏稠，不易咳出，且有损纤毛运动。因此，应加强湿化和雾化吸入，吸氧前一定要先湿化以减轻刺激作用。

（4）晶状体后纤维组织增生　仅见于新生儿，尤其是早产儿。视网膜血管对高氧分压非常敏感，氧疗不当易引起视网膜血管收缩、晶状体后纤维组织增生，最后致不可逆转的失明。预防关键是控制吸氧浓度和时间，控制早产儿暖箱中氧浓度不超过40%。

（5）呼吸抑制　多见于Ⅱ型呼吸衰竭者（PaO_2降低、PaO_2增高），由于PaO_2长期处于高水平，呼吸中枢失去了对二氧化碳的敏感性，呼吸的调节主要依靠缺氧对外周化学感受器的刺激来维持。吸入高浓度氧，解除缺氧对呼吸的刺激作用，使呼吸中枢抑制加重，甚至呼吸停止。预防关键是对Ⅱ型呼吸衰竭者给予低浓度、低流量（1～2L/min）持续吸氧，维持PaO_2在8kPa以上。

（三）吸痰法

吸痰法是利用负压吸引的原理，经口、鼻或人工气道吸出分泌物，保持呼吸道通畅的一种方法。适用于无力咳嗽、排痰的患者，如新生儿、危重、昏迷、麻醉未清醒、气管切开的患者。临床上常用中心负压吸引装置和电动吸引器作为动力源，连接导管吸出痰液。

各大医院均设中心负压装置（图20－19），吸引器管道连接到各病床单位，使用时只需接上吸痰导管，开启开关即可，十分便利。

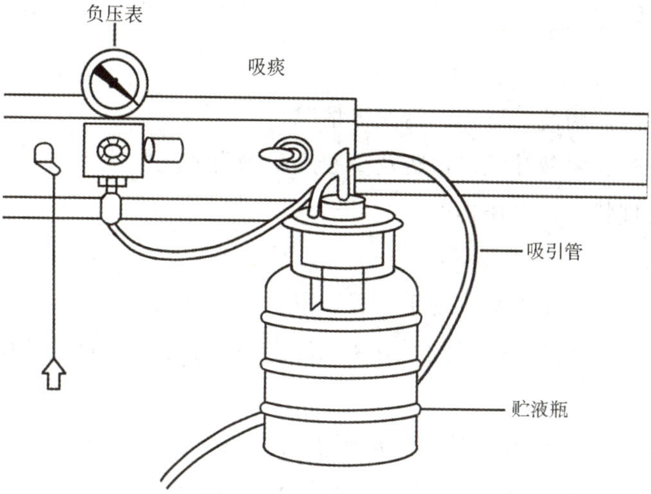

图 20－19　中心负压吸引装置

电动吸引器由马达、偏心轮、气体过滤器、压力表、安全瓶、贮液瓶等组成（图 20－20）。安全瓶和贮液瓶可贮液 1000ml，瓶塞上有两个玻璃管，并通过橡胶管相互连接。接通电源后马达带动偏心轮，从吸气孔吸出瓶内空气由排气孔排出，不断循环转动，使瓶内产生负压，将痰液吸出。

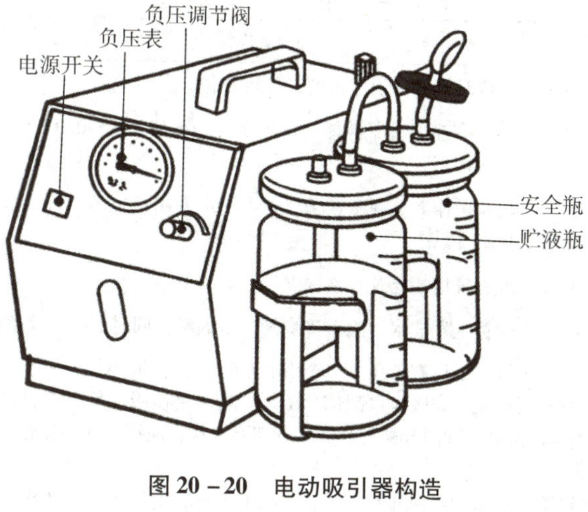

图 20－20　电动吸引器构造

在紧急状态下，家庭或无吸引装置、吸引器的紧急情况可用以下措施。①注射器吸痰：用 50～100ml 注射器连接导管进行抽吸。②口对口吸痰：托起患者下颌，使其头后仰并捏住患者鼻孔，口对口吸出呼吸道分泌物，解除呼吸道梗阻。

【目的】

1. 清除患者呼吸道分泌物，保持呼吸道通畅。
2. 防止窒息和吸入性肺炎等并发症。
3. 改善肺通气，促进呼吸功能。

【操作程序】

1. 评估

（1）患者年龄、病情、意识、治疗等情况。

（2）患者呼吸、痰液性状、口腔及鼻腔皮肤黏膜情况。

（3）患者心理状态、合作程度。

2. 计划

（1）护士准备　衣帽整洁，洗手，戴口罩。

（2）患者准备　了解吸痰目的、方法、注意事项及配合要点，体位舒适。

（3）用物准备

1）吸痰装置　中心负压装置或电动吸引器。

2）治疗盘内放　有盖无菌容器2个（内盛无菌等渗盐水）、治疗碗内备无菌纱布数块、无菌镊1把、弯盘以及护理记录单、笔，必要时备压舌板、开口器、舌钳、无菌持物钳等。

（4）环境准备　光线充足，空气流通，温、湿度适宜。

3. 实施

（1）电动吸引器吸痰法　见表20－7。

表20－7　电动吸引器吸痰法

操作步骤	操作说明
核对解释	携用物至患者床边，核对解释，说明目的，取得合作
调节负压	接通电源，打开开关，检查吸引器性能，调节负压，一般成人40.0～53.3kPa（300～40mmHg），小儿＜40.0kPa（300mmHg）
安置体位	患者去枕仰卧，头转向操作者，嘱患者张口，昏迷患者用开口器打开口腔，取下活动义齿。舌后坠者，用舌钳将舌拉出
检查口鼻	评估口鼻腔黏膜、人工气道情况及痰液深度、性质和量
试吸通畅	连接吸痰管，试吸少量生理盐水，检查吸痰管是否通畅，同时湿润吸痰管前端
插管吸痰	一手反折吸痰管末端，不可有负压，以免引起呼吸道黏膜损伤；另一手用无菌镊持吸痰管前端插入口咽部，放松折叠处，先吸净口咽部分泌物；然后更换吸痰管，在患者吸气时顺势将吸痰管插至气道约15cm，吸出气管内分泌物；若气管切开吸痰，应严格无菌操作，先吸气管切开处，再吸口（鼻）部
抽吸痰液	抽吸动作要轻柔、敏捷，由深部左右旋转，向上提拉，由浅入深，依次吸净分泌物。患者若有咳嗽反射，应轻轻拉出吸痰管。每次吸痰时间＜15s；口腔吸痰有困难，可由鼻腔吸引
冲管消毒	每次吸痰管拉出后，立即用等渗盐水冲洗，以免分泌物堵塞吸痰导管
关机清洁	关闭吸引器开关及电源开关，取下吸痰管，将吸痰玻璃接管插入有消毒液的试管中浸泡，吸痰用物每班更换或每日更换1～2次
安置患者	用纱布擦净患者口鼻及面部，必要时做口腔护理
整理记录	整理床单位，安置舒适卧位。清醒患者要给予安抚，用物归位；洗手，记录吸痰时间、痰液性状、量、患者呼吸情况等

（2）中心负压吸引装置吸痰法　将贮液瓶装置插入墙壁中心负压吸引装置插孔内，

连接导管，打开开关，调节负压，检查吸引性能，管道有无漏气，是否通畅。具体吸痰的方法、要求同电动吸引器吸痰法。

（3）注射器吸痰法　用50ml或100ml注射器连接吸痰管抽吸痰液。适用于家庭或无吸引装置、吸引器的紧急情况。

4. 评价

（1）患者愿意配合、有安全感。

（2）患者呼吸道痰液及时吸出，气道通畅，呼吸功能改善。

（3）呼吸道黏膜未发生机械性损伤。

【注意事项】

1. 严格执行无菌操作，治疗盘内吸痰用物每天更换1～2次，吸痰管每次更换，勤做口腔护理。贮液瓶、安全瓶内的液体应及时倾倒，做好消毒处理，用前瓶内应盛少量的水，以防痰液黏附于瓶底，妨碍清洗。

2. 注意观察病情，保持呼吸道通畅，听到患者喉头有痰鸣音或排痰不畅应及时抽吸。痰液黏稠可配合叩背、雾化吸入，气管插管或气管切开者也可向气管内滴入少量等渗盐水或化痰药物，使痰液稀释，便于吸出。

3. 吸痰时，每次插入吸引时间不超过15秒，如需再次吸引，应间隔3～5分钟，待患者耐受后再进行，以免引起缺氧。使用呼吸机或缺氧严重者，吸痰前后可根据病情增加氧流量。

4. 为婴幼儿吸痰时，吸痰管要细、动作要轻、负压要小，以免损伤黏膜。

思政小课堂

案例回顾： 一位急性左心衰的患者正在抢救，因患者咳嗽无力，痰液难以排出，需要护士通过吸痰清理痰液。护士在给患者吸痰时动作轻柔，不停安慰鼓励患者不要害怕。吸痰过程中，因痰液较多加之患者激烈咳嗽，大量的痰液喷射到该护士的脸上、眼睛上，但她没有任何怨言，只是平静地擦掉身上的痰液说："患者也不是故意的，再说她已经很痛苦了"。

案例思考： 你从该护士身上学到了什么？

案例分析： 抢救患者时所展示的绝不仅仅是高超的技术，还有人格的魅力，即他的品格、修养和作风。上述案例中该护士的行为举止正是展现了她良好的人文修养。护理的对象是人的生命，或有生命的人，这就要求护士要将人文修养作为基本修养之一。护士的人文修养简言之就是爱心、细心、耐心和善良。以上这些品质虽然说起来简单平凡，但这是护士最基本也是最宝贵的品质。同学们，希望你们能用爱心温暖患者、用细心呵护患者、用耐心体谅患者、用善良关心患者。

（四）洗胃法

洗胃法是将大量溶液饮入或通过胃管灌入胃内，以反复冲洗并排除胃内容物的方法。

【目的】

1. 解毒 清除胃内有毒物质或刺激物，减少毒物吸收，在服毒后6小时内洗胃效果最佳。

2. 减轻胃黏膜水肿 清除幽门梗阻患者胃内滞留食物，减轻胃黏膜充血水肿。

3. 为手术或某些检查做准备 如食管下段胃部、十二指肠手术前准备。

【操作程序】

1. 评估

（1）患者中毒情况，如摄入毒物的种类、浓度、量、中毒时间，是否呕吐过及有无采取其他处理措施。

（2）患者的生命体征、意识状态及瞳孔的变化、口鼻腔黏膜情况、口中异味等。

（3）患者的心理状态及合作程度。

2. 计划

（1）护士准备 衣帽整洁，洗手，戴口罩。

（2）患者准备 了解操作目的、方法、注意事项及配合要点，取合适体位，围好围裙。

（3）用物准备

1）洗胃设备 电动吸引器或自动洗胃机、漏斗胃管。

2）治疗盘 根据不同洗胃法可备饮水杯、弯盘、舌钳、止血钳、镊子、压舌板、量杯、胶布、毛巾、水温计、一次性使用胃管包、Y形三通管等，必要时备塑料围裙。

3）治疗车下层 水桶内盛25～38℃洗胃液（表20－8）10000～20000ml、污水桶。

（4）环境准备 整洁、安静、温度适宜，必要时屏风遮挡。

表20－8 常见药物中毒的灌洗液和禁忌药物

毒物种类	常用溶液	禁忌药物
酸性物	镁乳、蛋清水、牛奶	强酸药物
碱性物	5%醋酸、白醋、蛋清水、牛奶	强碱药物
氰化物	口服3%过氧化氢溶液后引吐，1∶15000～1∶20000高锰酸钾洗胃	
敌敌畏	2%～4%碳酸氢钠溶液、1%盐水，1∶15000～1∶20000高锰酸钾洗胃	
1605、1059、4049（乐果）	2%～4%碳酸氢钠溶液	高锰酸钾
美曲磷脂（敌百虫）	1%盐水或清水，1∶15000～1∶20000高锰酸钾洗胃	碱性药物
DDT（灭害灵）、666	温开水或生理盐水洗胃，50%硫酸镁导泻	油性泻药

续表

毒物种类	常用溶液	禁忌药物
酚类、煤酚类	50%硫酸镁导泻，用温开水、植物油洗胃至无酚味为止，洗胃后多次服用牛奶、蛋清保护胃黏膜	液体石蜡
苯酚（石炭酸）	1：15000～1：20000高锰酸钾	
巴比妥类（安眠药）	1：15000～1：20000高锰酸钾，硫酸钠导泻	硫酸镁
灭鼠药（磷化锌）	1：15000～1：20000高锰酸钾，0.5%～1%硫酸铜溶液洗胃，每次10ml，每5～10分钟口服一次，配合用压舌板刺激舌根引吐	牛奶、鸡蛋、脂肪、油类食物
河豚、生物碱	1%～3%鞣酸	
发芽马铃薯	1%活性炭悬浮液	

注：①蛋清水可黏附于黏膜或创面上，从而对胃肠黏膜起到保护作用，并可使患者减轻疼痛。②磷化锌中毒时，口服硫酸铜可使其成为无毒的磷化铜沉淀，阻止吸收，并促进其排出体外。磷化锌易溶于脂类物质，忌用油性食物，以免促使其溶解吸收。③1605、1059、4049（乐果）等禁用高锰酸钾洗胃，否则能氧化成毒性更强的物质。④敌百虫遇碱性药物可分解出毒性更强的敌敌畏，其分解随碱性的增强和温度的升高而加速。⑤硫酸钠对心血管和神经系统没有抑制作用，不会加重巴比妥类药物的中毒。

3. 实施　见表20－9。

表20－9　各种洗胃法

操作步骤	操作说明
口服催吐法	用于服毒量少的清醒合作者
核对解释	携用物至患者床旁，核对解释，说明目的，取得合作
安置体位	协助患者取坐位或半坐卧位，围好围裙，以防弄污衣服，取下义齿，置污物桶于患者坐位前或床旁
口服催吐	嘱患者在短时间内自饮大量灌洗液，即可引起呕吐，不易吐出时，可用压舌板压其舌根部引起呕吐。如此反复进行，直至吐出的灌洗液澄清无味为止；协助患者漱口、擦脸，必要时更换衣服，卧床休息
整理记录	整理床单位，清理用物；记录灌洗液名称及液量，呕吐物的量、颜色、气味及患者主诉，必要时留取标本送检
漏斗胃管洗胃法	用于基层医疗单位中需洗胃患者（图20－21）
安置体位	中毒较轻者取坐位或半坐位，头偏向一侧；中毒较重者取左侧卧位；昏迷者可取平卧位头偏向一侧，并用压舌板、开口器撑开口腔，置牙垫于上、下磨牙之间，如有舌后坠，可用舌钳将舌拉出
胃管插入	润滑胃管前端约插入长度的1/3，同鼻饲法由口腔插入55～60cm（约为前额发际至胸骨剑突的距离）。插管动作轻、稳、准，尽量减少对患者的刺激
检测位置	三种方法检测胃管是否在胃内：抽吸胃液、听气过水声、清水检验是否有气泡
固定胃管	证实胃管在胃内后用胶布固定
灌洗法胃	置漏斗低于胃部水平位置，挤压橡胶球，利用挤压橡胶球所形成的负压作用抽尽胃内容物，必要时留取标本送检；举漏斗高过头部30～50cm，将洗胃液缓缓倒入漏斗内300～500ml，当漏斗内尚余少量溶液时，速将漏斗降低至胃部位置以下，并倒置于污水桶内，利用虹吸作用引出胃内灌洗液。如此反复灌洗，直至洗出液澄清无味为止
	电动吸引器洗胃法
	迅速有效清除毒物，节省人力，并能准确计算洗胃的液体量（图20－22）

续表

操作步骤	操作说明
检查性能	接通电源，检查吸引器功能
连接装置	输液管与Y形管主管相连，吸引器贮液瓶的引流管、洗胃管末端分别与Y形管两分支相连夹紧输液管，检查各连接处有无漏气；将灌洗液倒入输液瓶内，挂于输液架上
妥善固定	插胃管，验证位于胃内后固定
负压吸引	开动吸引器，负压宜保持在13.3kPa左右，利用负压吸引作用，吸出胃内容物，必要时留取标本送检
灌入溶液	关闭吸引器，夹紧贮液瓶上的引流管，开放输液管，使溶液流入胃内300~500ml 夹紧输液管，开放贮液瓶上的引流管，开动吸引器，吸出灌入胃内的液体，直至洗出液澄清无味为止
全自动洗胃机洗胃法	利用电磁泵作为动力源，通过自控电路的控制，使电磁阀自动转换动作，分别完成向胃内冲洗药液和吸出胃内容物的过程（图20-23）
检查性能	通电，检查机器功能完好
连接管道	连接各种管道，将3根橡胶管的一端分别与机器的进液管、胃管、出液管相连，将已配好的洗胃液倒入水桶内，进液管的另一端放入洗胃液桶内。出液管的另一端放入空水桶内，胃管的另一端与已插入患者胃内的胃管另一端相连，进液管管口必须始终浸没在洗胃液的液面下，调节药量流速
插入胃管	插胃管，同漏斗胃管洗胃法
自动冲洗	按“手吸“键，先吸出胃内容物，必要时送验标本；再按“自动”键，机器即开始对胃进行自动冲洗，冲洗时“冲”灯亮，吸引时“吸”灯亮
手动冲洗	若食物堵塞管道，水流缓慢、不流或发生障碍，可交替按“手冲”键和“手吸”键，重复冲洗数次，直到管道通畅；再按“手吸”键吸出胃内残留液体后，按“自动”键，自动洗胃继续进行
停止工作	洗出液澄清无味即干净，冲洗干净后，按“停机”键，机器停止工作
注意观察	洗胃过程中，随时注意观察洗出液的性质、颜色、气味、量及患者面色、脉搏、呼吸和血压的变化，如患者有腹痛、休克、洗出液呈血性，应立即停止洗胃，采取相应的急救措施
拔出胃管	洗毕，反折胃管，拔出
整理用物	协助患者漱口、洗脸，取舒适卧位，整理床单位、清理用物
清洁管道	自动洗胃机三管（进液管、胃管、出液管）同时放入清水中，按“清洗”键，清洗各管腔后，将各管同时取出，待机器内水完全排尽后，按“停机”键关机
整理记录	记录灌洗液名称及液量，呕吐物的量、颜色和气味

4. 评价

（1）患者胃内容物得到最大程度的清除。

（2）患者无误吸和急性胃扩张发生。

（3）患者中毒症状得以缓解或控制，康复信心增强。

【注意事项】

1. 急性中毒患者，应立即采取口服催吐法进行洗胃，以减少毒物的吸收。如患者不合作或合作困难者，应进行胃管洗胃，插管动作要轻柔迅速，切勿损伤食管黏膜或误入气管。

2. 中毒物质不明时应抽取胃内容物送检，以确定毒物性质，可选用温开水或等渗盐水洗胃，待毒物性质明确后，再选用拮抗剂进行洗胃。

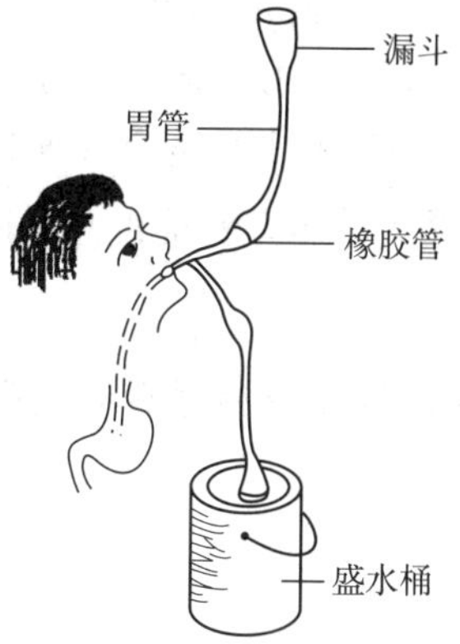

图 20－21　漏斗胃管及使用方法

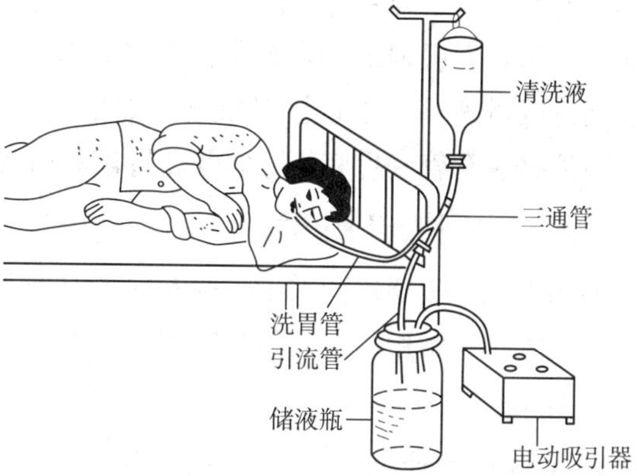

图 20－22　电动吸引器洗胃法

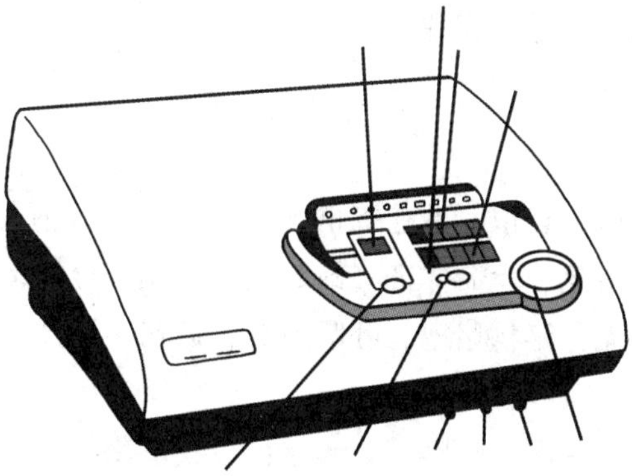

图 20－23　全自动洗胃机

3. 洗胃过程中注意观察患者的呼吸、脉搏、神志变化并倾听患者主诉。每次灌入量以 300～500ml 为宜，一次灌入量过多则胃容积增大，胃内压明显大于十二指肠内压，促使胃内容物进入十二指肠，加速毒物吸收，同时灌入量过多也可引起液体反流，导致呛咳、误吸或窒息；灌入量过少则洗胃液无法与胃内容物充分混合，不利于彻底洗胃，延长洗胃时间，不利于抢救的进行。灌入量与引出量需平衡。如患者感到腹痛，引出液体呈血性或出现休克，应立即停止洗胃。

4. 幽门梗阻患者洗胃宜在饭后 4～6 小时或空腹时进行。洗胃时，需记录胃内潴留量，以了解梗阻情况。还应记录胃内潴留量，便于了解梗阻程度，胃内潴留量 = 洗出量 － 灌入量。

5. 洗胃过程中应随时观察患者的面色、生命体征、意识、瞳孔变化，口、鼻腔黏膜情况及口中气味等。洗胃并发症包括急性胃扩张、胃穿孔、大量低渗液洗胃致水中毒、水电解质紊乱、酸碱平衡失调、昏迷患者误吸或过量胃内液体反流致窒息、迷走神经兴奋致反射性心脏骤停，及时观察并做好相应的急救措施，并做好记录。

6. 准确掌握洗胃禁忌证和适应证 ①适应证：非腐蚀性毒物中毒，如有机磷、安眠药、重金属类、生物碱及食物中毒等。②禁忌证：强腐蚀性毒物（如强酸、强碱）中毒、肝硬化伴食管－胃底静脉曲张、胸主动脉瘤、近期内有上消化道出血及胃穿孔、胃癌等。患者吞服强酸、强碱等腐蚀性药物，禁忌洗胃，以免造成胃穿孔，可按医嘱给予药物或迅速给予物理性对抗剂，如牛奶、豆浆、蛋清、米汤等以保护胃黏膜。上消化道溃疡、食管－胃底静脉曲张、胃癌等患者一般不洗胃，昏迷患者洗胃应谨慎。

（五）人工呼吸器使用法

使用人工呼吸器进行人工呼吸是抢救各种原因引起的呼吸停止和呼吸衰竭患者最有效方法之一，常用的有简易呼吸器和人工呼吸机。

【目的】

1. 维持和增加机体通气、换气功能。
2. 纠正低氧血症。
3. 手术患者麻醉期间的呼吸管理。

【操作程序】

1. 评估

（1）患者年龄、病情、意识、治疗等情况。

（2）患者自主呼吸情况、生命体征、缺氧程度、血气分析结果。

（3）患者口鼻腔有无分泌物堵塞，呼吸道是否通畅。

（4）患者心理状态、合作程度。

2. 计划

（1）护士准备 衣帽整洁，洗手，戴口罩。

（2）患者准备 畅通呼吸道。

（3）用物准备

1）简易呼吸器（图20－24）。

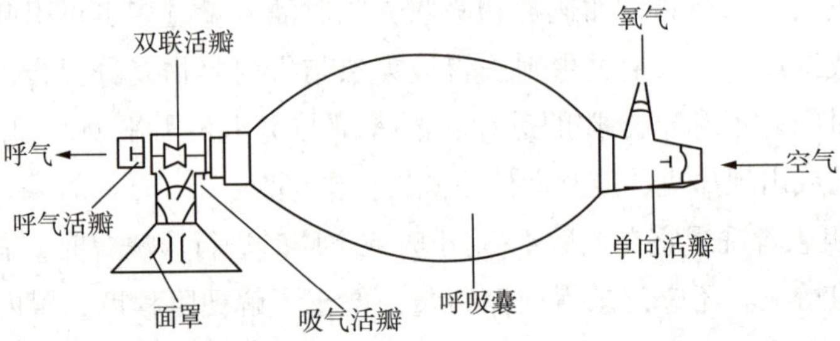

图20－24 简易呼吸器及使用方法

2）微机控制型人工呼吸机（图20－25）。必要时准备气管切开或气管插管用物及氧气装置、蒸馏水、吸痰用物、电源。

（4）环境准备 整洁、安静、空气流通，温湿度适宜。

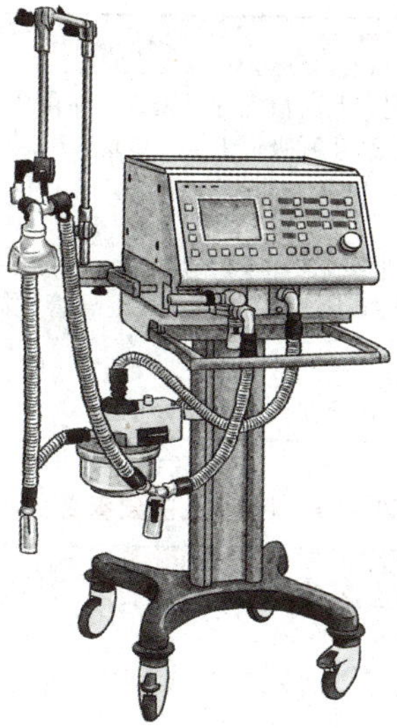

图 20－25　微机控制型人工呼吸机

3. 实施　见表 20－10。

表 20－10　人工呼吸器使用法

操作步骤	操作说明
简易呼吸器	在未行气管插管建立紧急人工气道的情况及辅助呼吸机突然出现故障时使用，是最简单的借助器械加压的人工呼吸装置
核对解释	携用物至床旁，核对、解释，说明目的，取得合作
安置体位	患者平卧、头下垫枕，抢救者站于患者头顶处
畅通气道	清除上呼吸道分泌物或呕吐物，松解衣领、腰带
扣紧面罩	患者头后仰托起下颌，固定面罩（图 20－26），避免漏气
挤压气囊	一次挤压 500～1000ml 空气进入肺内。婴儿以胸廓隆起为宜。频率保持在 16～20 次/分，反复有规律地进行
观察记录	观察病情及呼吸情况，遵医嘱停止使用；患者若有自主呼吸，应注意与人工呼吸同步，即患者吸气初顺势挤压呼吸囊，达一定潮气量后完全松开气囊，让患者自行完成呼气动作
整理用物	整理用物，做好消毒处理及呼吸器保养，做好记录
人工呼吸机	适用于长期循环、呼吸需要支持者，比如各种原因所致的呼吸停止或呼吸衰竭
准备连机	备好用物，准备氧气装置并与呼吸机相连接
核对解释	携用物至床旁，核对、解释，说明用呼吸机的目的和配合要求，取得合作
开机检查	接通电源，连接导管，打开开关，检查机器运转及有无漏气；连接氧气
调节参数	根据患者情况调节呼吸参数（表 20－11）
连接气道	将呼吸机与患者气道连接

续表

操作步骤	操作说明
上机护理	观察病情及呼吸机运转情况；及时清理呼吸道，定时翻身、叩背、吸痰、湿化吸入气体，促进痰液排出，保持呼吸道通畅，防止呼吸道干燥、堵塞，引起呼吸道感染
观察记录	记录呼吸机使用参数、时间、患者情况
撤机护理	停机前要做好心理护理，适当减少呼吸机通气量，使自主呼吸发挥作用，减少患者对呼吸机的依赖，循序渐进地撤机；遵医嘱执行，分离面罩或导管，拔管，吸氧；关闭呼吸机、电源、氧气开关
整理记录	整理用物，做好消毒处理及呼吸机保养，做好记录

表 20－11 呼吸机主要参数的设置

项目	数值
呼吸频率（R）	10～16 次/分
潮气量（Vr）	10～15ml/kg（通常在 600～800ml）
每分通气量（VE）	8～10L/min
吸/呼比值（I/E）	1∶（1.5～2.0）
呼气压力（EPAP）	0.147～1.96kPa（一般应＜2.94kPa）
呼气末正压（PEEP）	0.49～0.98kPa（渐增）
供氧浓度（FiO_2）	30%～40%（一般应＜60%）

4. 评价

（1）患者有自主呼吸，呼吸形态基本恢复。

（2）患者呼吸道通畅。

（3）患者意识恢复。

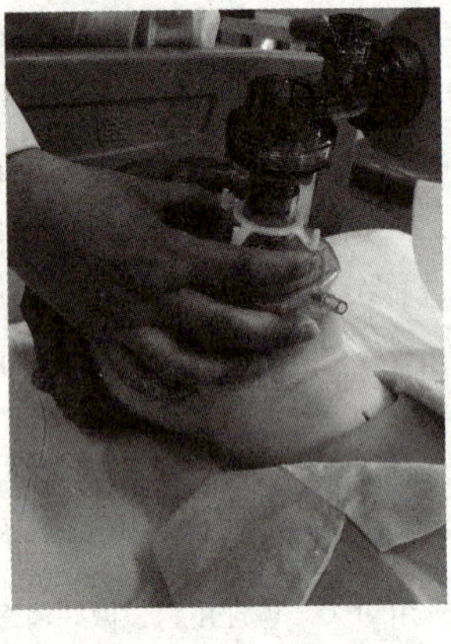

图 20－26 "EC"手法固定气囊

【注意事项】

1. 呼吸机使用时应保持呼吸道通畅，密切观察患者自主呼吸、生命体征、神志变化，注意血气分析结果，及时发现呼吸机治疗并发症。

2. 注意呼吸机参数、吸氧浓度是否符合患者的需要，呼吸机工作是否正常，有无漏气，管道连接处有无脱落。及时、准确做好记录和交接班。

3. 观察通气量是否合适。①通气量合适：患者吸气时胸廓隆起，呼吸音清晰，生命特征平稳。②通气量不足：因二氧化碳潴留，患者皮肤潮红、多汗、烦躁不安、血压升高、脉搏加速、浅静脉充盈消失。③过度通气：患者可出现昏迷、抽搐等呼吸性碱中毒症状。

4. 简易呼吸器使用应注意呼吸活瓣有无漏气，患者出现自主呼吸时应同步挤压呼吸囊。预防医源性感染，每日更换呼吸机各管道。呼吸机、简易呼吸器、病室空气及相关设备定期消毒，定期检查、保养、维修。

氧气吸入技术标准化患者（SP）模拟训练及护士应对考核评价

操作流程		SP 模拟及考核评价			护士应对及考核评价		
		模拟要点	考核评价		应对要点	考核评价	
			考核要点	评价		考核要点	评价
氧气吸入	操作前	询问护士："我比刚才更加难受了，感觉喘不上气来。"	在护士告知要进行氧气吸入后发问（4分）		能准确地回答问题并能安抚患者紧张、焦虑的情绪	回答问题准确（4分） 如："这就是您现在缺氧严重的表现，我立刻为您吸氧。"	
			语气焦虑（3分）			注重安抚患者情绪（3分） 如："不要担心，待会吸上氧气，您的症状就会慢慢缓解。"	
			表情担忧（3分）			态度真诚温和，使患者信赖（3分）	
	操作中	告知护士："这个插到鼻子里会不会很难受啊？"	护士检查患者鼻黏膜后告知说明插鼻导管到此侧（8分）		能给予患者正确的解决方法并安抚患者紧张情绪	解决方法准确（8分） 如："我刚才检查了您这侧的鼻中隔和鼻黏膜，都很好，您不用紧张的！"	
			描述准确（6分）			注重安抚患者情绪（6分） 如："您别担心，稍微有点不舒服，如果您觉得特别难受，我给您换成面罩吸氧。"	
			表情担忧（6分）			态度诚恳，动作轻柔（6分）	
		欲自行操作调节氧流量	护士调节氧流量后，欲自行调节（8分）		能给予患者正确的处理办法并安抚患者紧张情绪	处理办法准确（8分） 如："氧流量是根据您的病情、缺氧程度所调节的，请您不要随意调节。如果有什么不适，您呼叫我，我会及时赶到的！"	
			表情痛苦、紧张（6分）			注重安抚患者情绪（6分） 如："您先不要紧张，您放心啊！"	
			担心害怕（6分）			态度温和，体现人文关怀（6分）	

续表

<table>
<tr><th rowspan="3" colspan="2">操作流程</th><th colspan="3">SP 模拟及考核评价</th><th colspan="3">护士应对及考核评价</th></tr>
<tr><th rowspan="2">模拟要点</th><th colspan="2">考核评价</th><th rowspan="2">应对要点</th><th colspan="2">考核评价</th></tr>
<tr><th>考核要点</th><th>评价</th><th>考核要点</th><th>评价</th></tr>
<tr><td rowspan="3">氧气吸入</td><td rowspan="3">操作后</td><td rowspan="3">操作完毕，询问护士：“我待会吃饭可以吸氧吗?”</td><td>在护士操作完毕，整理用物时发问（4分）</td><td></td><td rowspan="3">能准确地回答问题并解释原因同时能安抚患者紧张的情绪</td><td>回答问题准确（4分）
如：“您可以正常吃饭，这个不影响您进餐。”</td><td></td></tr>
<tr><td>体现担忧和焦虑（3分）</td><td></td><td>注重患者情绪（3分）
如：“您不要担心，如果待会儿有需要帮助，您按呼叫器，我们就会过来的!”</td><td></td></tr>
<tr><td>表情急切、紧张（3分）</td><td></td><td>给予支持（3分）
如：“我将呼叫器放在您的床头了!”</td><td></td></tr>
<tr><td rowspan="9">拔出氧气管</td><td rowspan="3">操作前</td><td rowspan="3">护士告知要拔出氧气管时，询问：“我现在都正常了吗?”</td><td>护士告知要拔出氧气导管后询问（4分）</td><td></td><td rowspan="3">能准确地回答问题并解释原因同时能安抚患者紧张的情绪</td><td>回答问题准确（4分）
如：“您现在已经病情好转，缺氧症状也缓解了一些，先暂时帮您拔管吧!”</td><td></td></tr>
<tr><td>表情疑虑（3分）</td><td></td><td>注重安抚患者情绪（3分）
如：“请不要担心，请您放心!”</td><td></td></tr>
<tr><td>语气恰当（3分）</td><td></td><td>做好人文护理（3分）
如：“下午遵照医嘱，给您再进行一次吸氧，请您放心!”</td><td></td></tr>
<tr><td rowspan="3">操作中</td><td rowspan="3">表现为紧张不适</td><td>护士告知要拔出氧气管后（4分）</td><td></td><td rowspan="3">能给予患者正确的解决方法并安抚患者紧张情绪</td><td>处理办法准确（4分）
如：“先撤下氧气管，再关闭流量开关。”</td><td></td></tr>
<tr><td>表情紧张（3分）</td><td></td><td>注重安抚患者情绪（3分）
如：“请您不要紧张!”</td><td></td></tr>
<tr><td>表现真实（3分）</td><td></td><td>态度真诚温和，使患者信赖（3分）</td><td></td></tr>
<tr><td rowspan="3">操作后</td><td rowspan="3">操作完毕，询问护士：“我现在就可以出院吗?”</td><td>护士拔出氧气管，整理床单位时告知（4分）</td><td></td><td rowspan="3">能给予患者正确的解决方法并安抚患者焦虑情绪</td><td>处理办法准确（4分）
如：“您刚刚病情好转，待会医生查房，看医生怎么说，您先好好休息!”</td><td></td></tr>
<tr><td>表情期待（3分）</td><td></td><td>适时询问（3分）
如:“您还有什么需要吗?”</td><td></td></tr>
<tr><td>表现自然（3分）</td><td></td><td>给予有效支持（3分）
如：“如果您再有什么需求，请随时告诉我!”</td><td></td></tr>
</table>

续表

操作流程	SP模拟及考核评价			护士应对及考核评价		
	模拟要点	考核评价		应对要点	考核评价	
		考核要点	评价		考核要点	评价
综合评价	SP	语言表达流利，询问及时，语气恰当（4分）		护士	应对迅速，及时给出具体的指导，处理方法操作规范，动作熟练，注意安全（4分）	
		表现自然真切，没有表演痕迹（3分）			态度和蔼，沟通有效、充分体现人文关怀，达到舒缓患者紧张焦虑情绪的目的（3分）	
		肢体语言与模拟描述一致，语言表达与表情一致（3分）			体现良好的人文关怀理念（3分）	
总分	SP			护士		
评价人						

目标检测

一、选择题

【A1型题】

1. 患者表现为思维和语言不连贯，对时间、地点、人物的定向力完全或部分发生障碍，可有错觉、幻觉，躁动不安，谵语或精神错乱，属于意识障碍中的

A. 嗜睡　　B. 意识模糊　　C. 昏睡
D. 昏迷　　E. 浅昏迷

2. 双侧瞳孔缩小常见于

A. 有机磷农药中毒　　B. 颅内血肿　　C. 颅内压增高
D. 颅脑损伤　　E. 酒精中毒

3. 服毒后在多久时间内洗胃最有效

A. 24h　　B. 12h　　C. 8h
D. 4～6h　　E. 10h

4. 人工呼吸和胸外心脏按压成人按压与呼吸比为

A. 2∶15　　B. 15∶2　　C. 30∶2
D. 2∶30　　E. 4∶30

5. 当毒物不明的中毒时应选择的灌洗液是

A. 活性炭　　B. 水　　C. 温开水
D. 蛋白水　　E. 冷水

6. 幽门梗阻患者洗胃宜在
A. 饭前 4 ~ 6 小时　B. 饭后 1 小时　C. 吃完饭后
D. 饭后 2 小时　E. 空腹时

7. 胸外心脏按压时，按压的频率每分钟至少
A. 70 次/分　B. 80 次/分　C. 90 次/分
D. 100 次/分　E. 110 次/分

8. 为患者进行负压吸痰时，每次吸痰时间不宜
A. 少于 15 秒　B. 超过 15 秒　C. 少于 10 秒
D. 超过 10 秒　E. 超过 20 秒

9. 正常瞳孔在自然光线下直径的范围是
A. 1mm 以下　B. 2 ~ 3mm　C. 2 ~ 4mm
D. 2 ~ 5mm　E. 5mm 以上

10. 患者中毒后意识清醒，能够配合，护士应首先采取的措施是
A. 口服催吐法　B. 注洗器洗胃法　C. 硫酸镁导泻
D. 漏斗胃管洗胃法　E. 电动吸引洗胃法

【A2 型题】

11. 患者，男，62 岁。慢性阻塞性肺气肿，呼吸困难，需给氧治疗。现氧流量为 2L/min，其氧浓度是
A. 29%　B. 33%　C. 37%
D. 41%　E. 45%

12. 患者，女，78 岁。虚弱无力将痰液咳出，下列使用电动吸引器吸痰法的操作错误的是
A. 操作前先检查吸引器性能　B. 调节负压小于 40. 0kPa
C. 痰液黏稠可叩拍胸背部　D. 每次吸痰时间小于 15 秒
E. 治疗盘内吸痰用物每天更换 1 ~ 2 次

【A3 型题】

（13 ~ 15 共用题干）

患者，男，30 岁。因受领导批评后感到压抑，便服用敌敌畏，但被家人及时发现，送医院诊治。

13. 此时为患者洗胃最好选用
A. 温开水　B. 生理盐水　C. 2% 的碳酸氢钠
D. 硫酸镁　E. 3% 过氧化氢

14. 洗胃过程中，每次灌入量是
A. 100 ~ 200ml　B. 200 ~ 300ml　C. 300 ~ 400ml
D. 400 ~ 500ml　E. 300 ~ 500ml

15. 在洗胃中患者若出现腹痛、休克、洗出液呈血性时，护士应该做的是
A. 立即停止洗胃，采取相应急救措施
B. 继续洗胃，不予管理
C. 告知医生后再做处理
D. 暂停洗胃，并随时观察
E. 调慢洗胃滴速，嘱患者忍耐至洗胃结束

二、思考题

1. 患者，男，67 岁。患慢性支气管炎 15 年，肺心病 5 年。3 天前因淋雨受凉，咳嗽咳痰、气喘加重来院就诊。患者头痛、烦躁不安。查体：呼吸困难，胸闷，口唇发绀。血气分析示 PaO_2 45mmHg，$PaCO_2$ 70mmHg，诊断为肺源性心脏病。

（1）请判断该患者缺氧的程度，是否需要氧疗？

（2）如何给该患者进行吸氧？

2. 患者，男，65 岁。突发心前区压榨性疼痛 2h 来院就诊，患者大汗淋漓、精神紧张。查心电图示：前壁心梗。患者住院第 2 天突然双眼上翻，呼之不应，四肢抽搐，小便失禁，颈动脉搏动未触及。

（1）该患者发生了什么情况？

（2）如果你在现场，你应该采取哪些急救措施？

（王秀玲　王书敏）

书网融合……

微课　　本章小结　　思维导图　　自测题

第二十一章 临终护理

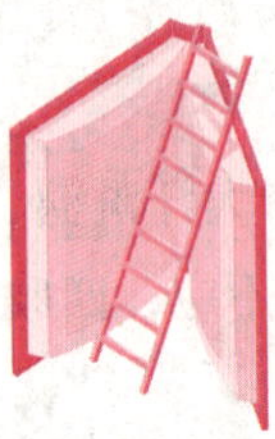

【学习目标】

知识目标

1. 掌握 死亡的概念和标准；死亡过程的分期；临终患者的生理、心理变化及护理；尸体护理的操作要点和注意事项。

2. 熟悉 临终关怀的概念、理念和组织形式；临终患者家属及丧亲者的心理变化和护理。

3. 了解 临终关怀机构的基本服务项目。

能力目标

能正确地为死者进行尸体护理。

素质目标

1. 能体会到临终患者所经受的痛苦，并为其提供恰当的护理。

2. 能感受到临终患者家属和丧亲者的痛苦，树立为他们提供护理的意识。

岗位情景模拟

情景描述 患者，男，75岁。胰腺癌晚期入住某医院的临终关怀病房，家属希望患者在临终阶段能得到较好的照顾，尽量减少痛苦。患者进食困难，经常疼痛难忍，对周围事物不关心，不愿与他人交谈。

工作任务 1. 根据患者的心理反应阶段对该患者进行心理护理。

2. 如患者死亡，做好尸体护理。

3. 如患者死亡，请对丧亲者进行护理。

人都要经历生老病死的自然发展过程，临终是人生必然要经过的阶段，死亡是生命活动的最后阶段。在人生的最后旅程中最需要人的关爱和帮助。帮助临终患者舒适、安详、有尊严、无遗憾地度过人生最后时期，同时给亲属提供心理、社会及精神上的支持，使其早日从悲伤中解脱出来，是医护人员应尽的职责。为此，医护人员必须建立正确的死亡观，掌握临终关怀相关的知识与技能，为临终患者及家属提供全面照护与支持。

第一节　概　述

PPT

一、临终关怀

（一）临终关怀的概念

1. 临终　即濒死，是生命活动的最后阶段，指患者已接受治疗和姑息性的治疗后，病情加速恶化，各种迹象显示生命即将结束。

2. 临终关怀　又称善终服务、安息护理、安宁照护等。是指社会各层次人员（护士、医生、社会工作者、志愿者以及政府和慈善团体人士等）组成的团队向临终患者及家属提供的包括生理、心理和社会等各方面在内的一种全面性的支持和照料。其目的在于使临终患者的生命质量得以提高，能够无痛苦、舒适地走完人生的最后旅途，并使家属的身心健康得到维护和增强。

（二）临终关怀的理念

1. 以照料为中心　临终关怀的理念已从以治愈为主的治疗转变为以对症为主的照料。临终关怀是针对各种疾病晚期，对治疗不再生效、生命即将结束者进行的照护，一般在死亡前3～6个月实施临终关怀。对这些患者不是通过治疗疾病使其免于死亡，而是通过对其全面的身心照料，提供临终前适度的以舒适为目的的姑息性治疗，控制症状，减轻痛苦，消除焦虑、恐惧，获得心理、社会支持，使其得到最后的安宁。

2. 维护患者的尊严和权利　照护人员应注意维护患者作为人的尊严和权利，如在照料中允许临终患者保留原有的生活方式，满足其合理的要求，保护个人的隐私，鼓励患者参与医护方案的制订等，尽量使其在人生的最后历程得到周全的照顾和真诚的关怀，让临终患者体会到生命的价值和意义。

3. 提高临终患者的生命质量　临终关怀不以延长生存时间为目的，而是以提高临终阶段的生存质量、减轻痛苦为宗旨。给临终患者提供一个安适的、有意义的生活，在可控制的病痛下与家人共度温暖时光，使患者在人生的最后阶段仍能体验到人间的温情。

4. 尽量使临终患者接纳死亡　临终关怀将死亡视为生命的一部分，承认生命是有限的，死亡是必然的过程。虽然医务人员已经尽力对患者进行了治疗和护理，但仍不可避免地有患者因疾病不能治愈而死亡。临终关怀强调从正确理解生命的完整与本质入手，尽量使临终患者把生命的有效价值和生命的高质量真正统一起来，善始善终，以健全的身心走完人生的最后旅途。

5. 提供全方位的照护　临终关怀不止要对临终患者和家属的生理、心理、社会等方面给予关心和照护，为患者提供24小时护理服务，还要为丧亲者提供居丧照料等。

（三）临终关怀的组织形式

当前，世界范围内临终关怀的机构和服务形式呈现多样化、本土化的特点。英国的临终关怀服务以住院照料方式为主，即注重临终关怀院的发展。美国则以家庭临终关怀服务为主，即开展社区服务。我国的临终关怀服务组织形式有以下几种。

1. 独立的临终关怀院 是指不隶属于任何医疗、护理或其他医疗保健服务机构的临终关怀服务机构。具有医疗、护理设备，一定的娱乐设施，家庭化的危重病房设置，并配备一定数量和质量的专业人员，为患者提供临终服务，如北京的松堂关怀医院。

2. 附设临终关怀机构 属于非独立性临终关怀机构，是指在医院、养老院、护理院、社区卫生保健中心等机构中设置的“临终关怀病区”、“临终关怀病房”、“临终关怀单元”或“附属临终关怀院”等。附设的临终关怀机构是我国最常见的临终关怀服务机构类型。如北京中国医学科学院肿瘤医院的“温馨病房”、四川大学华西第四医院的“姑息关怀科”等。

3. 居家式临终关怀 也称居家照护，是临终关怀基本服务形式之一，这种形式让不愿意离开自己家的临终患者，也可以得到临终关怀服务。医护人员根据临终患者的病情每日或每周进行数次访视，并提供临终照料。

4. 癌症患者俱乐部 这是一个具有临终关怀性质的群众性自发组织，不是医疗机构。其宗旨是促进癌症患者互相关怀、互相帮助，愉快地度过生命的最后旅程。

（四）临终关怀机构的基本服务项目

临终关怀机构的基本服务项目包括：

1. 临终护理 一般临终关怀机构都有一批专门培训过的专业护士，为患者和家属提供生理、心理护理以及社会支持等全面的照护，从而达到让临终患者和家属接纳死亡，提高患者临终阶段生命质量的最终目标。

2. 姑息性医疗照护 临终关怀机构必须拥有一定数量的专业技术人员和设备，能够为临终患者提供常规的姑息性医疗照护，如有效地控制和缓解临终患者的疼痛、吞咽困难及便秘等不适症状。

3. 临终心理咨询和辅导 临终关怀机构的基本服务项目还包括对临终患者和家属提供临终心理咨询和辅导，对其进行心理和精神上的疏导和关怀。

4. 临终关怀社会服务 又称临终社会支持，是临终关怀机构的基本职能之一。包括对临终患者以及家属的社会支持；在临终患者接受照护过程中所得到的各种社会支持；临终患者去世一年内向其家属所提供的居丧照护。

思政小课堂

案例回顾：临终关怀病房有许多是晚期癌症患者。他们的生命进入了倒计时，可一样需要阳光与温暖。有位护士长说，对于晚期癌症患者，治愈希望已变得十分渺茫，而最需要的是身体舒适、控制疼痛、生活护理和心理支持。为了让患者缓解疼痛，护士们买来蓬松棉，装在旧枕套里自制成小靠垫，这样患者半躺在床上时可以舒服一点儿。查房或巡视时，医生护士都会先拉着患者的手，再寻问需要什么帮助。有一些长期住院的患者，家人因种种原因疏于照料，护士们会利用下班时间帮助代买生活用品。在临终关怀病房的“护理园地”中写着这样的服务理念：微笑多一点、嘴巴甜一点、效率高一点、理由少一点……。正因为有这样的服务理念，他们力求让患者从点滴中体会到温馨服务。

一位患者家属在老人走后，写来了感谢信，信中这样写道：感谢你们让老人在有限的时光里，能够安详 、舒适、有尊严地走过人生旅程的最后一站。从中我们可以看到临终护理是多么的重要，对于患者来说，也许痛苦不可避免，但是有区别的用药和亲切的爱抚，能让痛苦减轻，能给他们灰暗的人生里照入一束温暖之光，让他们在这段时间仍然感受到真情。

案例思考：阅读完上面案例，你有什么样的感受？

案例分析：“生和死是一个人的起点和终点，生死为大，死和生同样重要。”对于久卧在床的重病患者，也许有尊严的走完最后一程是对心灵最好的慰藉。作为将来要从事护理的我们应该从现在起开始修炼自己的仁爱之心、慈善之心，不回避对死亡的思考。同时也不要认为自己的生命是长久的，而在浑浑噩噩中虚度光阴。不要学功课就是为了应付考试，用生命与无用功作交换。生命是一条线段，出生、死亡两点间是我们渡过的时光，只有充实而认真地生活，才能提高我们生命的质量。

知识拓展

美国临终关怀护士的职能

美国国家临终关怀和姑息护理认证委员会对临终关怀护士进行了详细的描述，认为临终关怀护士是通过合作来满足那些患有生命受限疾病的患者及其家属身体、心理、情感和精神方面的需求。通常由多学科协作的团队组成，其中临终关怀高级实践护士、注册护士、执业护士、助理护士和行政管理者作为团队的成员，是完成高标准的临终关怀服务不可或缺的重要组成部分。与其他护士的主要区别为临终关怀护士并非是帮助患者康复，而是让患者能够尽可能舒适地度过生命的最后阶段。

二、死亡的概念和标准

传统的死亡概念是指心肺功能的停止。将心跳、呼吸的永久性停止作为判断死亡的标准在医学上已经沿袭了数千年，但心脏移植术的开展、人工呼吸机和心肺复苏术的应用使得心肺功能的停止不再对个体死亡构成威胁，心跳和呼吸的停止已失去作为判断死亡的权威性。为此，各国医学专家一直在探讨死亡的新定义和新的判断标准。随着现代医学科学的进展和科学实践的进一步开展，近年来医学专家探索出了新的死亡概念及标准。

目前医学界基本沿用1968年美国哈佛医学院在世界第22次医学大会上提出的新死亡概念：即脑死亡，又称全脑死亡，包括大脑、中脑、小脑和脑干的不可逆死亡。是个体生命活动和新陈代谢的永久性停止。

同时将“脑功能不可逆性丧失”作为新的死亡标准，并制定了世界上第一个脑死亡的诊断标准，指出不可逆的脑死亡是生命活动结束的象征。其诊断标准有四点。

1. 不可逆的深度昏迷 对刺激完全无感受性和反应性，即使剧痛刺激也不能引出反应。

2. 自发呼吸停止 观察1小时后撤去人工呼吸机3分钟仍无自主呼吸。

3. 无反射 瞳孔散大、固定，对光反射消失；无吞咽反射；无角膜反射；无咽反射和跟腱反射。

4. 脑电波平坦

上述四条标准24小时内多次复查后结果无变化，并应当排除两种情况，即体温过低（<32.2℃）和刚服用过巴比妥类药物等中枢神经系统抑制剂的影响，其结果才有意义，即可宣告死亡。

死亡的判断是一个严肃、细致和专业技术性很强的过程，按脑死亡标准对患者实施脑死亡的诊断，必须依靠具有专业特长的临床医生根据病情及辅助检查结果，并根据法律规定来作出。

三、死亡过程的分期

死亡并不是生命的骤然结束，而是一个连续进展的过程，是一个从量变到质变的过程。医学上将死亡一般分为三期：濒死期、临床死亡期和生物学死亡期。

（一）濒死期

濒死期又称临终状态或死亡前期，是临床死亡前主要生命器官功能极度衰竭，逐渐趋向停止的时期。此期的主要特点是机体各系统功能严重紊乱，脑干以上功能处于抑制状态。表现为意识模糊或丧失，各种反射减弱或逐渐消失，循环衰竭，呼吸衰竭，代谢紊乱，肌张力减退或消失，感觉消失，视力下降等。各种迹象表明，生命即将终结，是死亡过程的开始阶段。濒死期持续时间随机体状况及死亡原因而异，某些猝死患者可不经过此期而直接进入临床死亡期。

（二）临床死亡期

临床死亡期又称躯体死亡期或个体死亡期，此期中枢神经系统的抑制过程已由大脑皮质扩散到皮质下部位，延髓处于深度抑制状态。患者呼吸与心跳完全停止，瞳孔散大，各种反射消失，但各组织细胞仍有短暂而微弱的代谢活动。此期一般持续5-6分钟，若得到及时有效的抢救治疗，生命有复苏的可能。若超过这个时间，大脑将发生不可逆的变化。大量的临床资料证明，在低温下临床死亡期可延长达1小时或更久。

（三）生物学死亡期

生物学死亡期又称全脑死亡或细胞死亡，是指全身器官、组织、细胞生命活动停止，是死亡过程中的最后阶段。此期从大脑皮层开始，整个中枢神经系统及各器官新陈代谢完全停止，并出现不可逆变化，整个机体无任何复苏的可能。随着生物学死亡期的发展，相继出现尸冷、尸斑、尸僵、尸体腐败等现象。

1. 尸冷 是死亡后最先发生的尸体现象。死亡后因体内产热停止，散热继续，尸体温度逐渐下降称尸冷。尸体温度下降的规律是：死亡后10小时内体温每小时约下降1℃，10小时后下降0．5℃，大约死亡24小时尸温与环境温度相同。

2. 尸斑 死亡后血液循环停止，由于地心引力的作用，血液向身体的最低部位坠积，皮肤呈现暗红色斑块或条纹称尸斑。于死亡后2～4小时出现。若死亡时病人为侧卧，则应将其转为仰卧，以防脸部颜色改变。

3. 尸僵 尸体肌肉僵硬，关节固定称为尸僵。尸僵一般从死后1～3小时开始出现，4～6小时扩展到全身，12～16小时发展至最硬，24小时后开始尸僵缓解。

4. 尸体腐败 死亡后机体组织的蛋白质、脂肪和碳水化合物因腐败细菌作用而分解的过程称为尸体腐败。常见的表现有尸臭、尸绿等。一般在死亡24小时后出现。先在右下腹出现，逐渐扩展至全腹，最后波及全身。

知识拓展

安乐死

安乐死一词源于希腊文“euthanasia”，原意是指“快乐的死亡”或“无痛苦的幸福死亡”。医学伦理学认为，安乐死是指医务人员应濒死患者或者其家属的自愿请求，通过作为或不作为，消除患者的痛苦或缩短痛苦的时间，使其安详地度过死亡阶段，结束生命。

对于安乐死的合法化问题，各国持有不同态度。2001年4月1日，荷兰通过了“安乐死法案”，成为世界上第一个把安乐死合法化的国家。比利时是第二个使安乐死合法化的国家。奥地利、丹麦、法国、德国、匈牙利、挪威、斯洛伐克、西班牙、瑞士和瑞典10国，允许“被动”安乐死，只准终止为延续个人生命而治疗的做法。在我国，由于安乐死涉及道德、伦理及法律等诸多方面，至今尚未立法。

第二节 临终患者及家属的护理

PPT

一、临终患者的生理变化及护理

（一）临终患者的生理变化

1. 循环衰竭 表现为皮肤苍白或发绀、湿冷，大量出汗，口唇、四肢末梢呈灰白或青紫；脉搏细速、不规则、逐渐变弱而消失，心音低弱，血压逐渐下降，少尿等。

2. 呼吸功能减退 表现为呼吸频率变快或变慢，呼吸由深变浅，出现潮式呼吸、张口呼吸、间断呼吸等，最终呼吸停止；由于咳嗽无力，分泌物在支气管内潴留，常出现痰鸣音及鼾声呼吸。

3. 消化系统功能紊乱 表现为呃逆、恶心、呕吐、腹胀、食欲减退、便秘或腹泻、脱水、口干、口臭、口腔溃疡等症状。

4. 肌张力丧失 表现为吞咽困难，大小便失禁，肢体软弱无力，无法维持良好、舒适的功能体位，不能进行自主躯体活动，脸部外观改变呈希氏面容（面肌消瘦，面部呈铅灰色、眼眶凹陷、双眼半睁呆滞、下颌下垂、嘴微张）。

5. 感知觉、意识改变 表现为视觉逐渐减退，由视觉模糊发展到只有光感，最后视力消失；眼睑干燥，分泌物增多；听觉通常是最后消失的一个感觉。若疾病未侵犯中枢神经系统，患者可以保持清醒状态；若病变侵及中枢，患者很快出现意识改变，可表现为嗜睡、意识模糊、昏睡、昏迷，也可产生幻觉等。

6. 疼痛 大部分的临终患者主诉全身不适或疼痛。表现为烦躁不安，呼吸变快或减慢，大声呻吟，疼痛面容（眉头紧锁、五官扭曲、眼睛睁大或紧闭、神情呆滞、咬牙等）。

（二）临终患者的生理护理

1. 促进舒适

（1）病室环境适宜 护理人员应尽可能为临终患者创造一个安静、舒适、整洁、温湿度适宜的环境。

（2）重视口腔护理 协助患者漱口或口腔护理，保持口腔清洁；口唇干裂者可涂润滑油；有口腔溃疡或真菌感染者酌情局部用药。

（3）加强皮肤护理 协助患者维持良好舒适的体位，定时更换卧位；大小便失禁者，注意保持会阴、肛门周围皮肤清洁，必要时给予留置导尿；大量出汗时，及时擦洗干净，勤换衣裤；床单保持清洁、干燥、平整，以防止压疮发生。

2. 增进营养 临终患者消化吸收能力大多明显降低，应给予高热量、高蛋白、高维生素的流质或半流质饮食，最好符合患者的口味，同时保持食物色、香、味俱全，以增强患者的食欲。多进食蔬菜和水果，可榨成汁饮用。不能进食的患者给予鼻饲或者静脉营养，保证机体能量的供给。

3. 控制疼痛 疼痛在疾病晚期患者中较常见，尤其是肿瘤患者。护士要帮助患者减少疼痛的折磨，使其较为轻松走完人生的最后阶段。护士应遵医嘱给药，注意观察疼痛的缓解情况。另外还可以用热敷、冷敷、按摩、放松等非药物方法减轻疼痛。同时通过与患者交流，表达同情、安慰、鼓励，稳定患者情绪，并适当引导其转移注意力，以减轻疼痛。

4. 促进血液循环 严密观察体温、脉搏、呼吸、血压的变化以及皮肤颜色、温度等。如患者四肢冰冷，应提高室温，加强保暖，必要时给予热水袋。

5. 改善呼吸功能 呼吸困难是临终患者的常见症状，应给予吸氧，纠正缺氧状态，并保持呼吸道通畅，必要时吸痰。如病情允许，可采取半坐卧位，扩大胸腔容量，减少回心血量，改善呼吸困难。昏迷者，可采取侧卧位或仰卧位头偏向一侧，防止呼吸道分泌物误入气管引起窒息或发生肺部并发症。

6. 减轻感、知觉改变的影响

（1）提供安静、空气新鲜的环境，保持适宜的光照，避免临终患者视觉模糊产生恐惧心理，以增加安全感。

（2）眼部分泌物可用湿纱布擦净，如患者眼睑不能闭合，可涂红霉素眼膏或覆盖凡士林纱布，以保护角膜。

（3）听力常为患者最后消失的感觉，故应避免在患者周围窃窃私语，以免增加患者的焦虑。可采用清晰温和的语言与患者沟通，也可采用触摸的非语言交流方式，使患者感受到即使在生命的最后时刻，也并不孤独。

二、临终患者的心理变化及护理 微课

临终患者的心理反应十分复杂。美国医学博士罗斯认为临终患者的心理活动有五个发展阶段，即否认期、愤怒期、协议期、忧郁期及接受期。根据不同阶段的心理变化给予相应的心理护理是临终患者护理的重点。

（一）否认期

当患者间接或直接得知自己病重将面临死亡时，其第一个反应就是否认："不可能""他们一定是搞错了"，拒绝接受事实，认为是医生的误诊。他们常怀着侥幸的心理到处求医。这是患者的一种心理防御机制，这种心理应激时间长短因人而异，大部分患者都能很快渡过，也有的患者直至临近死亡仍处于否认期。

对于此期患者，不要揭穿患者防御机制，坦诚地回答患者对病情的询问，在沟通中要注意自己的言行，对患者循循善诱，使其逐步面对现实。经常陪伴患者，尽量满足患者心理方面的需要，让他们感受到护理人员的关心和温暖。

（二）愤怒期

当病情趋于危重，否定无法持续下去，患者则会发怒、泄愤、妒忌、怨恨，产生"为什么会是我？这太不公平！"的心理，无论对什么事情都不合意、不满足，经常迁怒于身边的医护人员与家属，以弥补内心的不平。

对临终患者的这种"愤怒"，应该看成是正常的适应性反应，是一种求生无望的表现。作为医护人员和家属要谅解、宽容、安抚、疏导患者，让其倾诉内心的忧虑和恐惧，这样对患者有益，切不可以"愤怒"回击"愤怒"。

（三）协议期

患者愤怒的心理消失，开始接受临终事实，为了延长生命，患者会提出种种"协议性"的要求，希望能缓解症状。有些患者认为许愿或做善事能扭转死亡的命运，有些患者则对所做过的错事表示悔恨。

护士应看到这种情绪对患者是有益的，应积极主动地指导和关心患者，尽可能地满足患者的需要，即使难以实现，也要做出积极努力的姿态。

（四）忧郁期

尽管采取多方努力，但病情日益恶化，患者已充分认识到自己接近死亡，心情极度伤感，抑郁寡欢，产生强烈的失落感。此时患者可能很关心死后家人的生活，同时急于交代后事，希望家人多陪伴在身边。

对这期患者，重点在于安慰、支持与鼓励，增加患者和疾病作斗争的信心和勇气。允许其用不同的方式宣泄情感，如忧伤、哭泣等。鼓励家属多陪伴，鼓励亲朋好友探视患者。注意安全，预防患者意外事件的发生。

（五）接受期

这是临终的最后阶段，在一切的努力、挣扎之后，患者变得平静，对自己即将面临死亡已有所准备，产生"好吧，既然是我，那就去面对吧！"的心理，对死亡不再恐惧，表现平静而安宁或常处于嗜睡状态，情感减退，喜欢独处，平静地等待死亡的到来。

此期的重点是保证患者的生活质量，尊重患者，帮助患者实现未完成的愿望。尊重患者的信仰，提供安静舒适的环境，继续给予关心和支持，让患者在平和、安逸的心境中走完人生之旅。

临终患者心理活动的五个发展阶段，并非完全按顺序发生和发展，实际中会有所变化，存在着个体差异，有时会交错或缺失。因此，在护理工作中应掌握患者千变万化的心理活动，从而进行有效的护理。

三、临终患者家属的护理

临终患者家属在照顾临终患者期间，也会经历各种心理反应，他们身心遭受的困扰与痛苦有时甚至超过患者本人，也需要疏导、安抚、鼓励。

（一）临终患者家属的心理反应

1. 震惊 当得知自己的亲人患癌症或不治之症后十分惊讶，难以接受既成的事实，想起以往美好的生活即将破灭，无限悲痛。

2. 否认 患者经过一段时间的治疗，病情暂时有些缓解，家属这时往往会幻想疾病可以治愈，或是怀疑医生诊断错了，抱有一线希望而四处求医问药。

3. 忧虑 当亲属患病后，正常生活秩序被打乱，使家属难以应付，出现了忧虑与烦恼情绪。

4. 悲观失望 照料临终患者期间，家属长期承受精力上、身体上的透支及经济上的耗费，容易使家属产生悲观失望的心理。

（二）临终患者家属行为的改变

失去亲人是生活中最强烈的应激事件，家属此时会因悲伤的情绪，压抑个人的需求，由此导致身心损害。

1. 个人需求的推迟或放弃 一人生病，牵动全家，原来平静生活被打破，尤其是临终患者的医疗费用，会给家庭经济带来很大压力。家庭成员在考虑整个家庭的状况后，会对自我角色和担负的责任进行调整，如升学、就业、婚姻等。

2. 家庭中角色与职务的调整与再适应 家庭重新调整有关成员的角色，如慈母兼严父、长兄如父、长姐如母等，以保持家庭的稳定。

3. 压力增强，社会互动性减少 家属在照料临终患者期间，因悲伤的心情、体力财力的消耗，导致心力交瘁。长期照料患者，减少了与亲友及其他人的社会交往。同时患者家属既要在临终患者前掩饰自己的情感，抑制自己的悲伤，这些都加重了患者家属的身心压力。

（三）临终患者家属的护理要点

1. 满足家属照顾患者的需要 为家属提供必要的信息和指导，安排家属与患者的主管医生会谈，使家属了解患者的病情进展及预后；与家属讨论患者的身心状况及变化，让他们参与制订护理计划；为家属提供与患者单独相处的时间和环境，如设立临终单间等，让家属陪伴在患者身边。

2. 鼓励家属表达情感 护理人员积极与家属沟通，建立良好的关系，取得家属的信任。与家属会谈时，提供安静、私密的环境，耐心倾听，鼓励家属说出内心的感受和遇到的困难，积极解释临终患者生理、心理变化的原因，减少家属的疑虑。

3. 指导家属对患者的生活照料 指导家属照料临终患者的有关护理技术，使其在照料亲人的过程中获得心理慰藉。

4. 协助维持家庭完整性 协助家属安排日常的家庭活动，增进患者及家属的心理调适，保持家庭的完整性。如与患者共同进餐、读报、看电视、下棋等。

5. 满足家属自身的需求 临终事件会抑制家属自身的身心需求，护理人员运用专业知识，让家属重新认识到自身的需求，并尽可能提供帮助。

PPT

第三节 死亡后的护理

死亡后的护理是对死者生前良好护理的继续，是整体护理的具体体现，也是临终关怀的重要内容。做好尸体护理不仅是对死者的尊重，也是对家属心灵上的安慰。

一、尸体护理

患者经抢救无效，由医师反复检查证实确已死亡，在医生开具死亡诊断书后应立即进行尸体护理，以防尸体僵硬，并避免对其他患者的不良影响。

【目的】

1. 保持尸体整洁，维持良好的尸体外观，易于辨认。
2. 安慰家属，减轻哀痛。

【操作程序】

1. 评估

（1）患者诊断、治疗、抢救过程、死亡原因及时间。

（2）尸体清洁程度，有无伤口、引流管、传染性等。

（3）死者的遗愿、民族习俗与宗教信仰。

（4）家属对患者死亡的态度与合作程度。

2. 计划

（1）护士准备　衣帽整洁，修剪指甲，洗手，戴口罩，必要时穿隔离衣、戴手套。

（2）用物准备　尸单（或尸袋）、尸衣裤、血管钳、不脱脂棉球适量、剪刀、尸体识别卡3张（表21－1）、梳子、松节油、绷带适量、有伤口者备换药用的敷料、胶布，必要时备隔离衣、手套等。另备擦洗用物、手消毒液、屏风、平车。

（3）环境准备　安静、肃穆，必要时用屏风遮挡，请其他人员回避。

3. 实施　见表21－2。

表21－1　尸体识别卡

姓名＿＿＿＿　性别＿＿＿＿　年龄＿＿＿＿　住院号＿＿＿＿

病室＿＿＿＿　床号＿＿＿＿　籍贯＿＿＿＿　死亡诊断＿＿＿＿

住址＿＿＿＿＿＿＿＿

表21－2　尸体护理

操作步骤	操作说明
备物填卡	填写尸体识别卡3张，备齐用物携至床旁，屏风或围帘遮挡
劝慰家属	请家属暂时离开病房（如家属愿意，可以参与料理）
停止治疗	撤去一切治疗用物（如输液管、氧气管、导尿管等），便于尸体护理
安置体位	将床放平，使尸体仰卧，头下垫一软枕，防止面部淤血变色。脱去衣裤，留被套或大单遮盖尸体
整理遗容	洗脸，如有义齿代为装上，闭合口、眼。若眼睑不能闭合，可用毛巾湿敷或按摩后将眼睑闭合。如嘴不能闭合者，轻揉下颌或用绷带托起下颌
填塞孔道	用血管钳夹取不脱脂棉球塞于口、鼻、耳、肛门、阴道等孔道，防止体液流出，注意棉花勿外露。若为传染病患者应用消毒液浸泡的棉球填塞孔道
清洁尸体	擦净全身，更衣、梳发。用松节油擦净胶布痕迹。有伤口者更换敷料，有引流管者应拔出后缝合伤口或用蝶形胶布封闭并包扎
包裹尸体	将第一张尸体识别卡系在尸体右手腕部，用尸单包裹尸体，用绷带在胸部、腰部、踝部固定牢固，将第二张尸体识别卡系在尸体腰前的尸单（或尸袋）上。传染病患者的尸体用一次性尸单包裹后，装入不透水的袋子中，做传染性标记
运送尸体	移尸体于平车上，盖上大单，送往太平间，置于停尸屉内，将第三张尸体识别卡挂在尸屉外面
整理记录	处理床单位，用物及病室。整理病历，完成各项记录，按出院手续办理结账
处理遗物	整理死者遗物交予家属；若家属不在，应由两人清点后，列出清单交护士长保存，洗手、脱口罩

4. 评价

（1）护士操作轻柔、娴熟、规范，具有同情心。

（2）尸体整洁，无渗液，外观良好。

（3）护士与家属沟通有效，家属对尸体护理表示满意。

【注意事项】

1. 尸体护理应在医生开出死亡证明后尽快进行，以防尸体僵硬。

2. 认真填写尸体识别卡，并正确放置，避免认错尸体。

3. 进行尸体护理前用屏风或围帘遮挡尸体，以保护死者的隐私，避免影响其他患者的情绪。

4. 传染病患者的尸体应注意使用消毒液擦洗，并用消毒液浸泡过的棉球填塞各孔道。尸体用一次性尸单包裹，装入不透水的尸体袋中，并贴上传染标志。

二、丧亲者的护理

丧亲者即死者家属，主要指失去父母、配偶及子女的人，通常称为死者家属。失去亲人，是一次非常痛苦、深刻的经历，直接影响丧亲者的身心健康。护理人员应充分理解丧亲者的感受，给予必要的支持与安抚。

（一）丧亲者的心理反应

1964 年安格尔（Engel）提出了悲伤过程的六个阶段：

1. 冲击与怀疑　本阶段的特点是拒绝接受丧失，感觉麻木，否认，暂时拒绝接受死亡事件，让自己有充分的时间加以调整，此期在意外死亡事件中表现得最为明显。

2. 逐渐承认期　意识到亲人确已死亡，于是出现空虚、发怒、自责和哭泣等痛苦表现，此期的典型特征是哭泣。

3. 恢复常态期　家属带着悲伤的心情着手处理死者的后事，准备丧礼。

4. 克服失落感期　此期是设法克服痛苦的空虚感，常常回忆过去的事，思念和寻找逝者。

5. 理想化期　此期死者家属产生想象，认为逝者是完美的，为过去对已故者不好的行为感到自责。

6. 恢复期　此阶段机体的大部分功能恢复，但悲哀的感觉不会简单消失，常忆起逝者，并永远怀念逝者。恢复的速度受所逝去人的重要性、对自己的支持程度、原有的悲哀体验等因素的影响。

（二）丧亲者的行为反应

1. 认知方面　表现为不相信、幻觉、强迫性想法及困惑等。

2. 情绪方面　表现为麻木、震惊、悲哀、愧疚与自责、孤独、无助、思念。

3. 生理方面　表现为胃部空虚感、食欲不振、胸部紧缩压迫感、缺乏活力、呼吸急促、窒息感等。

4. 心理方面　表现为失眠、心不在焉、思想无法集中、梦见逝去的亲人、避免提起、叹气、坐立不安等。

（三）影响丧亲者调适的因素

1. 对死者的依赖程度　家人对死者经济上、生活上、情感上依赖性越强，面对亲人死亡之后的调整越困难。常见于配偶关系。

2. 病程的长短 急性死亡病例，由于家人对突发事件毫无思想准备，易产生自责、内疚心理；慢性死亡病例，家人已有预期心理准备，则较能调适。

3. 死者的年龄 死者的年龄越小，家人越容易产生惋惜和不舍，增加内疚和罪恶感。

4. 其他支持系统 家属有着其他社会支持系统，且能提供支持满足其需要，则较容易调整悲哀期。

5. 失去亲人后的生活改变 失去亲人后的生活改变越大，越难调适，如中年丧夫、老年丧子。

（四）丧亲者的护理

1. 做好尸体护理 体现对死者的尊重，也是对生者的极大抚慰。

2. 心理疏导 死亡是患者痛苦的结束，而对丧亲者来说则是悲哀的高峰，护理人员应鼓励其宣泄情绪，陪伴并认真聆听他们的倾诉。在聆听时，护士可以握紧他们的手，引导他们毫无保留的宣泄内心的痛苦，哭泣是死者家属最常见的情感表达方式，是一种很好的疏解内心忧伤情绪的途径。另外可以协助丧亲者表达愤怒情绪和罪恶感，给予丧亲者一定的时间，并创造恰当的环境，让他们能够自由痛快的将罪恶感和愤怒情绪宣泄出来。

3. 协助解决实际困难 了解丧亲者的实际困难，如经济问题、子女问题等，提出合理的建议，帮助家属作出决策去处理所面对的各种实际问题，使丧亲者感受到支持和温暖。

4. 鼓励丧亲者之间相互安慰 鼓励丧亲者互相安慰，互相给予支持和帮助，协助丧亲者勇敢面对失去亲人的痛苦，引导他们发挥独立生活的潜能。

5. 协助建立新的人际关系，鼓励参加各种社会活动 劝导和协助丧亲者对死者做出感情撤离，逐步与他人建立新的人际关系，以弥补其内心的空虚。鼓励丧亲者积极参加各种社会活动，因为社会活动本身也是一种治疗，通过活动可以抒发家属内心的郁闷，获得心里的安慰，尽快从悲伤中解脱出来。

6. 丧亲者随访 对丧亲者要进行追踪式服务和照护，一般临终关怀机构，通过信件、电话、访视对丧亲者进行追踪随访，以保证他们能够获得来自医务人员的持续性关爱和支持。

目标检测

一、选择题

【A1 型题】

1. 目前医学界主张判断死亡的诊断标准是

A. 脑死亡　　B. 心跳停止

C. 呼吸停止
D. 各种反射消失
E. 瞳孔散大固定

2. 下列哪项不是临终关怀的目的
A. 减轻患者家属的精神压力
B. 积极治疗疾病，尽可能延长患者的生命
C. 控制患者症状，缓解其痛苦
D. 保护患者尊严，提高生存质量
E. 向患者提供生理、心理和社会等方面的完整照顾

3. 临床死亡期的表现是
A. 尸僵
B. 尸冷
C. 尸斑
D. 呼吸停止
E. 尸体腐烂

4. 临终患者最后消失的感觉是
A. 视觉
B. 味觉
C. 触觉
D. 嗅觉
E. 听觉

5. 通常临终患者最早出现的心理反应期是
A. 协议期
B. 愤怒期
C. 否认期
D. 接受期
E. 忧郁期

6. 临床上进行尸体护理的依据是
A. 瞳孔散大
B. 意识丧失
C. 心跳停止
D. 各种反射消失
E. 医生开具死亡诊断书后

7. 下列不是尸体护理目的的是
A. 尸体整洁
B. 尸体姿势良好
C. 尸体易于辨认
D. 尸体五官端详
E. 给家属以安慰

8. 尸体护理评估时不包括
A. 死者诊断
B. 身体管道
C. 宗教信仰
D. 清洁程度
E. 家属物品准备情况

9. 进行尸体护理时，头部垫枕头的主要目的是
A. 安慰家属
B. 保持舒适
C. 便于辨认
D. 保持姿势
E. 防止面部淤血变色

10. 脑死亡的诊断标准不包括
   A. 深昏迷
   B. 对刺激无感受性和反应性
   C. 无反射
   D. 脑电波平坦
   E. 自发呼吸停止

【A2 型题】

11. 患者，女，48 岁。因输血感染艾滋病，病情每况愈下，日渐衰落。患者怨恨命运不公，经常乱发脾气，对护士及家人百般刁难、训斥甚至无理取闹，拒绝治疗，此心理反应属于
   A. 否认期
   B. 愤怒期
   C. 协议期
   D. 忧郁期
   E. 接受期
12. 患者，男，60 岁。肝癌晚期，目前神志不清，肌张力消失，心音低钝，脉搏细弱，血压下降，呈间歇呼吸。该患者抢救无效死亡，护士处理患者遗物的做法不正确的是
   A. 遗物应由家属清点
   B. 贵重物品应列出清单
   C. 家属不在，护士清点后自己保管
   D. 将贵重物品及清单交护士长保管
   E. 无家属者，由护士清点后交给死者工作单位负责人
13. 患者，女，75 岁。肺癌晚期，病情日趋恶化，患者深感悲哀，要求会见亲朋好友，并急于交代后事。护士为其进行临终护理。护士听了患者请求后不应该
   A. 给予心理援助
   B. 对家属朋友探望时间做限制
   C. 协助患者做好其家属朋友的工作
   D. 提供陪伴必要的环境
   E. 主动体贴关怀患者

【A3 型题】

（14 ~ 15 共用题干）

患者，女，38 岁。因车祸致脑出血，经抢救无效死亡。

14. 护士进行尸体护理的前提是
   A. 在家属的请求之后
   B. 抢救工作效果不显著时
   C. 患者的意识丧失之后
   D. 患者的心跳呼吸停止后
   E. 医生做出“死亡”诊断之后
15. 尸体护理时，为了防止面部淤血变色，易于辨认。护士应采取的护理措施是
   A. 头下垫枕头
   B. 洗脸，闭合眼睑
   C. 擦洗身体，堵塞身体孔道
   D. 第一张尸体识别卡系于右手腕部
   E. 第二张尸体识别卡别在尸单外面的腹部

二、思考题

1. 患者，女，70 岁。肝癌晚期，自感不久于人世，常常一人呆坐，泪流满面，十分悲哀。

（1）此时患者处于哪个心理反应阶段？

（2）护士应采取哪些护理措施？

2. 患者，男，39 岁。因意外车祸伤致出现休克，立即送往医院，经抢救无效死亡，护士对其进行尸体护理。

（1）护士进行尸体护理的依据是什么？为什么应尽快进行尸体护理？

（2）应怎样做好尸体护理？

（王书敏　邱智超）

书网融合……

微课　本章小结　思维导图　自测题

附　录

附录一　北美国际护理标准诊断定义与分类

（2018—2020）护理诊断条目的变更

领域	类别	护理诊断
健康促进	健康觉察	新增：增进健康管理的准备度
		修改："娱乐活动缺失"改为"娱乐活动参与减少"
	健康管理	删除：不遵从
营养	摄食	新增：青少年进食动力不足；儿童进食动力不足；婴儿受哺养动力不足
		修改："母乳不足"改为"母乳泌乳不足"
	代谢	新增：潜在危险性代谢失衡综合征
		修改："新生儿黄疸"改为"新生儿高胆红素血症"；"潜在危险性新生儿黄疸"改为"潜在危险性新生儿高胆红素血症"
	水化	删除：增进体液平衡的准备度
排泄与交换	泌尿功能	删除：增进排尿功能的准备度
活动/休息	能量平衡	新增：能量失衡
	心血管/肺部反应	新增：潜在危险性血压不稳定
		删除：潜在危险性心血管功能障碍；潜在危险性胃肠功能失效；潜在危险性肾脏灌流失效
应对/压力耐受	创伤后反应	新增：潜在危险性/复杂性移民
	神经行为压力	新增：各性成瘾物质戒断综合征；潜在危险性急性成瘾物质戒断综合征；新生儿戒断综合征
安全/保护	感染	新增：潜在危险性手术部位感染
	身体伤害	新增：潜在危险性口干症；潜在危险性静脉栓塞
		修改："口腔黏膜受损"改为"口腔黏膜完整性受损"；"潜在危险性口腔黏膜受损"改为"潜在危险性口腔黏膜完整性受损"；"潜在危险性婴儿猝死综合征"改为"潜在危险性婴儿猝死"；"港在危险性创伤"改为"潜在危险性身体创伤"
	暴力	新增：潜在危险性女性割礼
	环境危害	新增：潜在危险性职业伤害
	防卫过程	修改："潜在危险性过敏反应""乳胶过敏反应""潜在危险性乳胶过敏反应"中"反应"一词的英文均由"response"改为"reaction"
	体温调节	修改："潜在危险性体温不平衡"改为"潜在危险性/无效性体温调节"
生长/发展	生长	删除：潜在危险性不成比例生长

附录二 临床常用护理诊断

1. 营养失调：高于机体需要量 个体处于营养物质的摄入量超过代谢需要量，有超重的危险状态。

2. 营养失调：低于机体需要量 非禁食的个体处于摄入的营养物质不足，不能满足机体代谢需要的状态。

3. 有感染的危险 个体处于易受内源或外源性病原体侵犯的危险状态。

4. 有体温改变的危险 个体处于可能无法维持体温在正常范围内的危险状态。

5. 体温调节无效 个体在面临有害因素或变化的外界因素时，处于或有可能处于不能有效地维持正常体温的状态。

6. 便秘 个体处于一种正常排便习惯有改变的状态，其特征为排便次数减少和（或）排出干硬便。

7. 腹泻 个体处于正常的排便习惯有改变的状态，其特征为频繁排出松散的水样、不成形便。

8. 排尿型态异常 个体处于或有危险处于排尿功能障碍的一种状态。

9. 功能性尿失禁 个体处于由于无能力或难以及时到达卫生间而尿失禁的一种状态。

10. 体液过多 个体处于组织液过多的状态（个体经受液体滞留增加和水肿状态）。

11. 体液不足 没有禁食的个体处于血管内、细胞间质或细胞内的脱水状态。

12. 清理呼吸道无效 个体处于不能清理呼吸道中的分泌物和阻塞物以维持呼吸道通畅的状态。

13. 低效性呼吸型态 个体处于因呼吸型态发生改变而引起实际的或潜在的丧失充足换气功能的状态。

14. 有失用综合征的危险 由于医生嘱咐规定或因无法避免的肌肉骨骼不能活动，个体处于或有可能处于躯体系统退化或功能发生改变的状态。

15. 有皮肤完整性受损的危险 个体的皮肤处于可能受损的危险状态。

16. 语言沟通障碍 个体在与人的交往中所需经历的使用或理解语言的能力低于或缺如的状态。

17. 个人应对无效 个体处在感到或可能感到因为身体的、精神的、行为的或认识的能力不足而不能充分处理内在或外来的压力的状态。

18. 躯体移动障碍 个体处于或有可能处于躯体活动受限的状态，但并非不能活动。

19. 活动无耐力 个体处于生理能力降低，不能耐受日常所希望或必要的活动的状态。

20. 疲乏 是自己意识到的一种状态，在此状态下感到过度的、持续的疲劳，以及体力及脑力活动能力下降，而且休息后不能缓解。

21. 睡眠型态紊乱 是指个体处于或有危险处于其休息方式的量和质改变，且导致不舒适和影响正常生活的一种状态。

22. 睡眠剥夺 是指个体处于长期缺乏持续的、自然的、周期性睡眠的状态。

23. 术后恢复延迟 个人处于或有危险处于手术后至开始能进行自理活动之间的时间延长的一种状态。

24. 进食自理缺陷 个体处于进行或完成自我进食活动的能力出现障碍的状态。

25. 沐浴或卫生自理缺陷 个体处于自我进行或完成沐浴或卫生活动的能力受损的状态。

26. 如厕自理缺陷 个体处于进入或完成如厕活动的能力出现障碍的状态。

27. 自我体象紊乱 个体处于或有危险处于对自己身体的知觉方式混乱的状态。

28. 绝望 是一种持续的、主观的情绪状态，在这种情况下个体对于所期望的事情或需要解决的问题，觉得没有任何的选择机会或办法，而且无法用自己的能力实现个人的目标。

29. 知识缺乏 个体处于对有关疾病或治疗计划的认知或技能不足的状态。

30. 疼痛 个体经受或叙述有严重不适或不舒服的感觉。

31. 慢性疼痛 个体处于感到持续的或断断续续的疼痛超过 6 个月的状态。

32. 恶心 个体处于感到喉咙后部、腹上部或整个腹部有一种起伏的、不舒服感觉的状态。这种感觉可能会也可能不会导致呕吐。

33. 焦虑 个体或群体处于对模糊的、不具体的威胁感到不安、忧虑及自主神经系统受到刺激的状态。

34. 恐惧 个体或群体在感知到可识别的危险时所经历的生理或情绪困扰状态。

参考文献

[1] 张连辉，邓翠珍．基础护理学［M］．北京：人民卫生出版社，2020.
[2] 李小寒，尚少梅．基础护理学［M］．北京：人民卫生出版社，2019.
[3] 周春美，陈焕芬．基础护理技术［M］．北京：人民卫生出版社，2019.
[4] 陈云飞，赵卿．护理学基础［M］．北京：人民卫生出版社，2018.
[5] 尤黎明，吴瑛．内科护理学［M］．北京：人民卫生出版社，2018.
[6] 李玲，蒙雅萍．护理学基础［M］．北京：人民卫生出版社，2018.
[7] 李晓松，章晓幸．护理学导论［M］．北京：人民卫生出版社，2018.
[8] 路显华．护理学基础［M］．北京：科学出版社，2018.
[9] 周春美，邢爱红．基础护理技术［M］．北京：科学出版社，2018.
[10] 化前珍，胡秀贡．老年护理学［M］．北京：人民卫生出版社，2017.
[11] 李乐之，路潜．外科护理学［M］．北京：人民卫生出版社，2017.
[12] 周银玲，陈晓燕．护理学导论［M］．北京：人民卫生出版社，2016.
[13] 陆小兵，朱春梅．基础护理［M］．北京：人民卫生出版社，2015.
[14] 苗晓琦．护理学基础［M］．北京：军事医学科学出版社，2015.
[15] 王秀玲．2021 全国护士执业资格考试应试指导与考题精析［M］．北京：人民卫生出版社，2020.
[16] 全国护士执业资格考试用书编写专家委员会．2021 全国护士执业资格考试指导［M］．北京：人民卫生出版社，2020.
[17] 田维忠．护士执业资格考试考点精编［M］．兰州：兰州大学出版社，2017.